Wie ich beim MedAT Platz 1 erreicht habe

CHALLENGER
Add-On für FZ

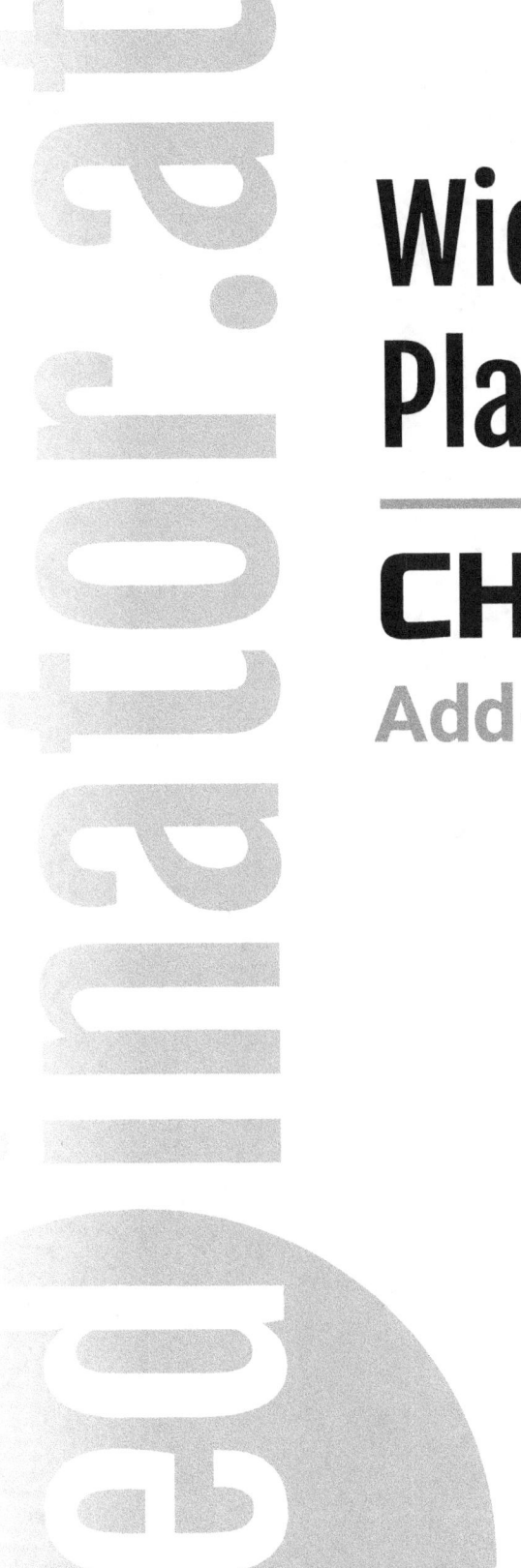

Impressum

Wie ich beim MedAT Platz 1 erreicht habe - Challenger Add-On für FZ
1. Auflage 2021
ISBN: 9798588696272

Offenlegung gem. § 24 Abs. 1 MedG Österreich:
  Verleger: Moritz Smolka
  Verlagsort: Wien
  Hersteller und Herstellungsort: *Siehe letzte Seite.*

Text, Abbildungen und Umschlaggestaltung: Moritz Smolka
Kontakt: medinator.at@gmail.com

Hinweis: Dieses Werk ist urheberrechtlich geschützt.
Haftungsausschluss: Die Inhalte dieses Buchs basieren auf den persönlichen Erfahrungen des Autors. Autor und Verleger übernehmen keinerlei Gewähr für die Richtigkeit oder Anwendbarkeit der in diesem Buch präsentierten Informationen. Autor und Verleger übernehmen keine Haftung für möglicherweise aus der Benutzung der Inhalte dieses Buchs entstandene Schäden.

Inhalt

1 Über dieses Buch — 4

2 Überblick zum Testteil — 5

3 Anleitung zur Testsimulation — 5

4 Übungsaufgaben — 7
Übungsaufgaben 1-54 8
Übungsaufgaben 55-108 26
Übungsaufgaben 109-162 44
Übungsaufgaben 163-216 62
Übungsaufgaben 217-270 80
Übungsaufgaben 271-324 98
Übungsaufgaben 325-378 116
Übungsaufgaben 379-432 134
Übungsaufgaben 433-486 152
Übungsaufgaben 487-540 170
Übungsaufgaben 541-594 188
Übungsaufgaben 595-648 206
Übungsaufgaben 649-700 224

5 Lösungen — 243
Lösungen für die Übungsaufgaben 1-54 244
Lösungen für die Übungsaufgaben 55-108 245
Lösungen für die Übungsaufgaben 109-162 246
Lösungen für die Übungsaufgaben 163-216 247
Lösungen für die Übungsaufgaben 217-270 248
Lösungen für die Übungsaufgaben 271-324 249
Lösungen für die Übungsaufgaben 325-378 250
Lösungen für die Übungsaufgaben 379-432 251
Lösungen für die Übungsaufgaben 433-486 252
Lösungen für die Übungsaufgaben 487-540 253
Lösungen für die Übungsaufgaben 541-594 254
Lösungen für die Übungsaufgaben 595-648 255
Lösungen für die Übungsaufgaben 649-700 256

1 Über dieses Buch

Seit der Veröffentlichung von Teil 1 der *medinator.at*-Reihe zu „Figuren zusammensetzen" im Jahr 2017 hat sich einiges getan: Nicht nur die Anzahl der Bewerber und Bewerberinnen, die sich zum MedAT angemeldet haben, sondern auch der wahrgenommene Schwierigkeitsgrad bei diesem Untertest sind dabei weiter gestiegen. Um auch Fortgeschrittenen weitere Lernerfolge beim Üben der im ersten Buch beschriebenen Strategien zu ermöglichen, findet ihr in dieser Erweiterung jetzt 700 zusätzliche neue, schwere Übungsaufgaben. Diese wurden auf Basis von Erkenntnissen aus den MedAT-Jahren 2018, 2019 und 2020 mit Hilfe eines speziellen Computeralgorithmus erstellt, der speziell für dieses Buch überarbeitet und erweitert wurde. Die im ersten Buch beschriebenen Strategien können weiterhin auch bei der Lösung der Beispiele in dieser Erweiterung angewendet werden, wobei nur einige Änderungen wie die neue Figurenart (Trapez) berücksichtigt werden sollten.

Ich wünsche viel Erfolg beim Üben und natürlich beim MedAT!

Moritz Smolka

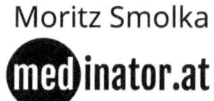

2 Überblick zum Testteil

Im Testteil „Figuren zusammensetzen" soll das räumliche Vorstellungsvermögen der Teilnehmer bewertet werden. Nachfolgend sind die wichtigsten Aussagen aus den offiziellen Informationen dazu noch einmal zusammengefasst:

> **Überblick:** Figuren zusammensetzen
>
> 1. Eine in mehrere Teile zerschnittene geometrische Figur soll wieder zusammengesetzt werden.
> 2. Bei jeder Aufgabe stehen vier Figuren als Antwortmöglichkeiten zur Auswahl (A bis D).
> 3. Bei manchen Aufgaben passt keine der Figuren in den Antwortmöglichkeiten zu den Teilen. Hier muss Antwortmöglichkeit E angekreuzt werden.
> 4. Die Teile müssen beim Zusammensetzen nur verschoben und rotiert, aber nicht gespiegelt werden.
> 5. Die aus den Teilen zusammengesetzte Figur kann sich in ihrer Größe von der richtigen Figur in den Antwortmöglichkeiten unterscheiden. Dieser Größenunterschied muss ignoriert werden. Das Größenverhältnis der einzelnen Teile zueinander ist nicht verändert.
> 6. Jede richtig gelöste Aufgabe bringt 1 Punkt. Es gibt keine Punkteabzüge für falsch gelöste Aufgaben. Es sollte deshalb auf jeden Fall bei jeder Aufgabe eine der Antwortmöglichkeiten A bis E gewählt werden.
>
> Quelle: medizinstudieren.at (Abruf: Dezember 2020)

Wie sieht es in der Praxis aus? Bei dem folgenden Beispiel lassen sich die Teile zu einem Achteck zusammenfügen, weshalb hier Antwort D als richtig anzukreuzen ist.

Beispiel für eine Aufgabe aus Figuren zusammensetzen

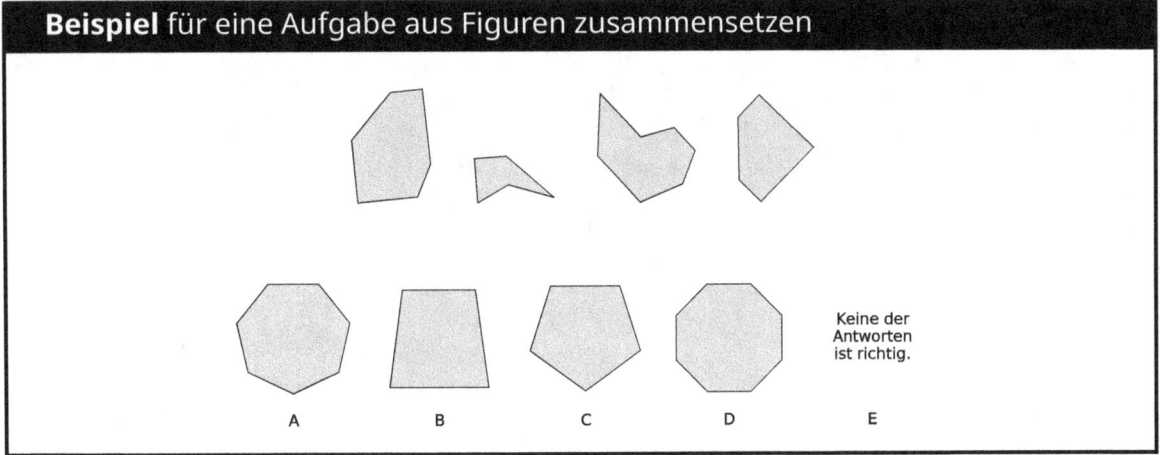

3 Anleitung zur Testsimulation

Für eine möglichst realistische Simulation des Testteils „Figuren zusammensetzen" sollten 15 Aufgaben innerhalb von 20 Minuten bearbeitet werden. Die Übungsaufgaben in diesem Buch sind nicht nach Schwierigkeitsgrad oder anderen Kriterien sortiert. Daher können zur Testsimulation jeweils 15 beliebige, am besten direkt aufeinanderfolgende Übungsaufgaben aus diesem Buch bearbeitet werden.

Übungsaufgaben

8   4 Übungsaufgaben

1.

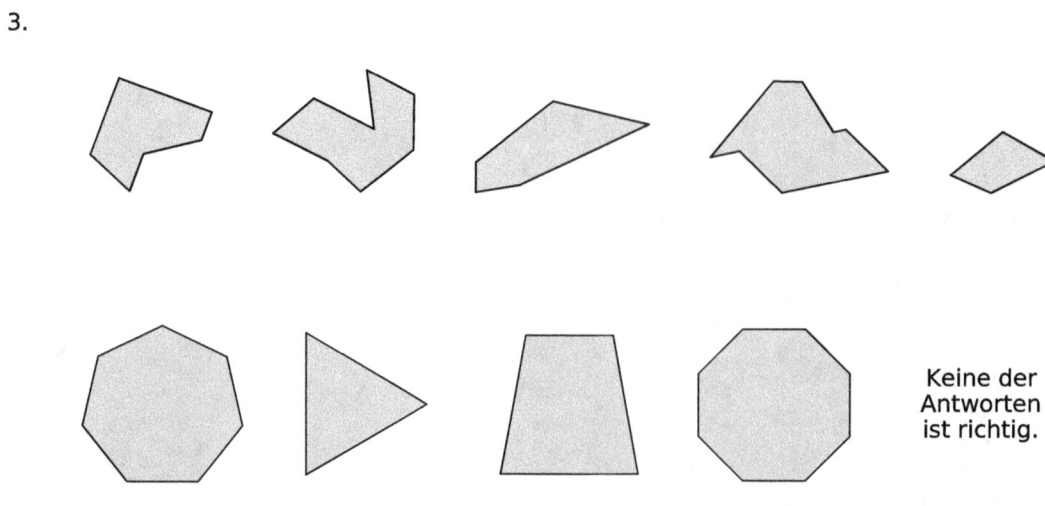

4 Übungsaufgaben

4.

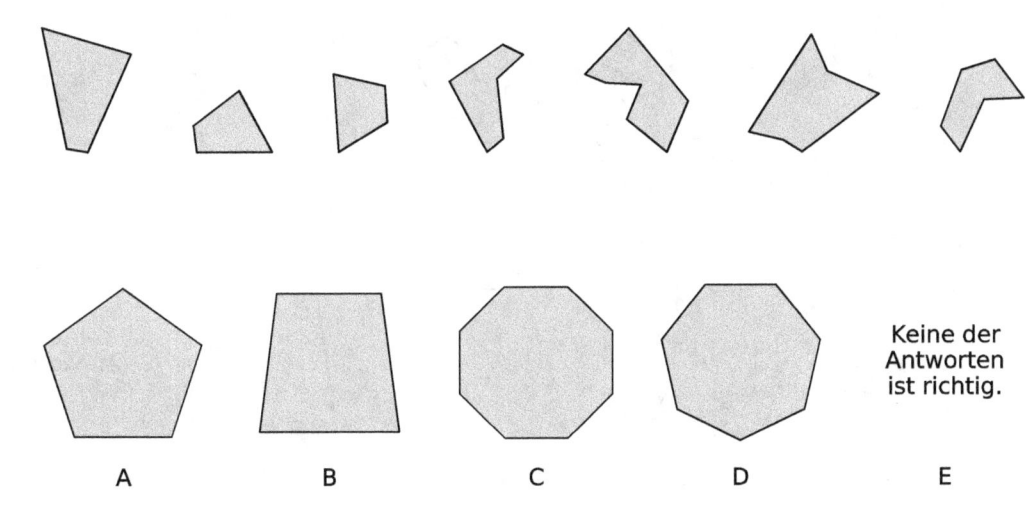

A B C D E

Keine der Antworten ist richtig.

5.

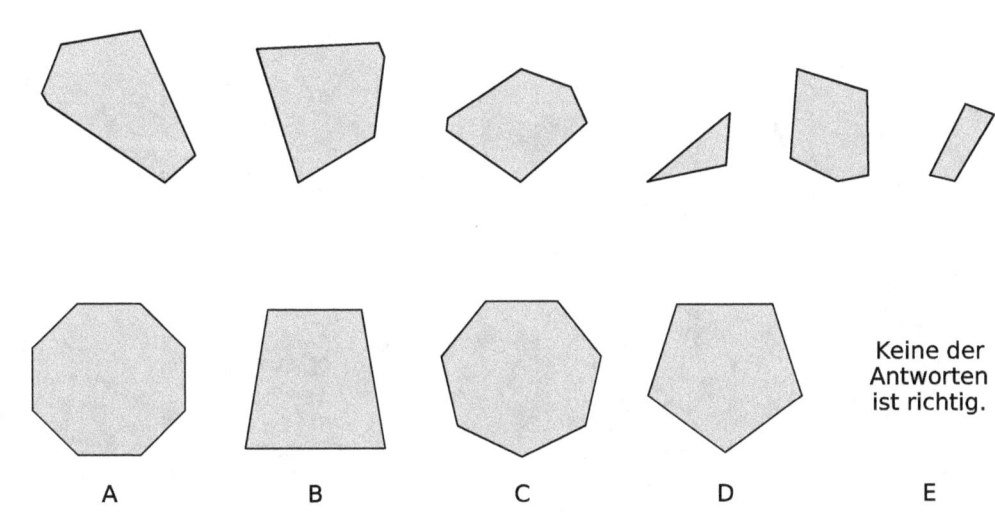

A B C D E

Keine der Antworten ist richtig.

6.

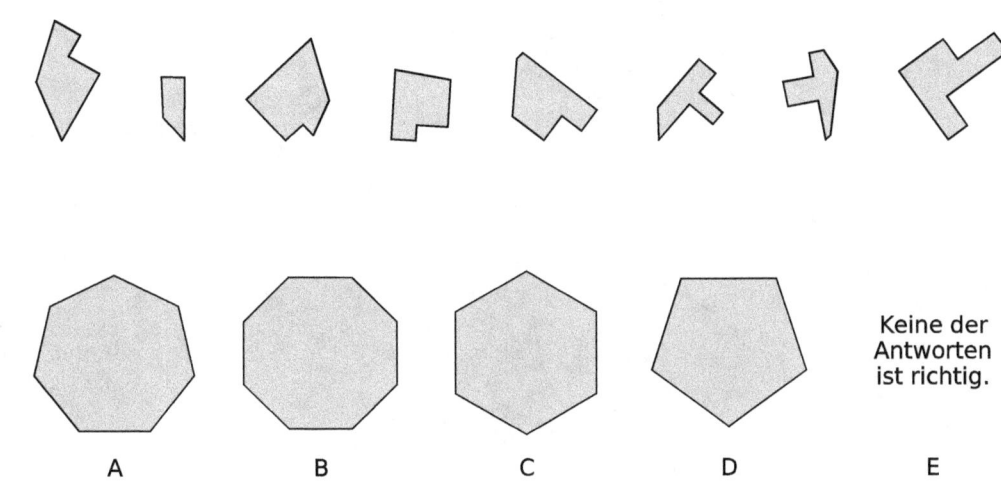

A B C D E

Keine der Antworten ist richtig.

4 Übungsaufgaben

7.

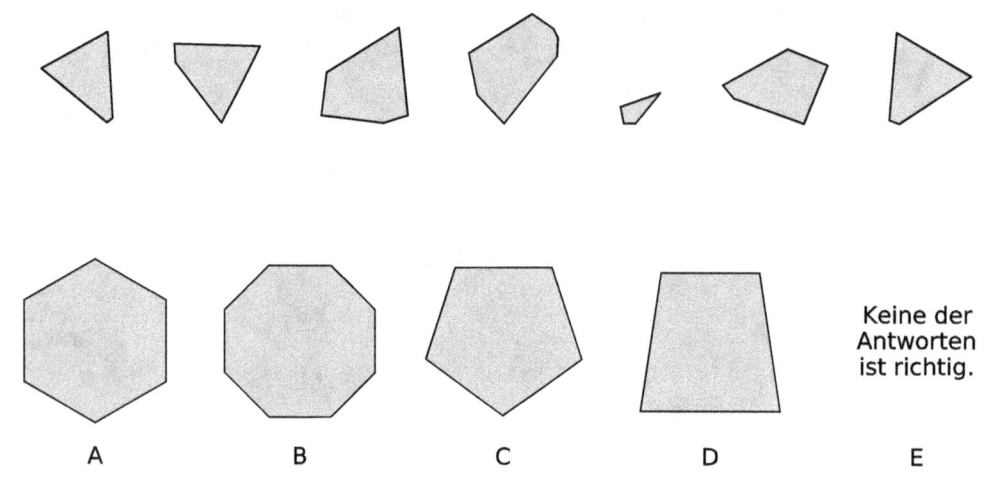

8.

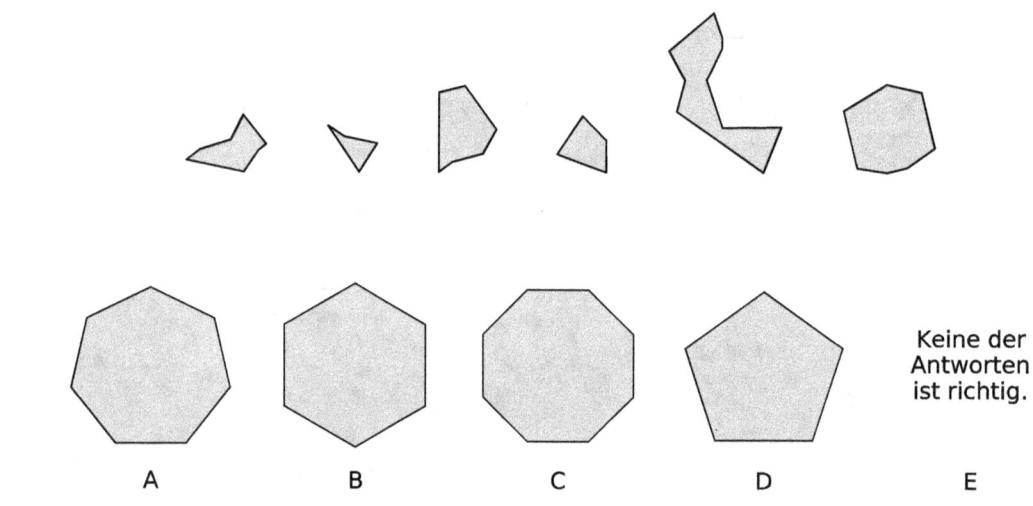

9.

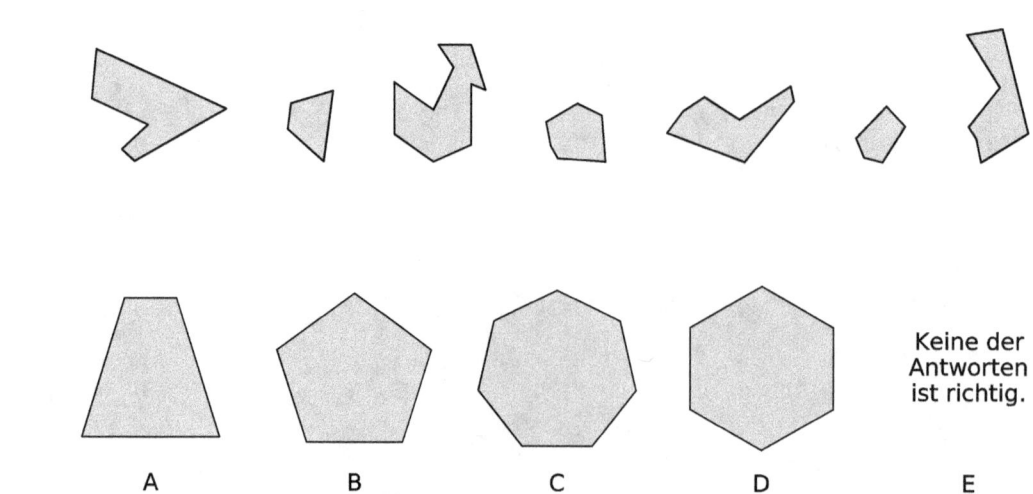

4 Übungsaufgaben 11

10.

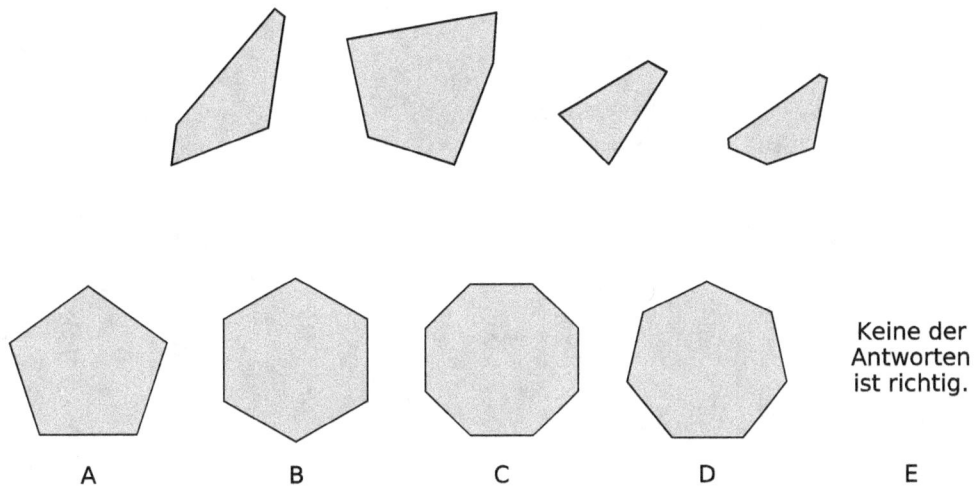

A B C D E Keine der Antworten ist richtig.

11.

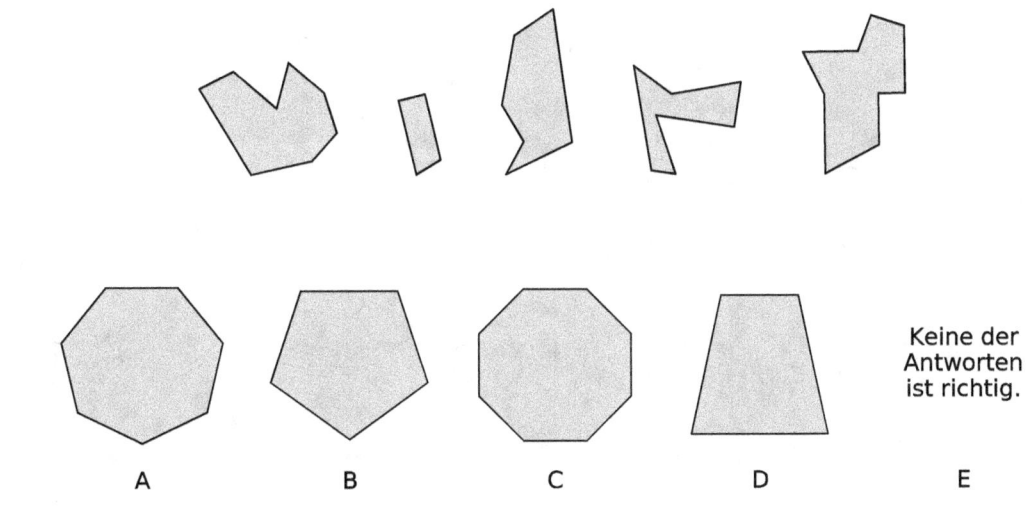

A B C D E Keine der Antworten ist richtig.

12.

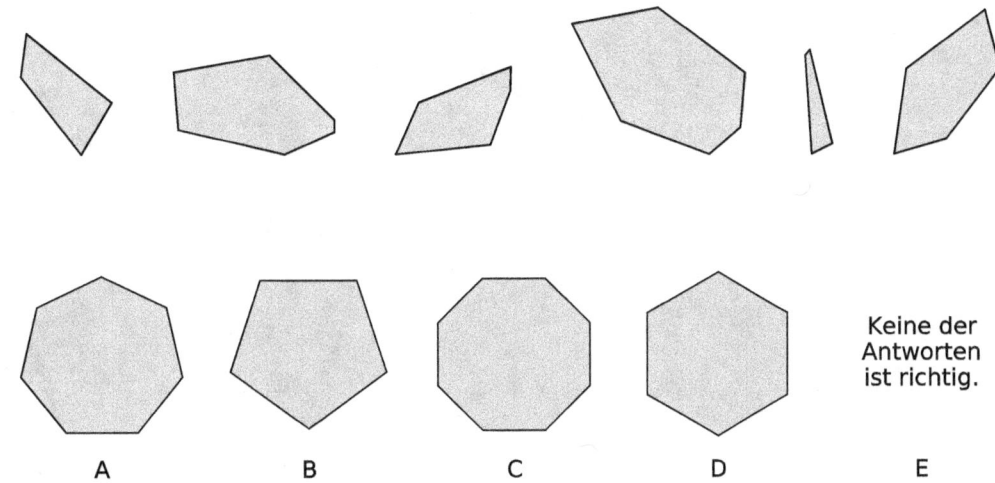

A B C D E Keine der Antworten ist richtig.

4 Übungsaufgaben

13.

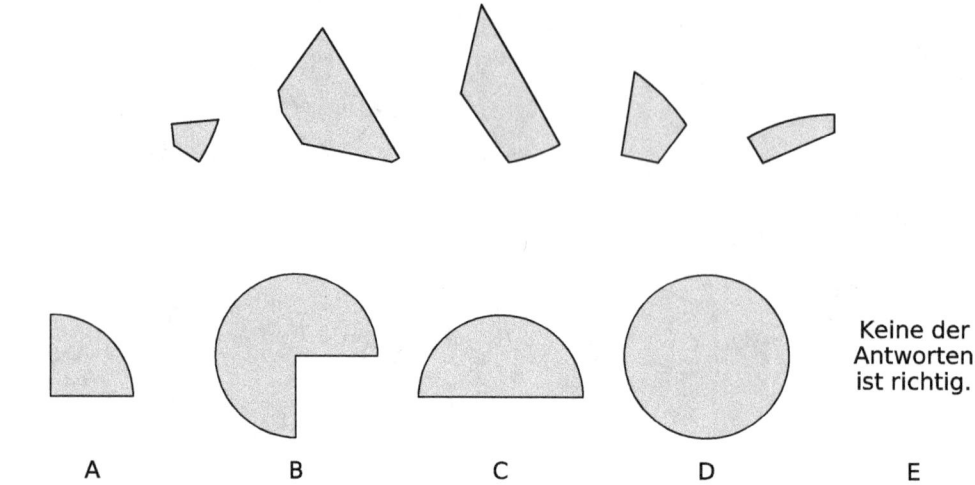

A   B   C   D   E   Keine der Antworten ist richtig.

14.

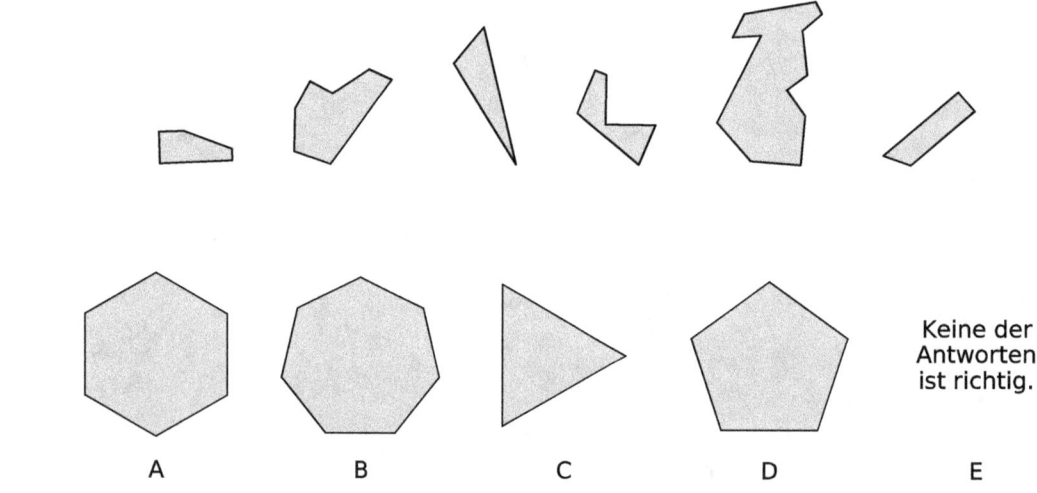

A   B   C   D   E   Keine der Antworten ist richtig.

15.

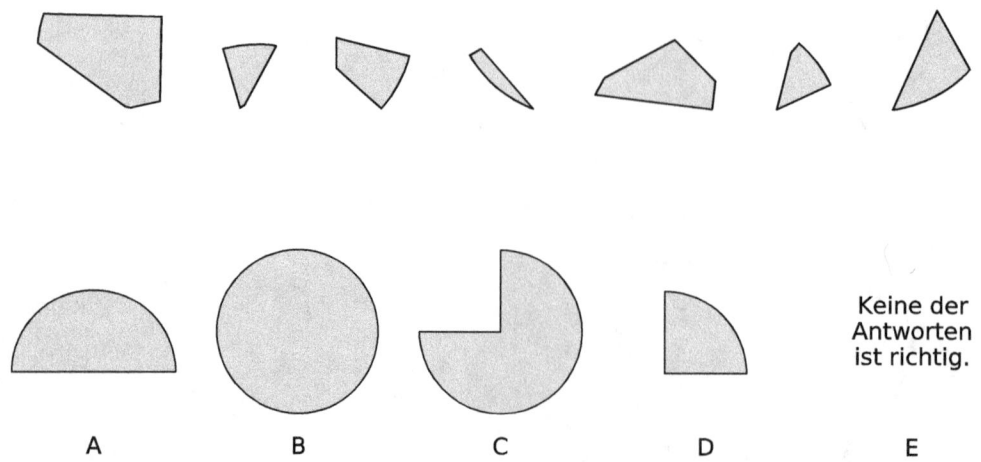

A   B   C   D   E   Keine der Antworten ist richtig.

4 Übungsaufgaben

16.

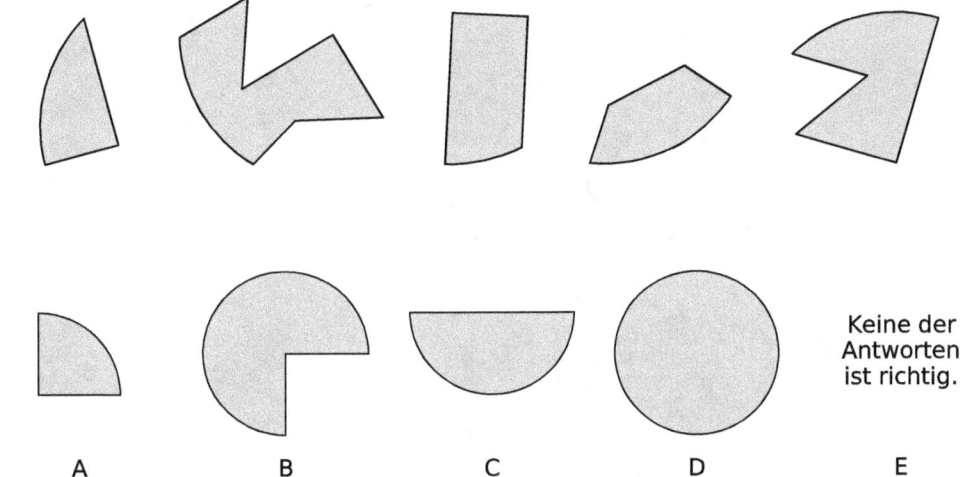

A B C D E Keine der Antworten ist richtig.

17.

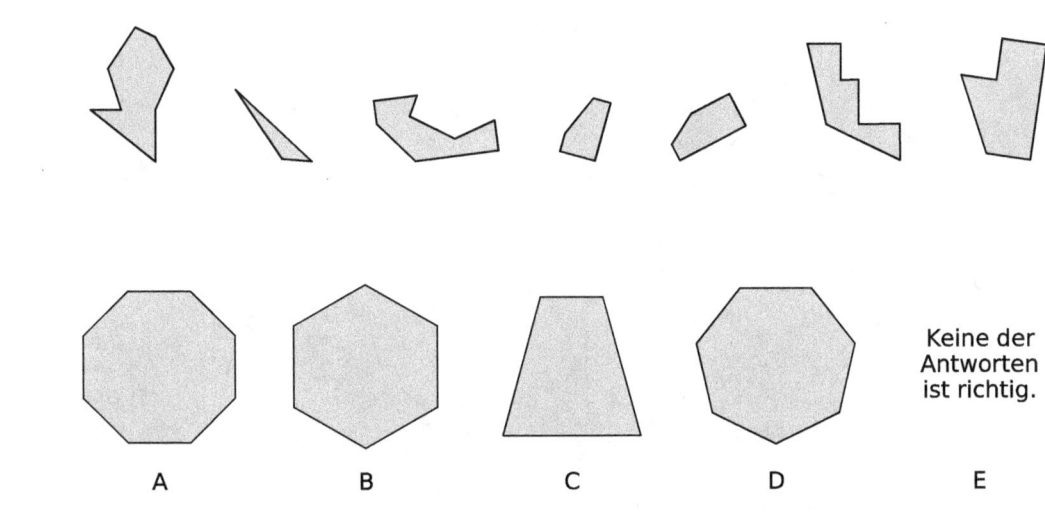

A B C D E Keine der Antworten ist richtig.

18.

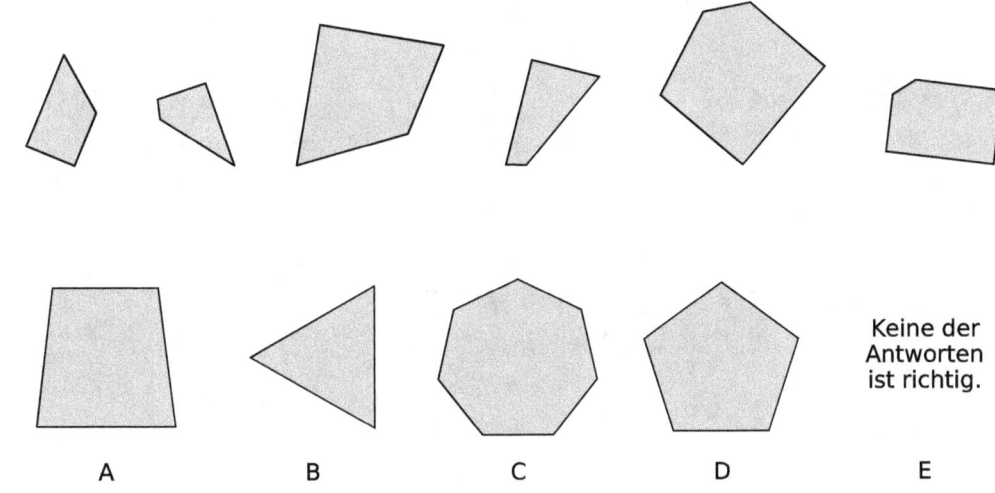

A B C D E Keine der Antworten ist richtig.

19.

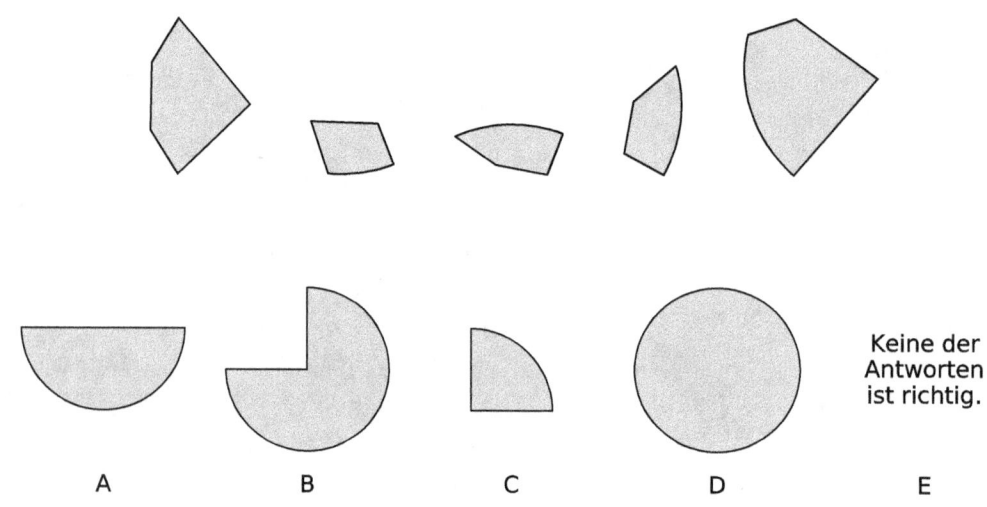

20.

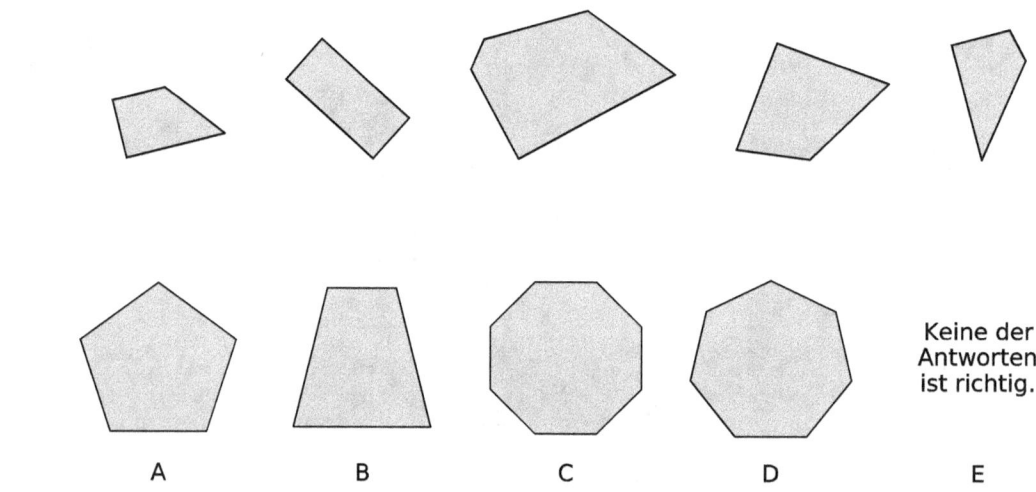

21.

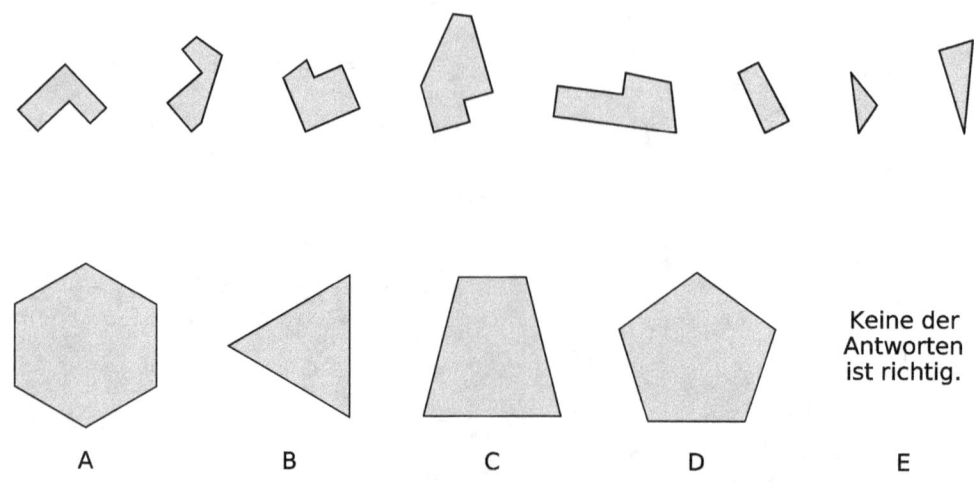

4 Übungsaufgaben

22.

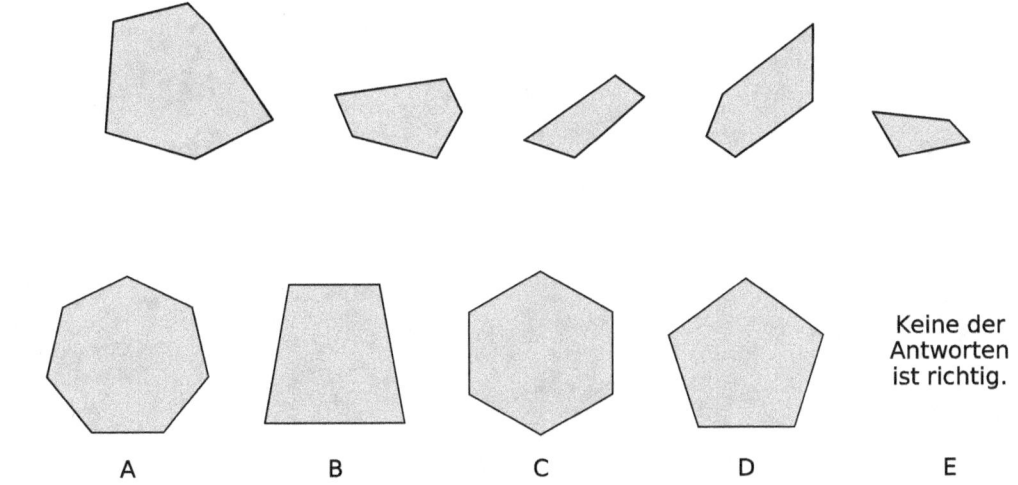

A B C D E Keine der Antworten ist richtig.

23.

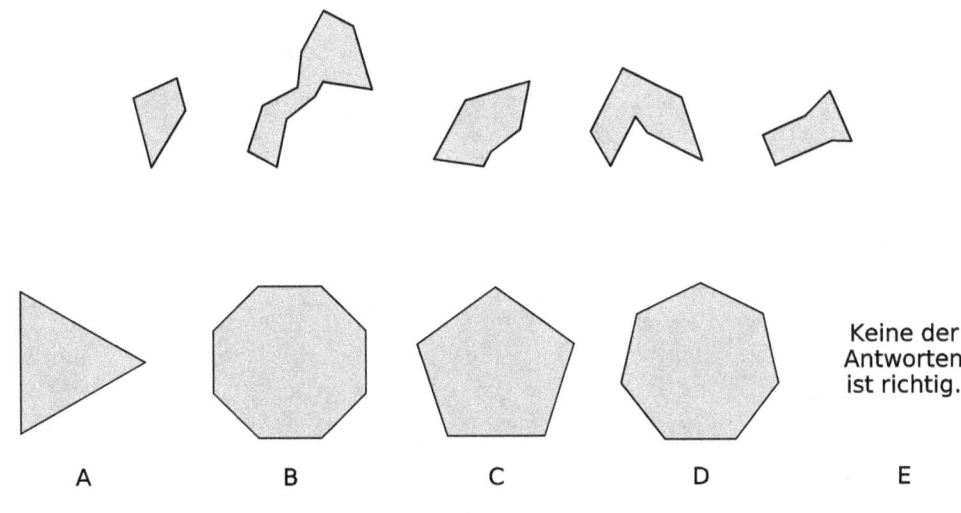

A B C D E Keine der Antworten ist richtig.

24.

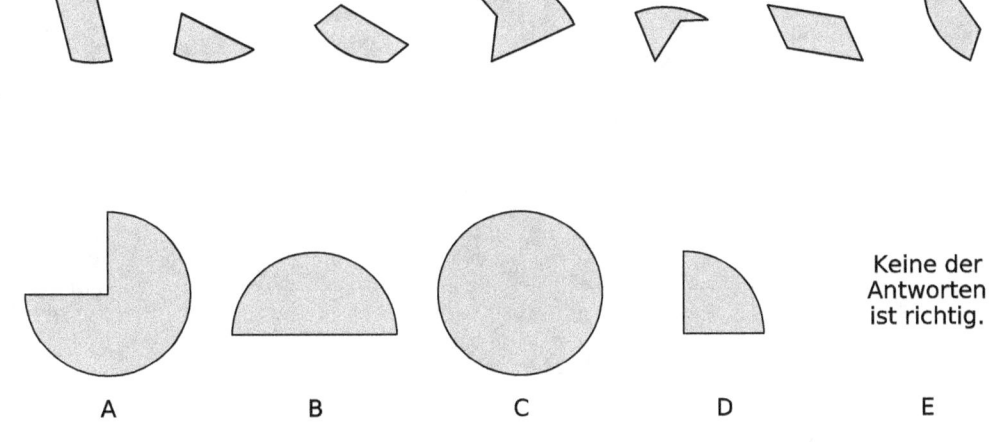

A B C D E Keine der Antworten ist richtig.

25.

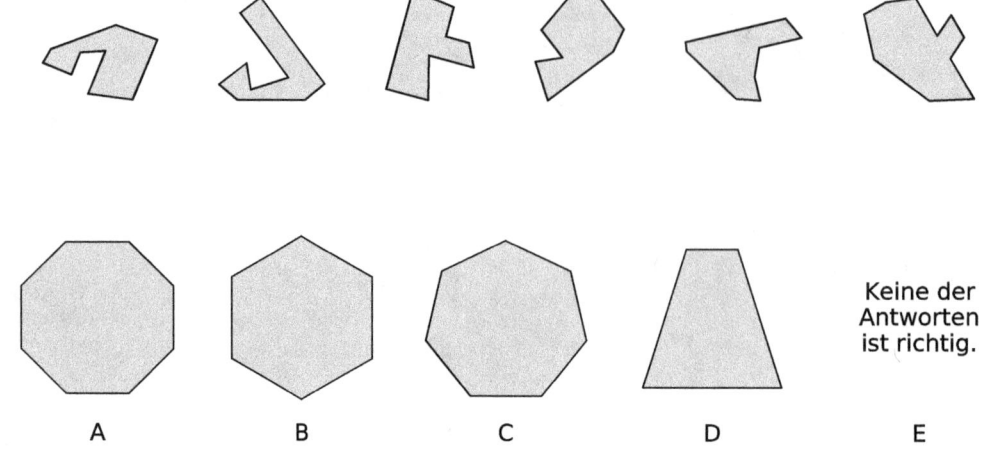

A B C D E Keine der Antworten ist richtig.

26.

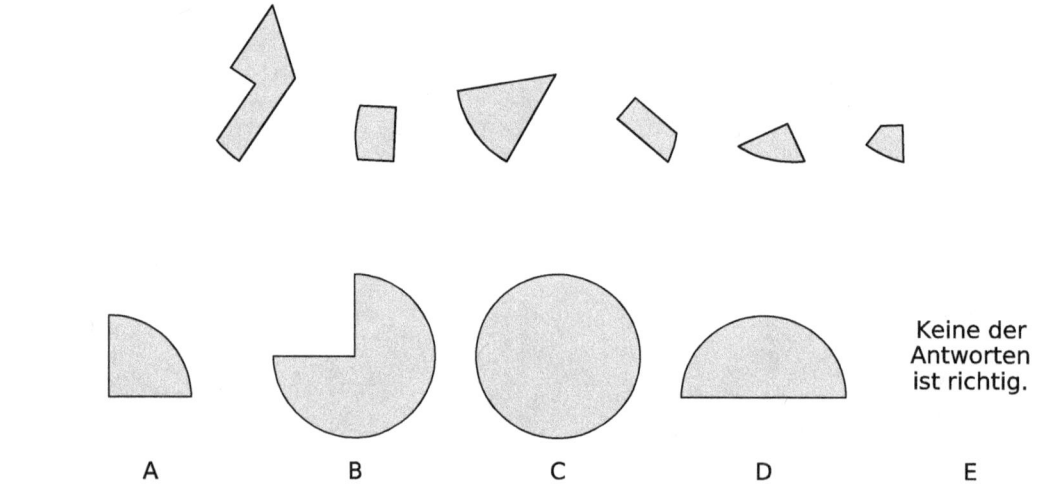

A B C D E Keine der Antworten ist richtig.

27.

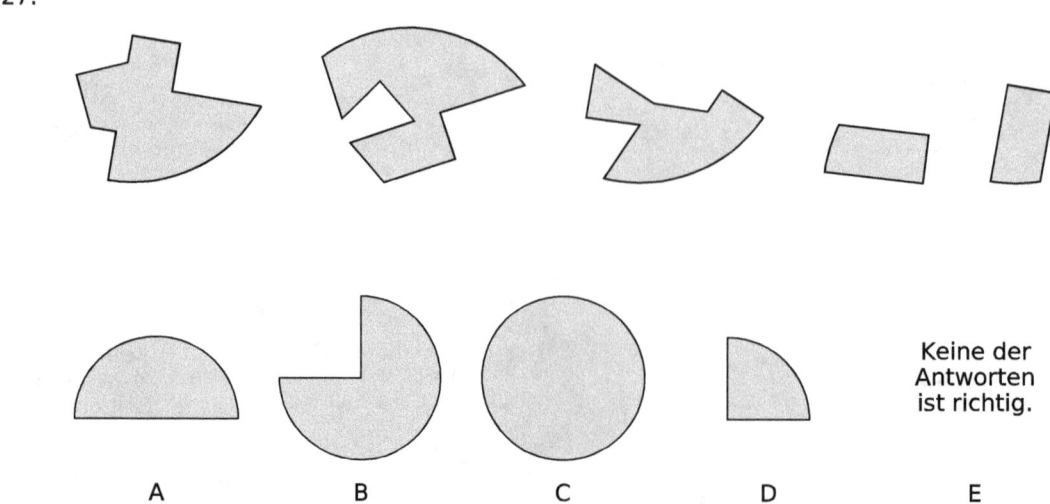

A B C D E Keine der Antworten ist richtig.

4 Übungsaufgaben 17

28.

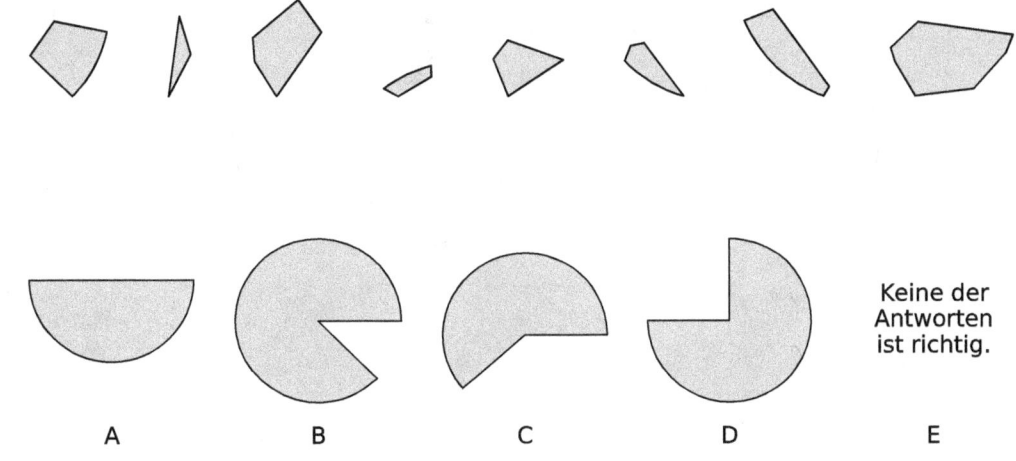

A B C D E Keine der Antworten ist richtig.

29.

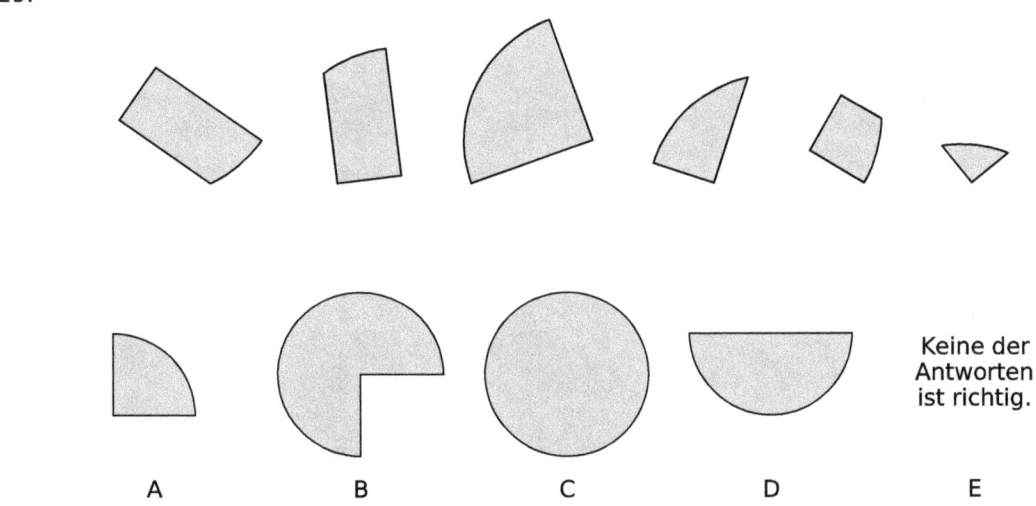

A B C D E Keine der Antworten ist richtig.

30.

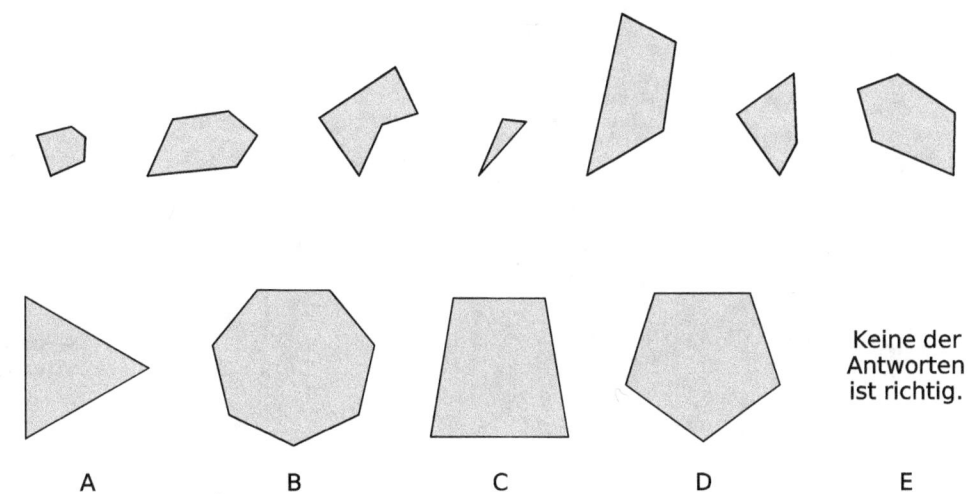

A B C D E Keine der Antworten ist richtig.

31.

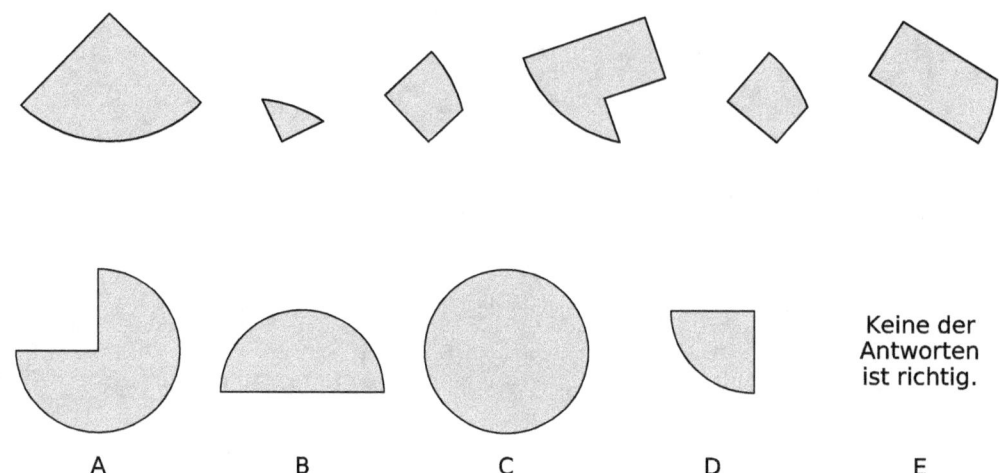

32.

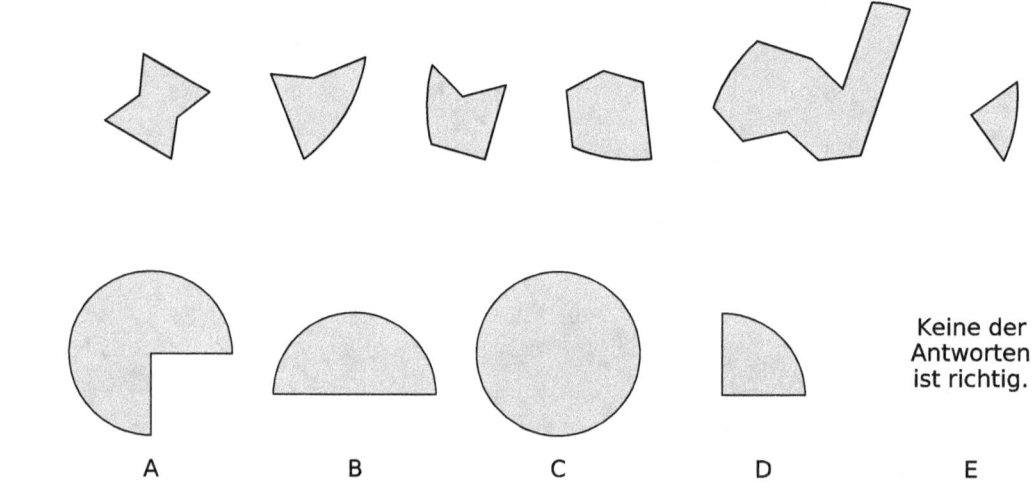

33.

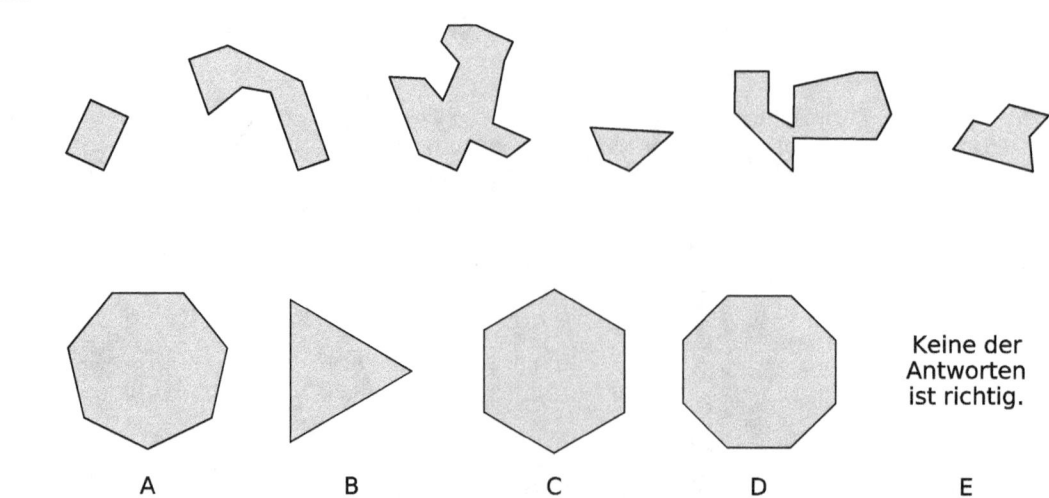

4 Übungsaufgaben

34.

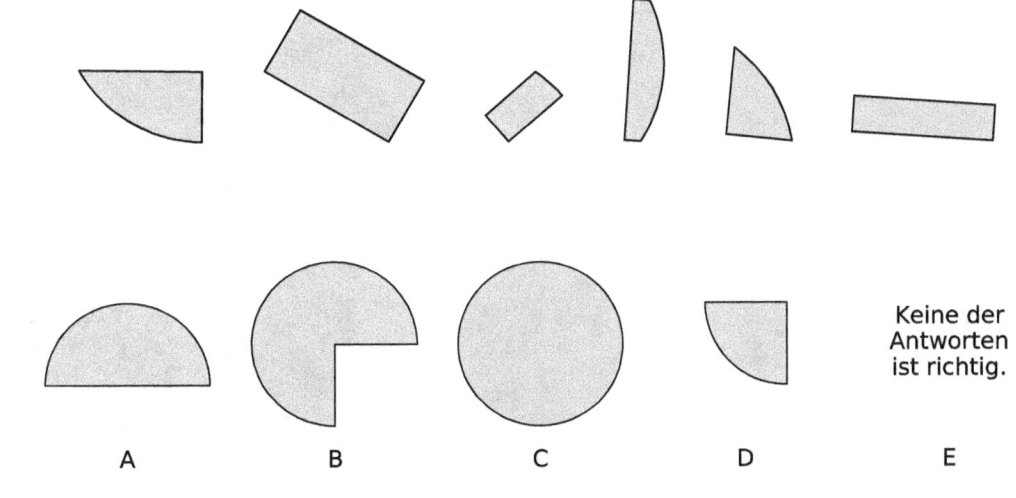

35.

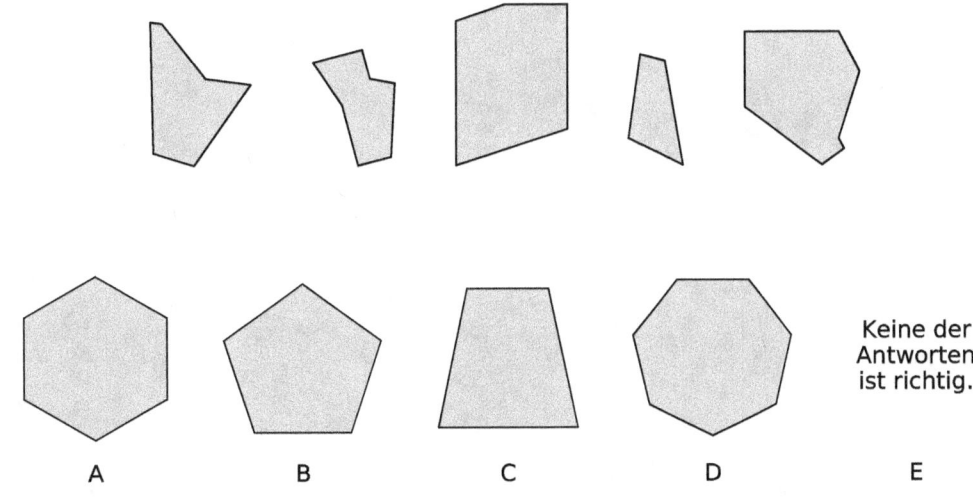

36.

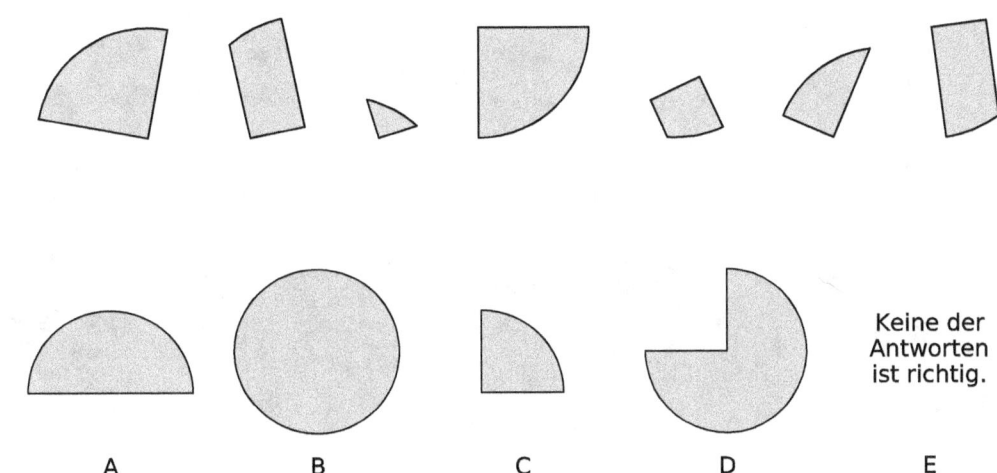

37.

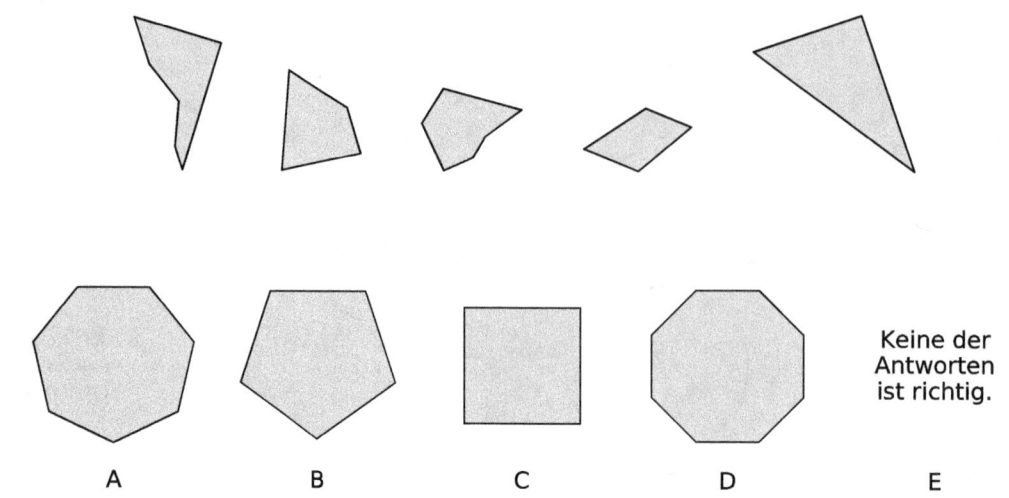

A B C D E Keine der Antworten ist richtig.

38.

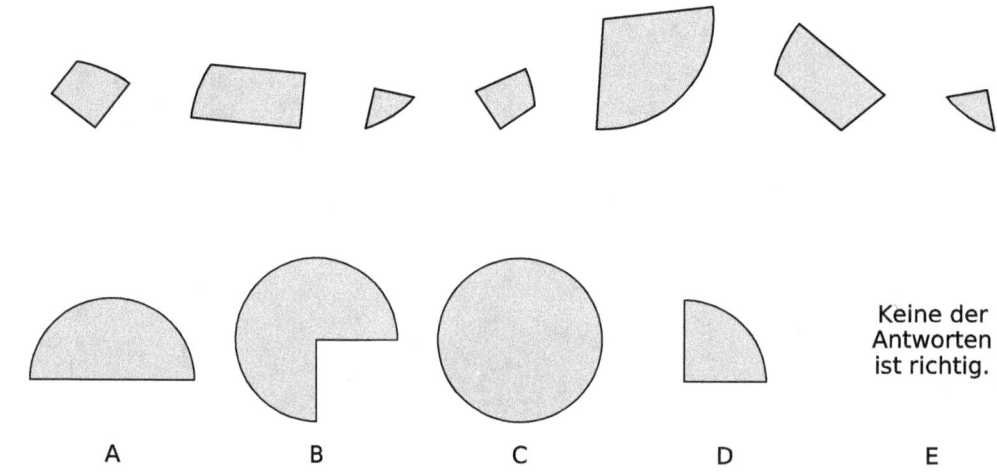

A B C D E Keine der Antworten ist richtig.

39.

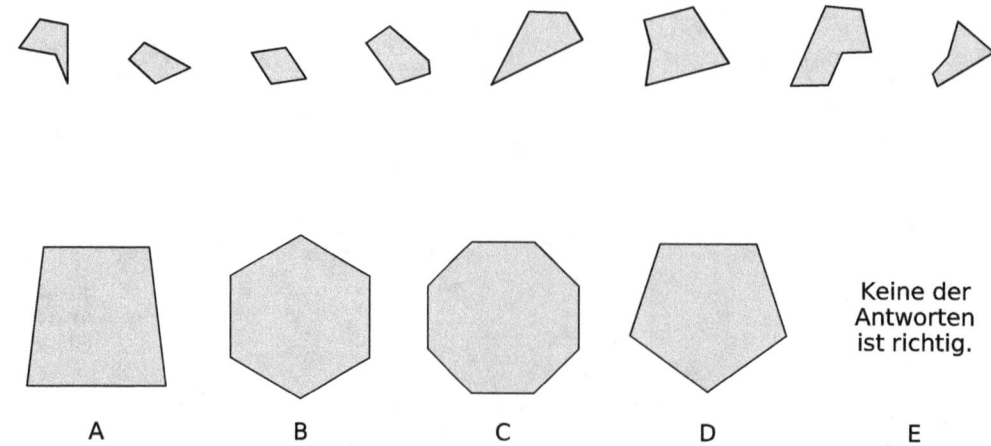

A B C D E Keine der Antworten ist richtig.

4 Übungsaufgaben

40.

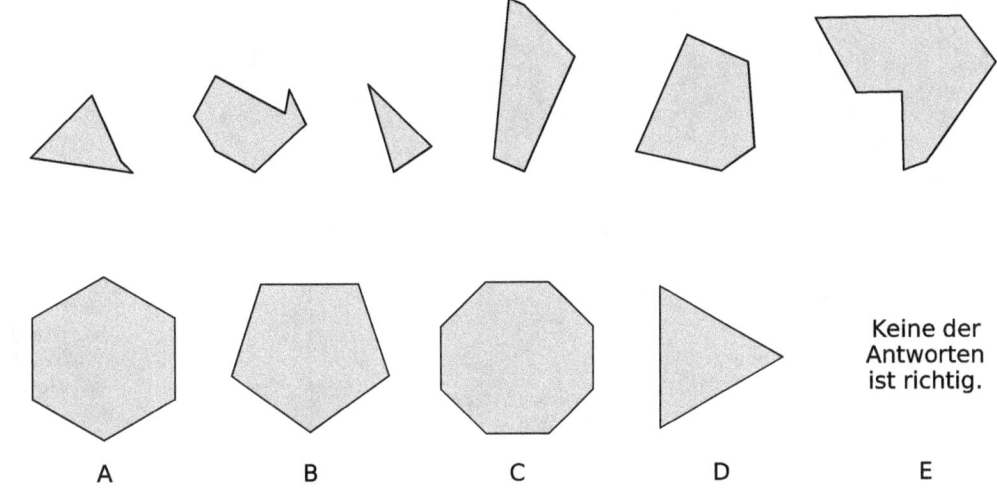

A B C D E Keine der Antworten ist richtig.

41.

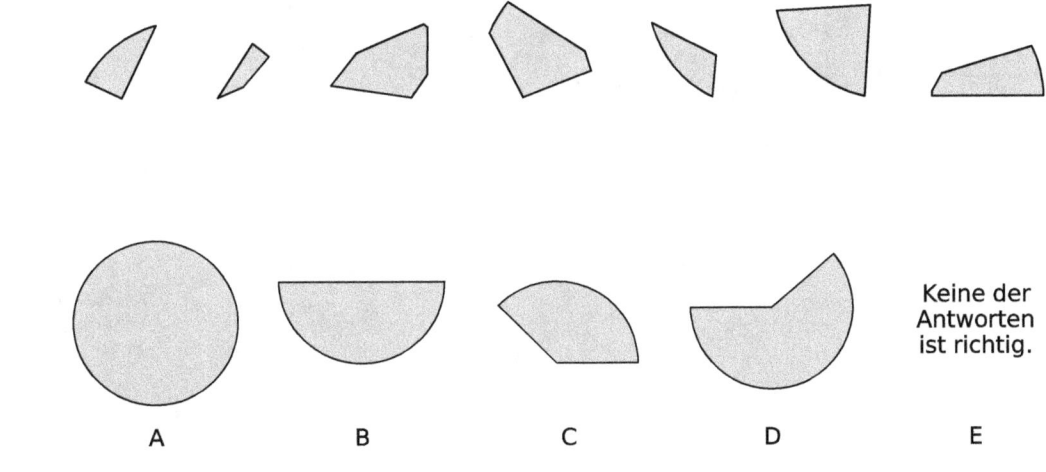

A B C D E Keine der Antworten ist richtig.

42.

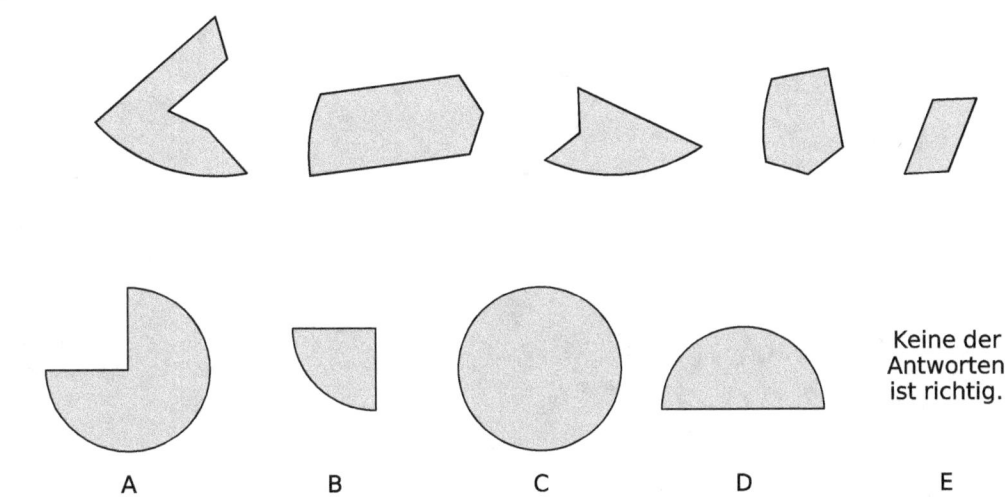

A B C D E Keine der Antworten ist richtig.

43.

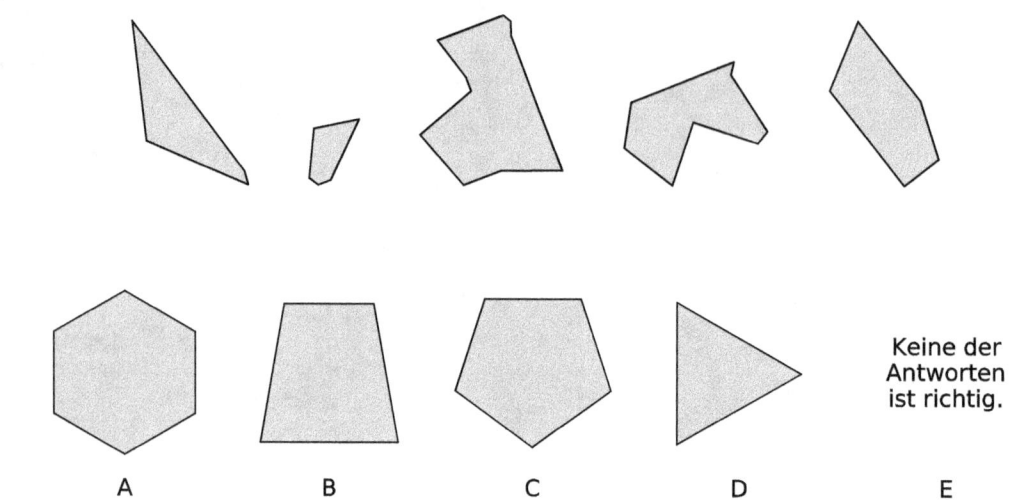

A	B	C	D	E
				Keine der Antworten ist richtig.

44.

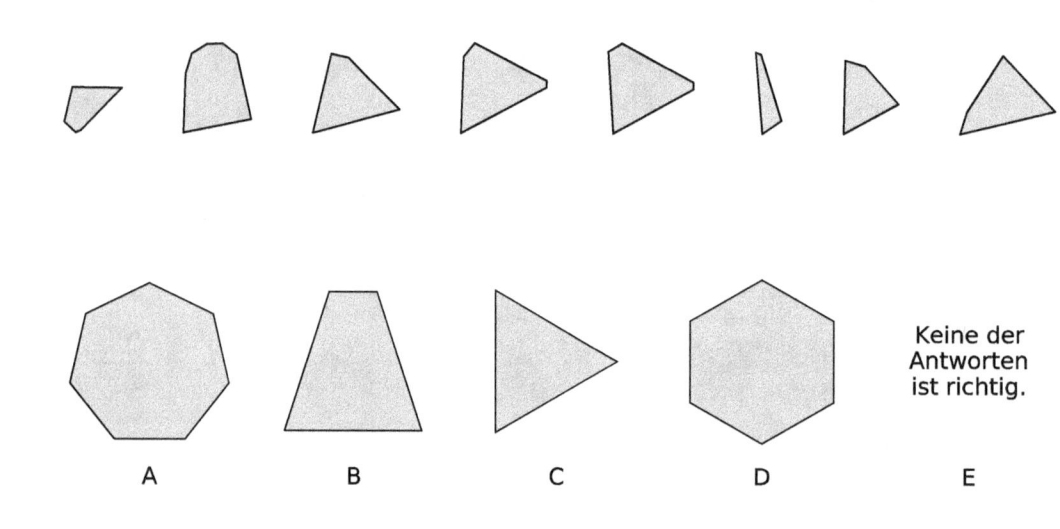

A	B	C	D	E
				Keine der Antworten ist richtig.

45.

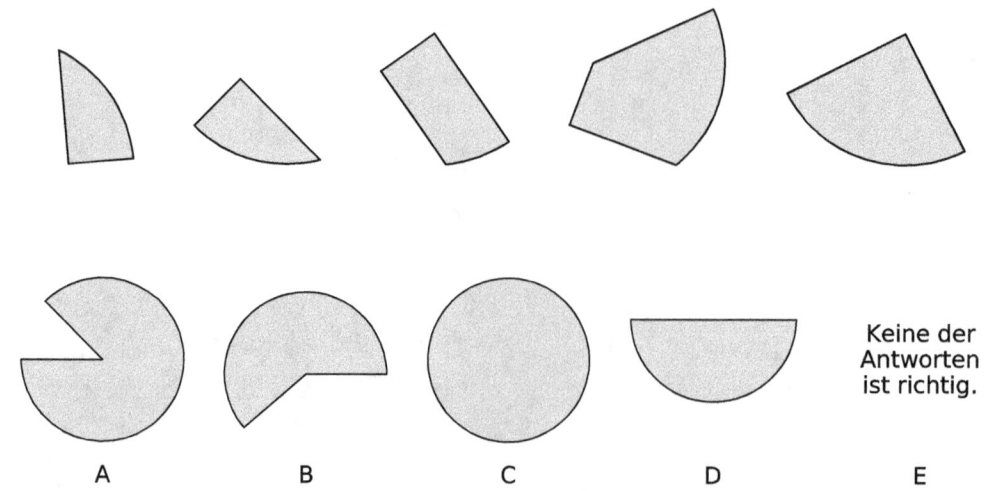

A	B	C	D	E
				Keine der Antworten ist richtig.

4 Übungsaufgaben

46.

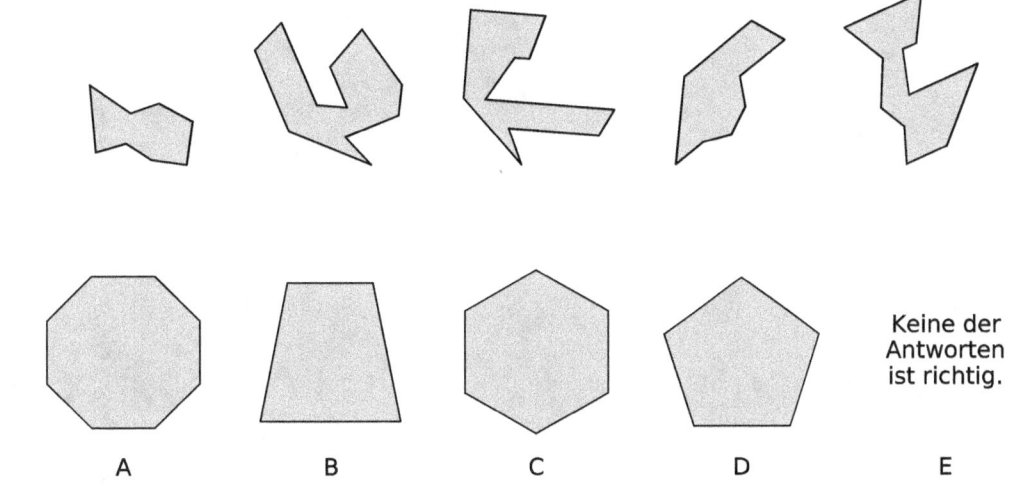

A   B   C   D   E   Keine der Antworten ist richtig.

47.

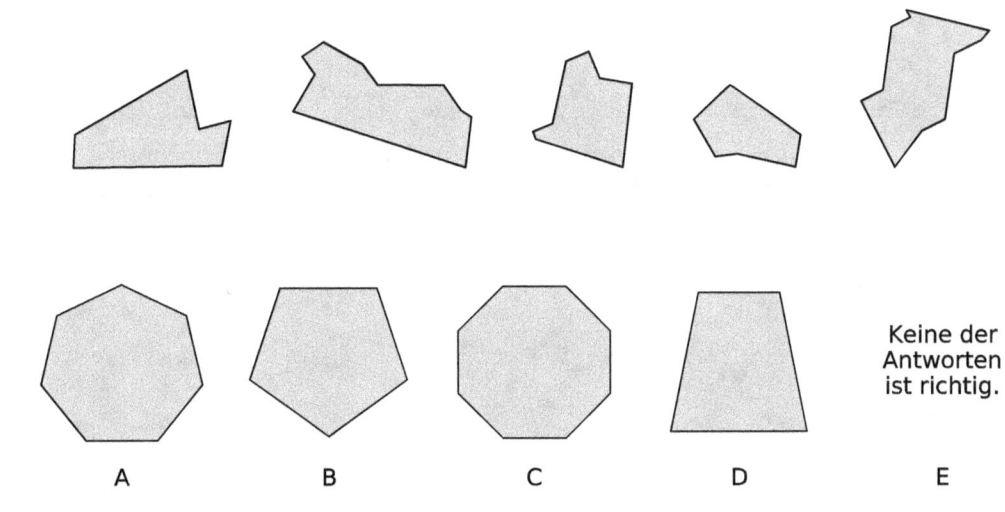

A   B   C   D   E   Keine der Antworten ist richtig.

48.

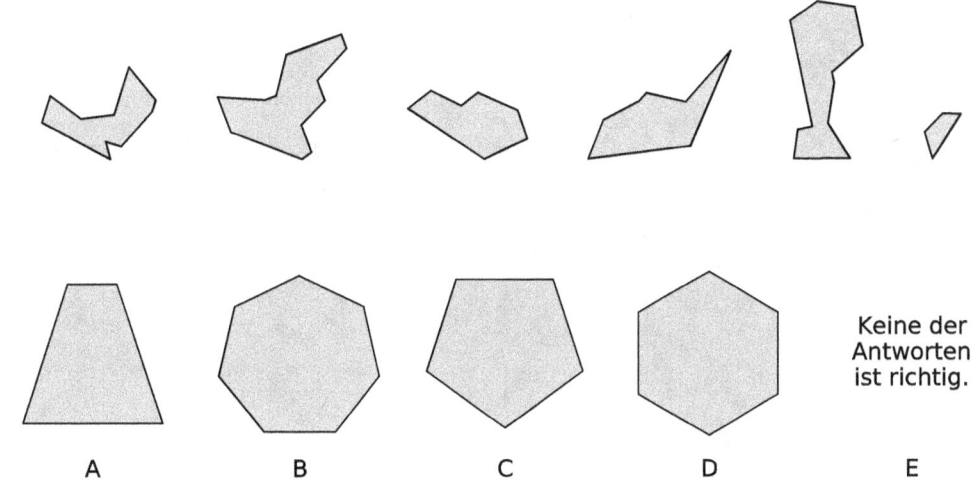

A   B   C   D   E   Keine der Antworten ist richtig.

49.

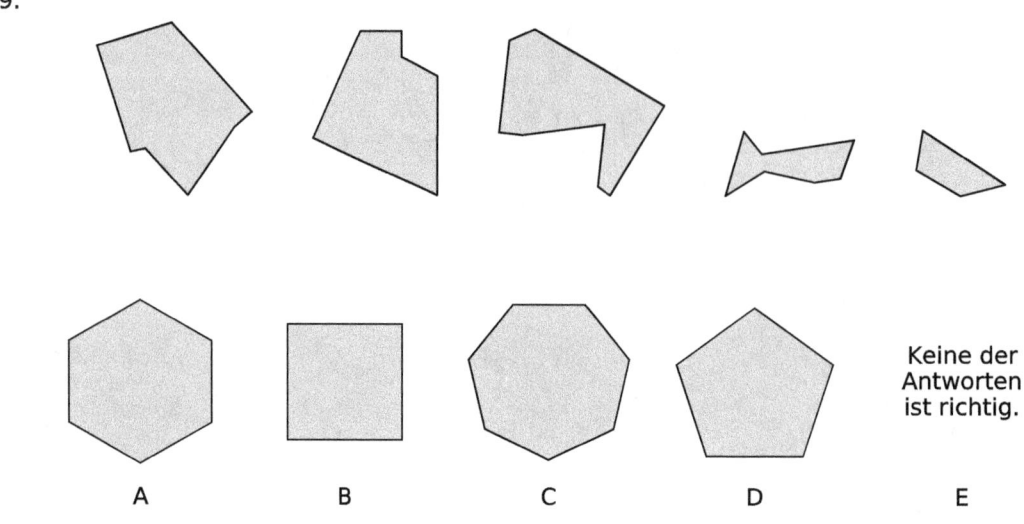

A	B	C	D	E
				Keine der Antworten ist richtig.

50.

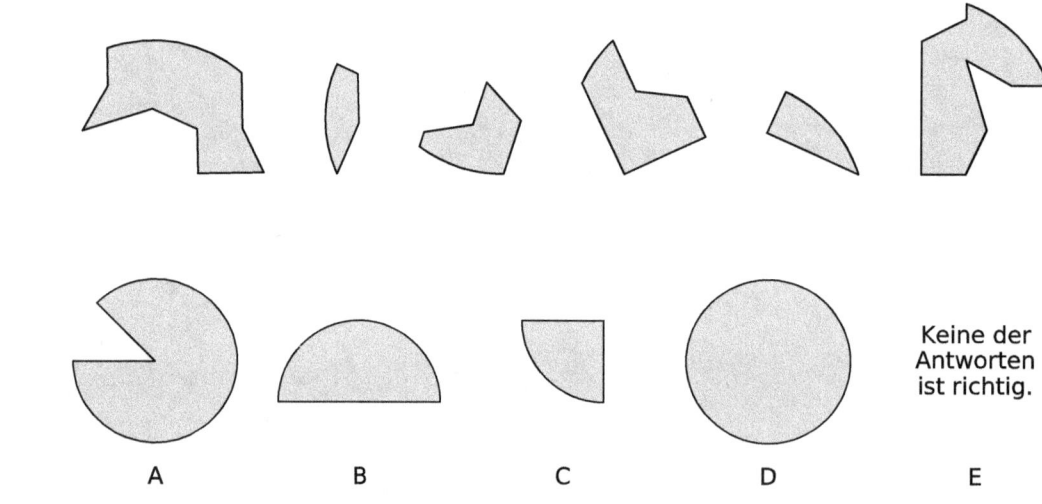

A	B	C	D	E
				Keine der Antworten ist richtig.

51.

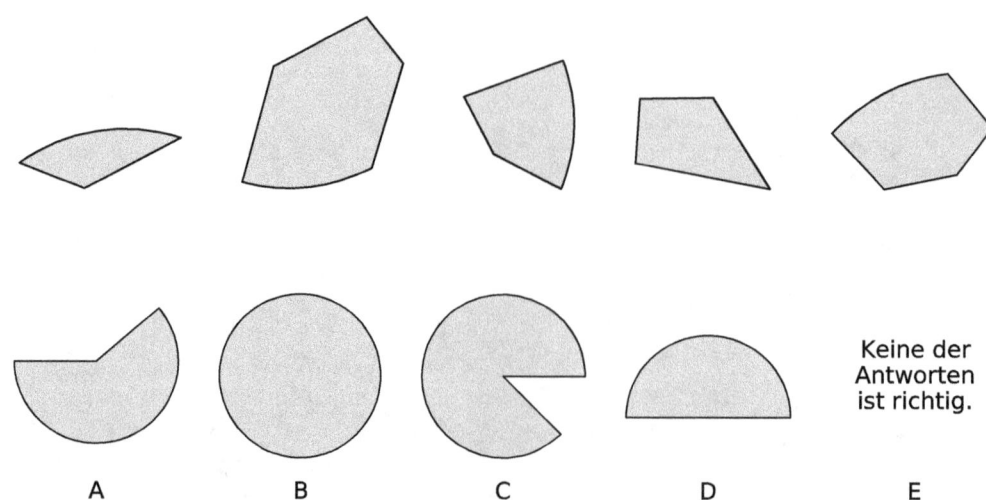

A	B	C	D	E
				Keine der Antworten ist richtig.

4 Übungsaufgaben

52.

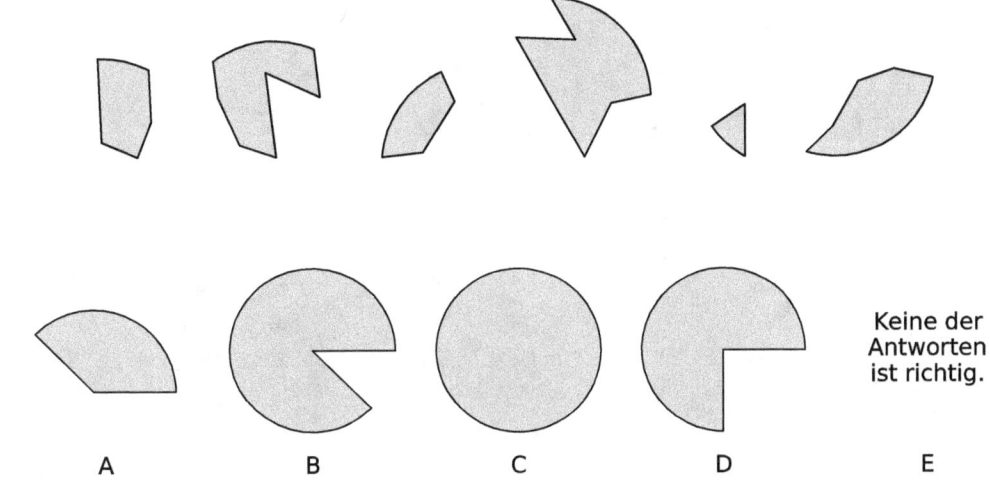

53.

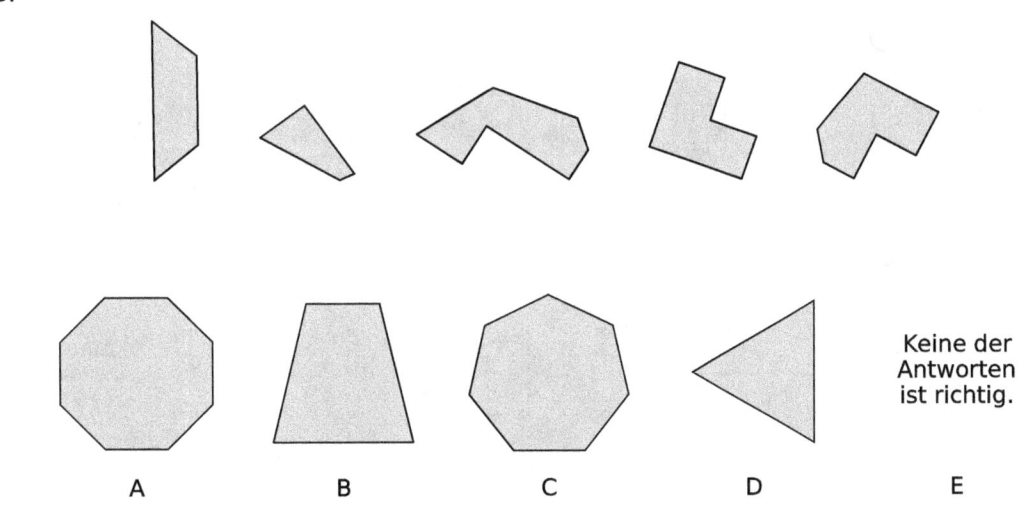

54.

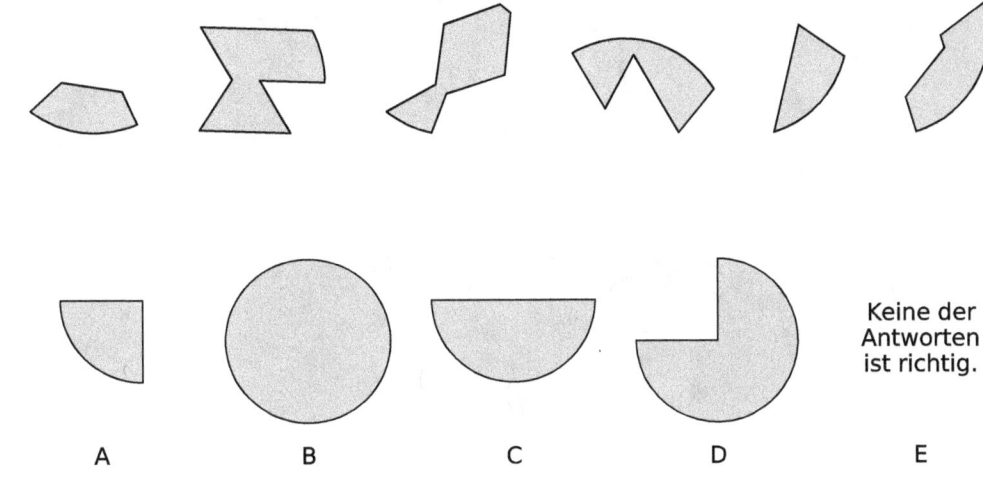

55.

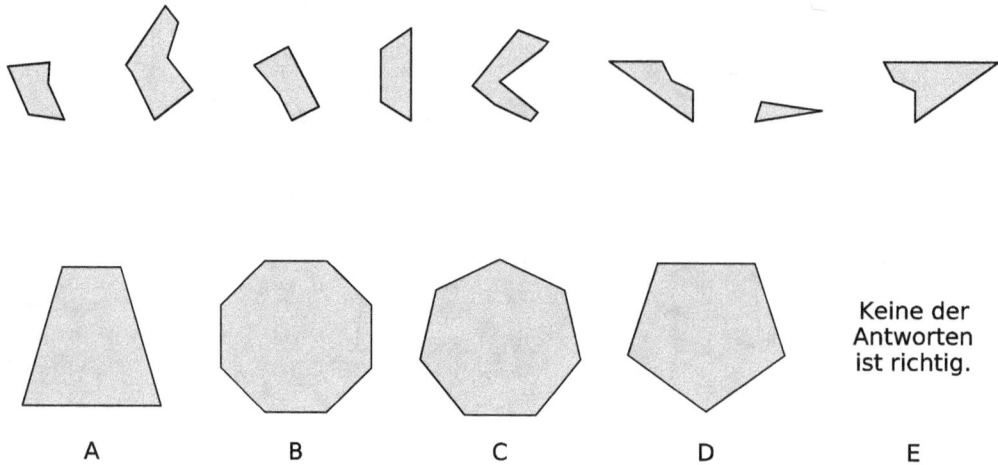

56.

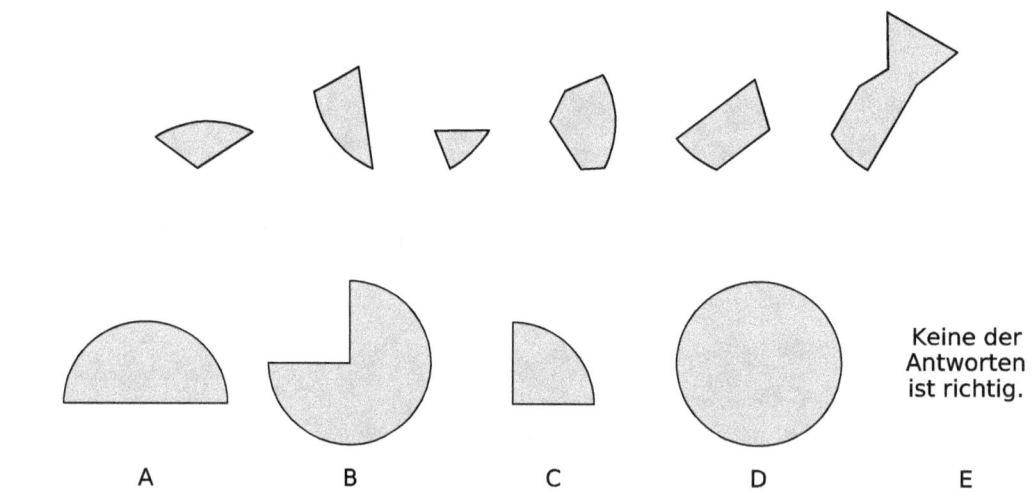

57.

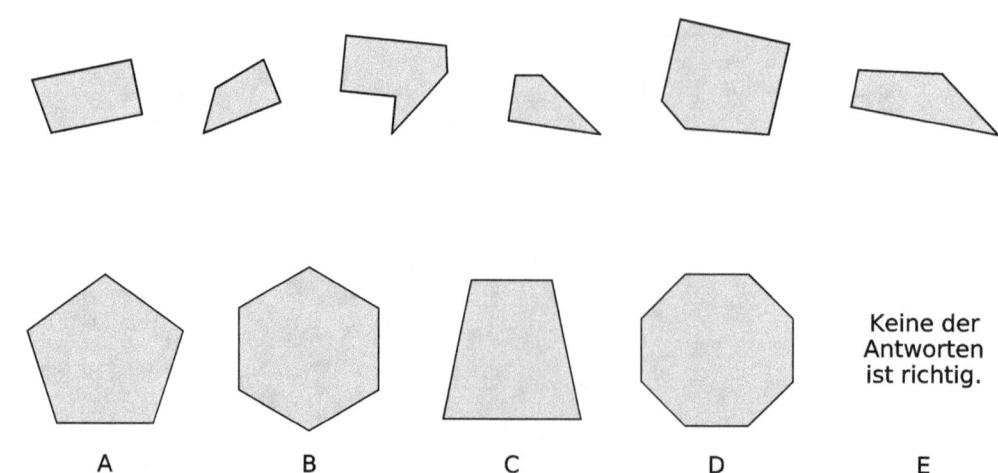

4 Übungsaufgaben

58.

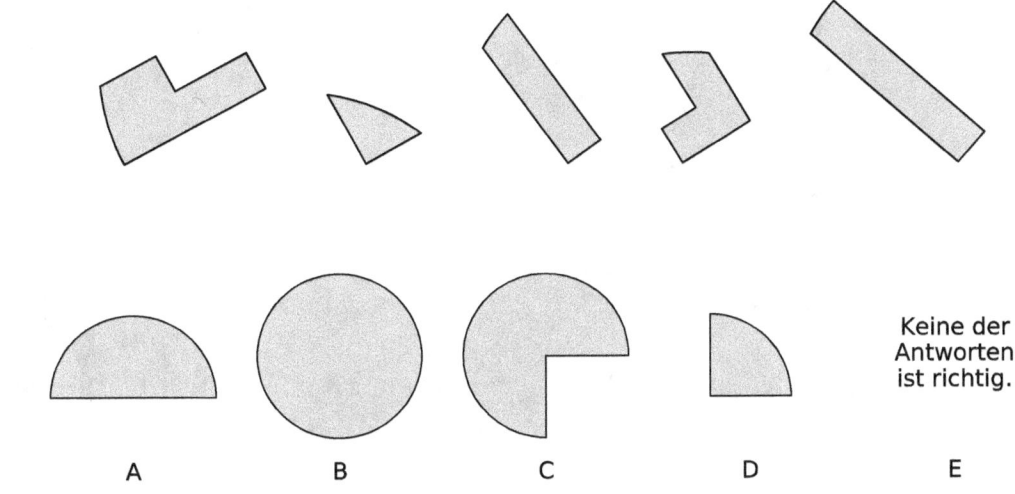

A B C D E Keine der Antworten ist richtig.

59.

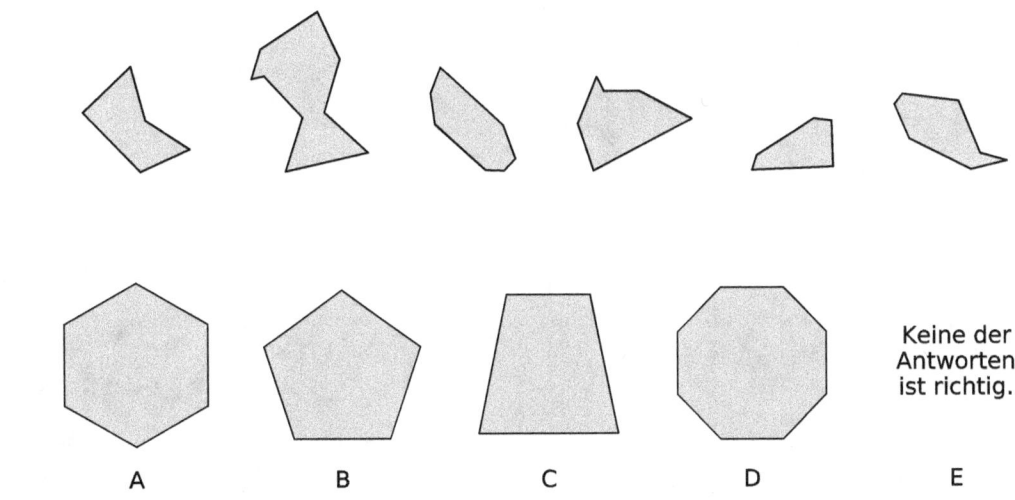

A B C D E Keine der Antworten ist richtig.

60.

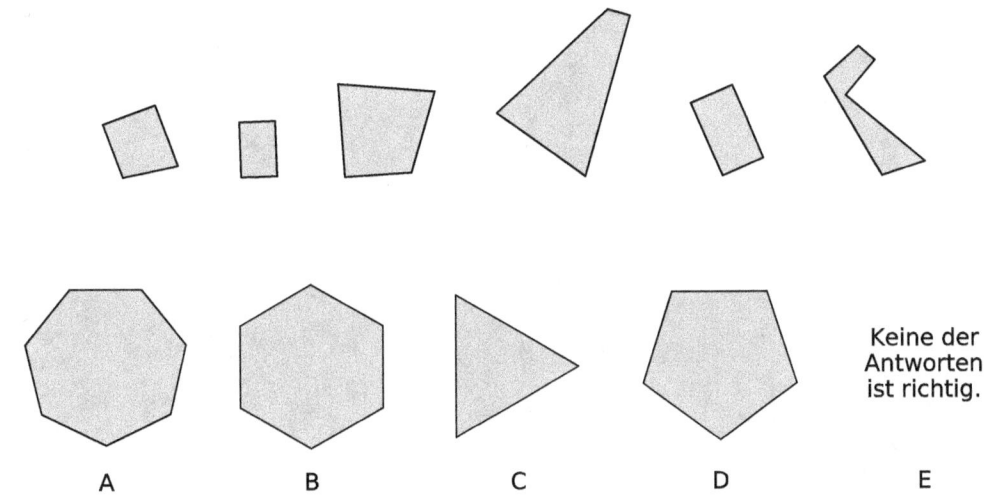

A B C D E Keine der Antworten ist richtig.

61.

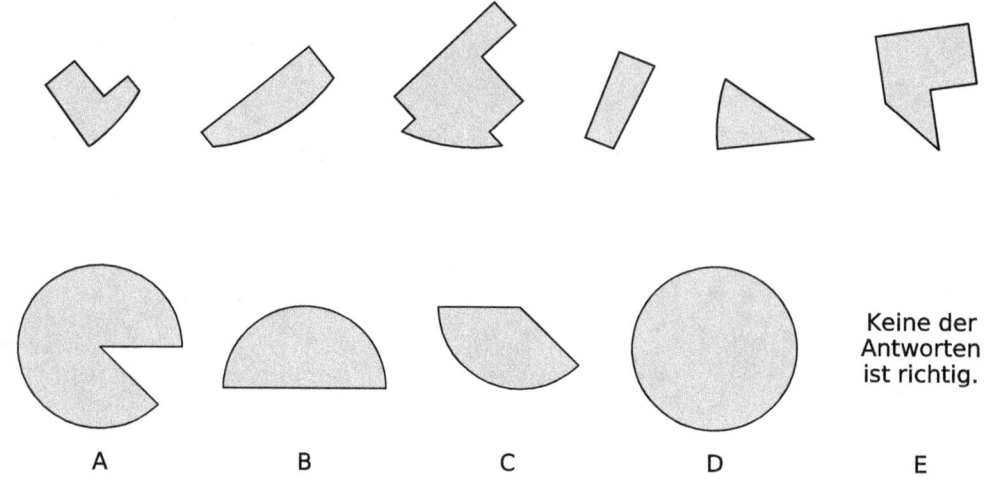

A	B	C	D	E
				Keine der Antworten ist richtig.

62.

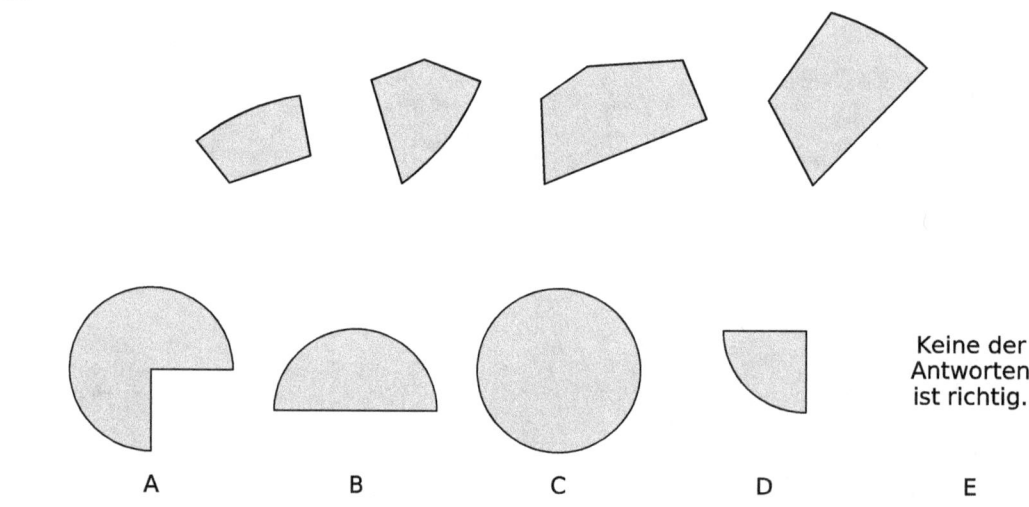

A	B	C	D	E
				Keine der Antworten ist richtig.

63.

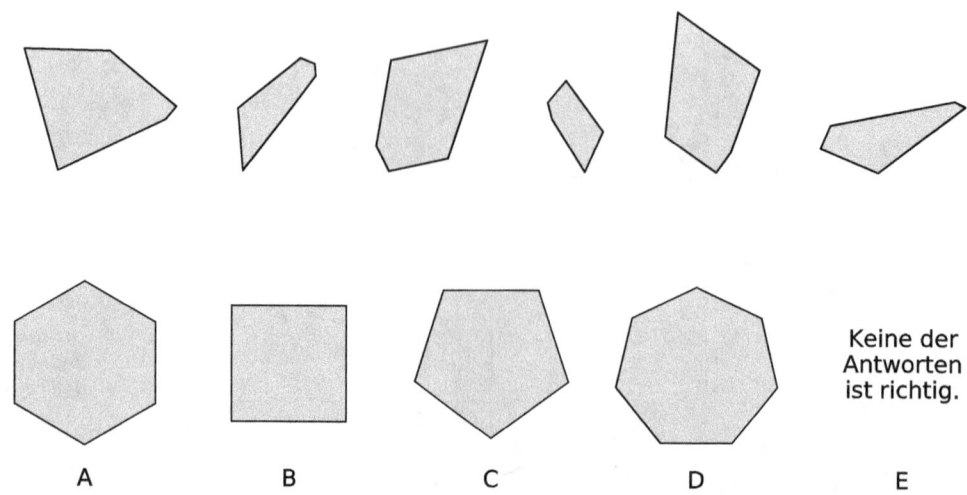

A	B	C	D	E
				Keine der Antworten ist richtig.

4 Übungsaufgaben

64.

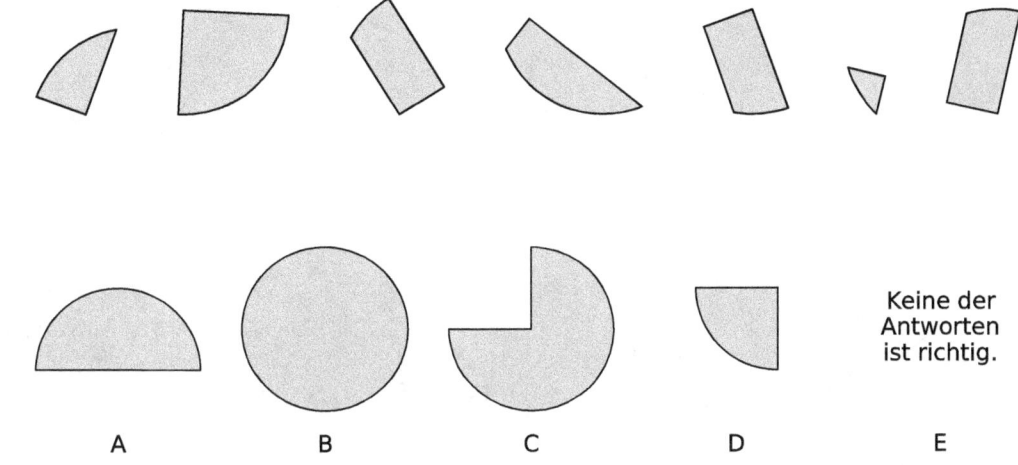

A B C D E Keine der Antworten ist richtig.

65.

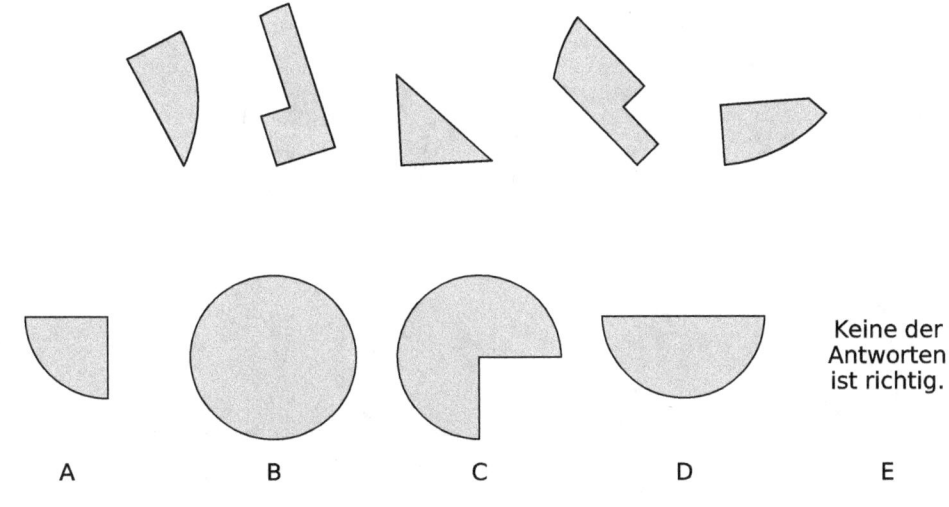

A B C D E Keine der Antworten ist richtig.

66.

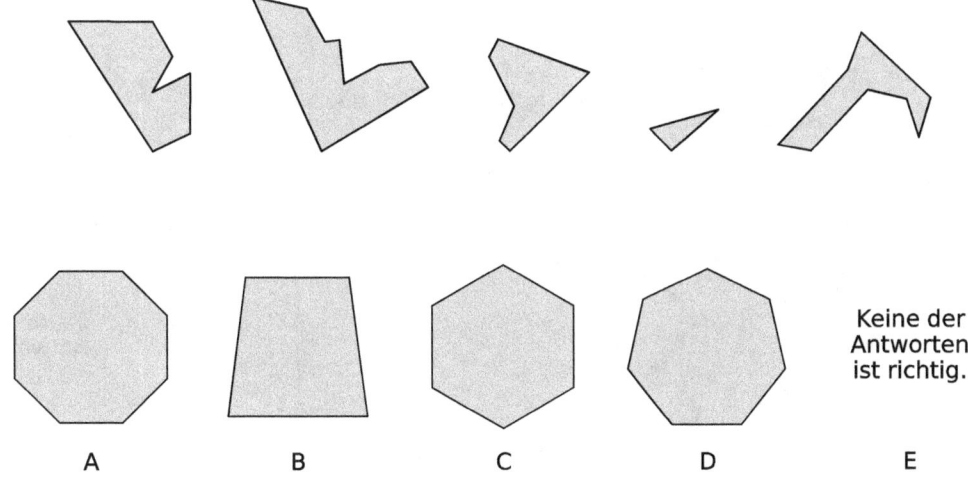

A B C D E Keine der Antworten ist richtig.

67.

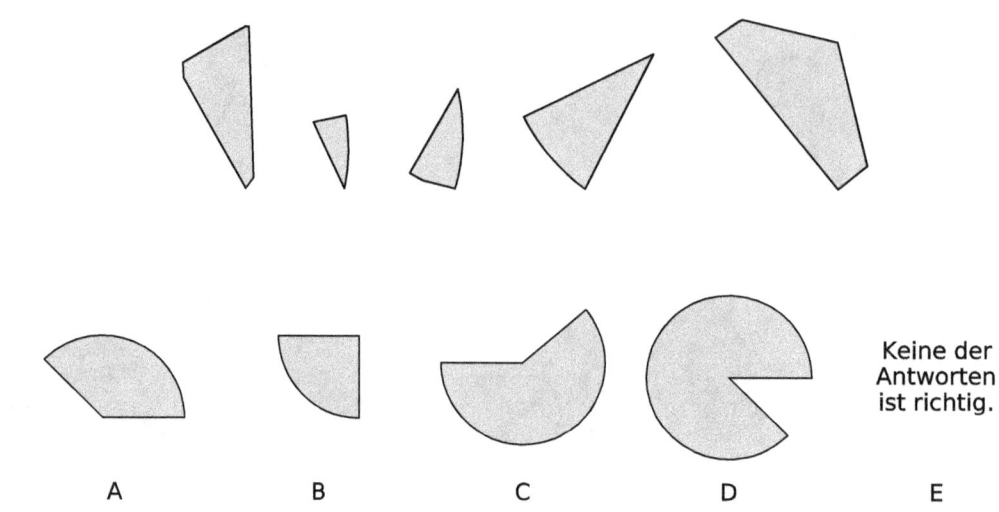

A	B	C	D	E
				Keine der Antworten ist richtig.

68.

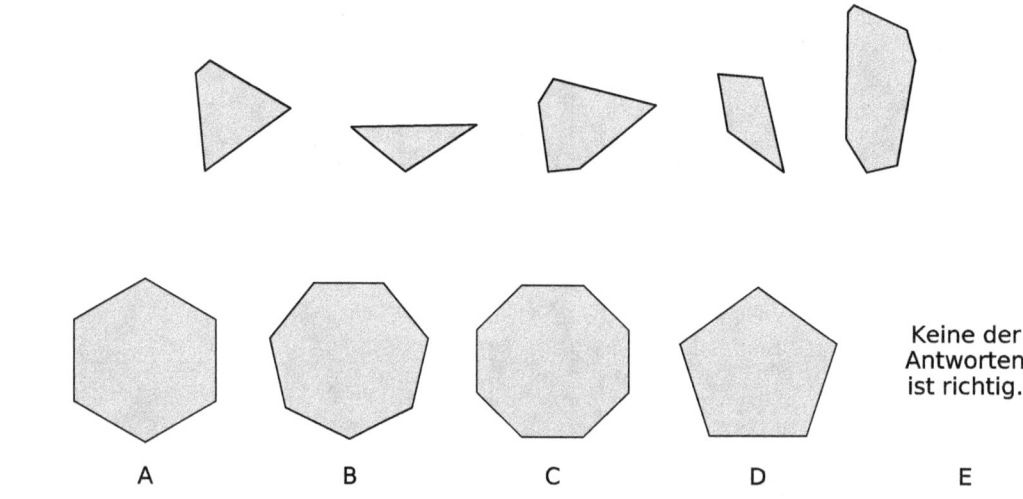

A	B	C	D	E
				Keine der Antworten ist richtig.

69.

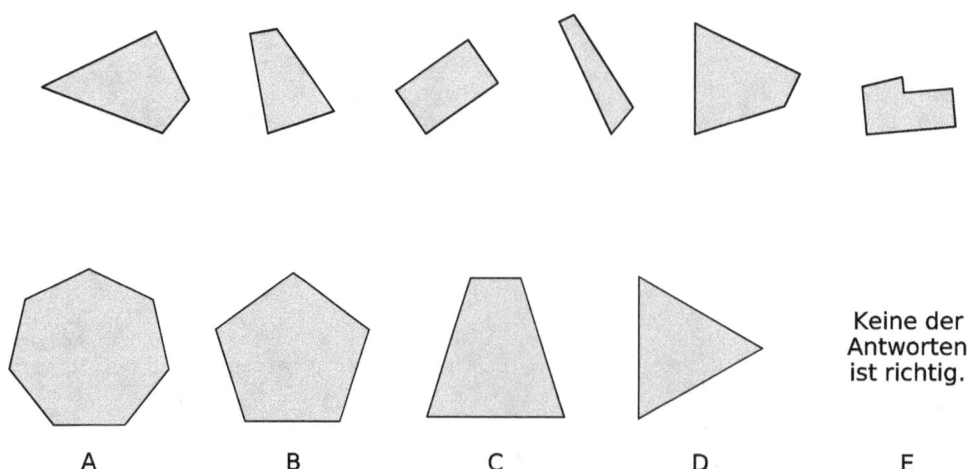

A	B	C	D	E
				Keine der Antworten ist richtig.

4 Übungsaufgaben

70.

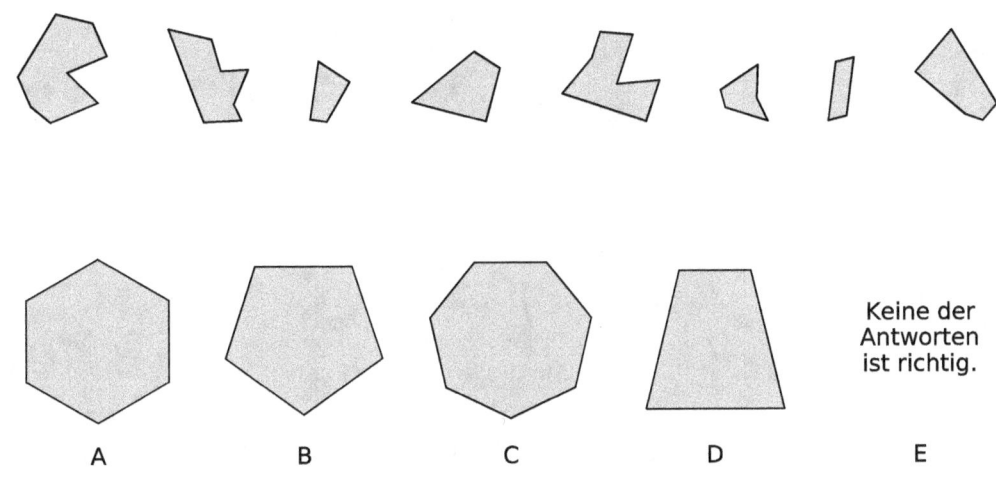

A B C D E Keine der Antworten ist richtig.

71.

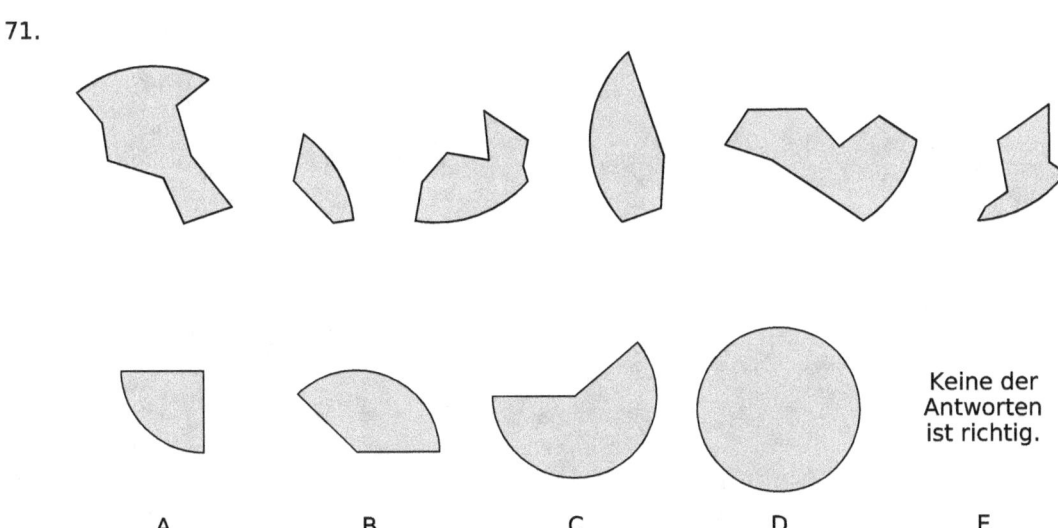

A B C D E Keine der Antworten ist richtig.

72.

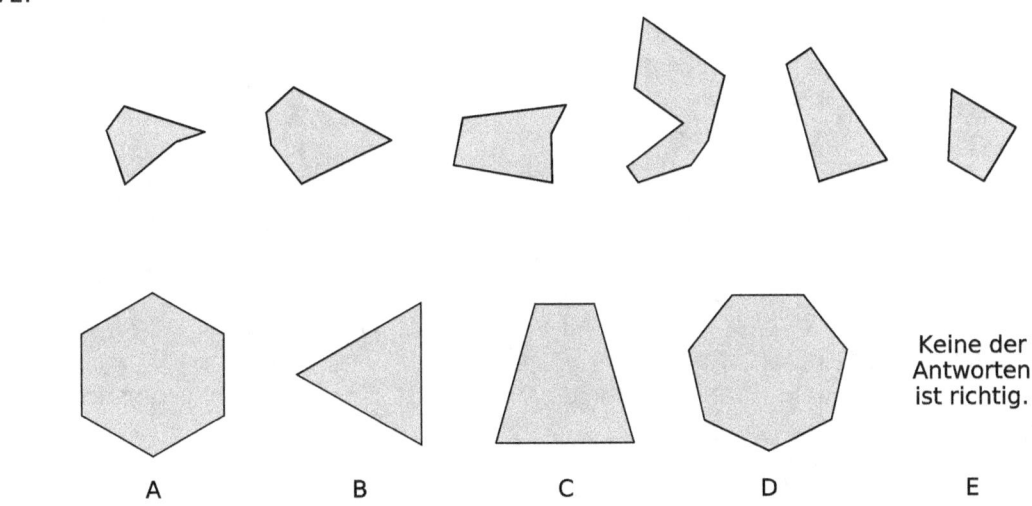

A B C D E Keine der Antworten ist richtig.

73.

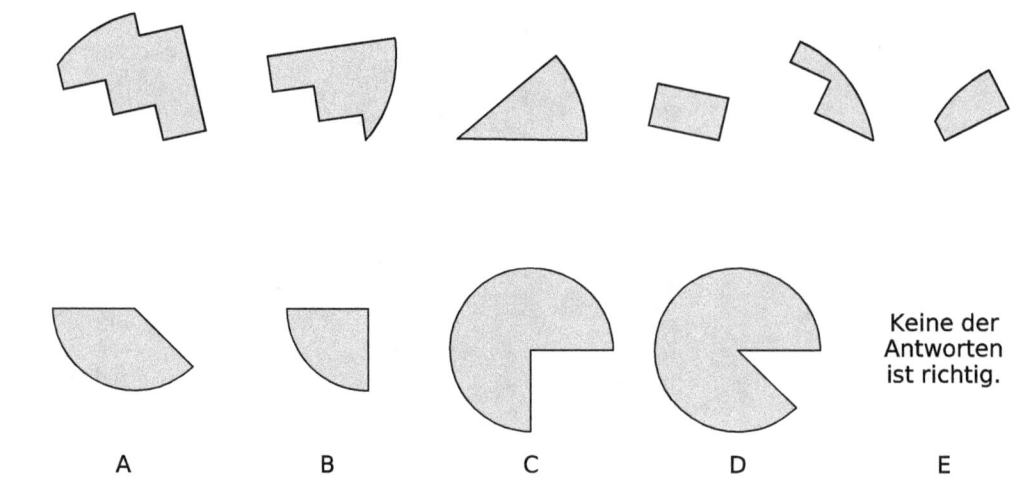

74.

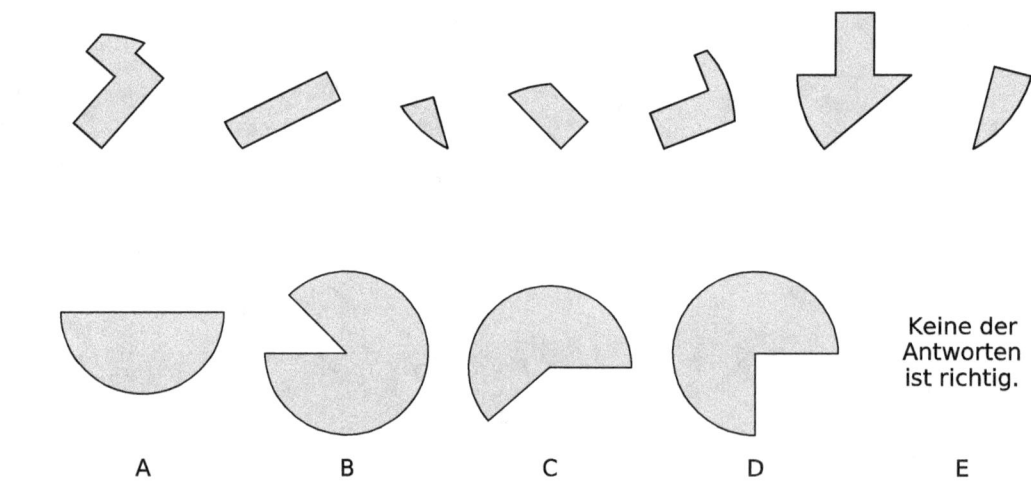

75.

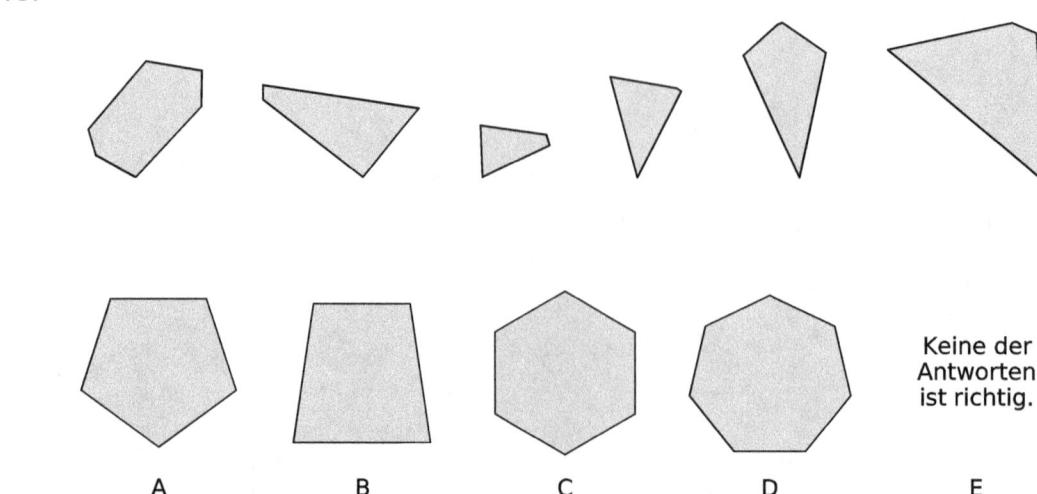

4 Übungsaufgaben

76.

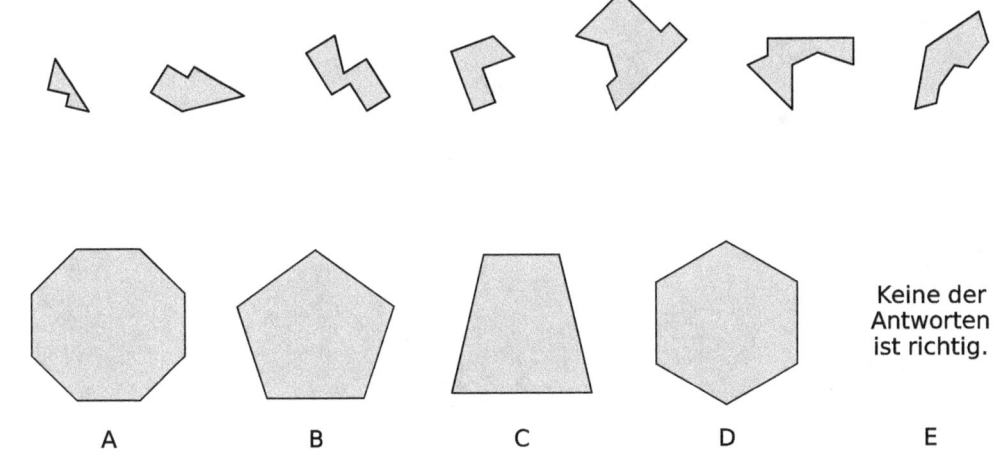

A B C D E Keine der Antworten ist richtig.

77.

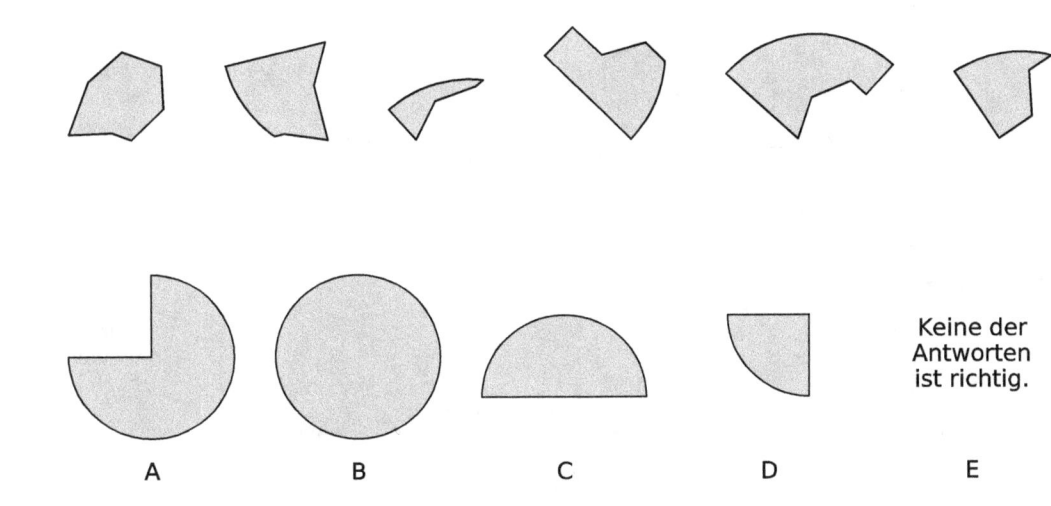

A B C D E Keine der Antworten ist richtig.

78.

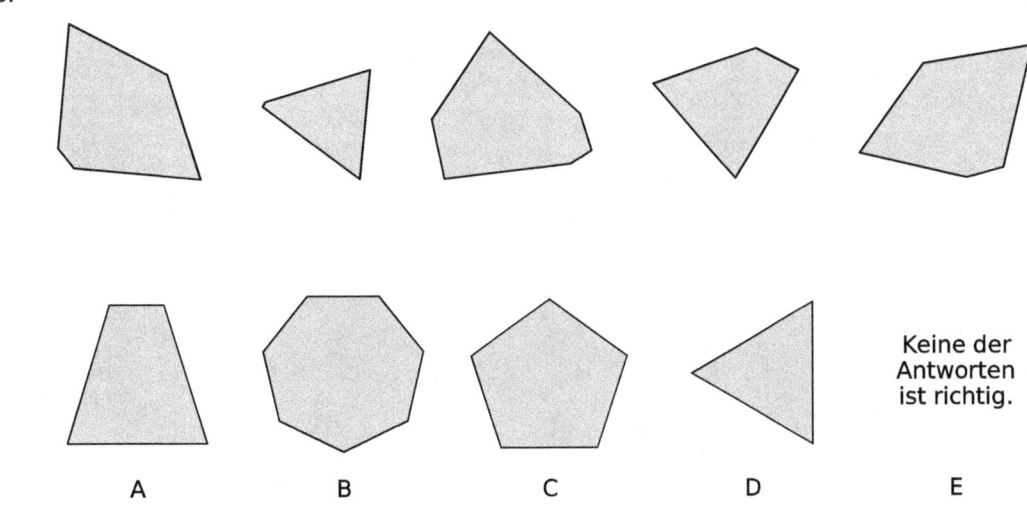

A B C D E Keine der Antworten ist richtig.

79.

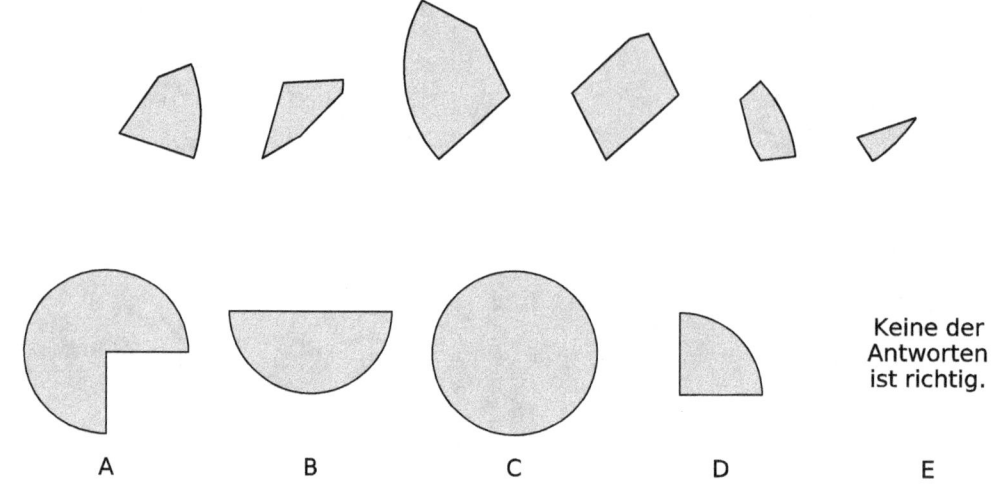

A B C D E Keine der Antworten ist richtig.

80.

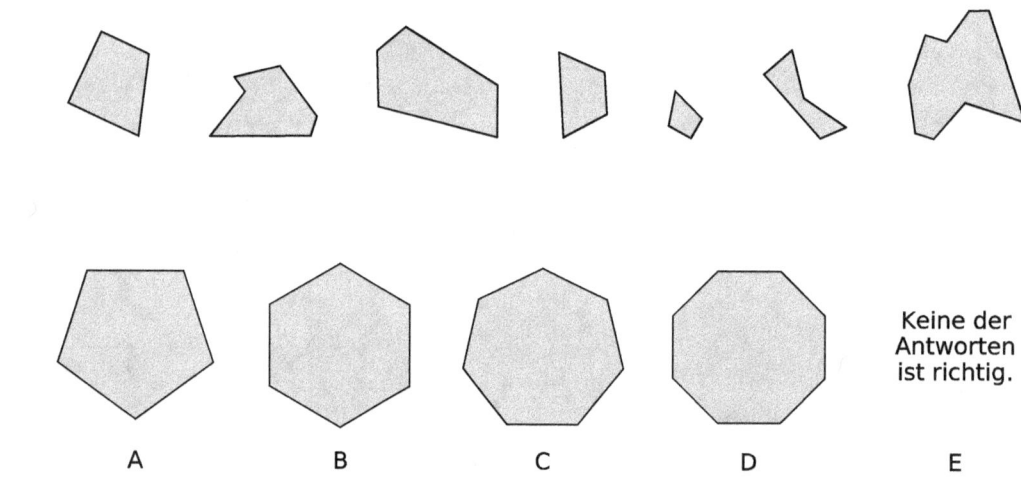

A B C D E Keine der Antworten ist richtig.

81.

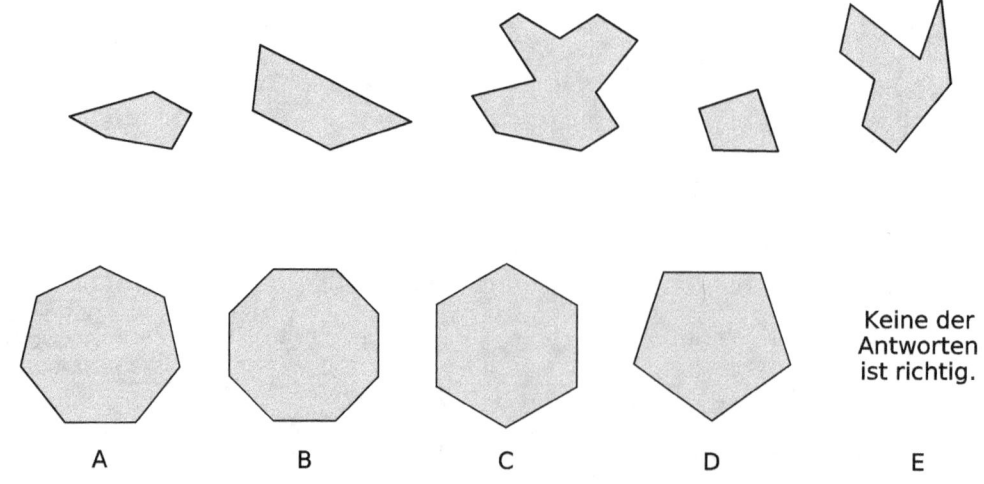

A B C D E Keine der Antworten ist richtig.

4 Übungsaufgaben

82.

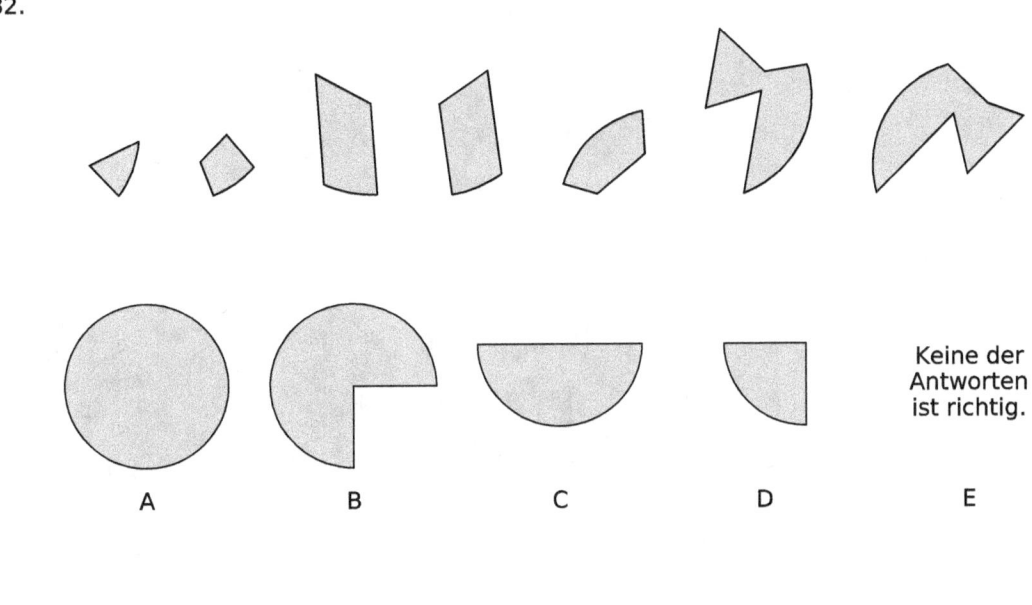

A	B	C	D	E
				Keine der Antworten ist richtig.

83.

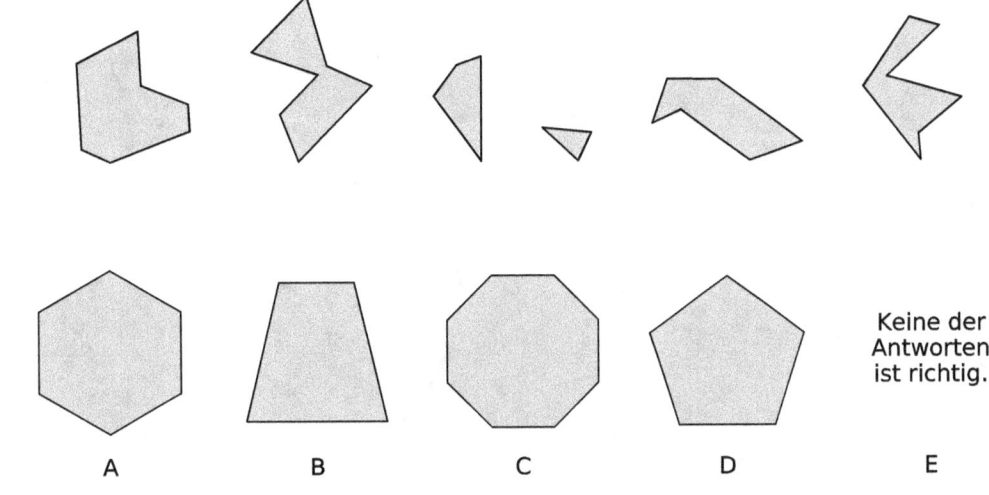

A	B	C	D	E
				Keine der Antworten ist richtig.

84.

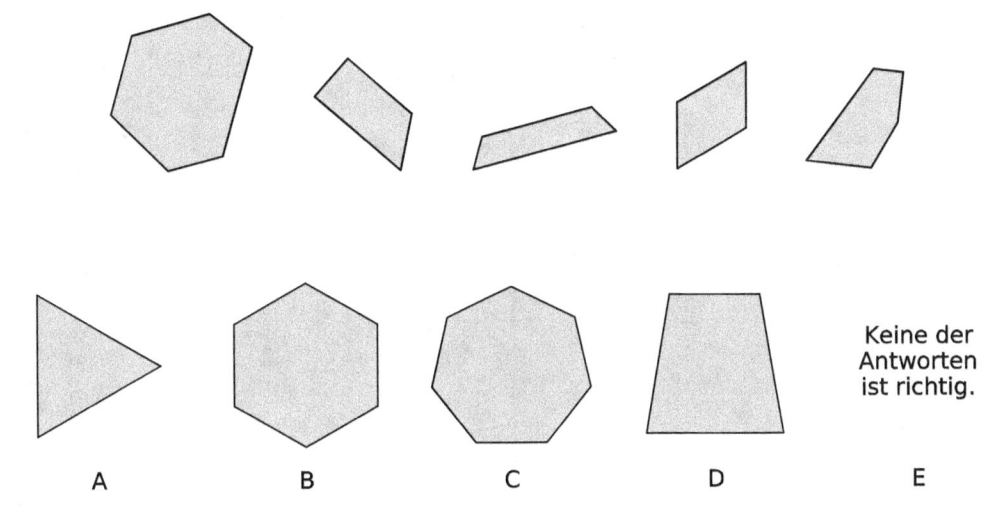

A	B	C	D	E
				Keine der Antworten ist richtig.

85.

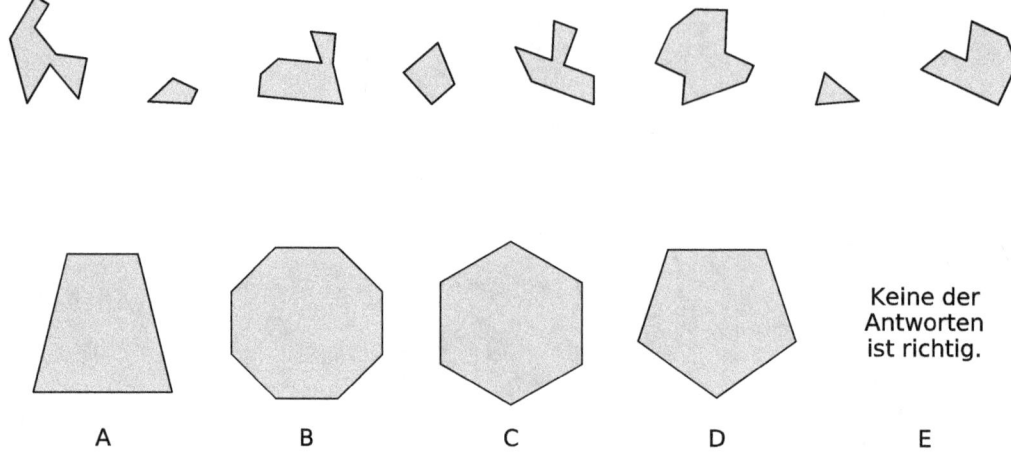

86.

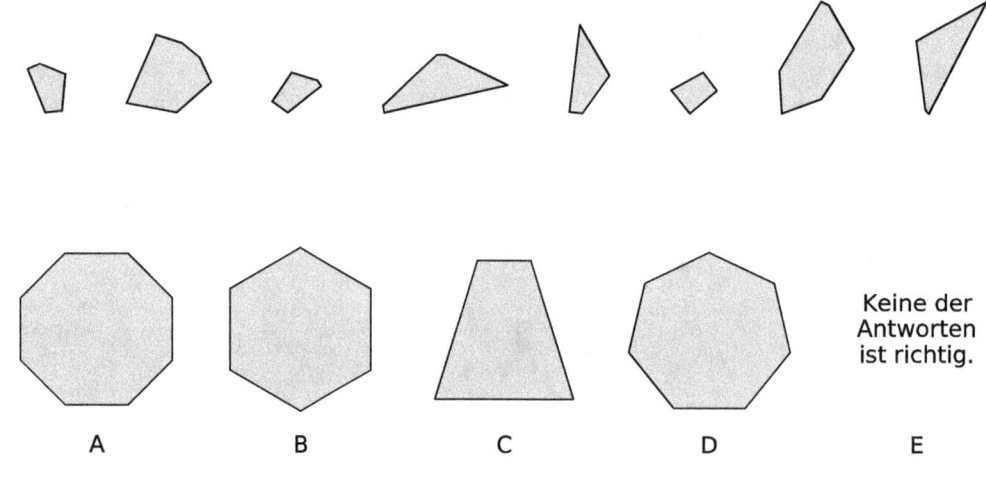

87.

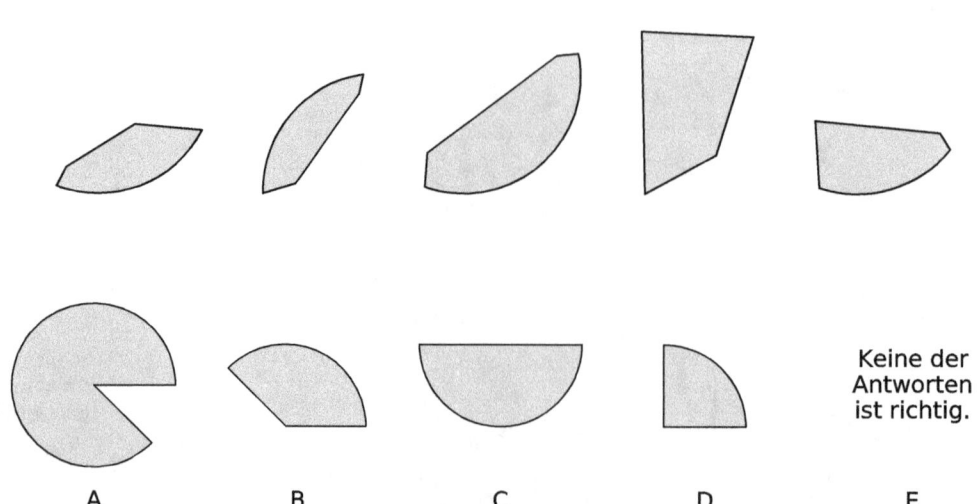

4 Übungsaufgaben

88.

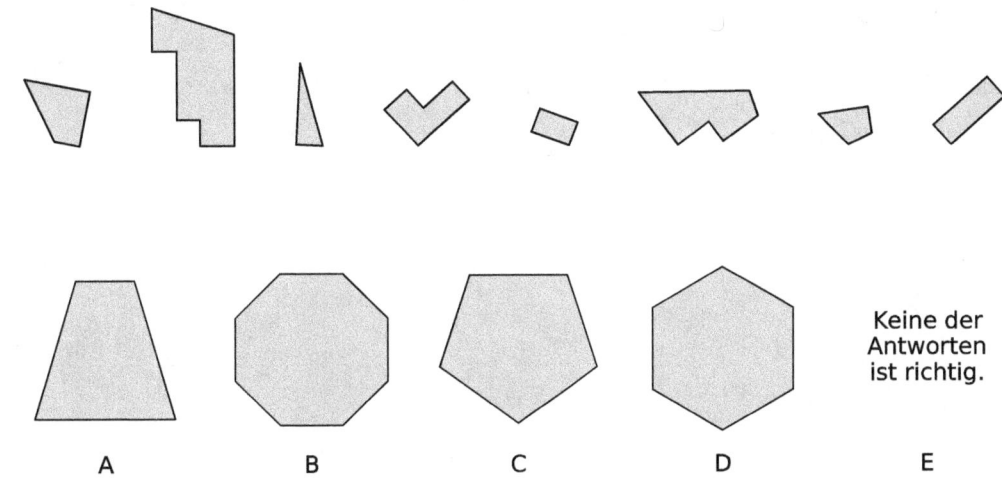

A B C D E   Keine der Antworten ist richtig.

89.

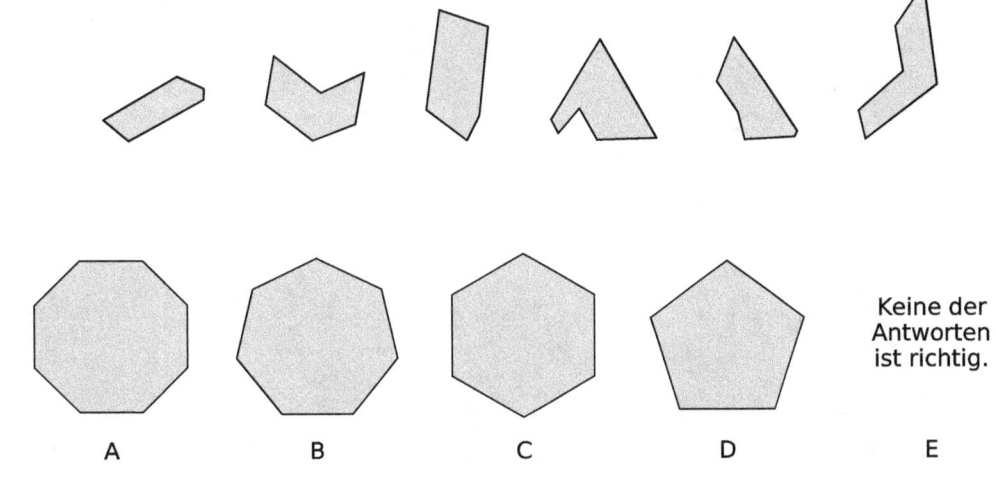

A B C D E   Keine der Antworten ist richtig.

90.

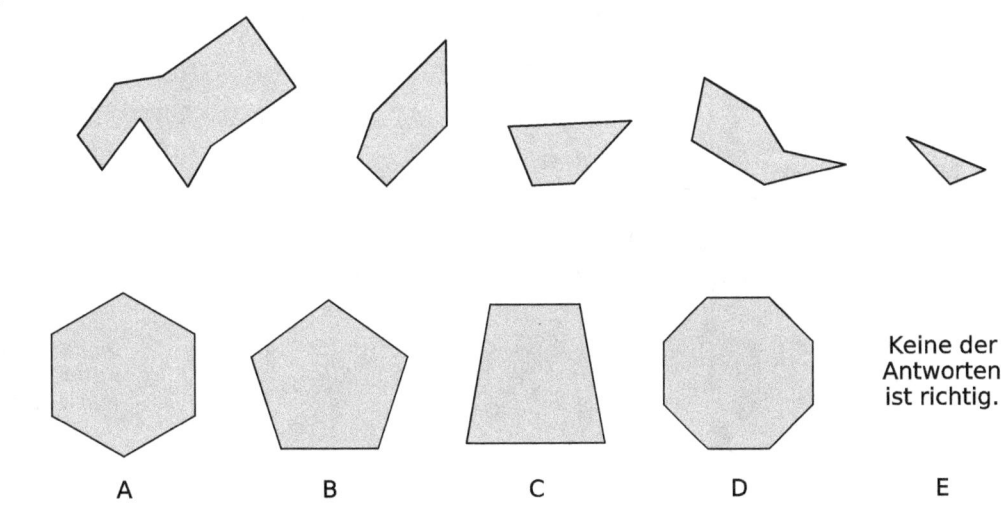

A B C D E   Keine der Antworten ist richtig.

38 4 Übungsaufgaben

91.

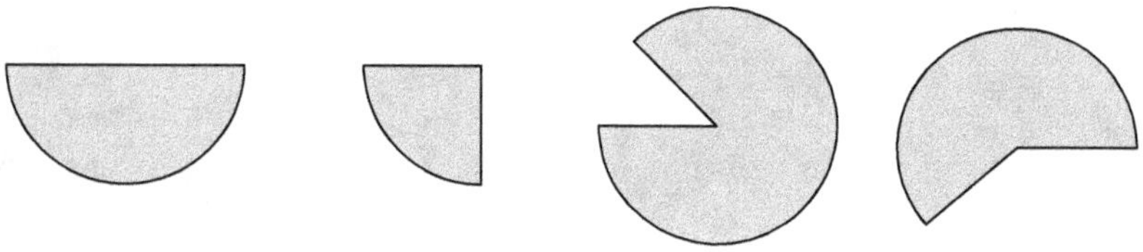

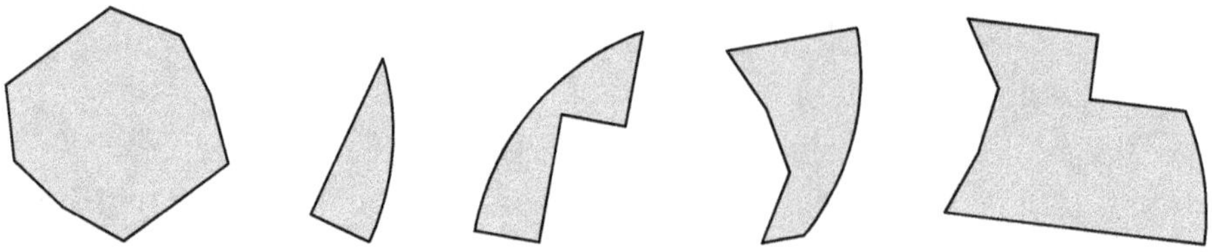

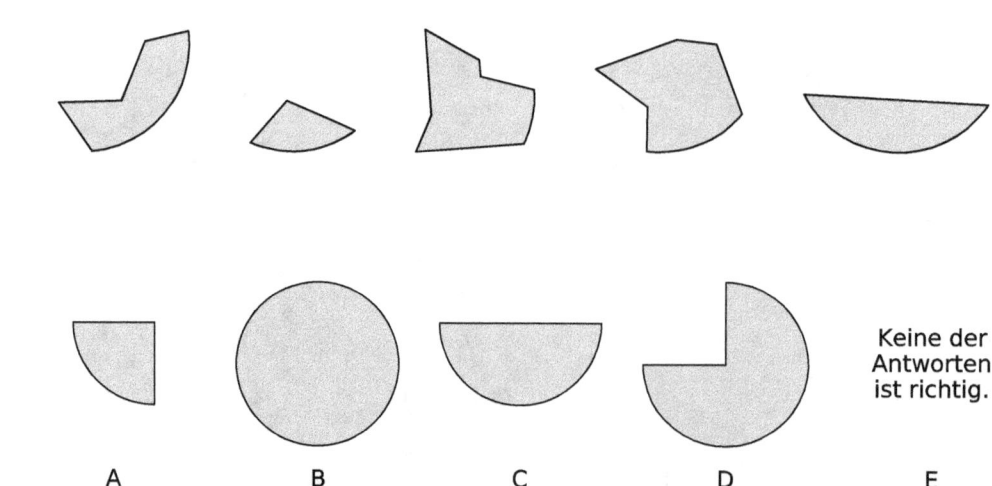

A B C D E Keine der Antworten ist richtig.

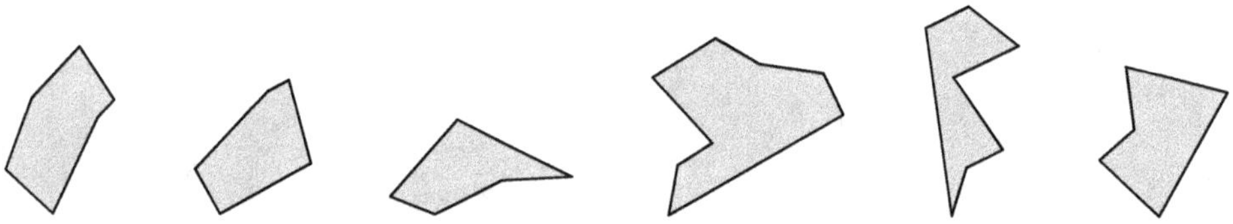

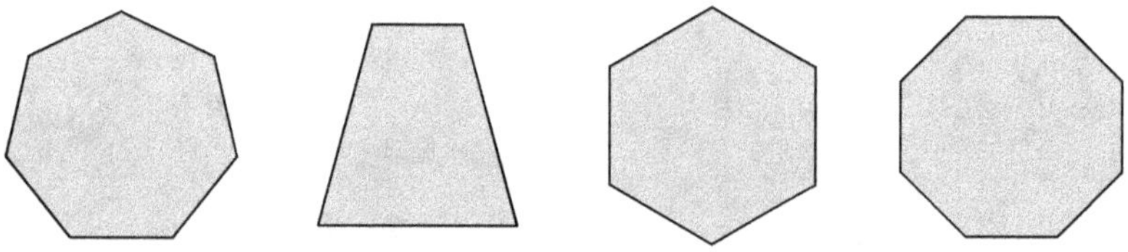

92.

A B C D E Keine der Antworten ist richtig.

93.

A B C D E Keine der Antworten ist richtig.

4 Übungsaufgaben

94.

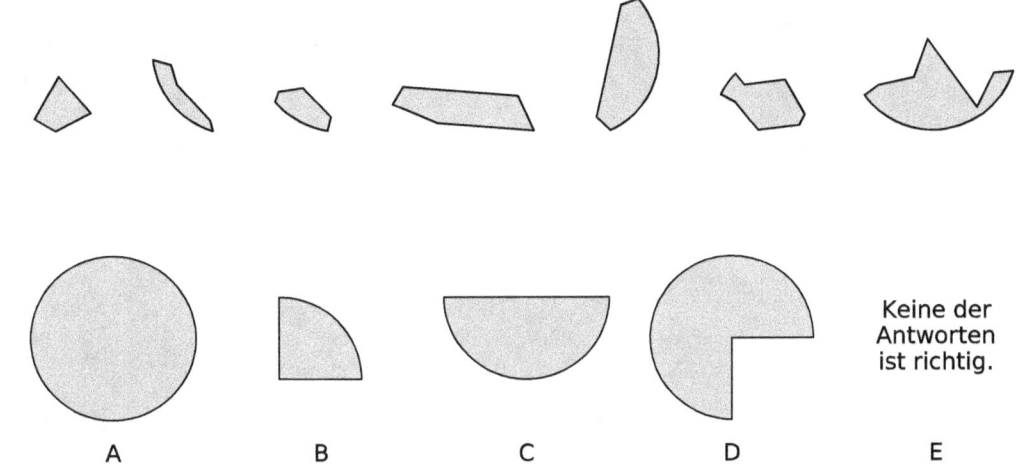

95.

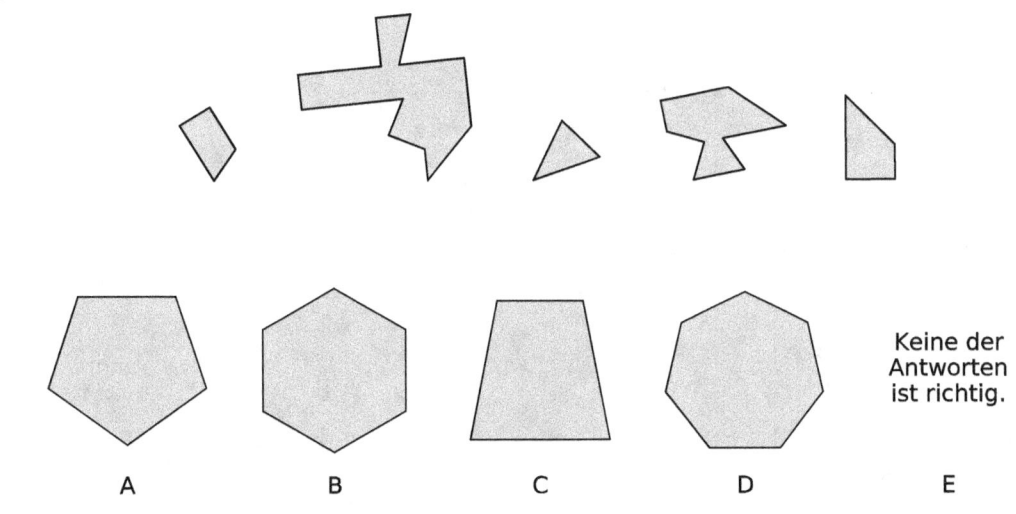

96.

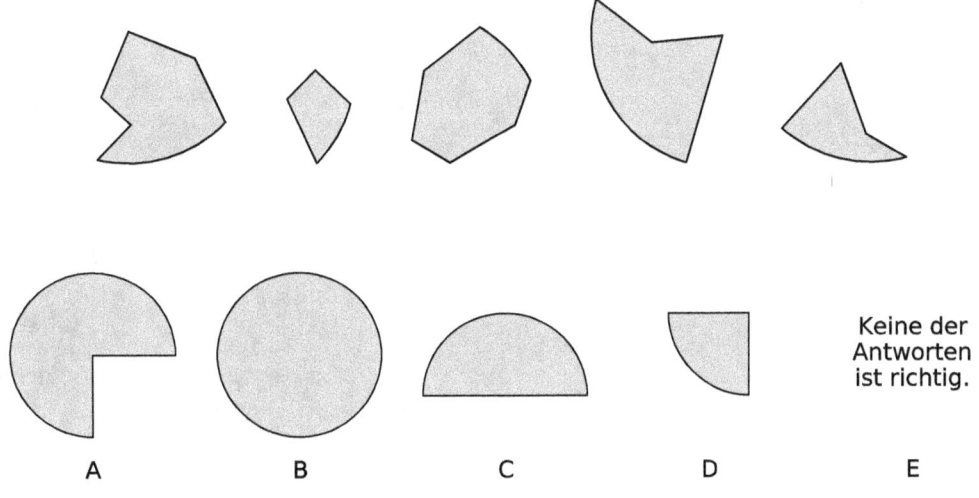

40 4 Übungsaufgaben

97.

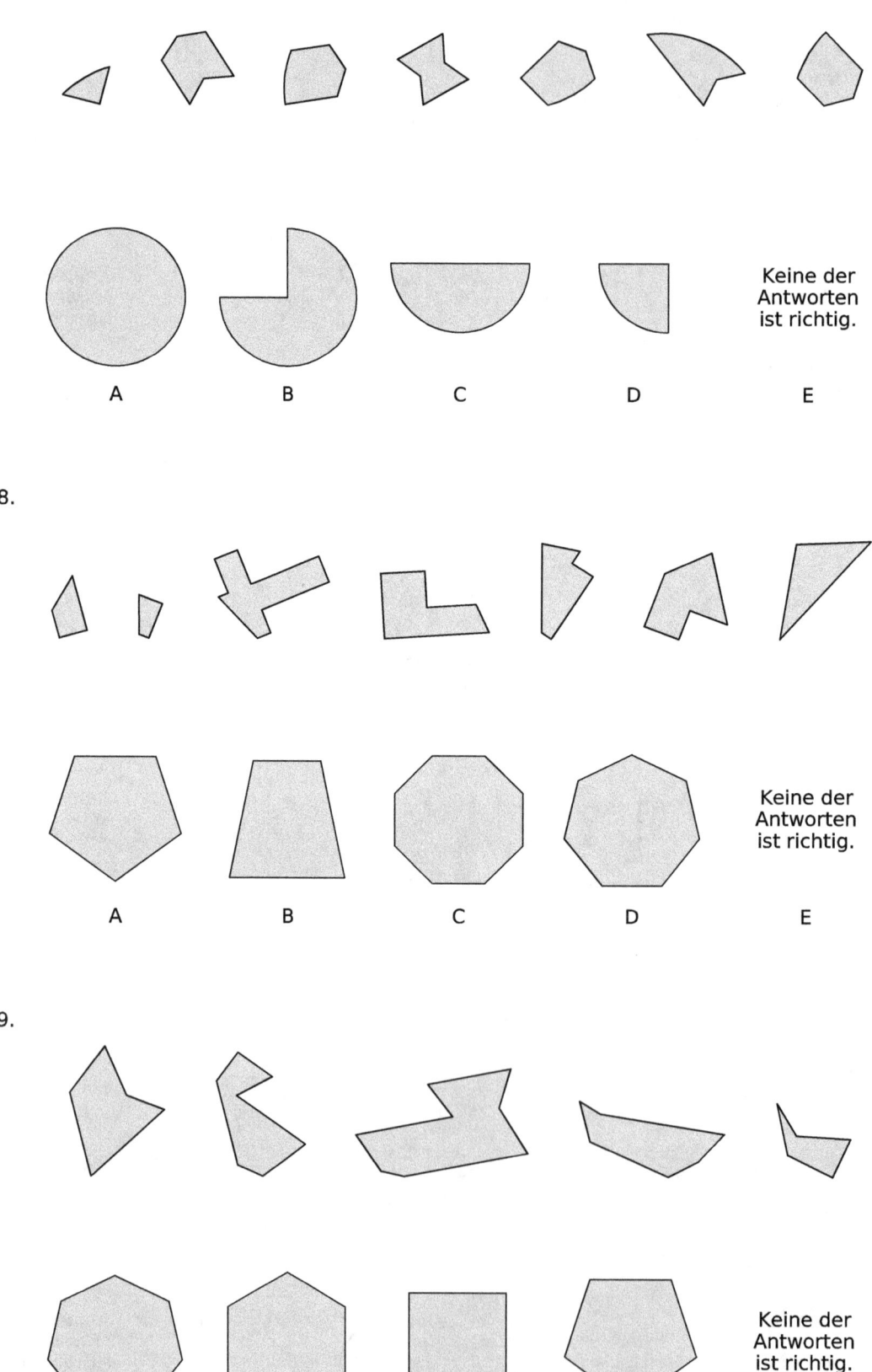

Keine der Antworten ist richtig.

A B C D E

98.

Keine der Antworten ist richtig.

A B C D E

99.

Keine der Antworten ist richtig.

A B C D E

4 Übungsaufgaben

100.

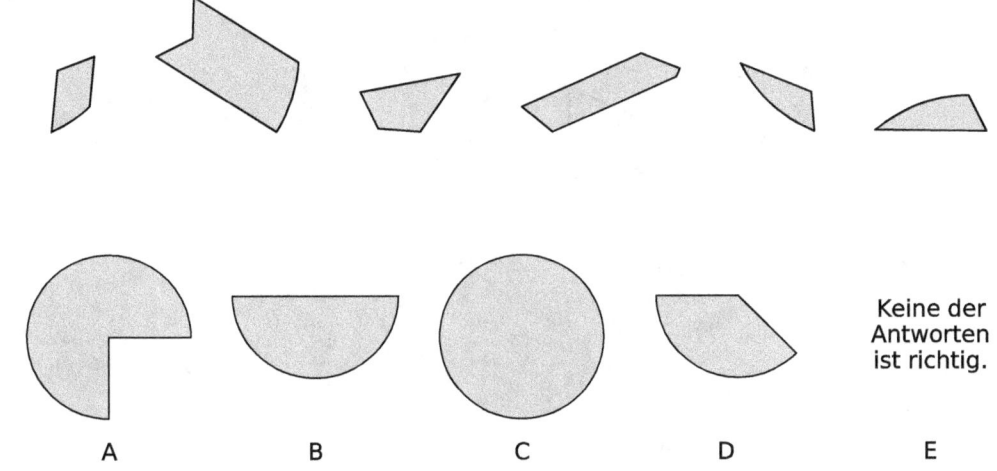

101.

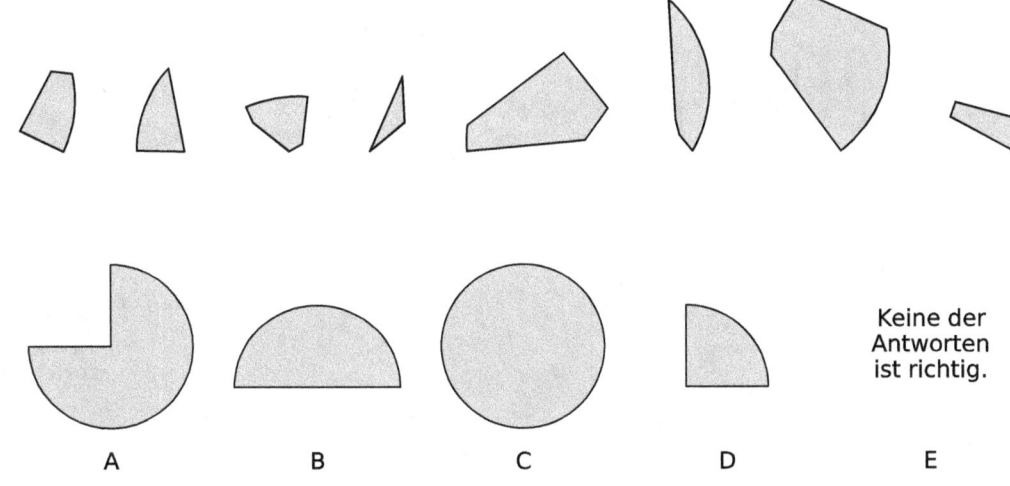

102.

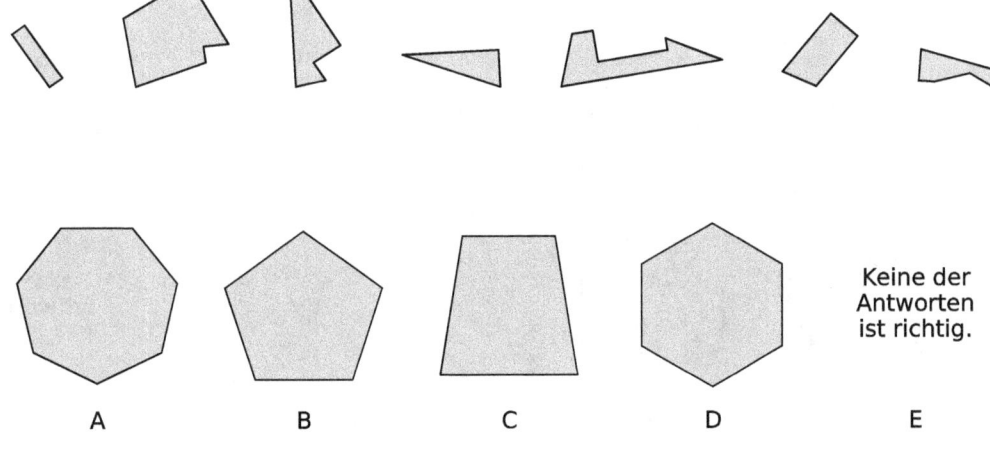

103.

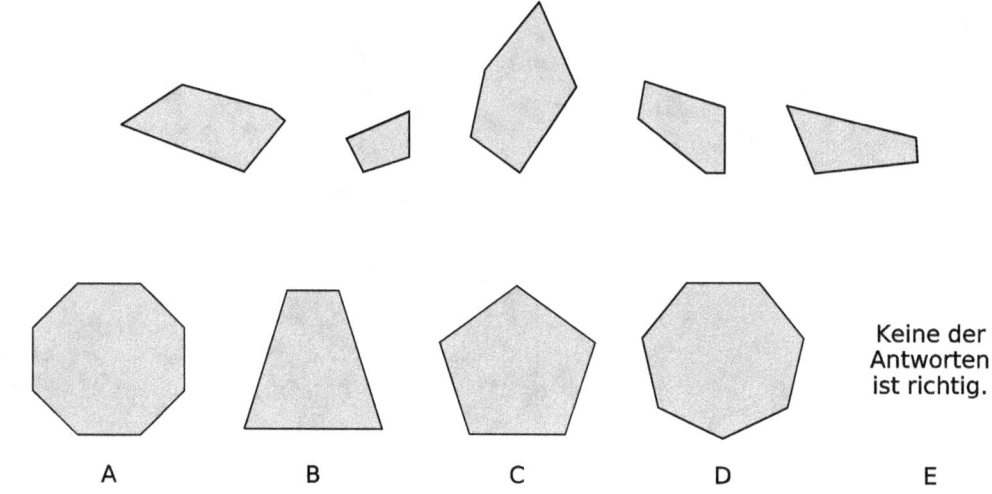

A B C D E Keine der Antworten ist richtig.

104.

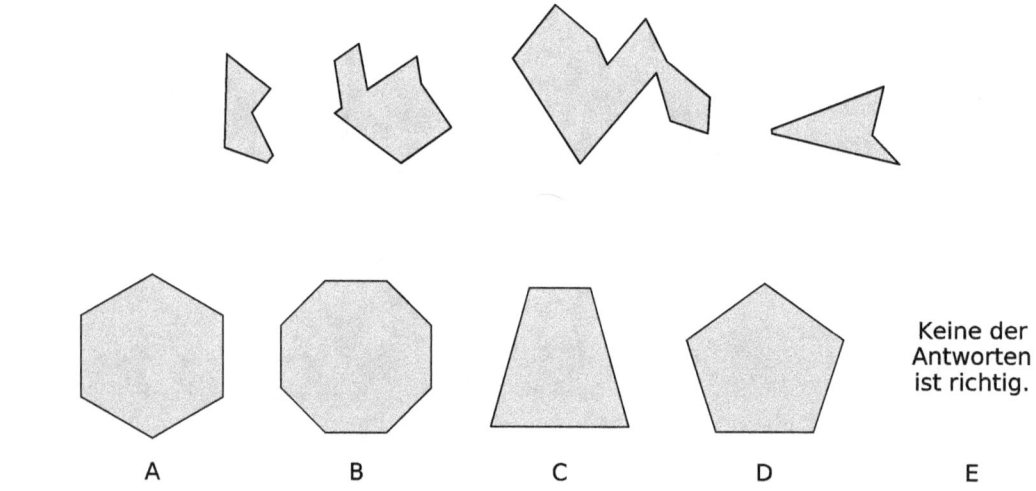

A B C D E Keine der Antworten ist richtig.

105.

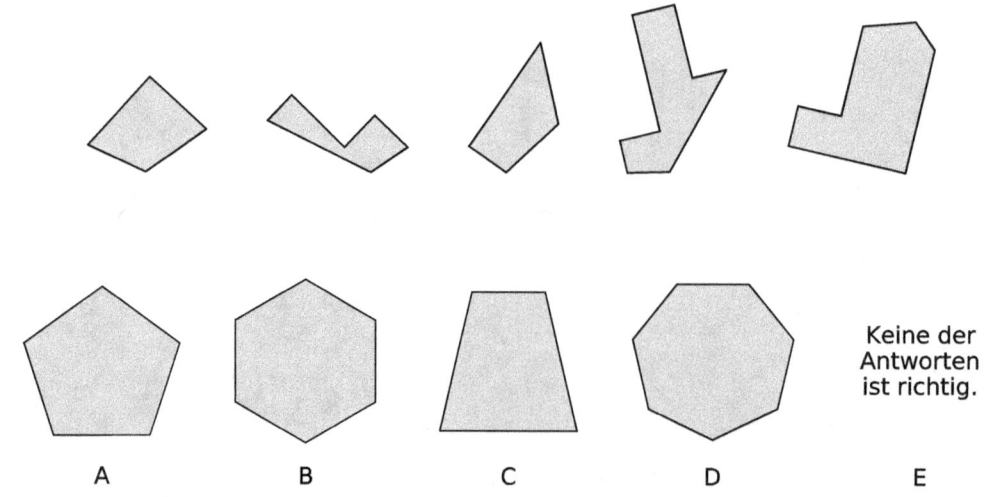

A B C D E Keine der Antworten ist richtig.

106.

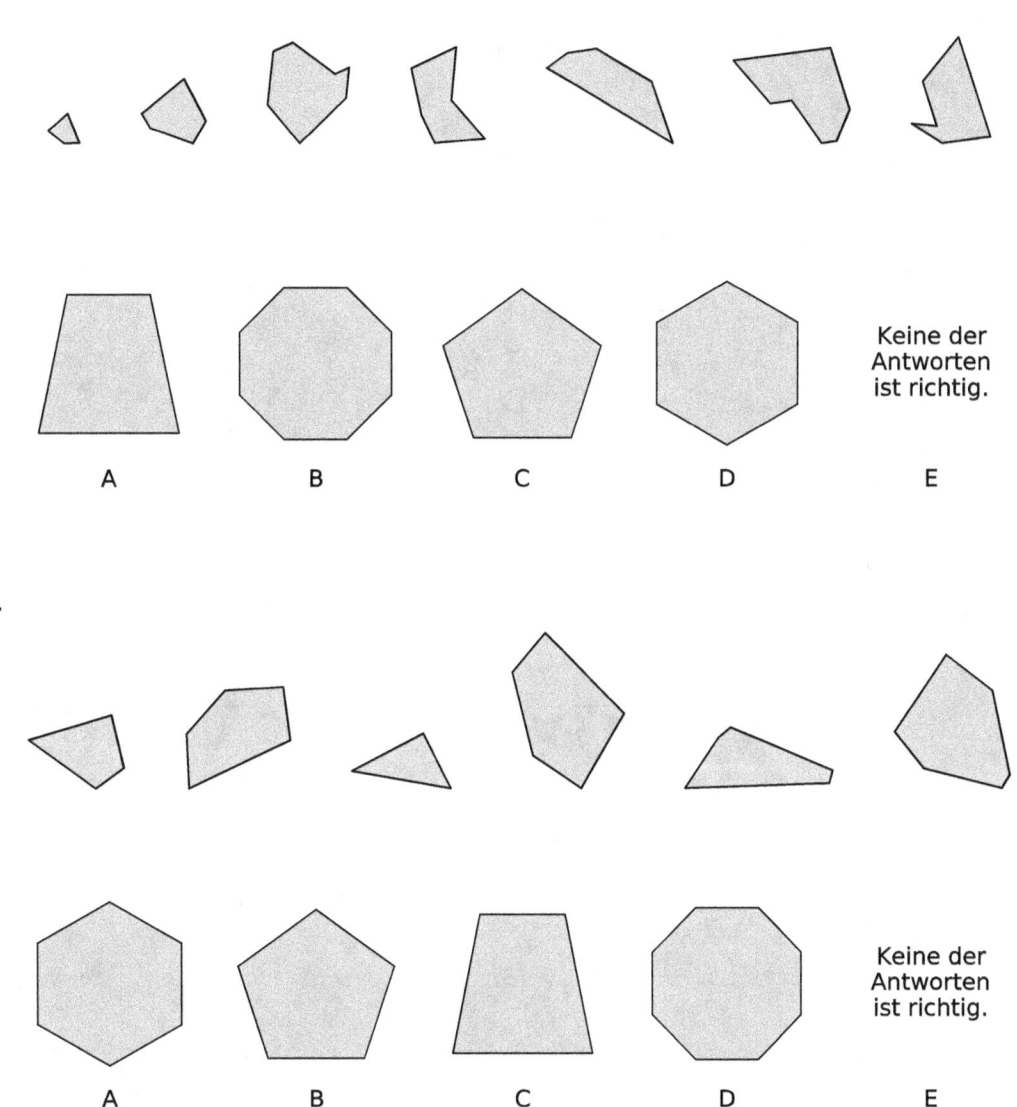

107.

108.

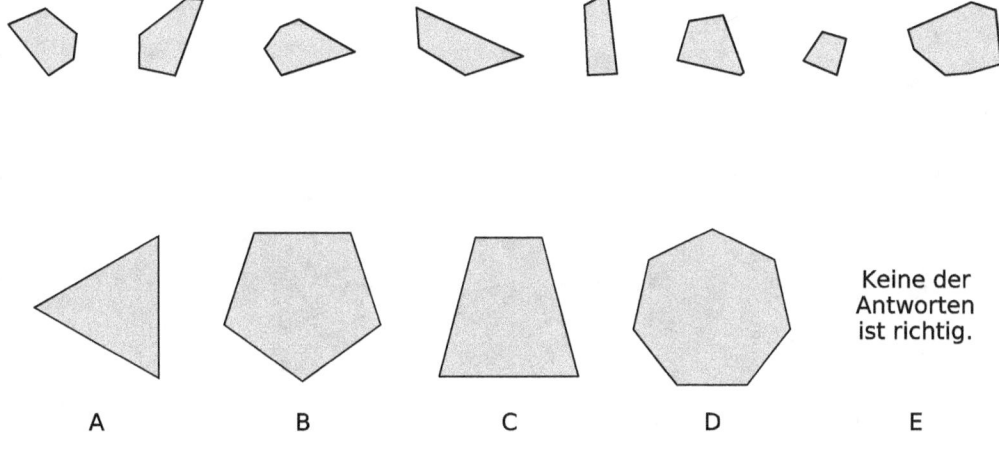

109.

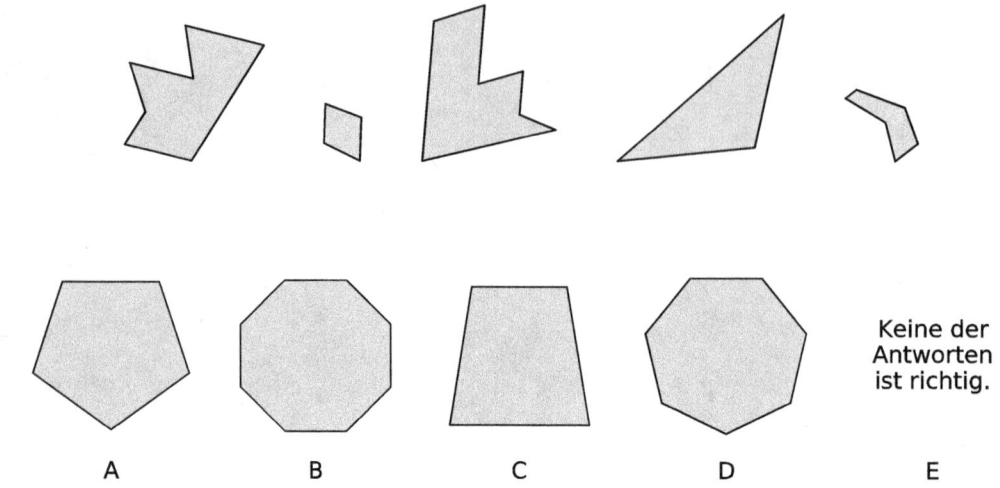

110.

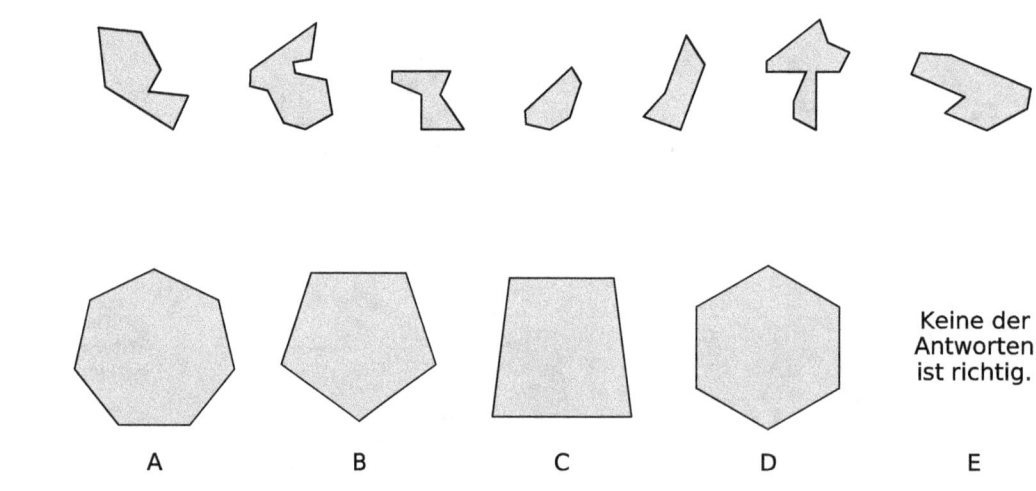

111.

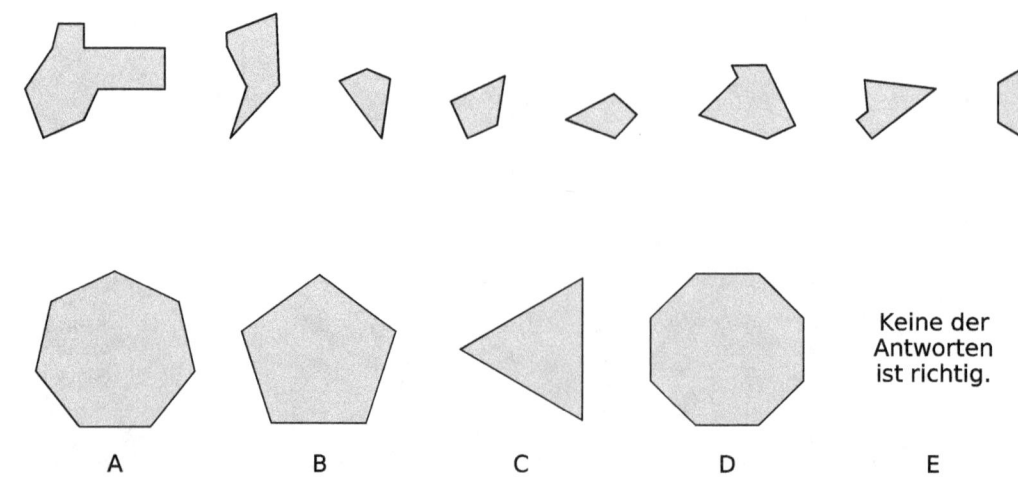

4 Übungsaufgaben

112.

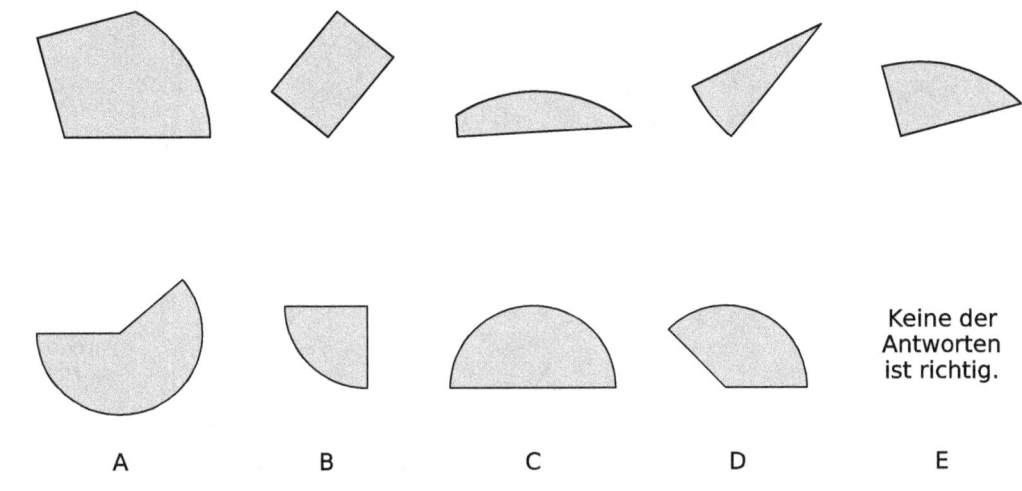

A B C D E Keine der Antworten ist richtig.

113.

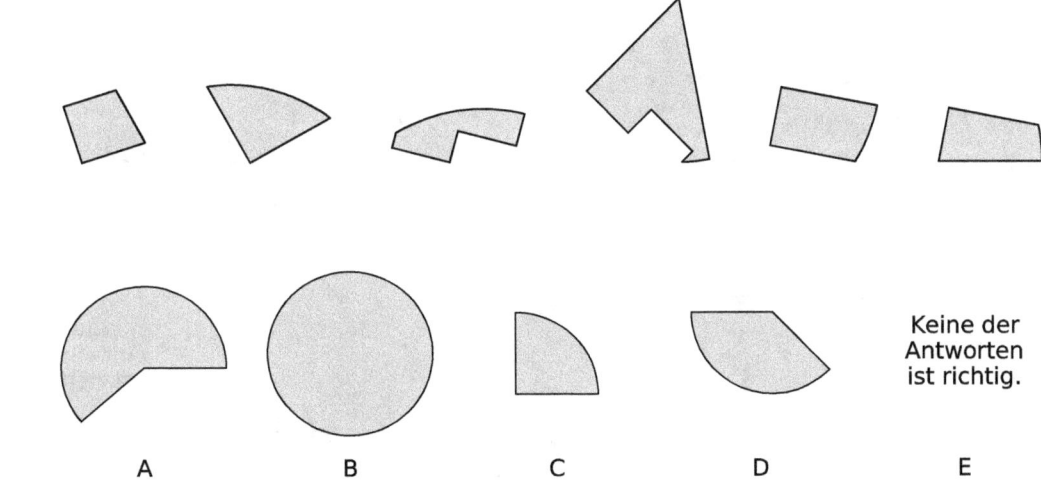

A B C D E Keine der Antworten ist richtig.

114.

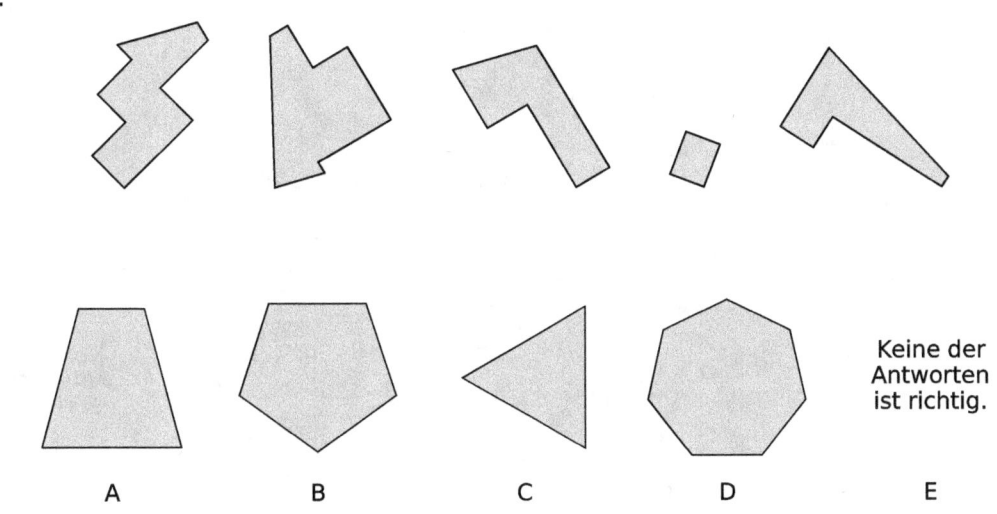

A B C D E Keine der Antworten ist richtig.

115.

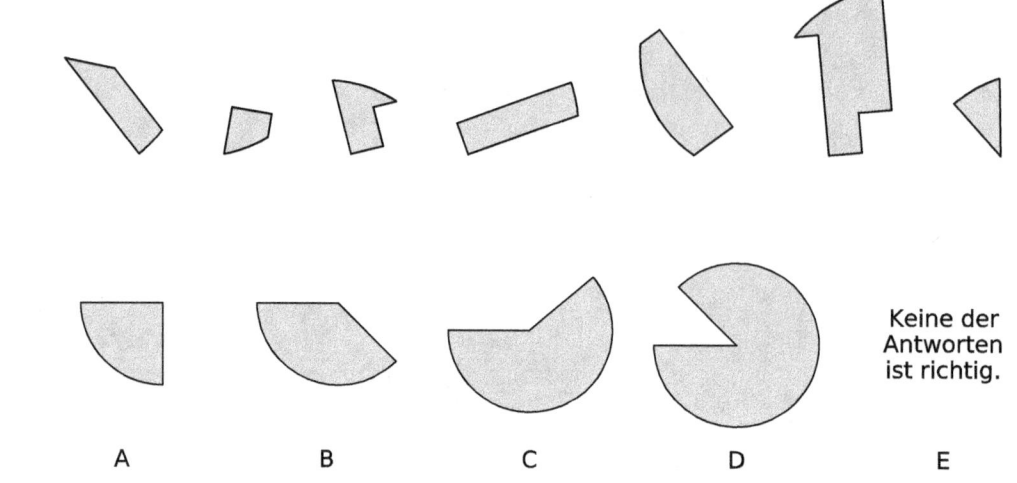

| A | B | C | D | E Keine der Antworten ist richtig. |

116.

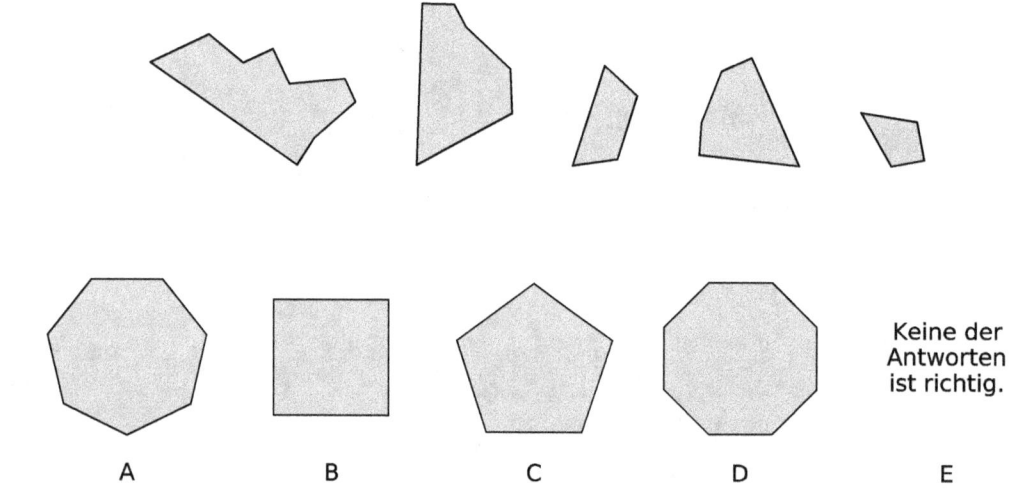

| A | B | C | D | E Keine der Antworten ist richtig. |

117.

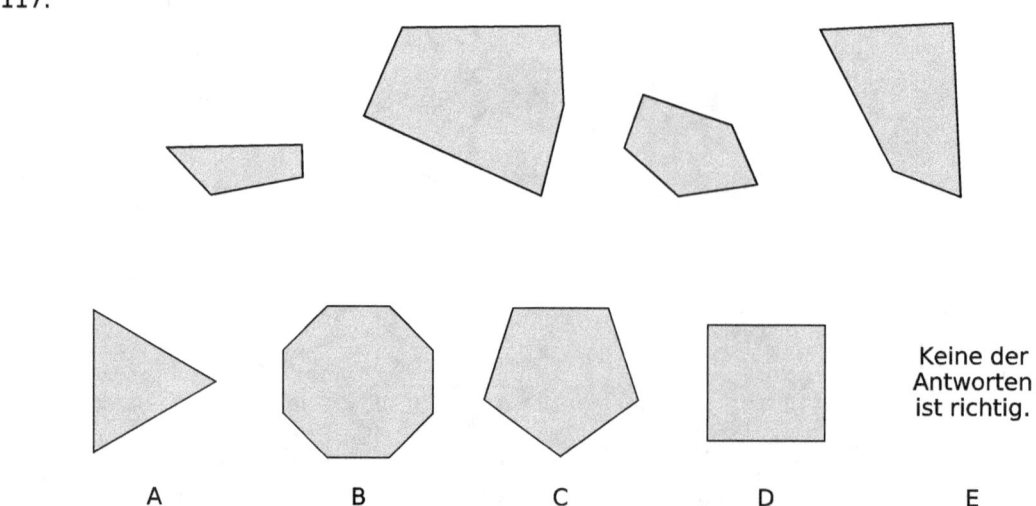

| A | B | C | D | E Keine der Antworten ist richtig. |

4 Übungsaufgaben 47

118.

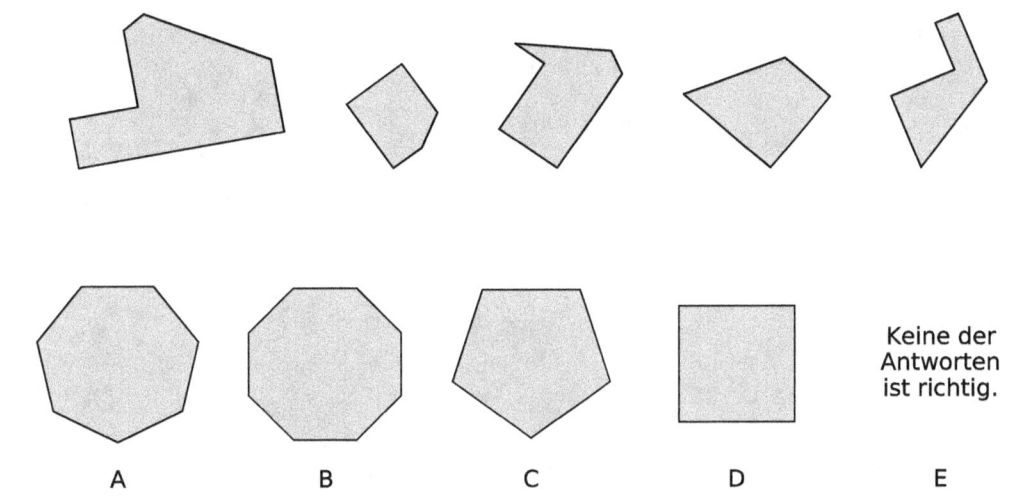

A B C D E Keine der Antworten ist richtig.

119.

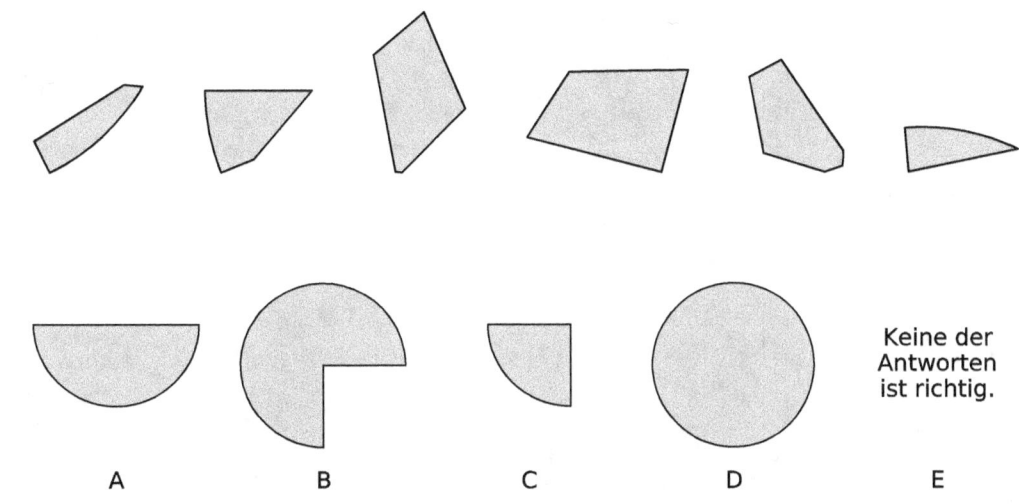

A B C D E Keine der Antworten ist richtig.

120.

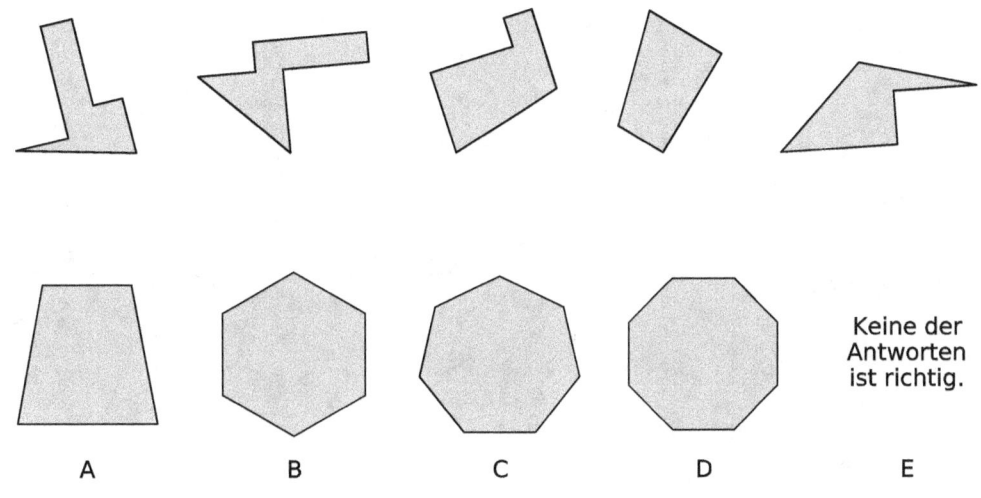

A B C D E Keine der Antworten ist richtig.

121.

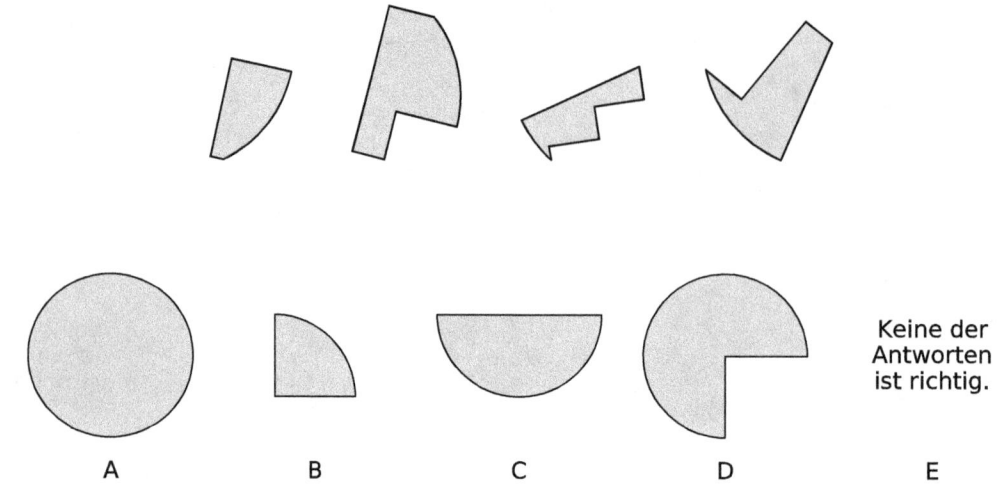

A	B	C	D	E
				Keine der Antworten ist richtig.

122.

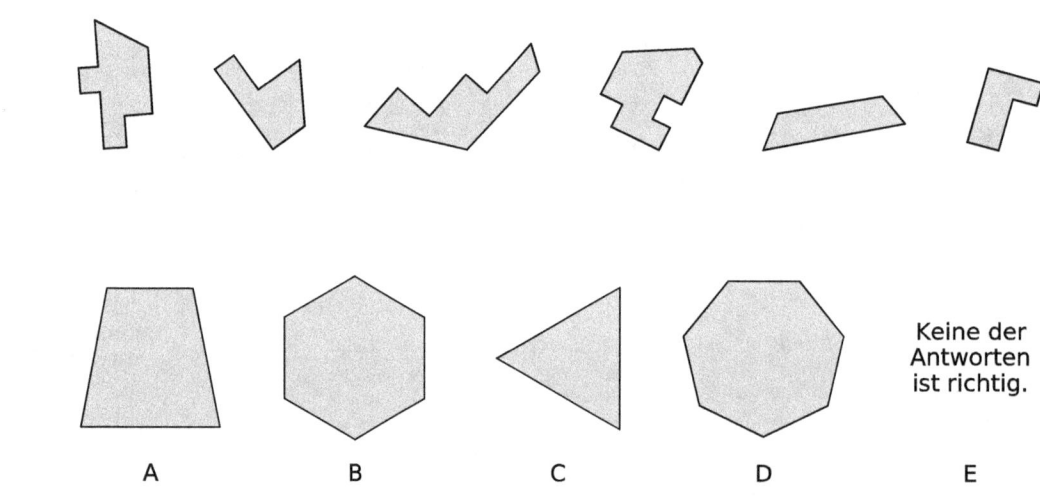

A	B	C	D	E
				Keine der Antworten ist richtig.

123.

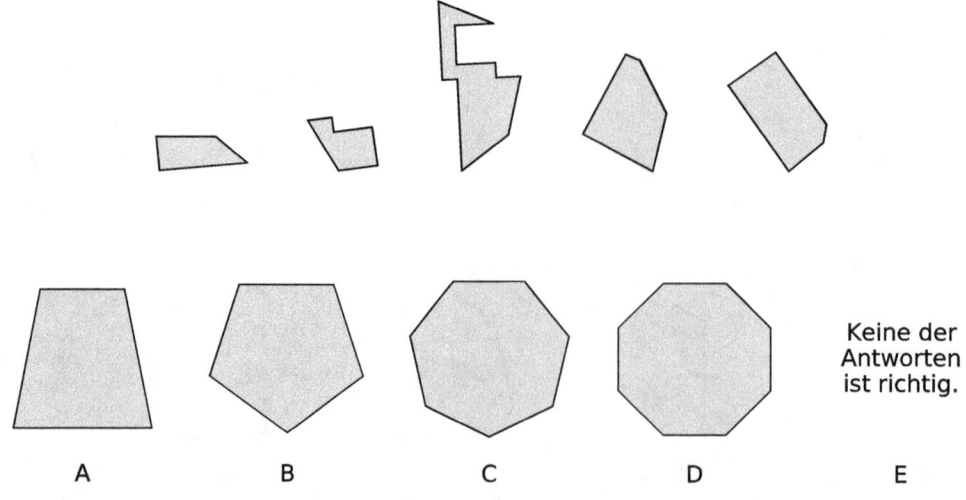

A	B	C	D	E
				Keine der Antworten ist richtig.

4 Übungsaufgaben

124.

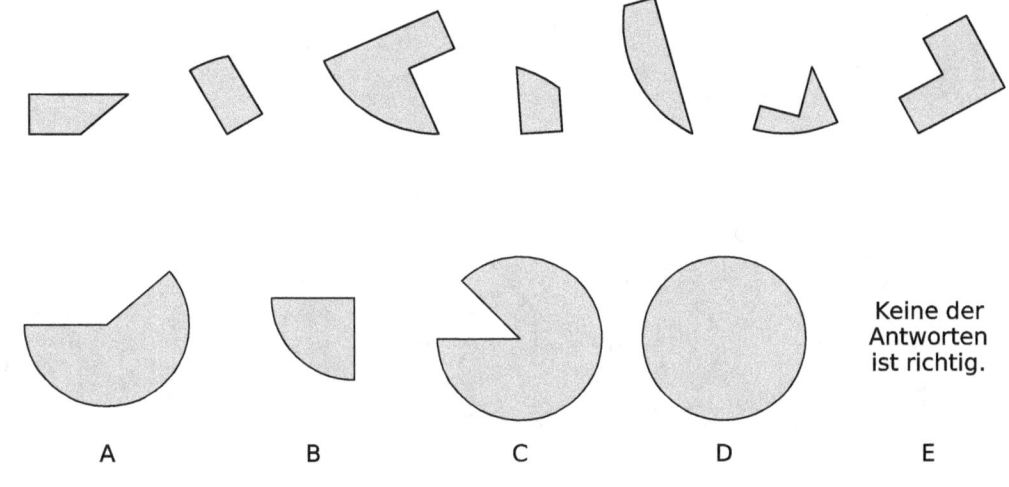

A   B   C   D   E Keine der Antworten ist richtig.

125.

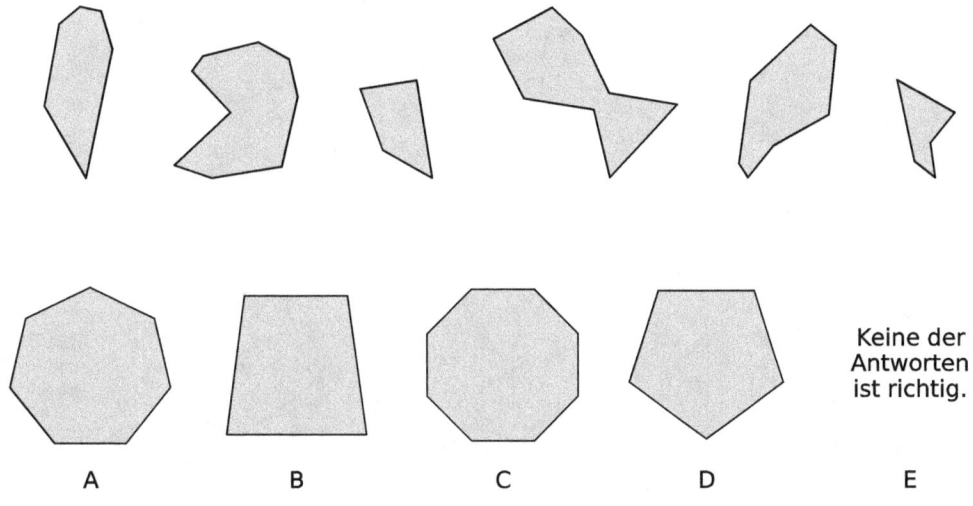

A   B   C   D   E Keine der Antworten ist richtig.

126.

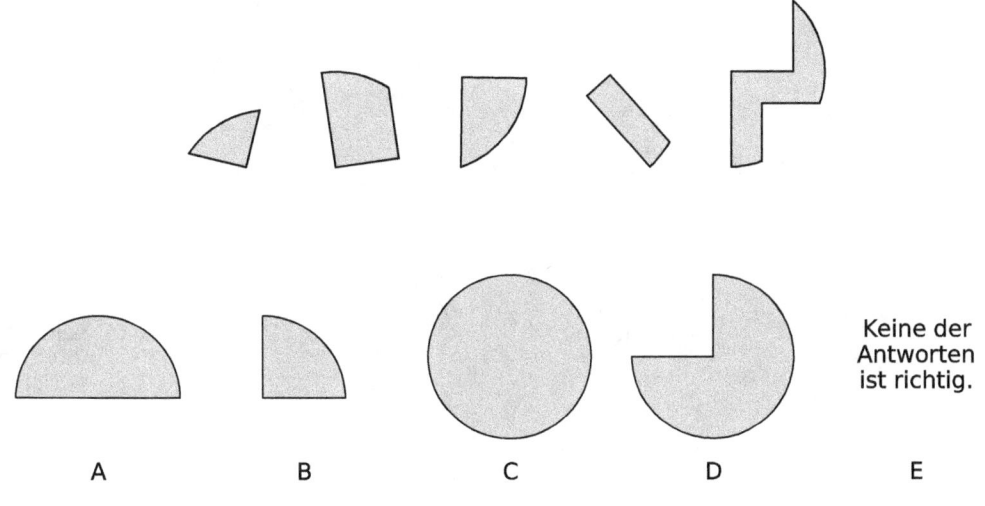

A   B   C   D   E Keine der Antworten ist richtig.

50   4 Übungsaufgaben

127.

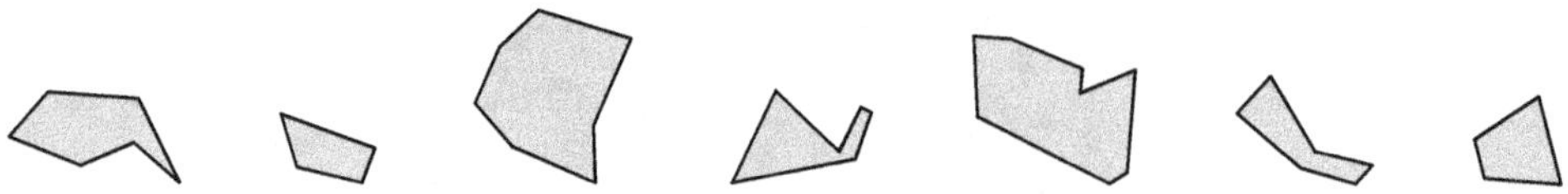

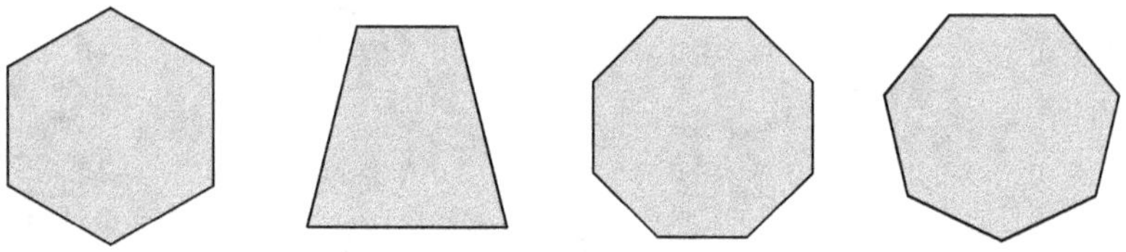

A   B   C   D   E Keine der Antworten ist richtig.

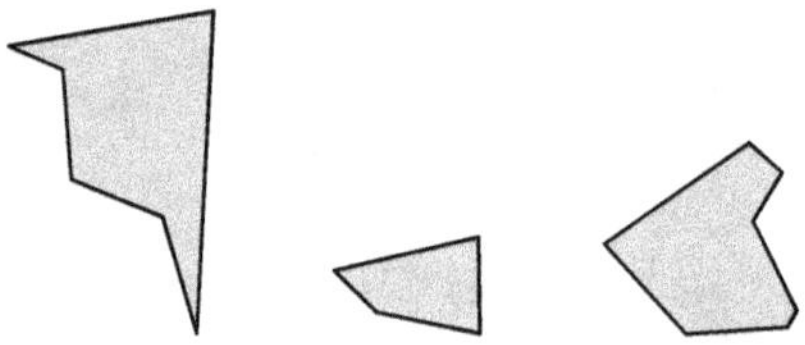

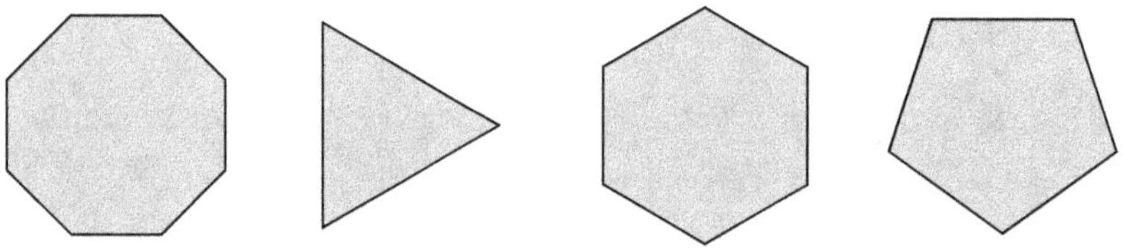

128.

A   B   C   D   E Keine der Antworten ist richtig.

129.

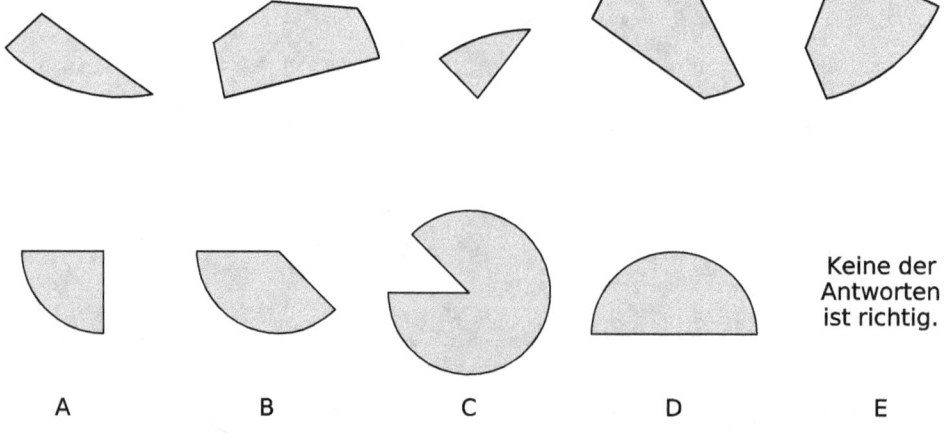

A   B   C   D   E Keine der Antworten ist richtig.

4 Übungsaufgaben

130.

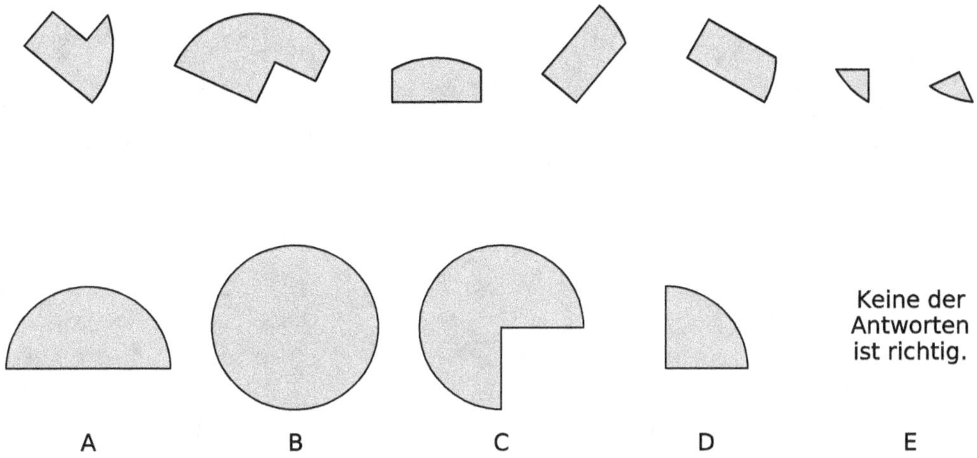

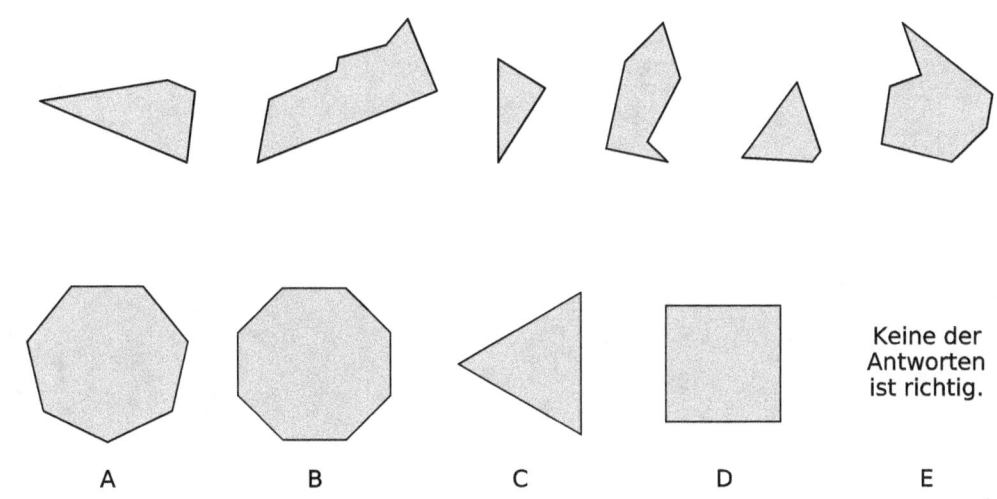

A B C D E Keine der Antworten ist richtig.

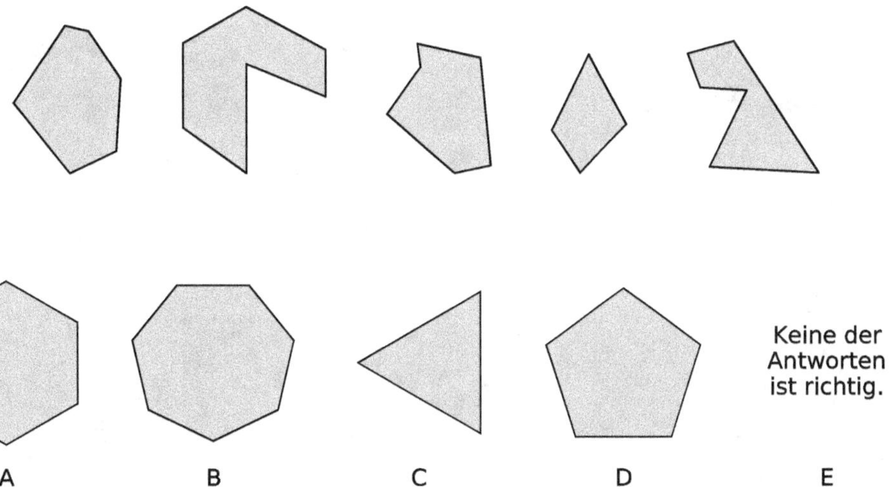

131.

A B C D E Keine der Antworten ist richtig.

132.

A B C D E Keine der Antworten ist richtig.

133.

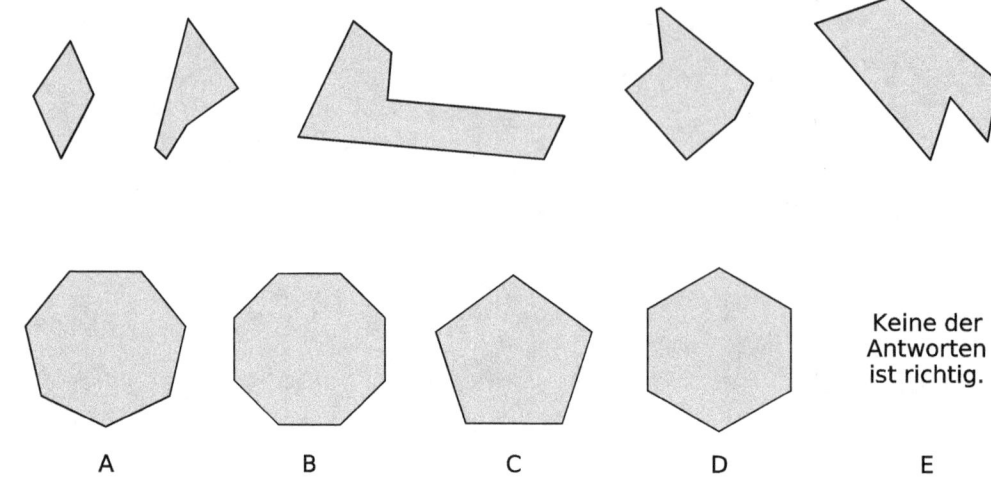

134.

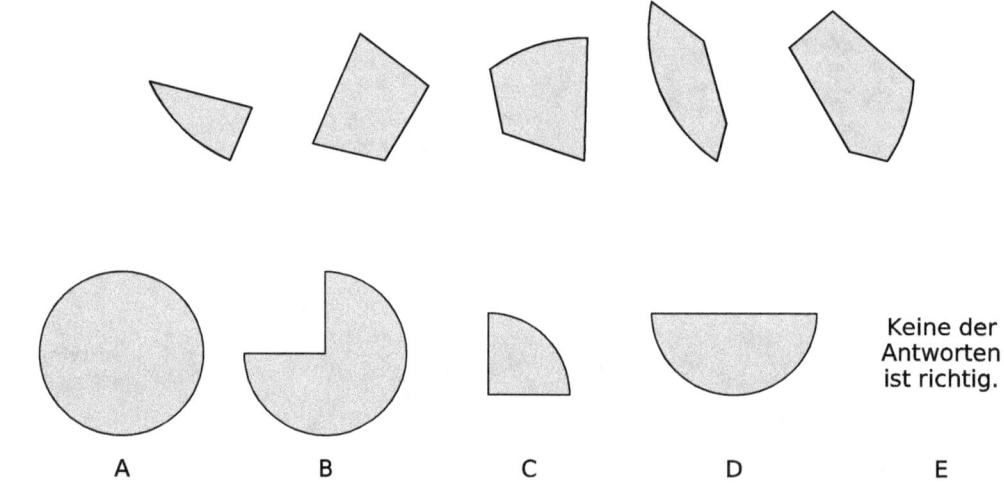

135.

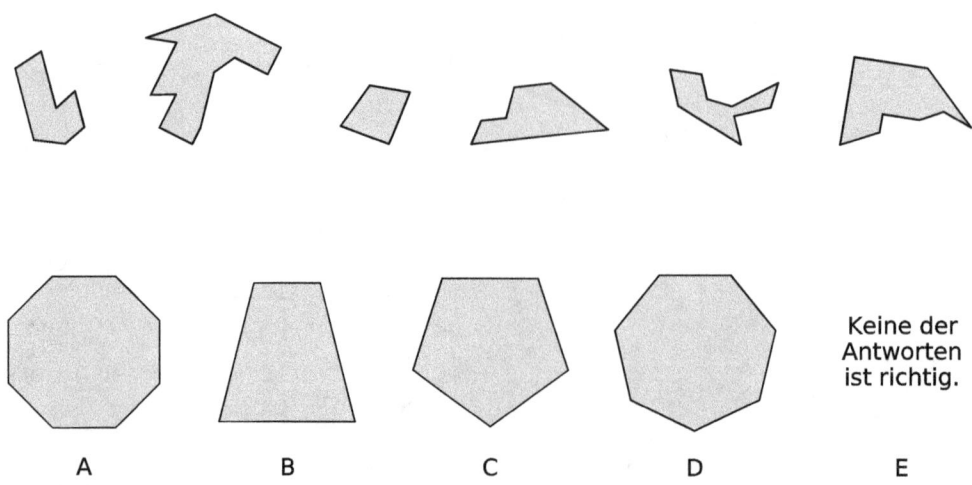

4 Übungsaufgaben

136.

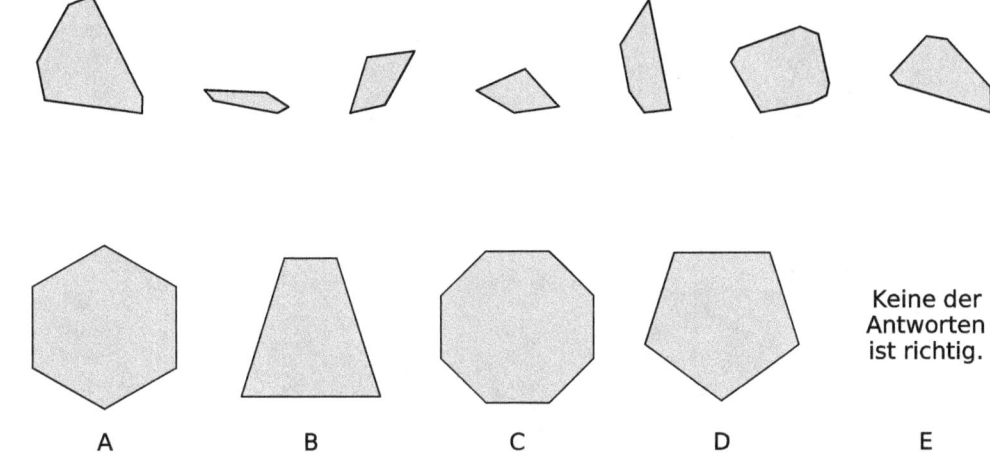

137.

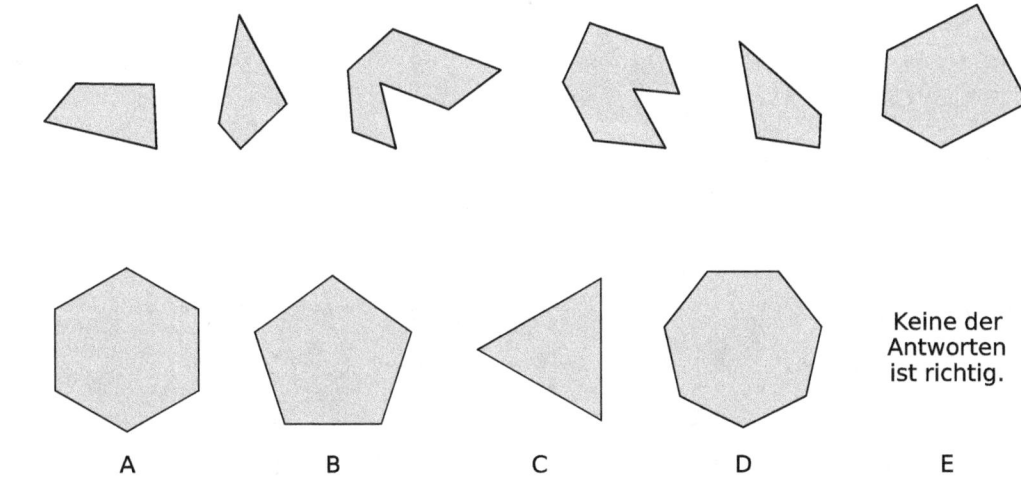

138.

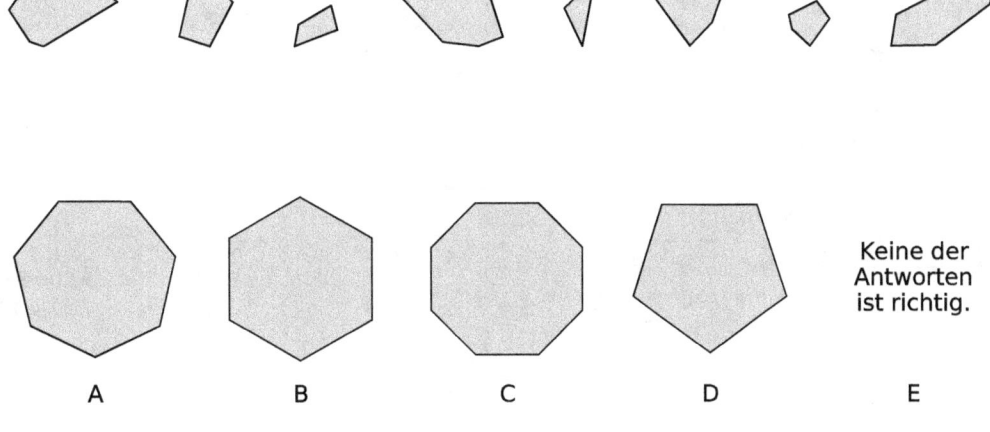

139.

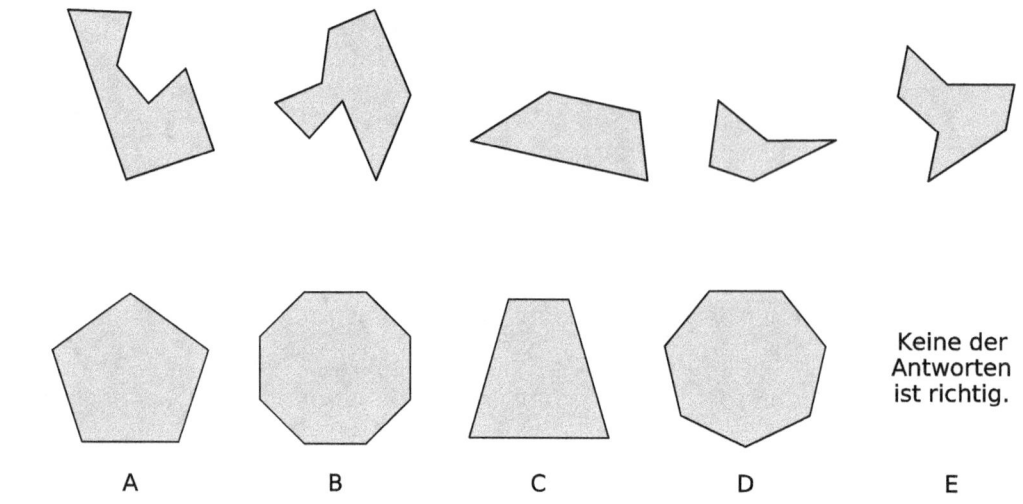

A B C D E Keine der Antworten ist richtig.

140.

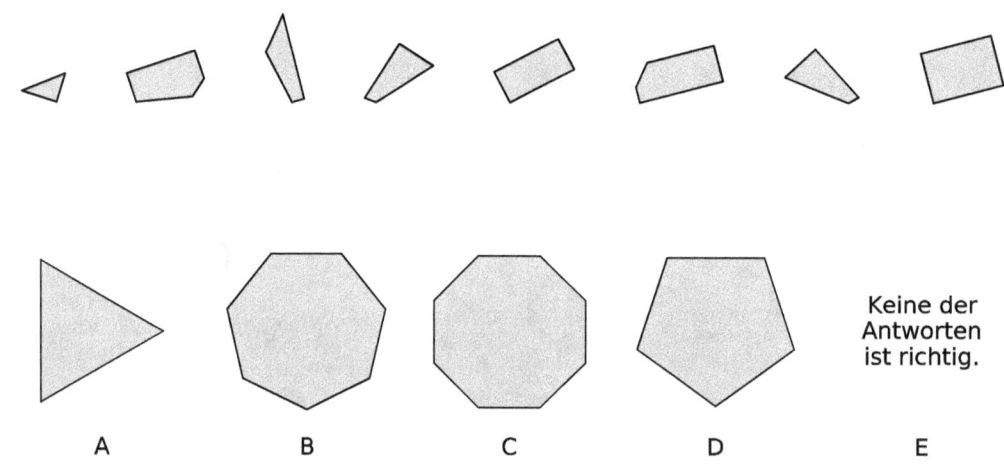

A B C D E Keine der Antworten ist richtig.

141.

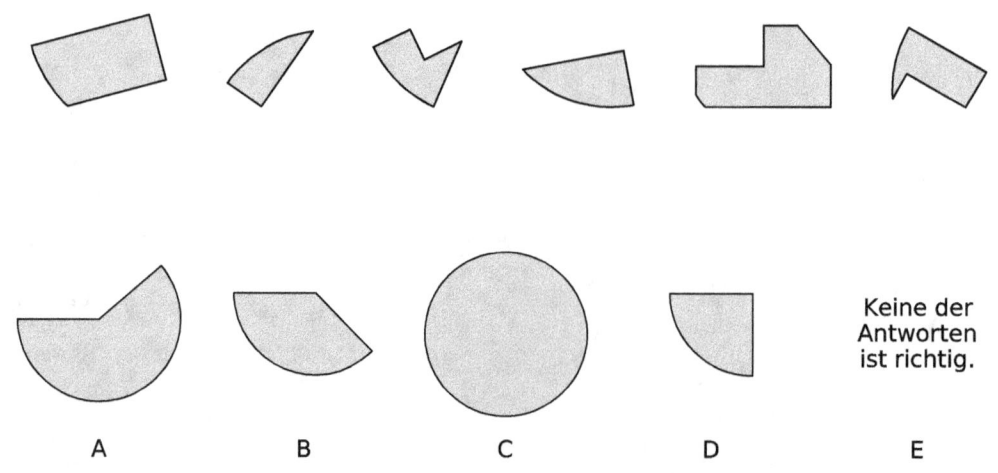

A B C D E Keine der Antworten ist richtig.

4 Übungsaufgaben

142.

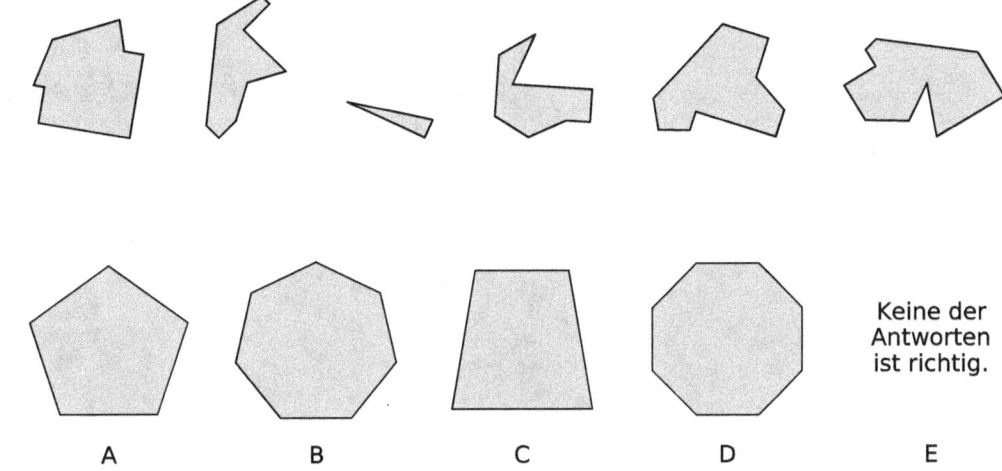

143.

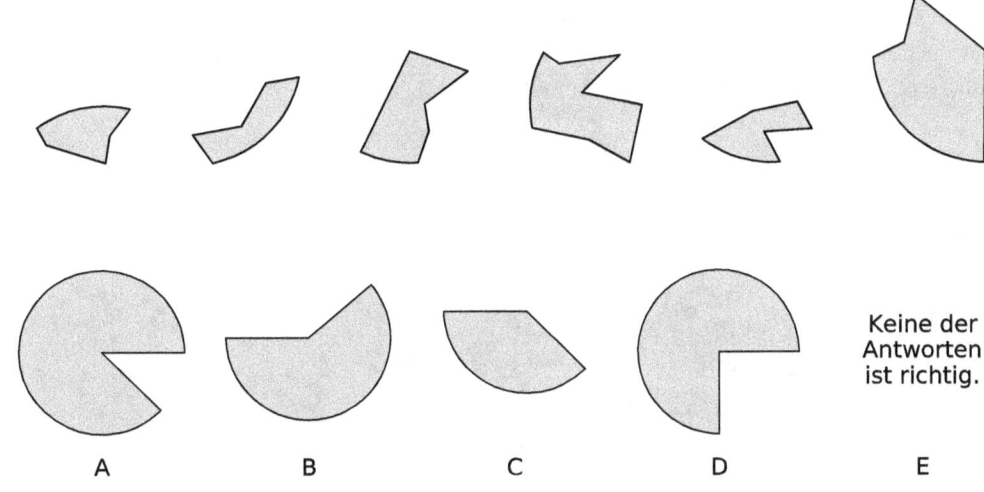

144.

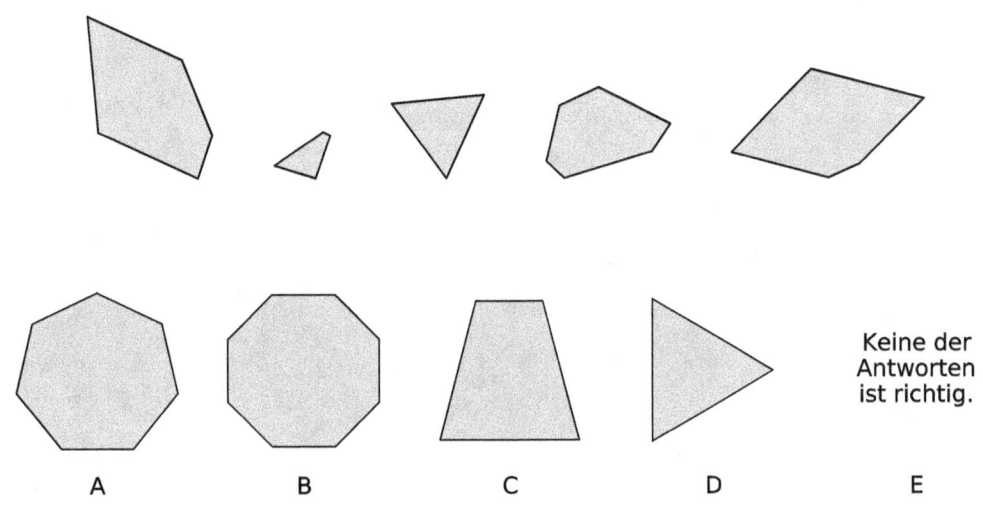

145.

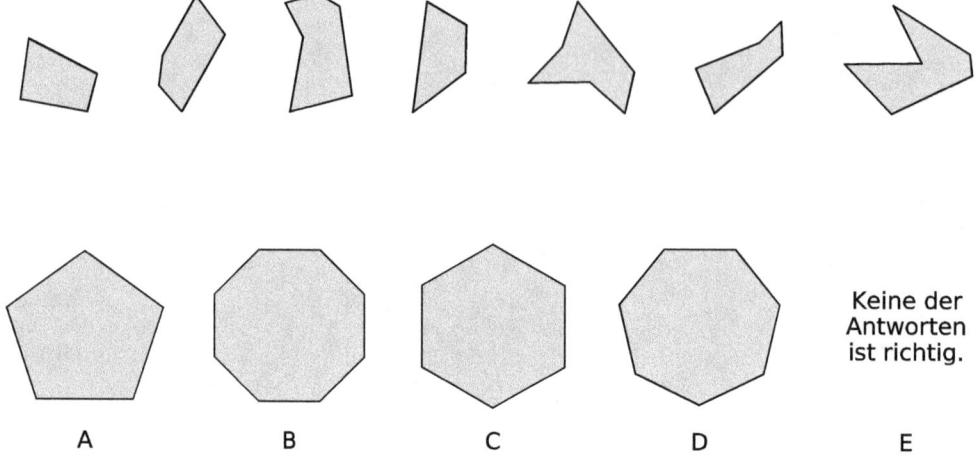

146.

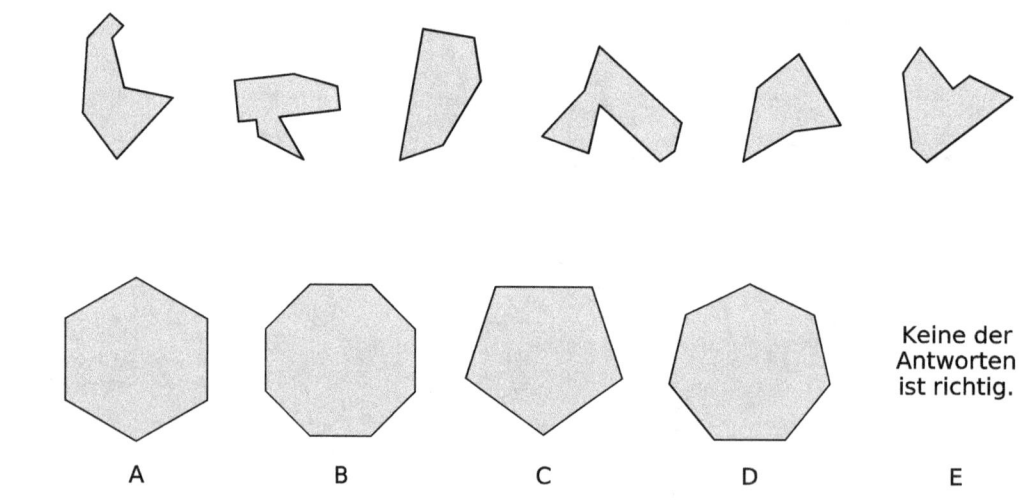

147.

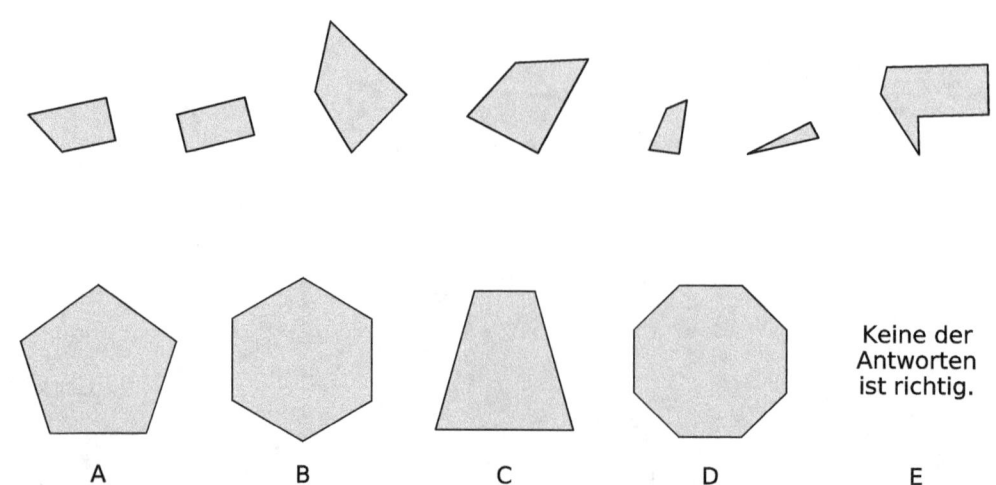

4 Übungsaufgaben

148.

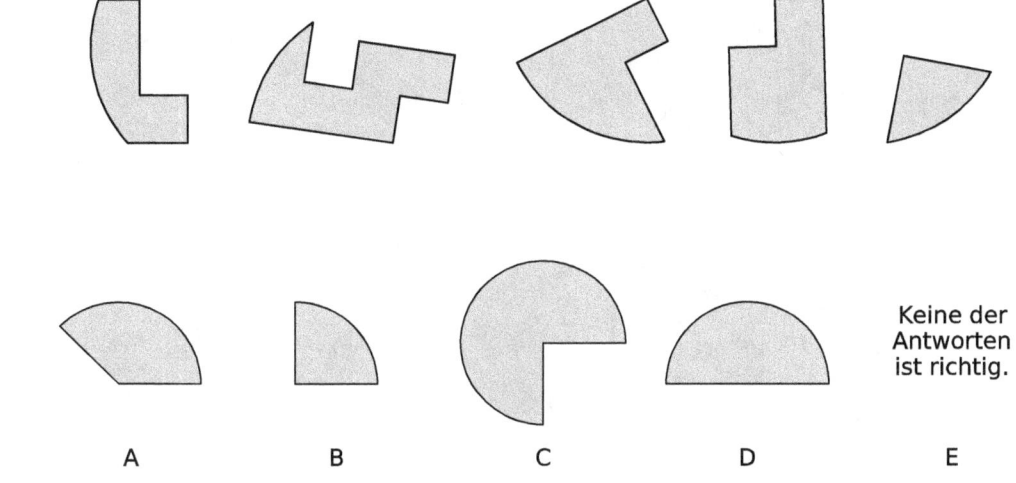

A B C D E Keine der Antworten ist richtig.

149.

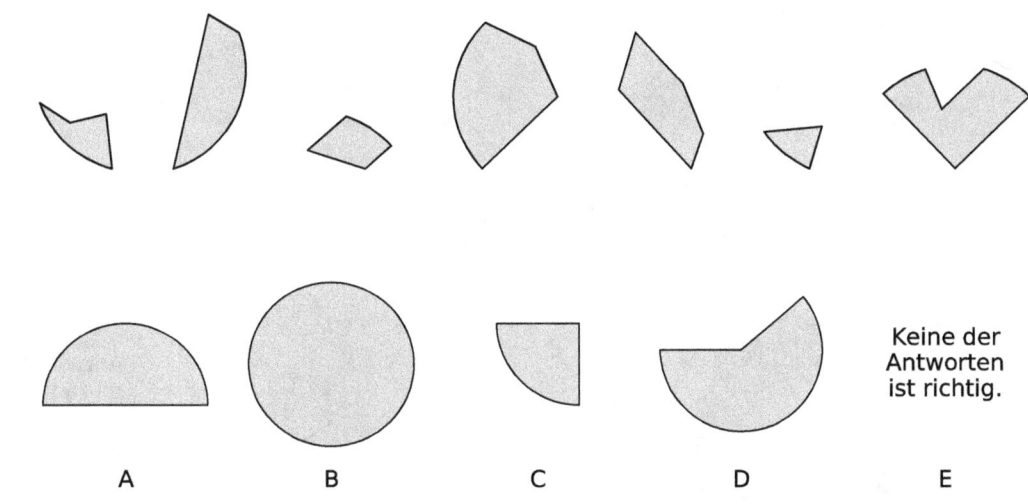

A B C D E Keine der Antworten ist richtig.

150.

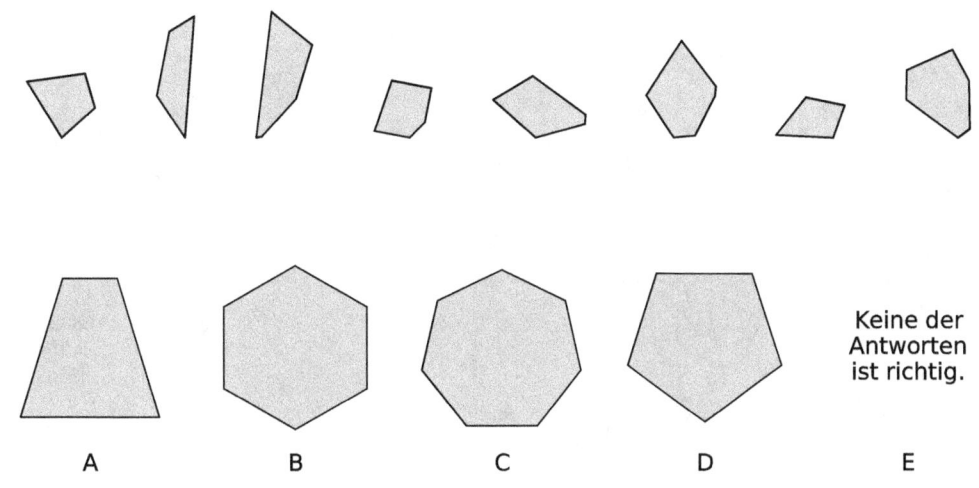

A B C D E Keine der Antworten ist richtig.

151.

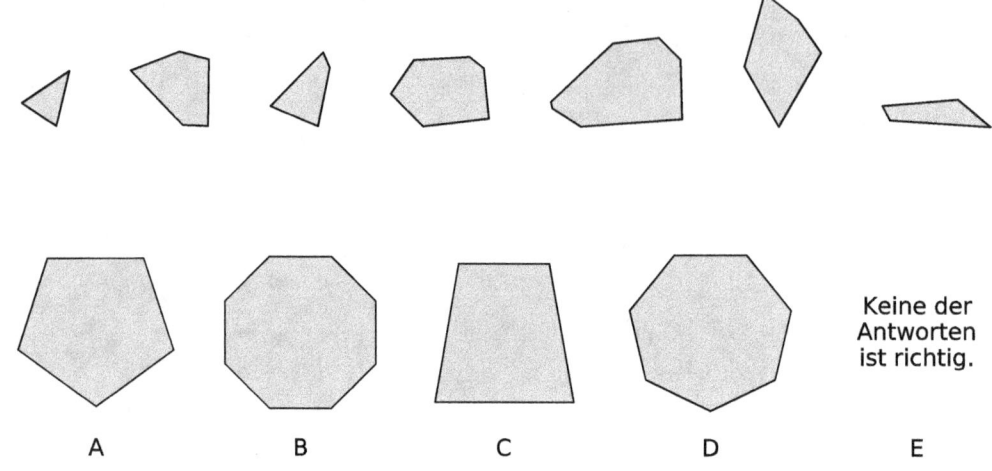

152.

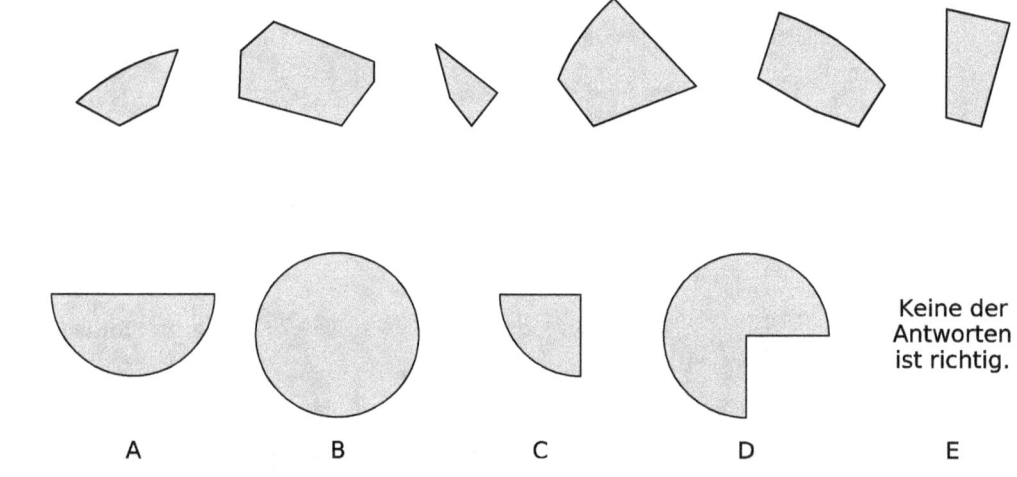

153.

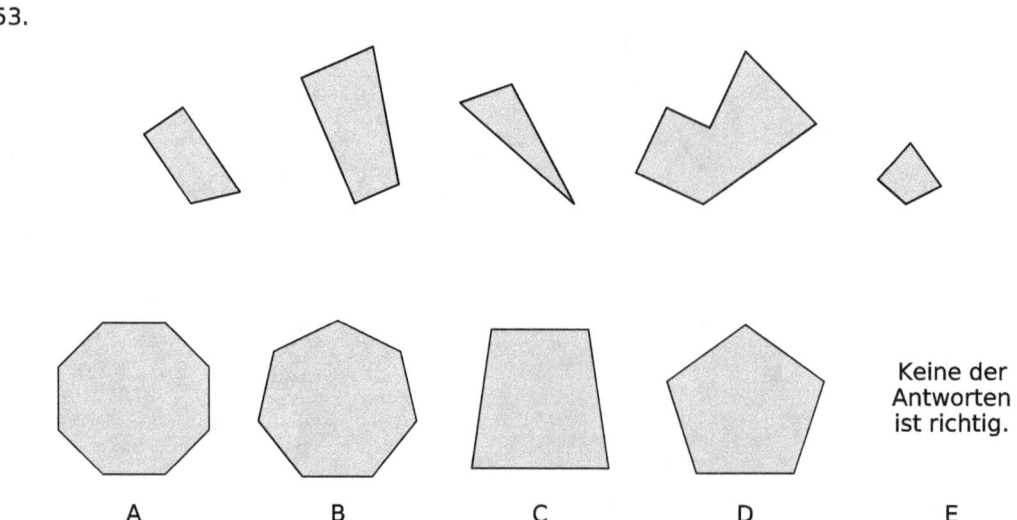

4 Übungsaufgaben

154.

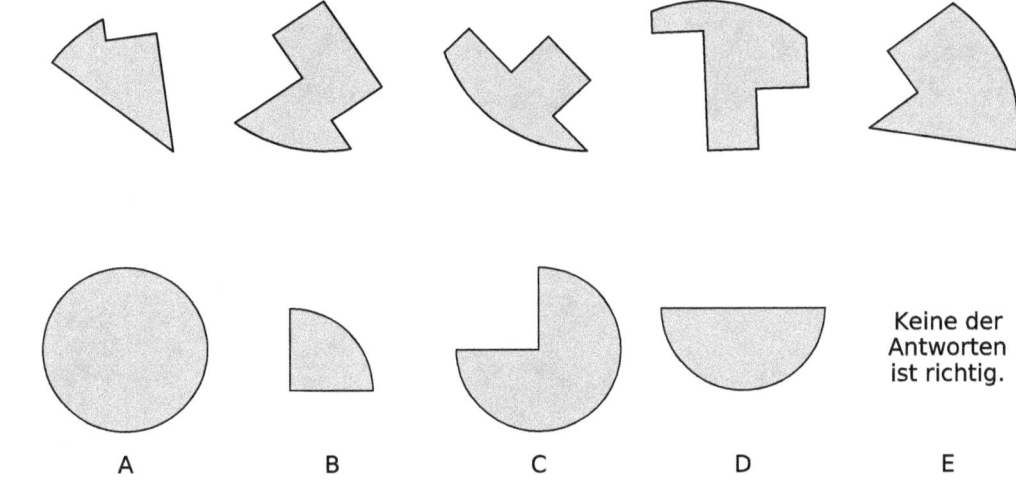

A	B	C	D	E
				Keine der Antworten ist richtig.

155.

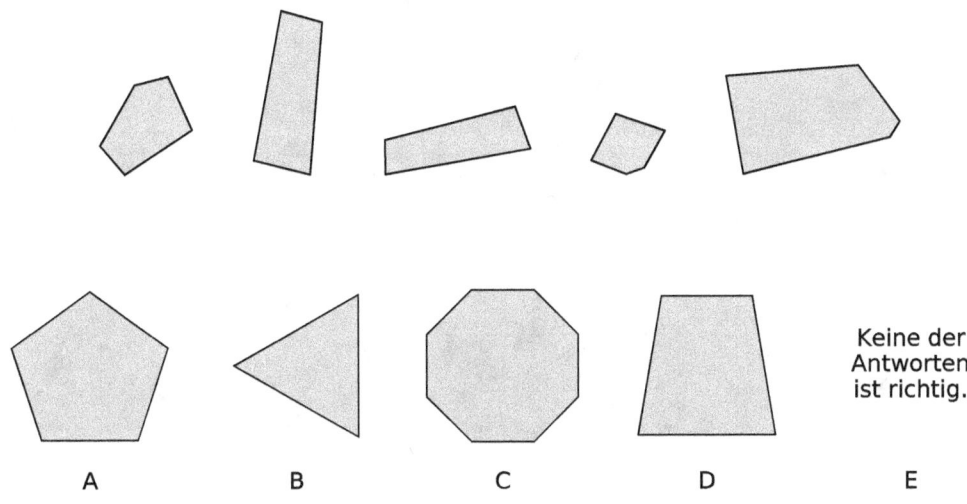

A	B	C	D	E
				Keine der Antworten ist richtig.

156.

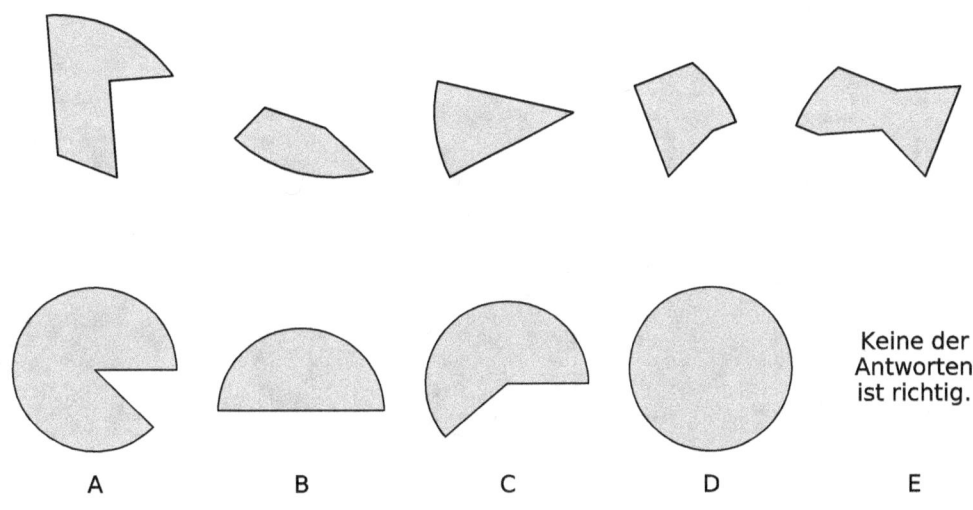

A	B	C	D	E
				Keine der Antworten ist richtig.

157.

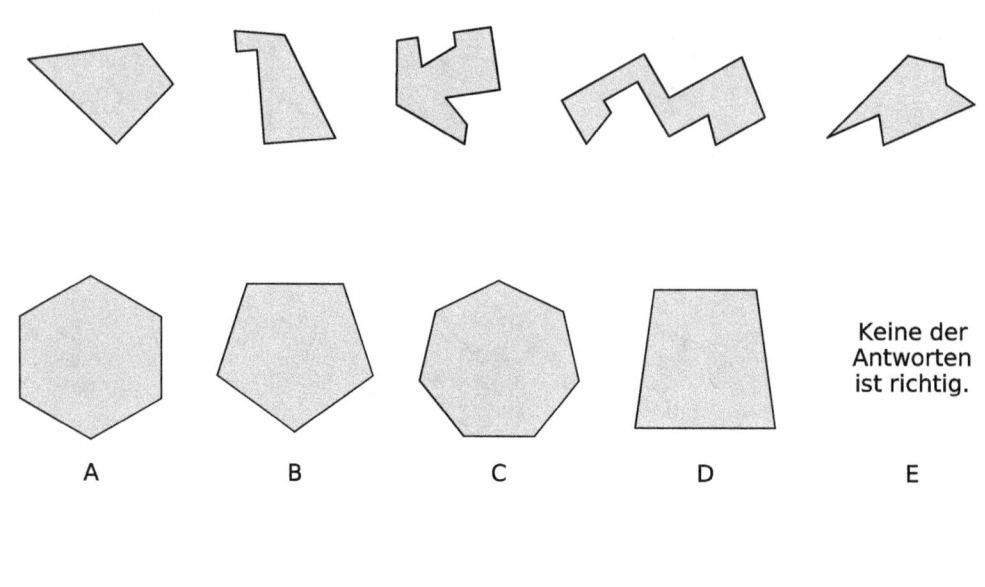

158.

159.

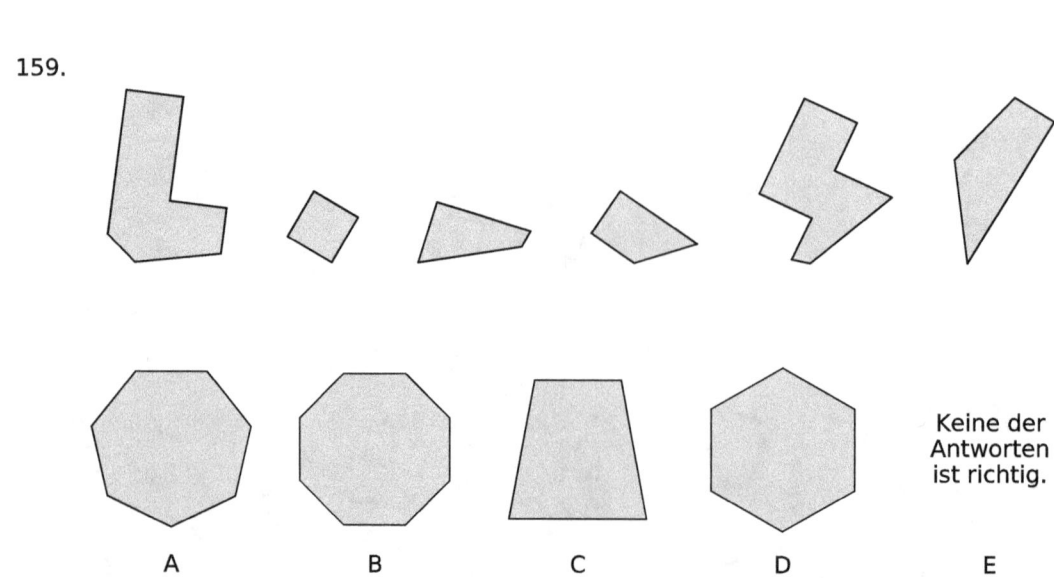

4 Übungsaufgaben

160.

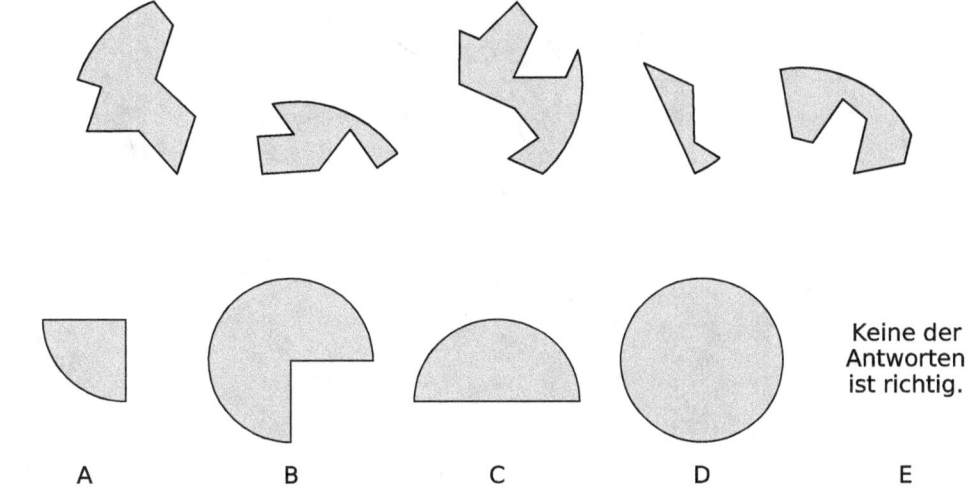

161.

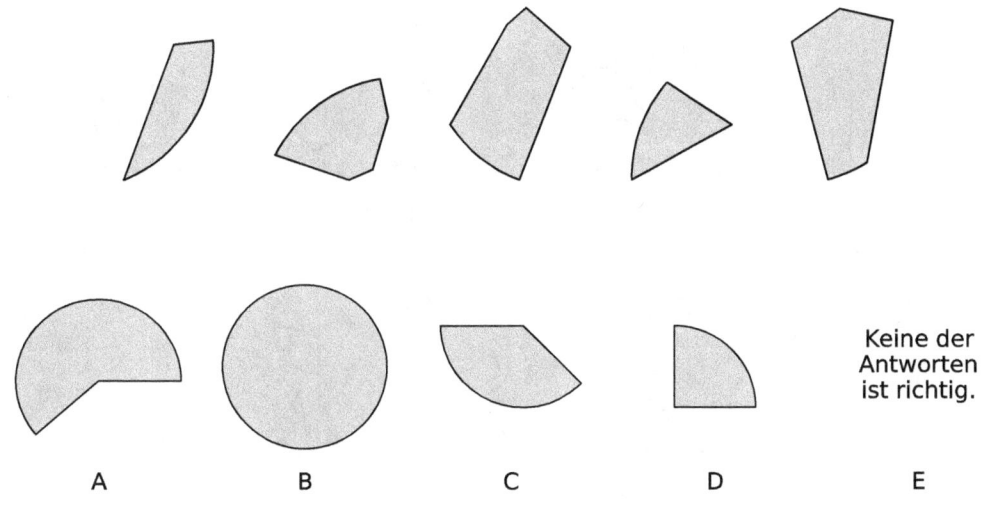

162.

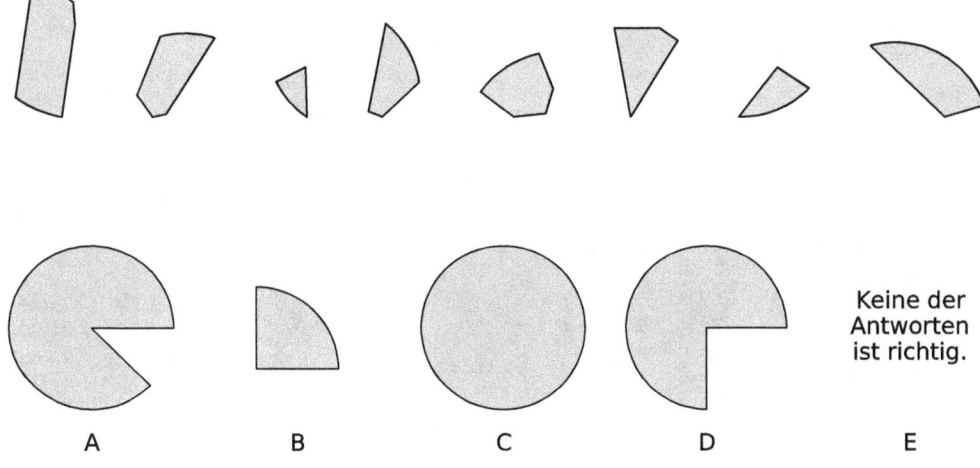

163.

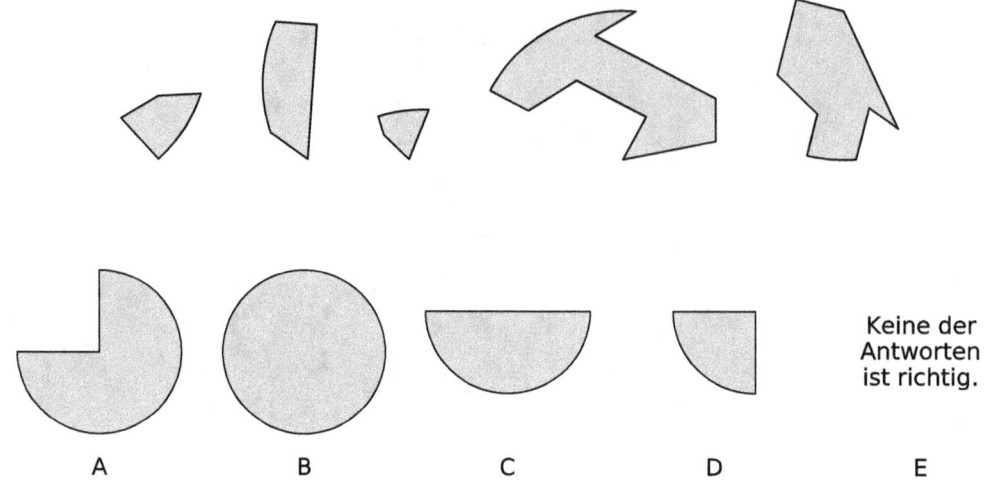

A	B	C	D	E
				Keine der Antworten ist richtig.

164.

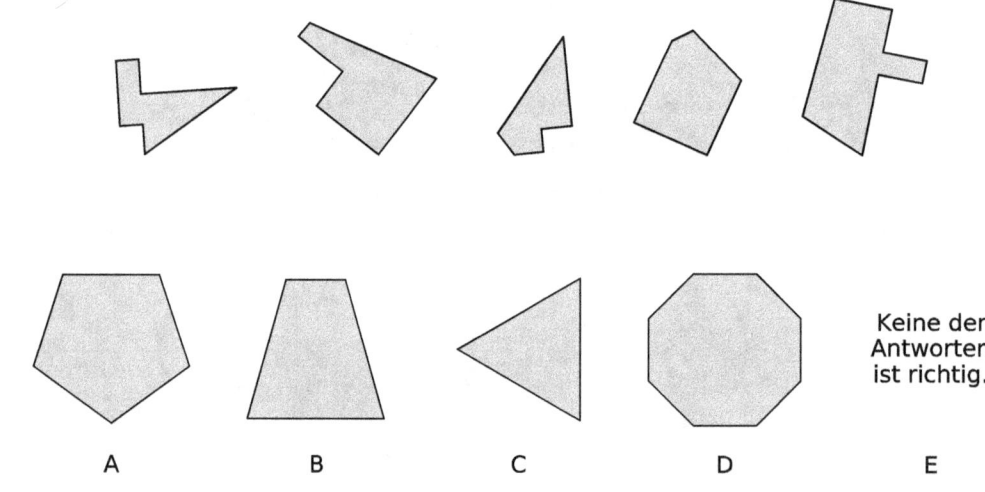

A	B	C	D	E
				Keine der Antworten ist richtig.

165.

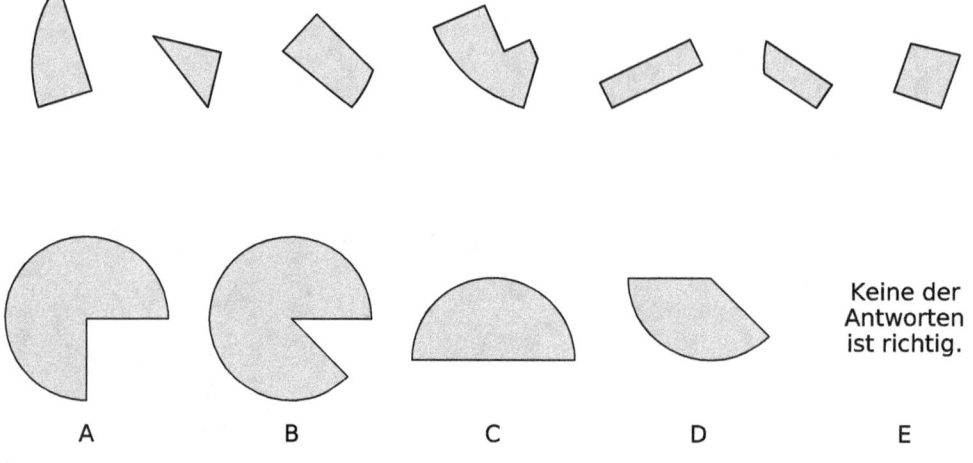

A	B	C	D	E
				Keine der Antworten ist richtig.

4 Übungsaufgaben

166.

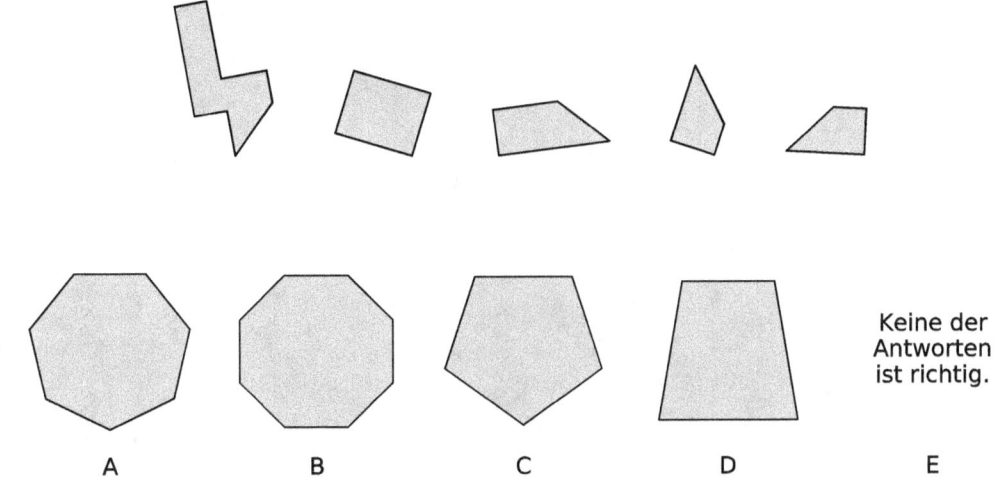

A B C D E Keine der Antworten ist richtig.

167.

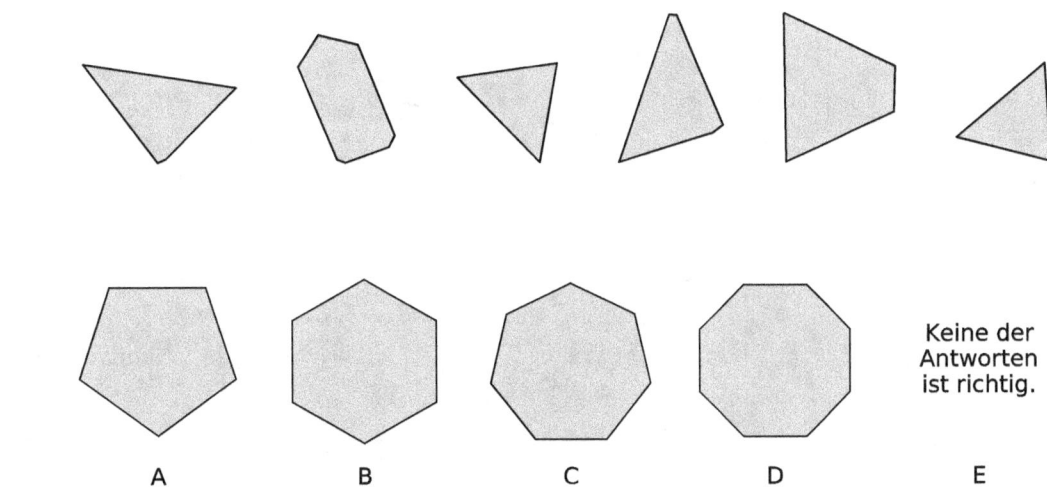

A B C D E Keine der Antworten ist richtig.

168.

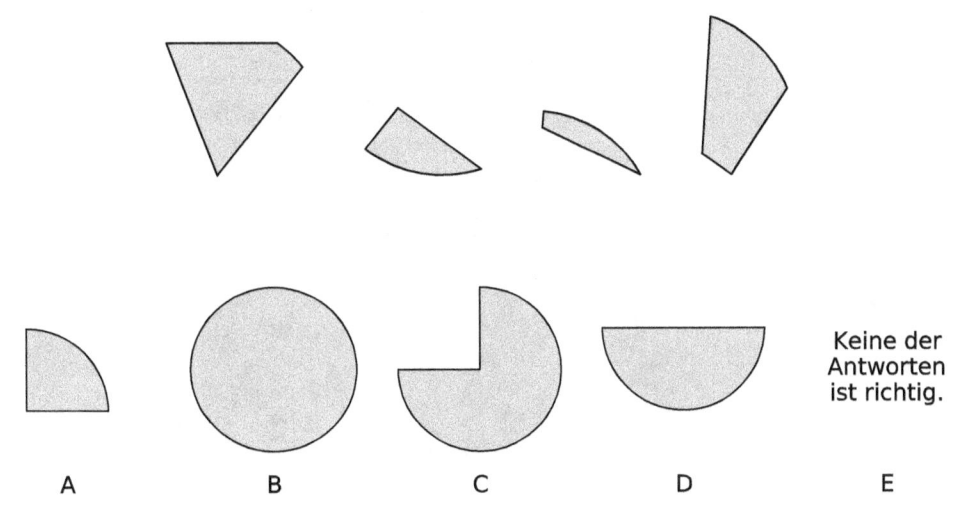

A B C D E Keine der Antworten ist richtig.

169.

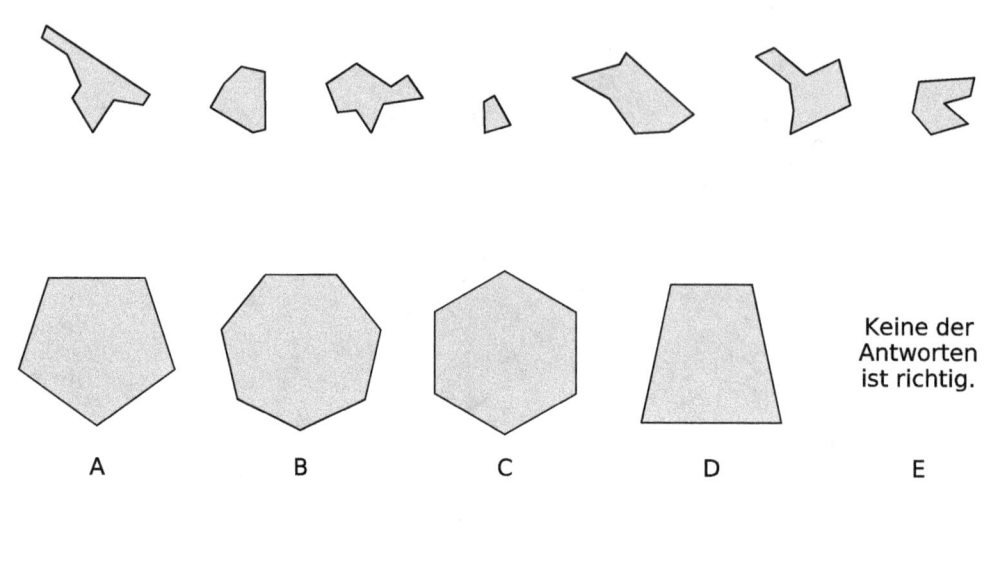

A	B	C	D	E
				Keine der Antworten ist richtig.

170.

171.

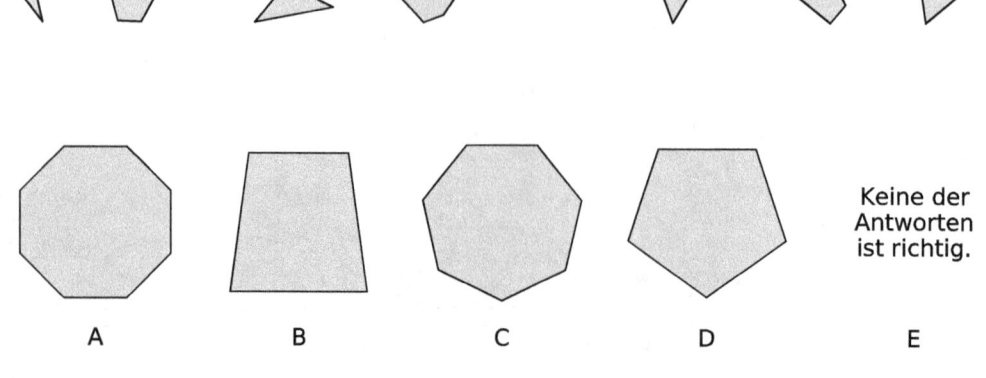

4 Übungsaufgaben

172.

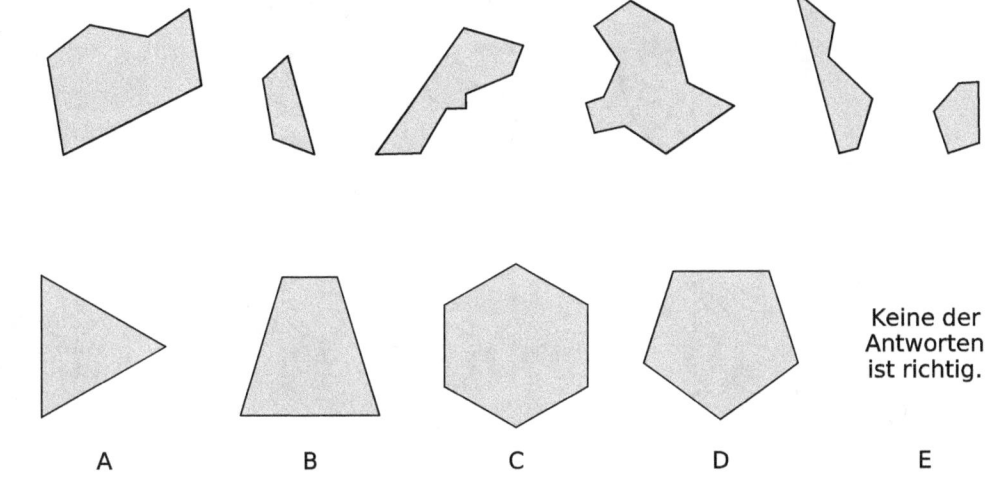

A B C D E Keine der Antworten ist richtig.

173.

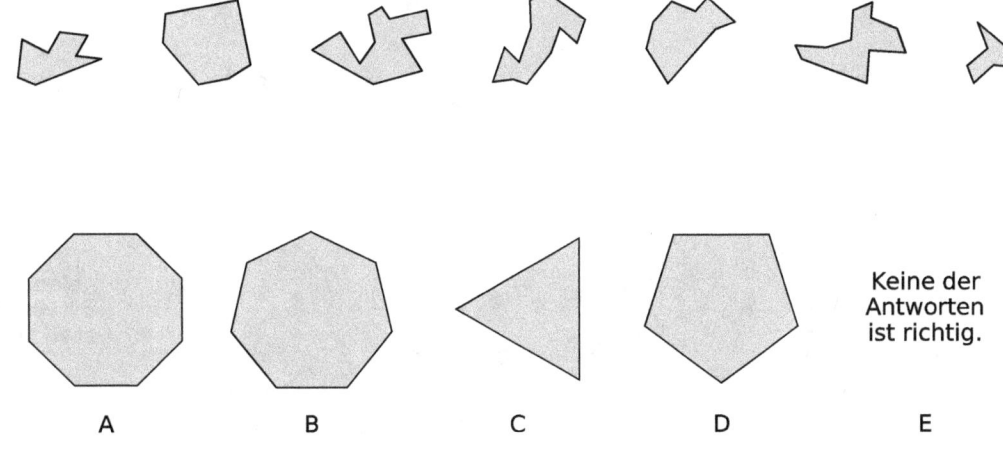

A B C D E Keine der Antworten ist richtig.

174.

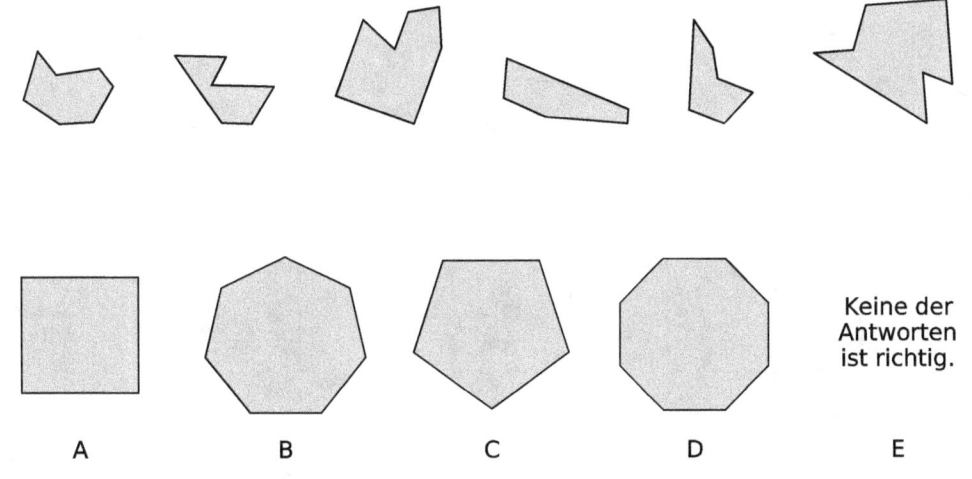

A B C D E Keine der Antworten ist richtig.

175.

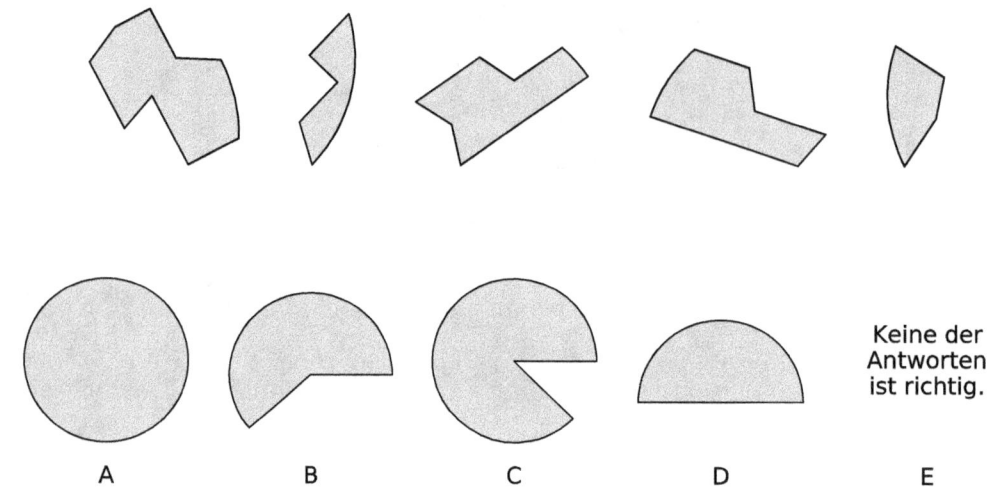

A B C D E Keine der Antworten ist richtig.

176.

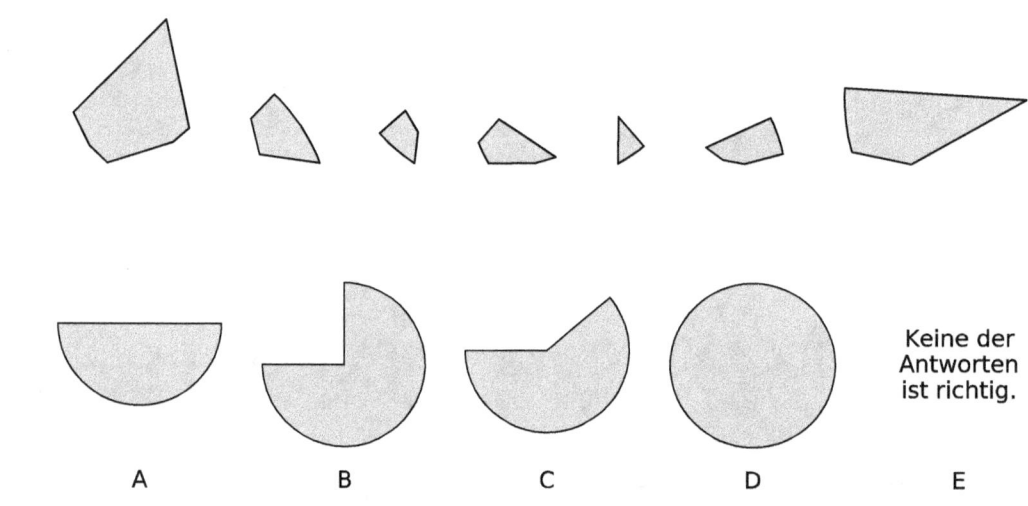

A B C D E Keine der Antworten ist richtig.

177.

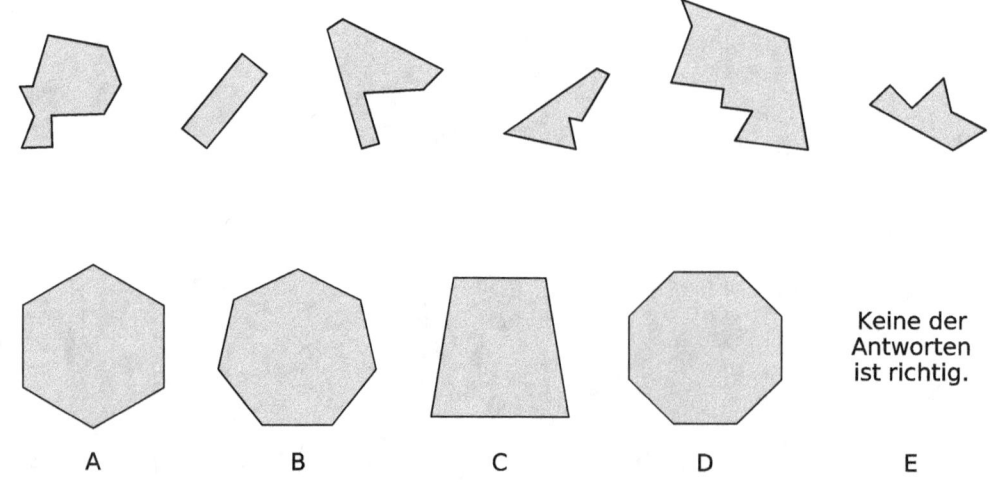

A B C D E Keine der Antworten ist richtig.

4 Übungsaufgaben

178.

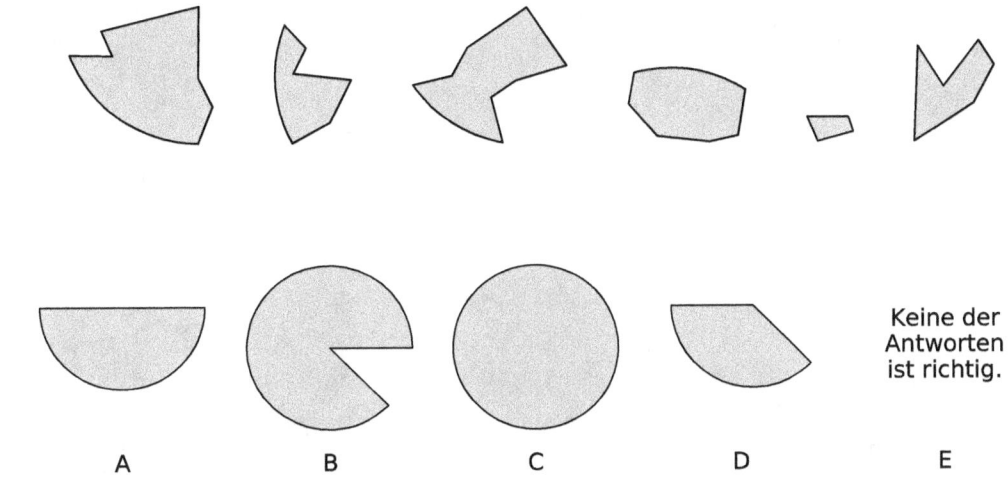

A B C D E Keine der Antworten ist richtig.

179.

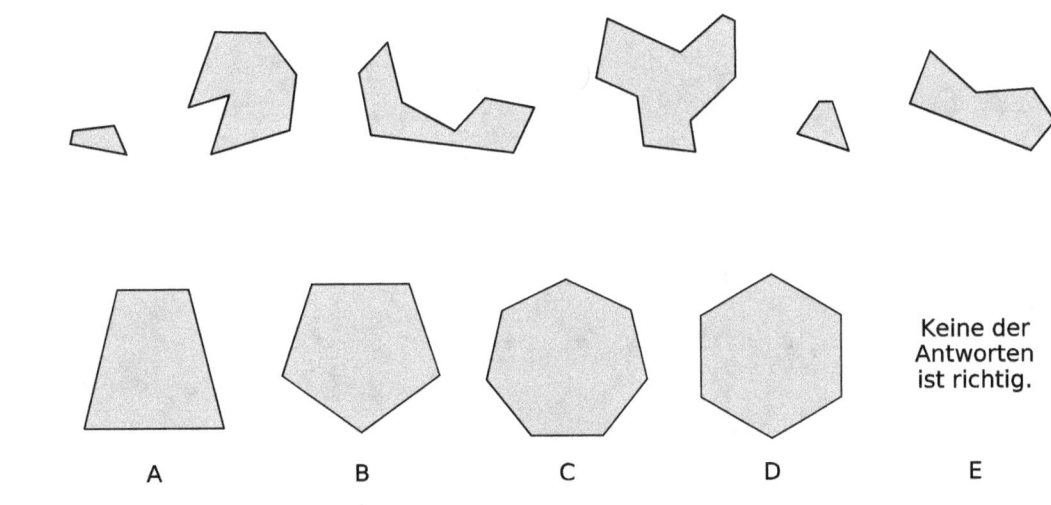

A B C D E Keine der Antworten ist richtig.

180.

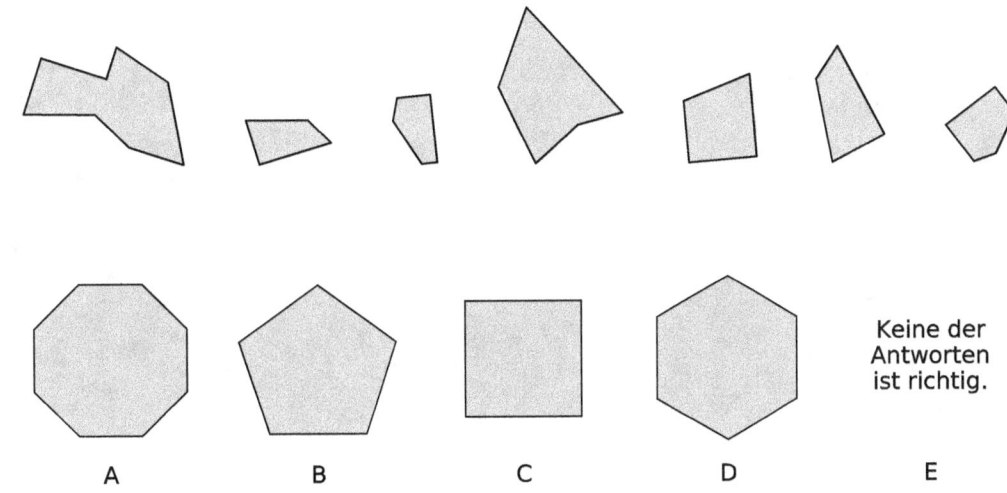

A B C D E Keine der Antworten ist richtig.

181.

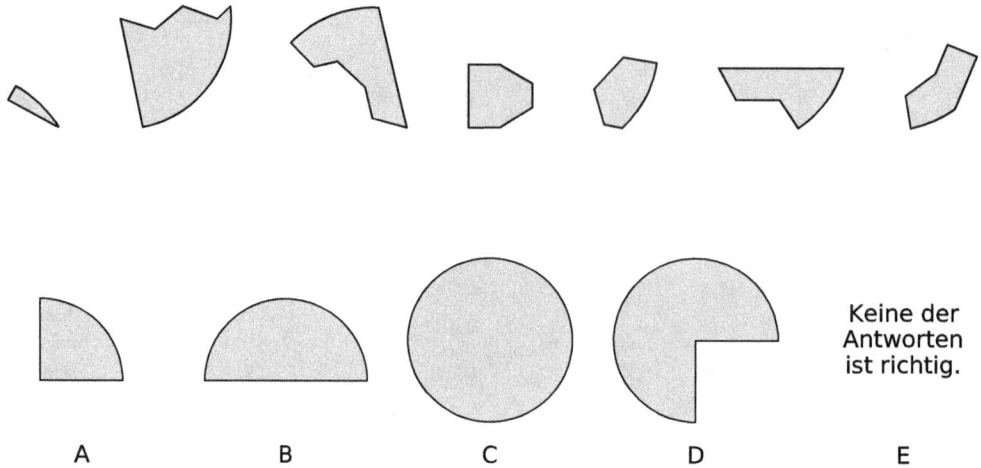

182.

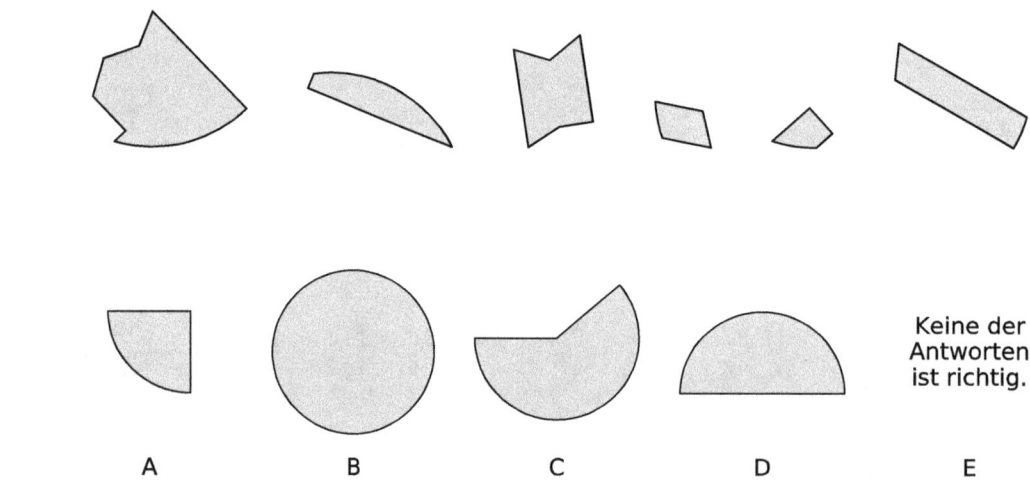

183.

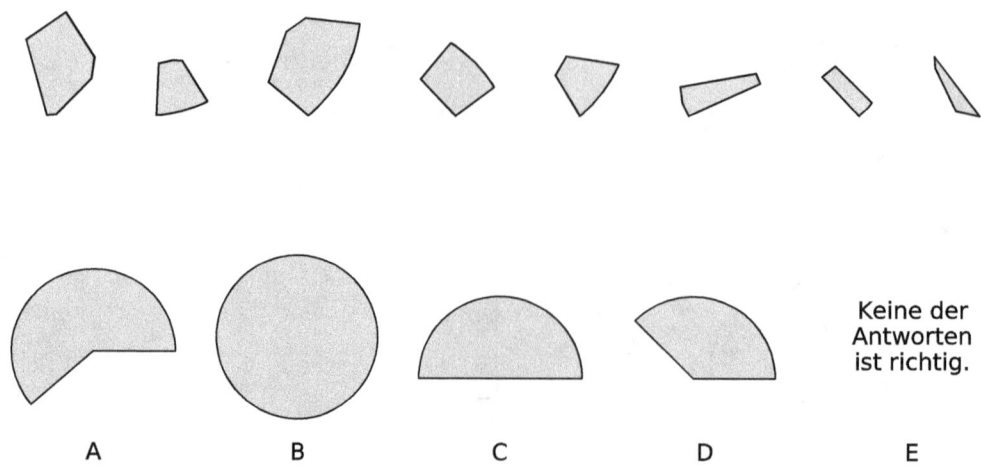

4 Übungsaufgaben

184.

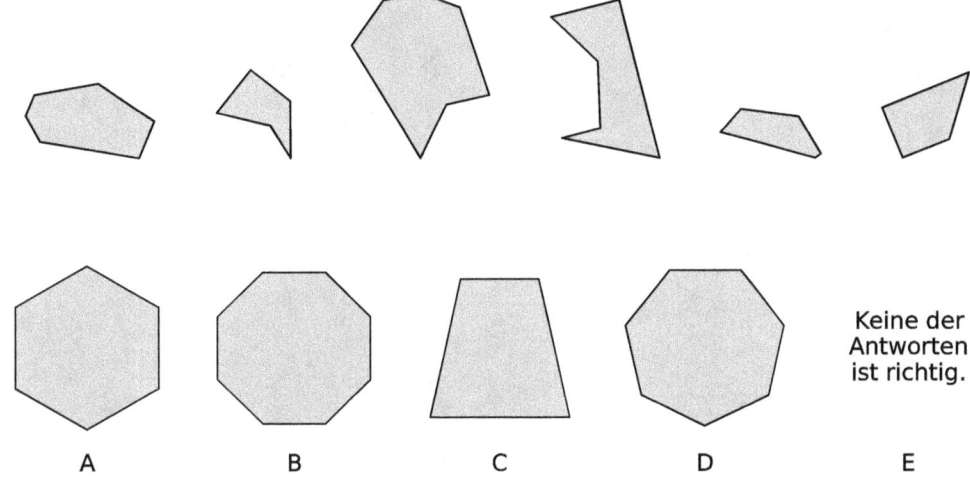

A B C D E Keine der Antworten ist richtig.

185.

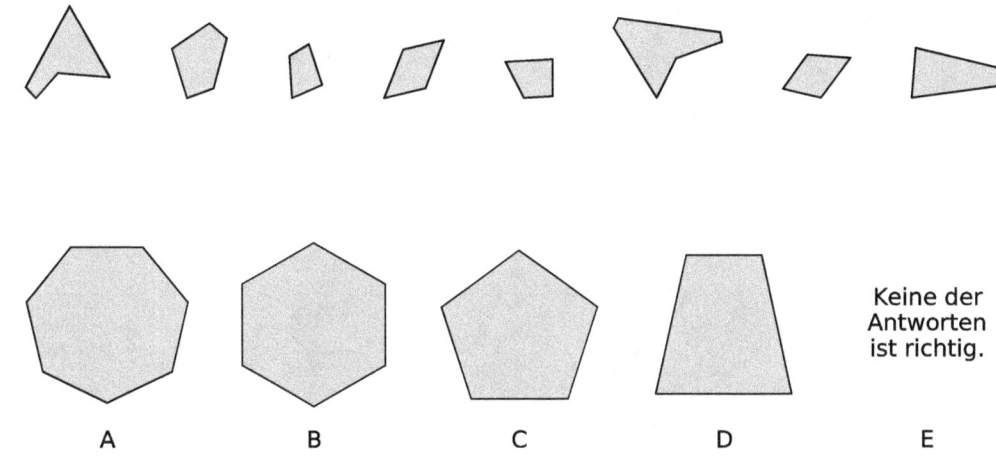

A B C D E Keine der Antworten ist richtig.

186.

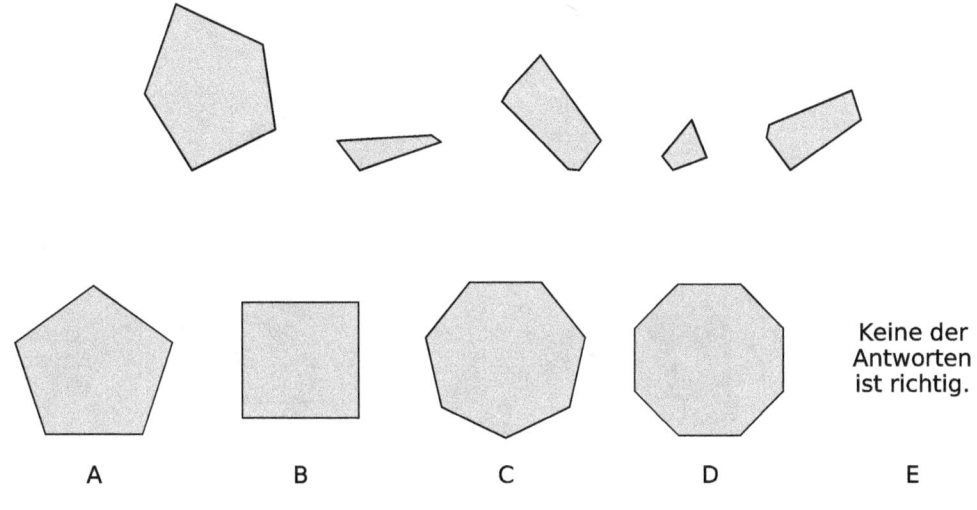

A B C D E Keine der Antworten ist richtig.

187.

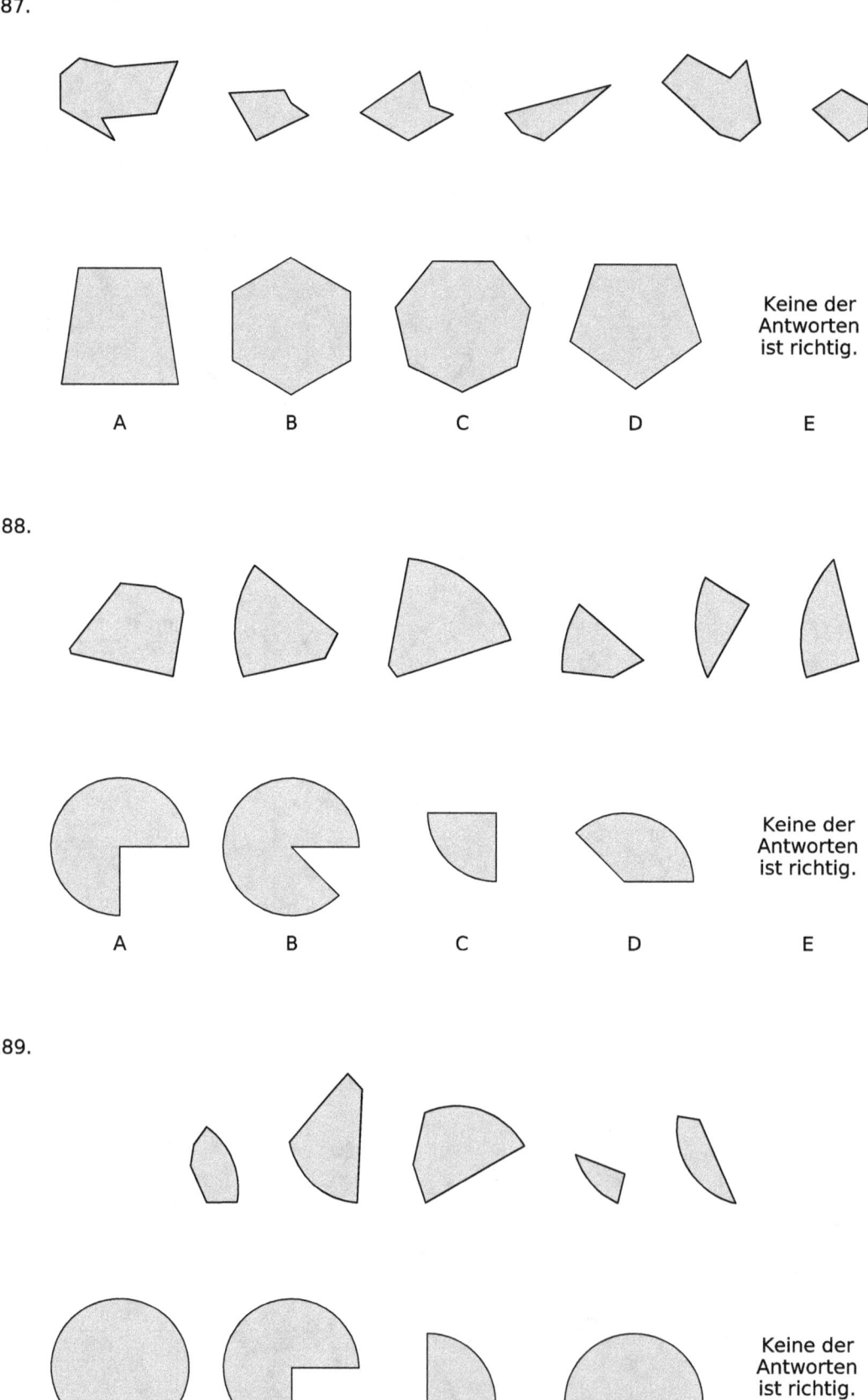

188.

189.

4 Übungsaufgaben

190.

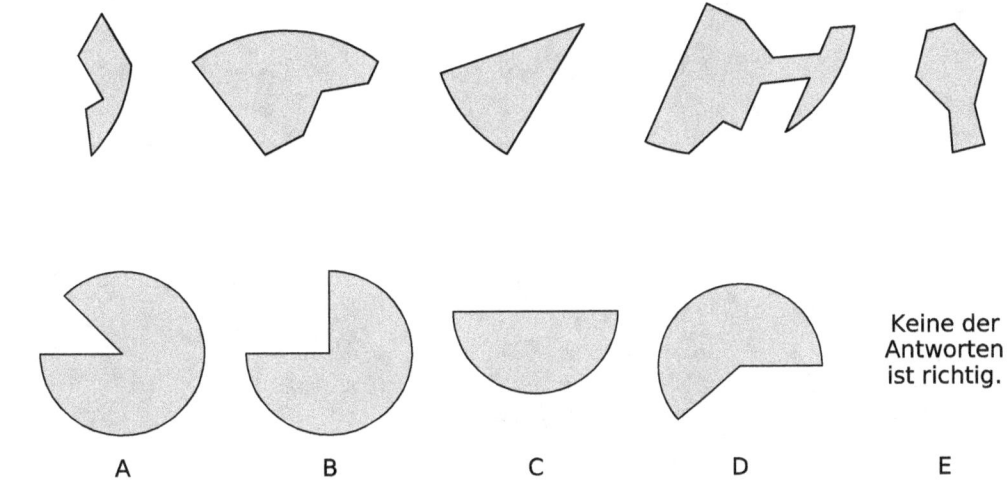

A   B   C   D   E   Keine der Antworten ist richtig.

191.

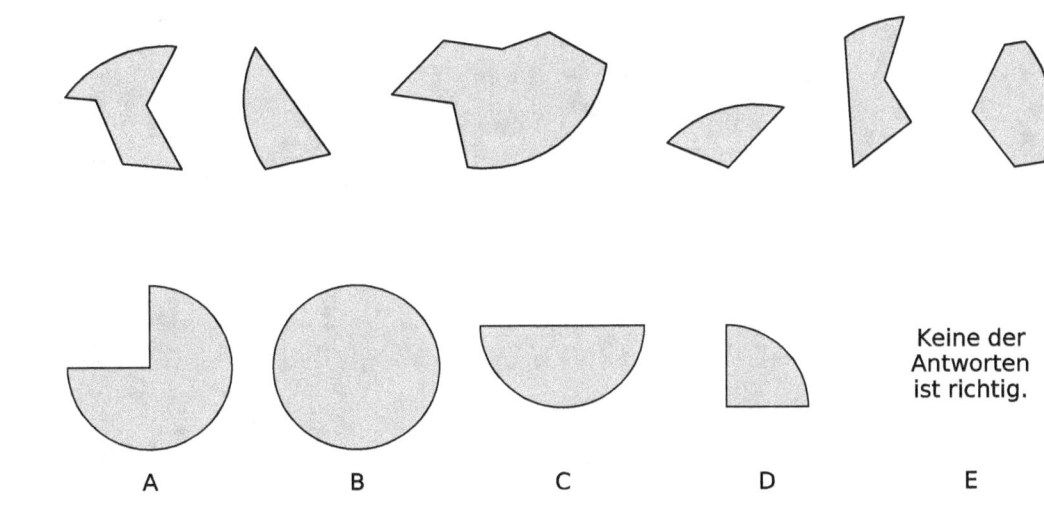

A   B   C   D   E   Keine der Antworten ist richtig.

192.

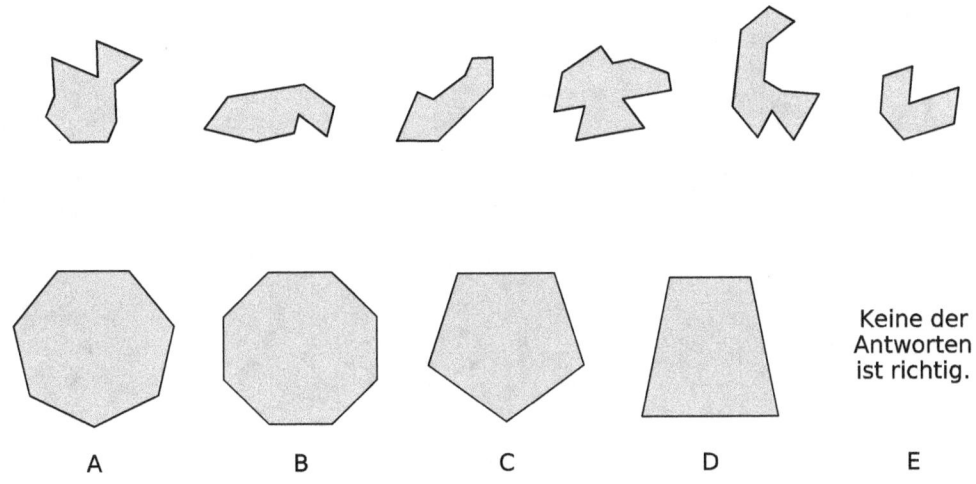

A   B   C   D   E   Keine der Antworten ist richtig.

193.

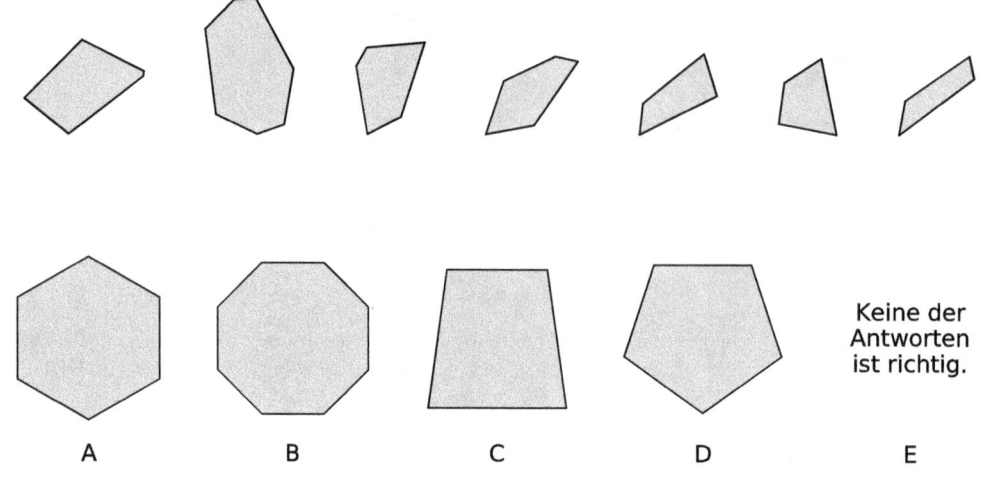

A	B	C	D	E
				Keine der Antworten ist richtig.

194.

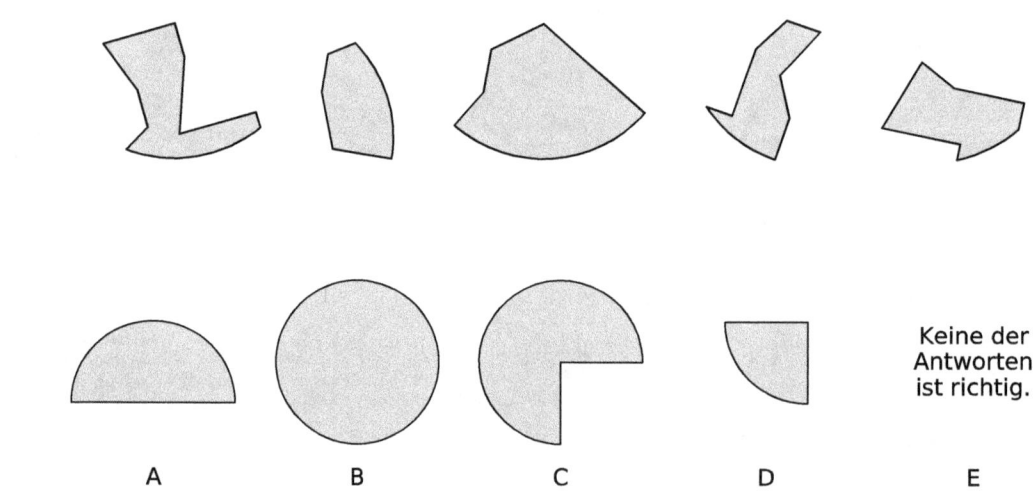

A	B	C	D	E
				Keine der Antworten ist richtig.

195.

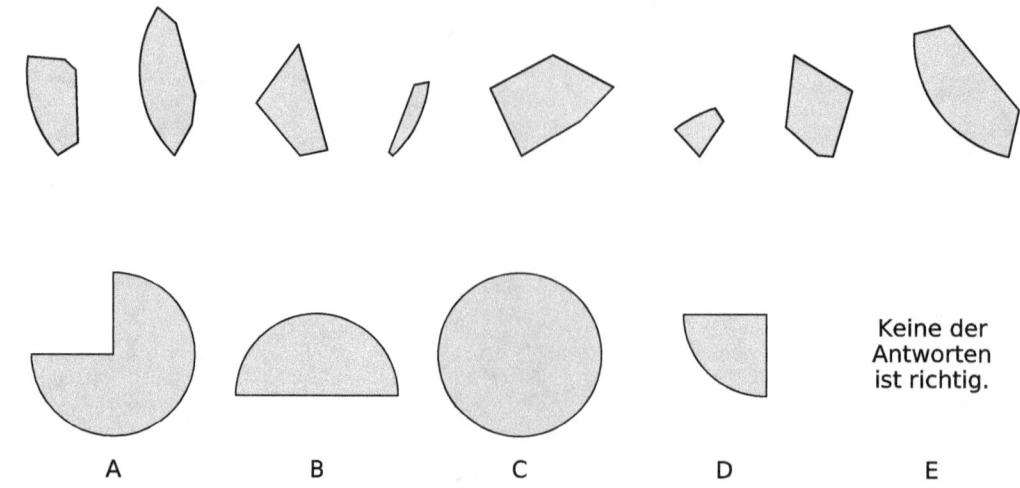

A	B	C	D	E
				Keine der Antworten ist richtig.

4 Übungsaufgaben

196.

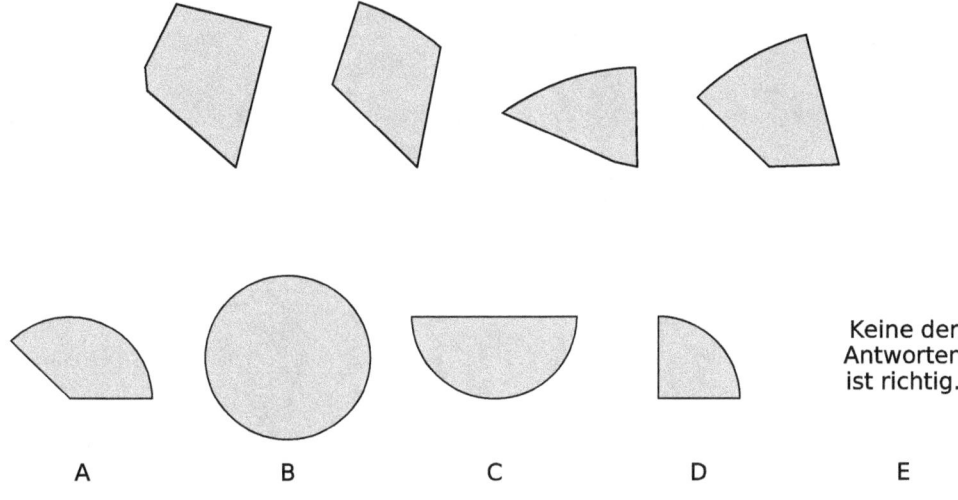

A   B   C   D   E   Keine der Antworten ist richtig.

197.

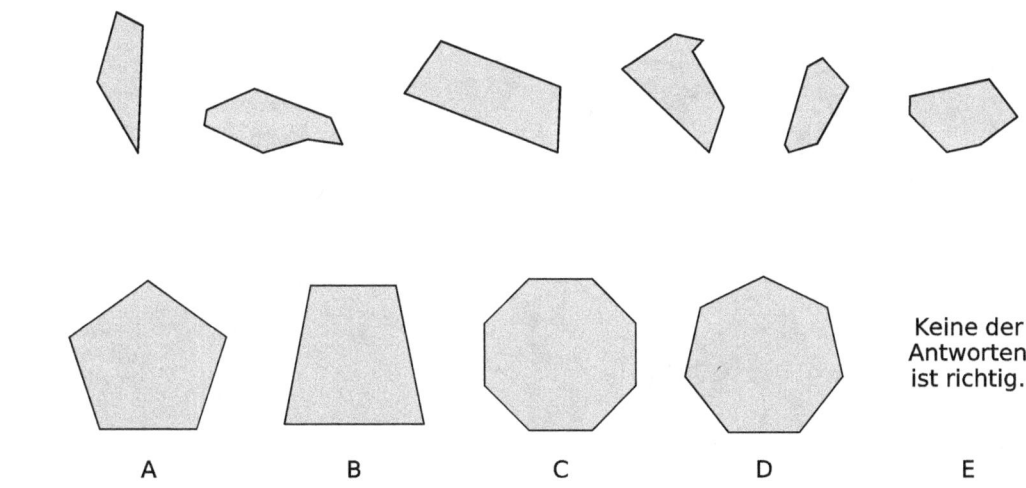

A   B   C   D   E   Keine der Antworten ist richtig.

198.

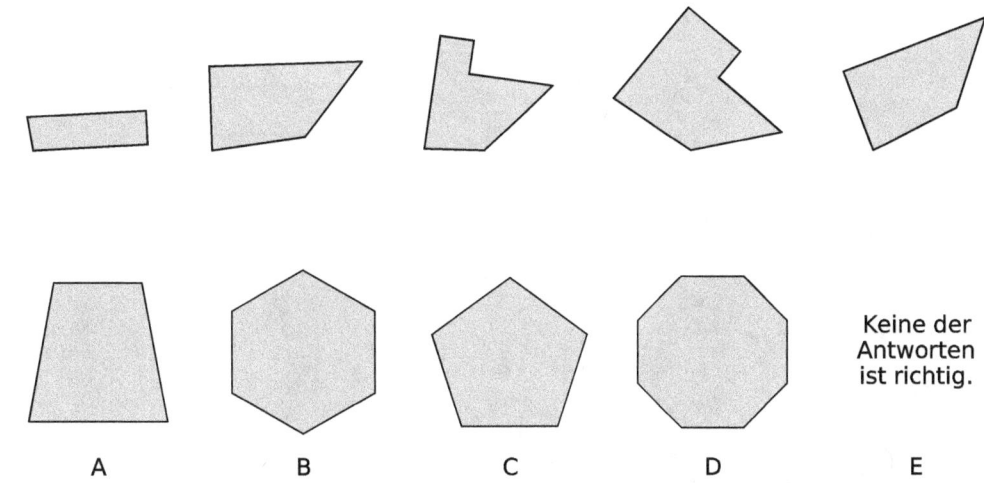

A   B   C   D   E   Keine der Antworten ist richtig.

199.

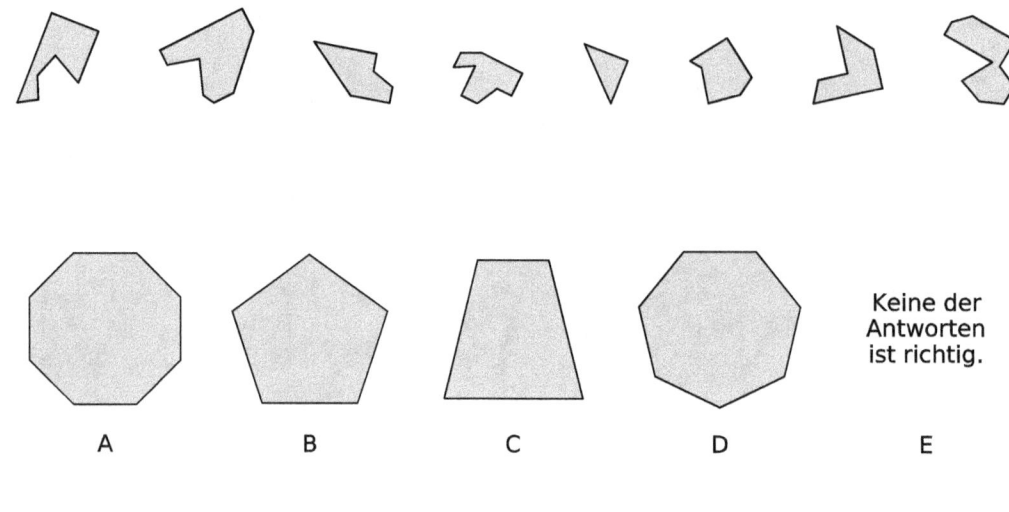

A	B	C	D	E
				Keine der Antworten ist richtig.

200.

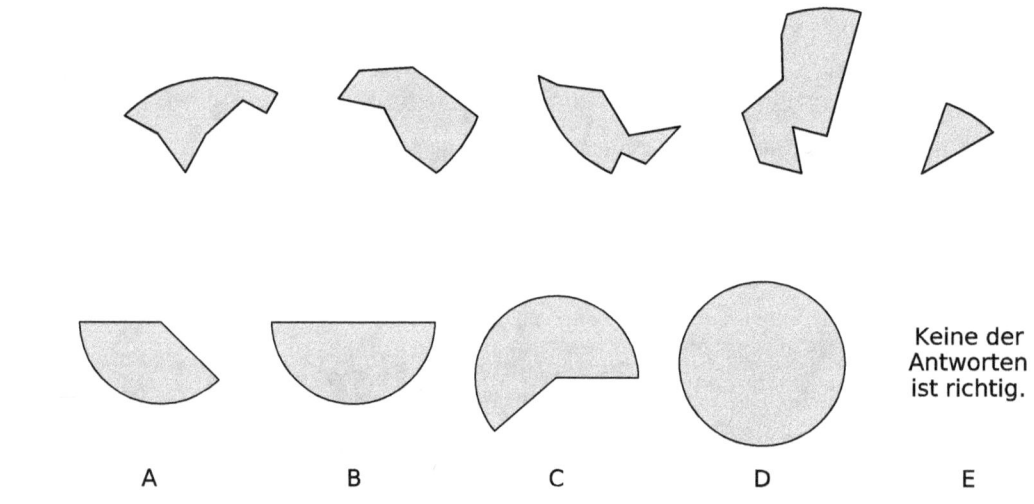

A	B	C	D	E
				Keine der Antworten ist richtig.

201.

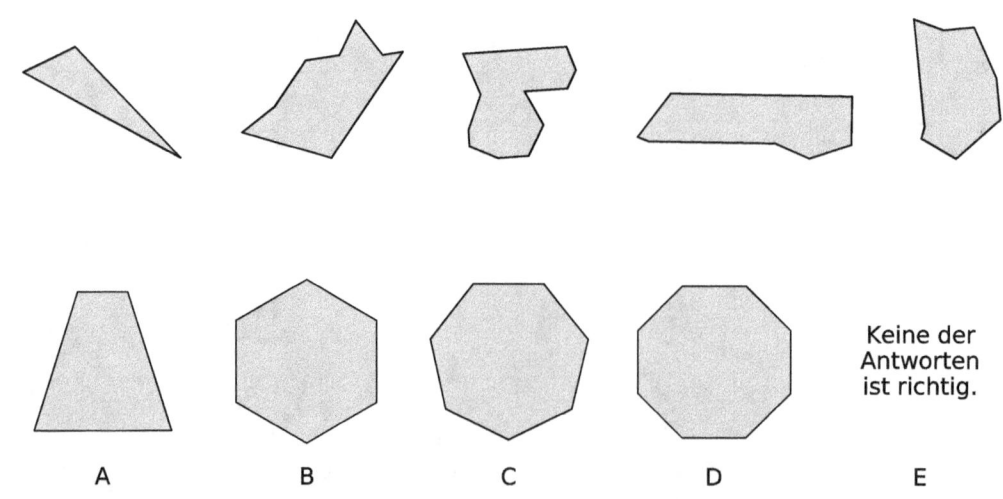

A	B	C	D	E
				Keine der Antworten ist richtig.

4 Übungsaufgaben

202.

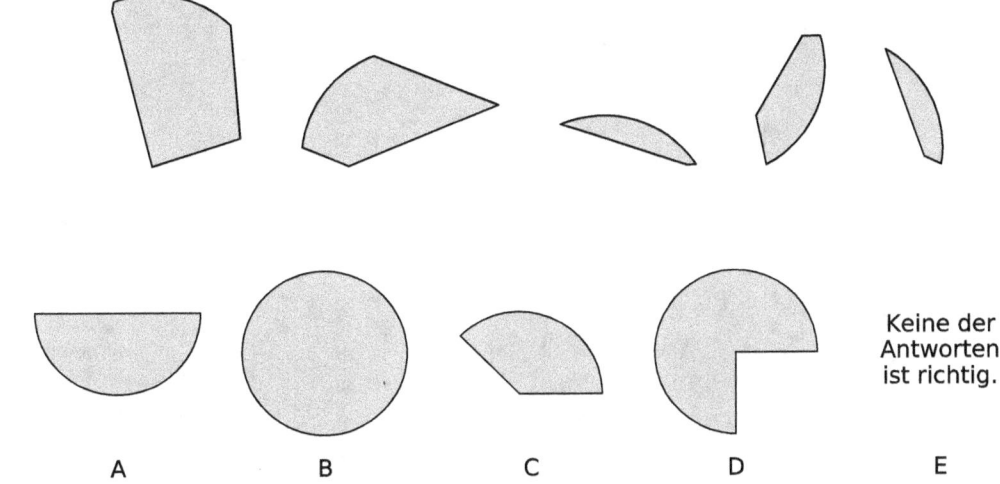

A B C D E Keine der Antworten ist richtig.

203.

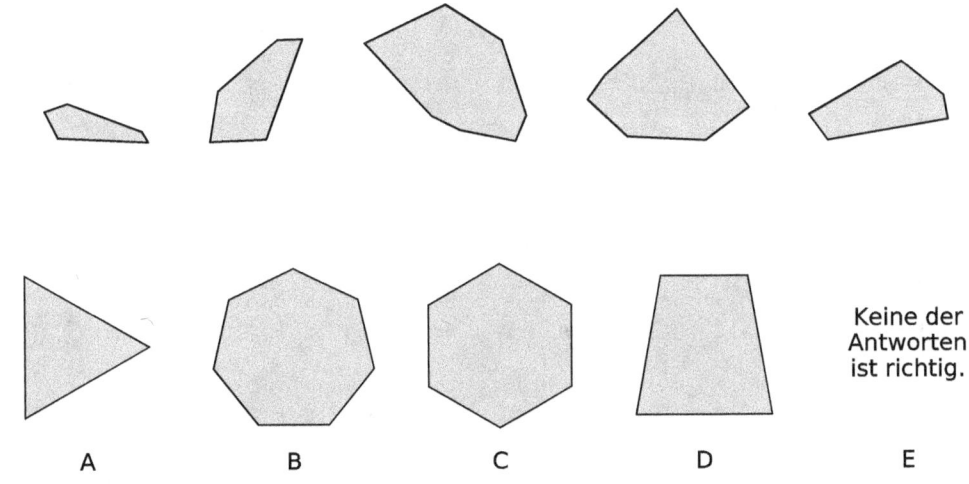

A B C D E Keine der Antworten ist richtig.

204.

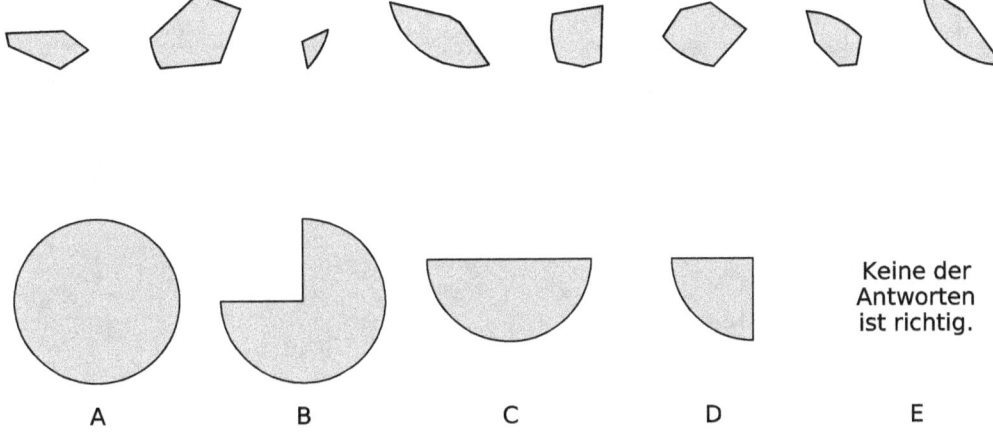

A B C D E Keine der Antworten ist richtig.

205.

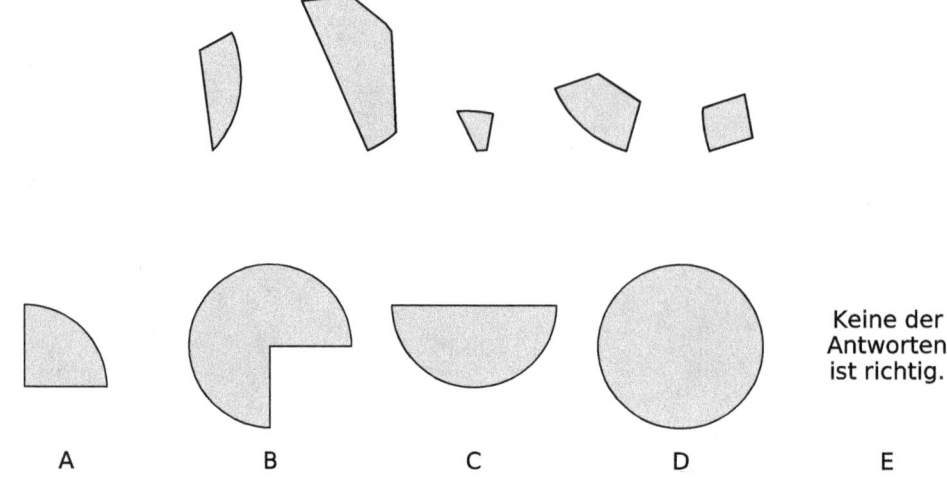

A B C D E Keine der Antworten ist richtig.

206.

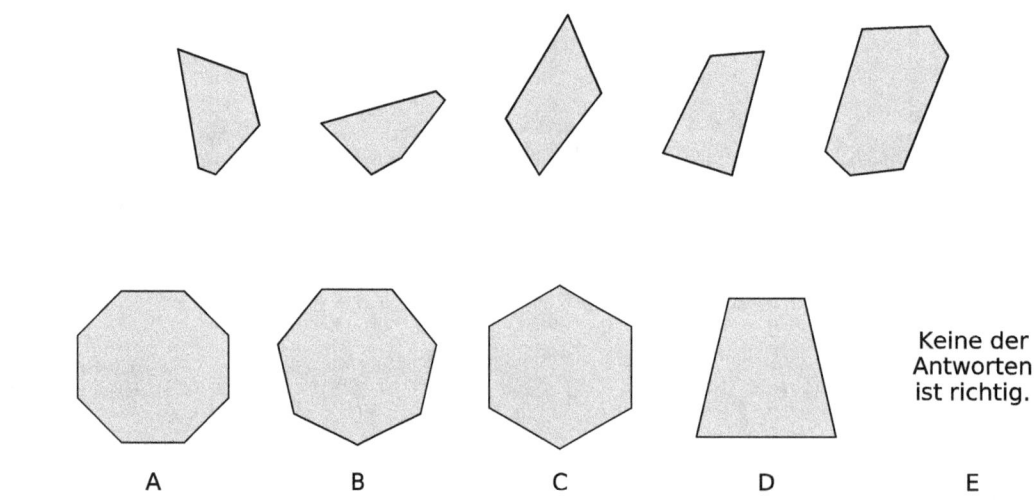

A B C D E Keine der Antworten ist richtig.

207.

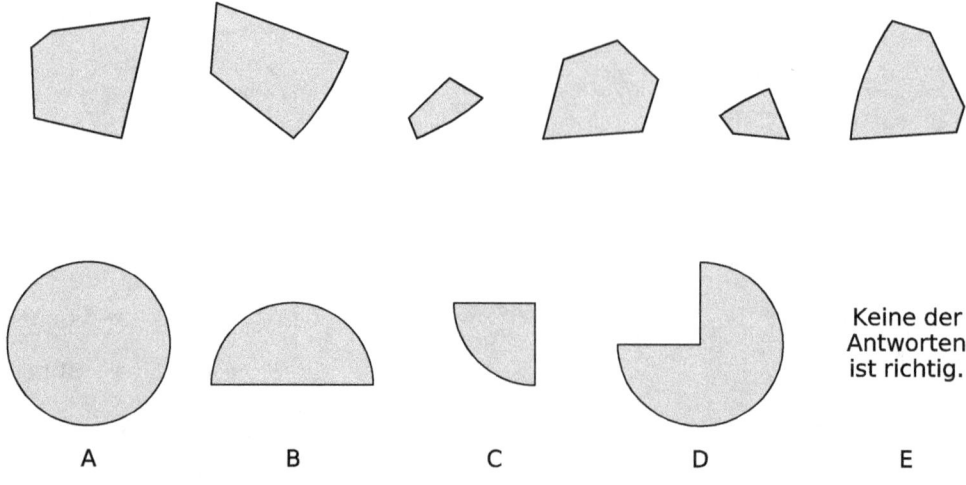

A B C D E Keine der Antworten ist richtig.

4 Übungsaufgaben

208.

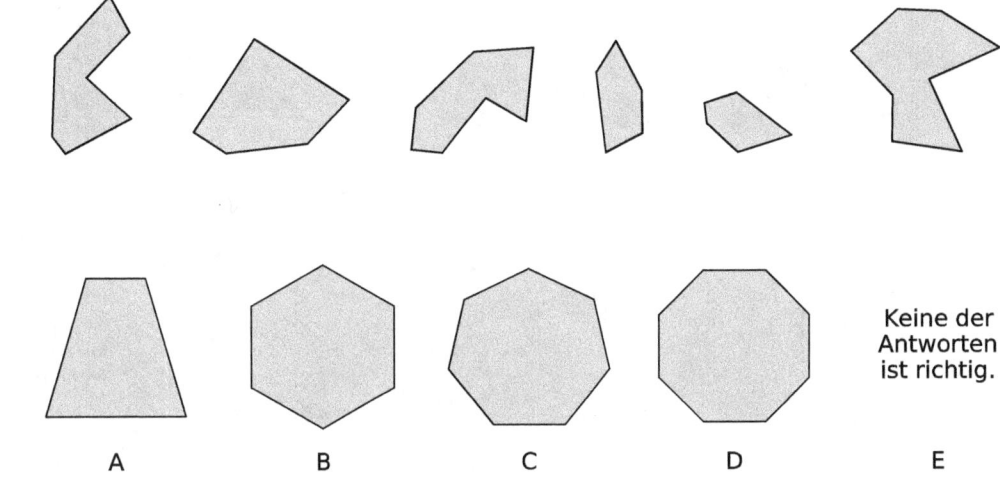

A B C D E Keine der Antworten ist richtig.

209.

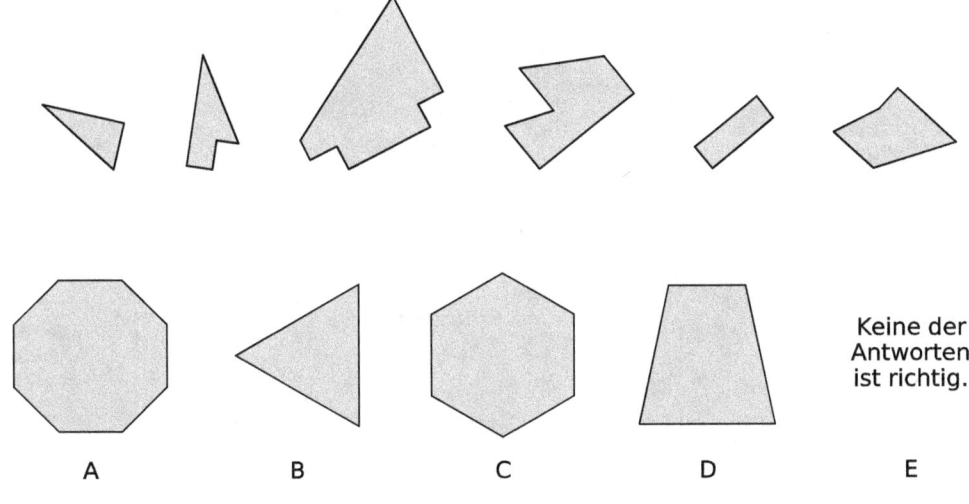

A B C D E Keine der Antworten ist richtig.

210.

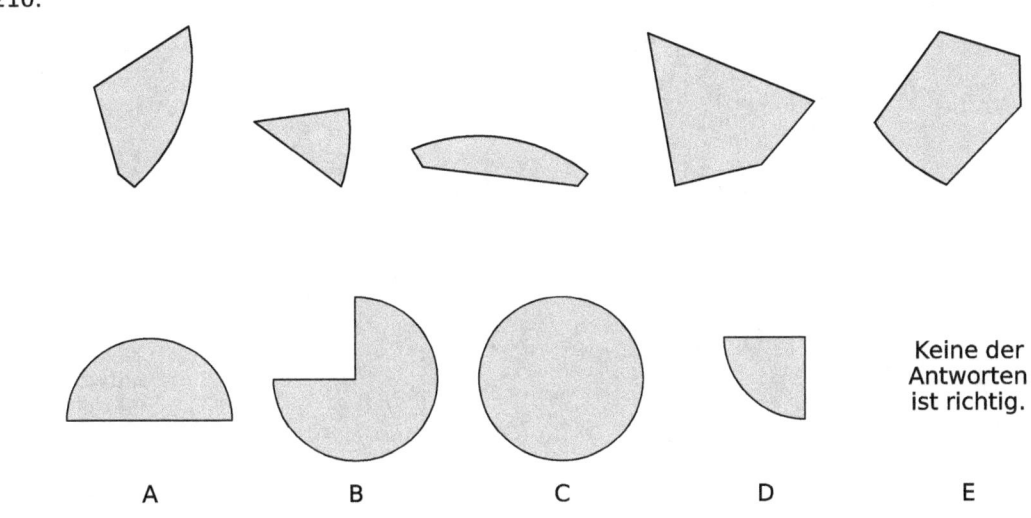

A B C D E Keine der Antworten ist richtig.

211.

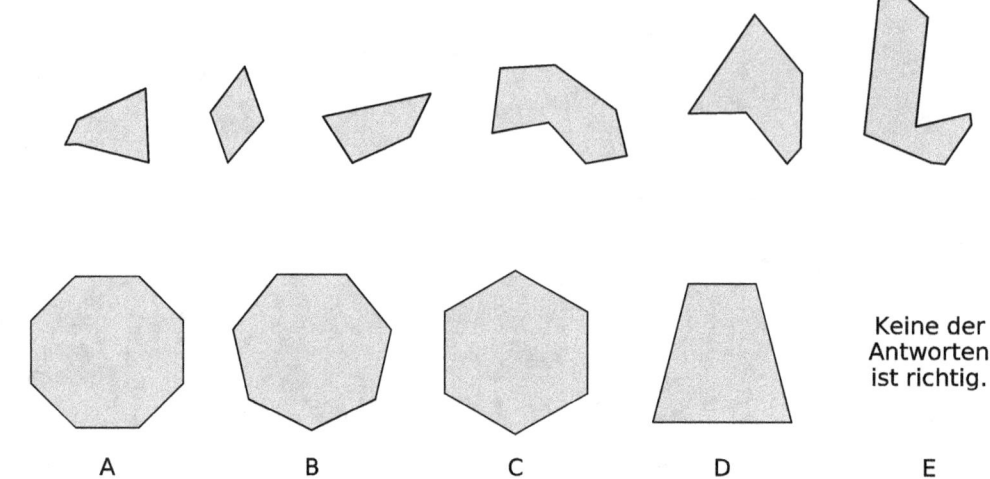

212.

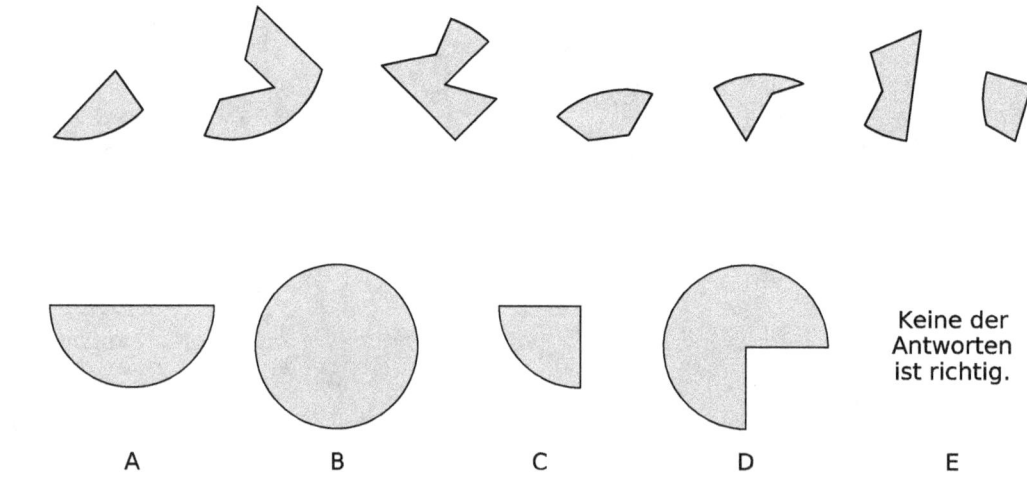

213.

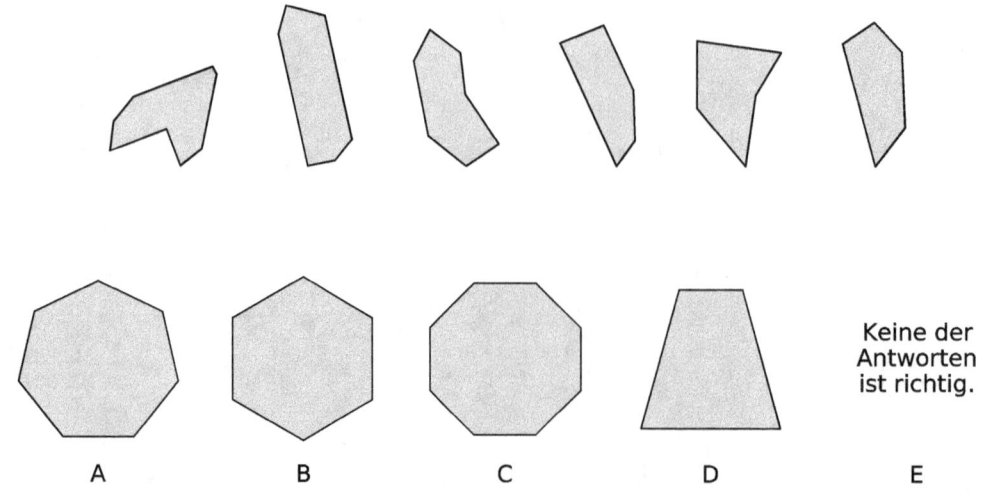

4 Übungsaufgaben

214.

215.

216.

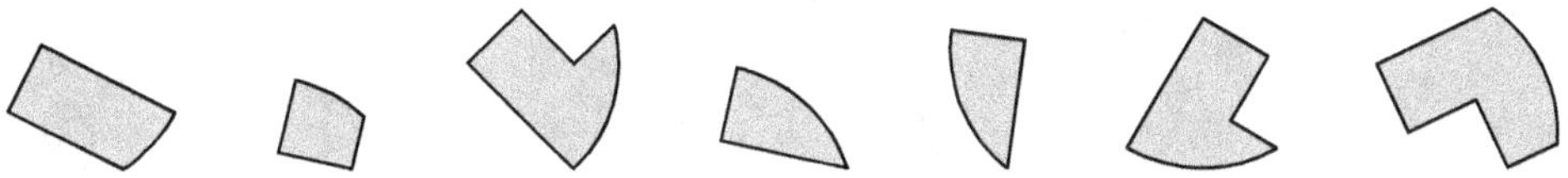

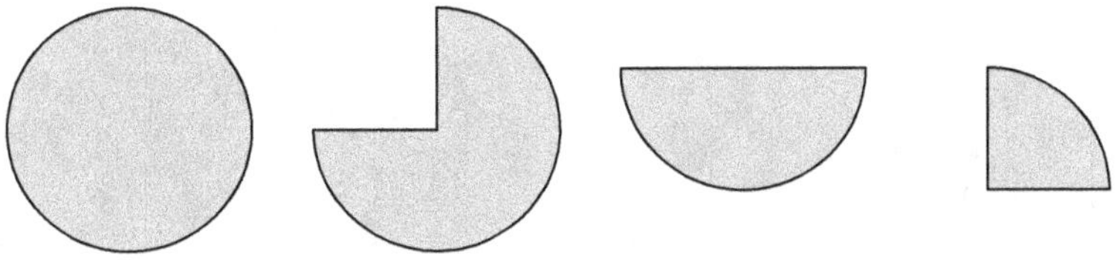

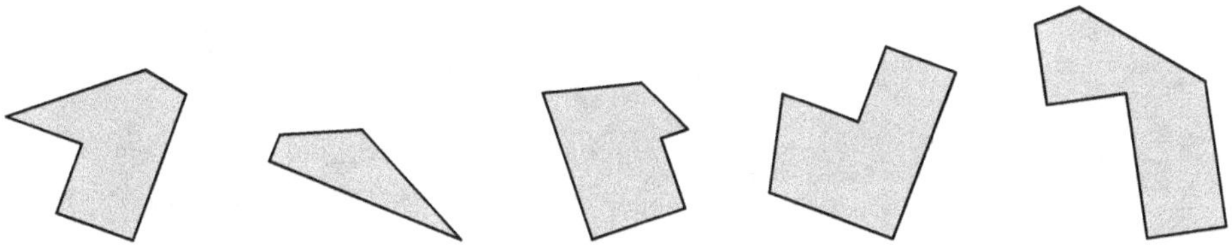

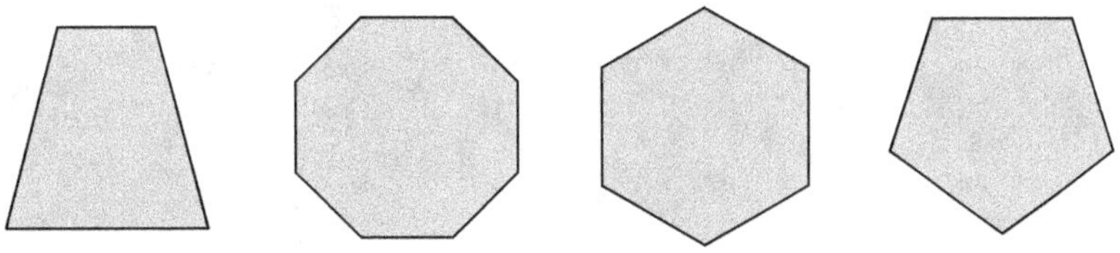

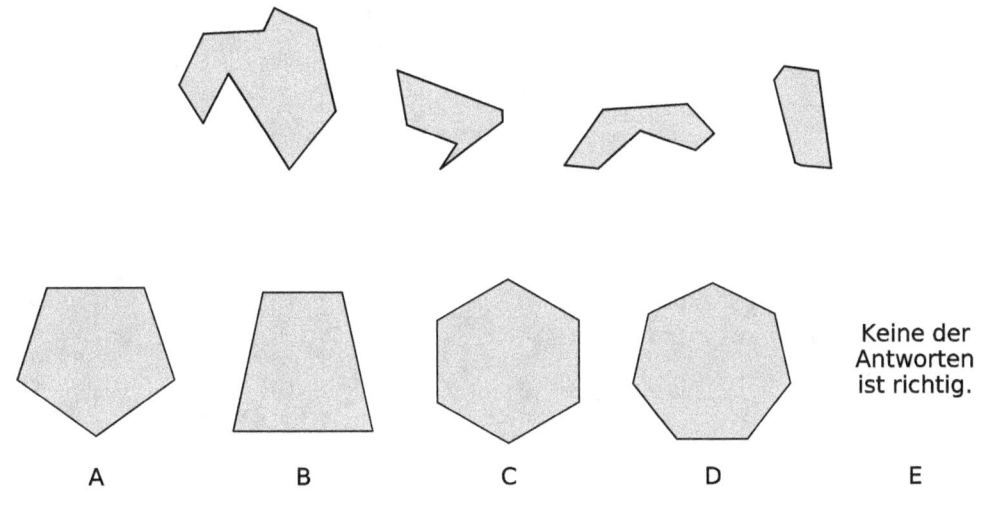

Keine der Antworten ist richtig.

217.

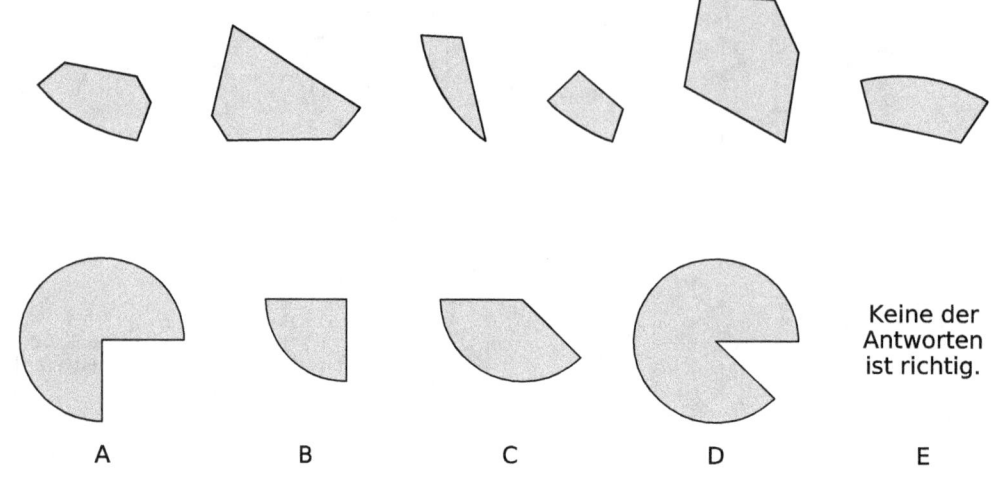

218.

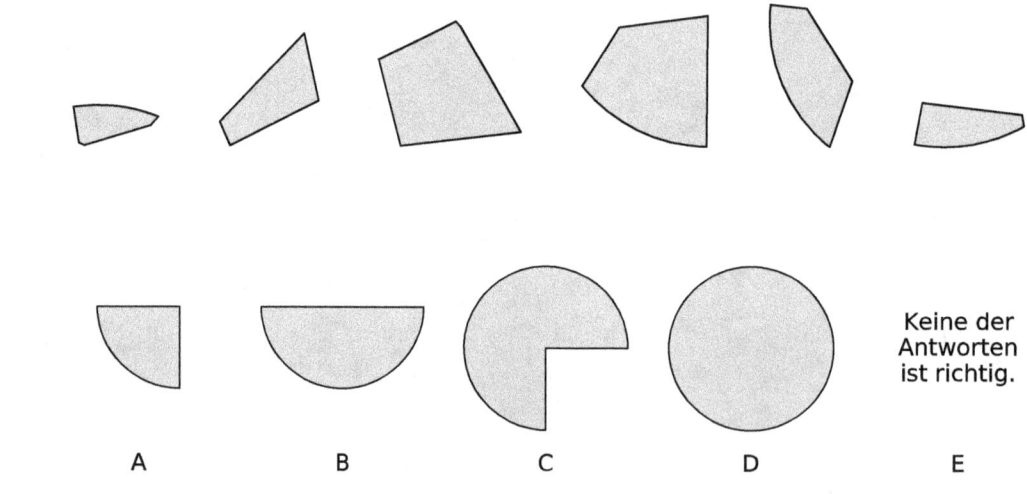

219.

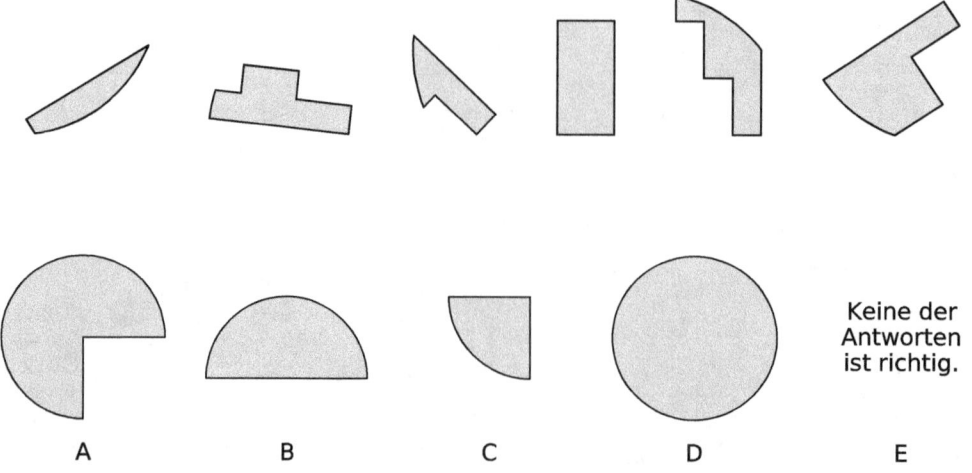

4 Übungsaufgaben

220.

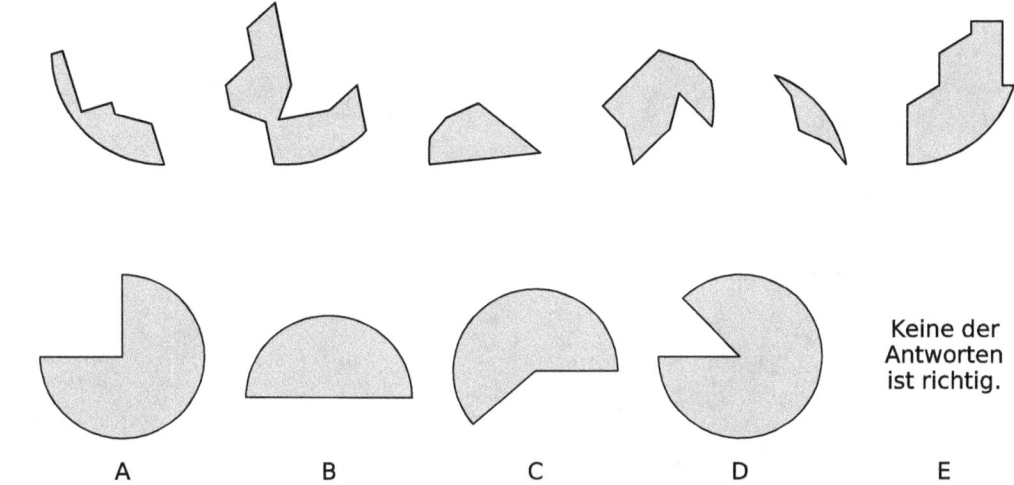

A B C D E Keine der Antworten ist richtig.

221.

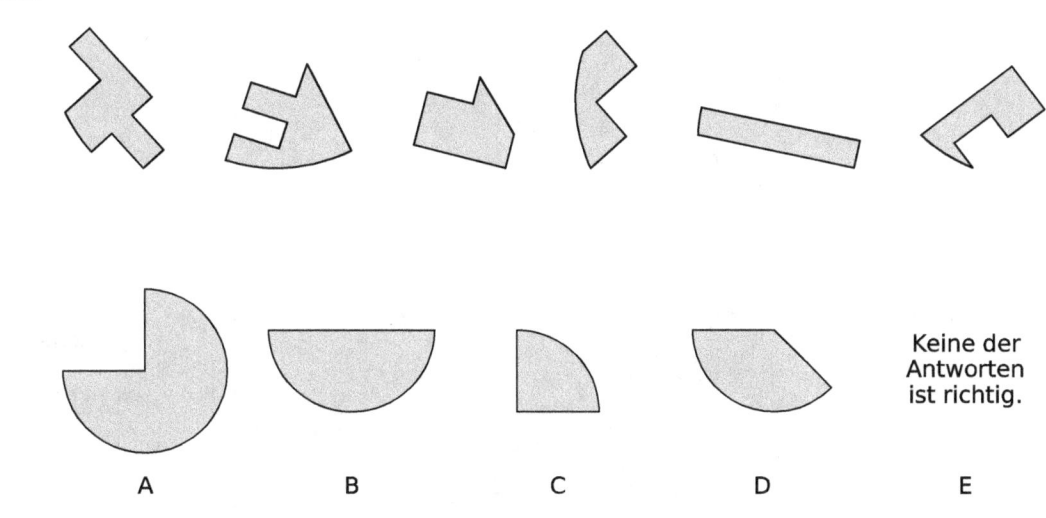

A B C D E Keine der Antworten ist richtig.

222.

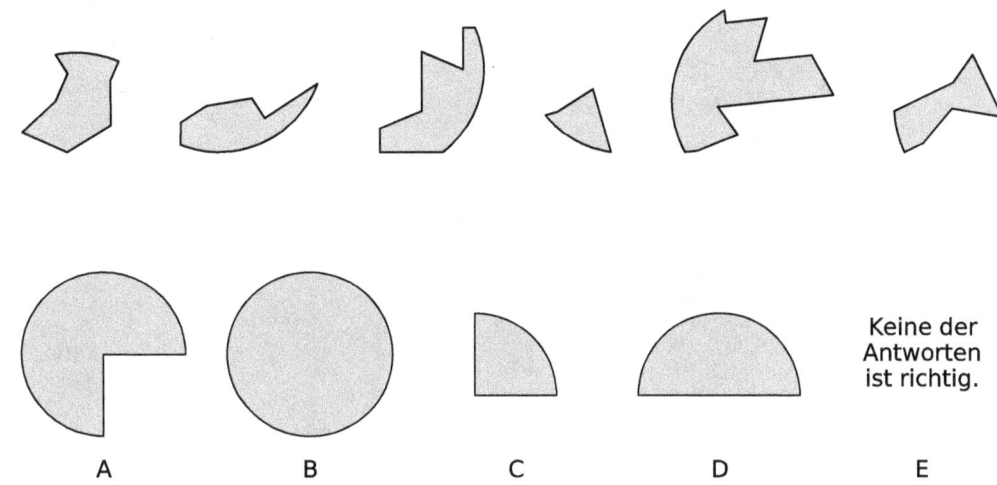

A B C D E Keine der Antworten ist richtig.

223.

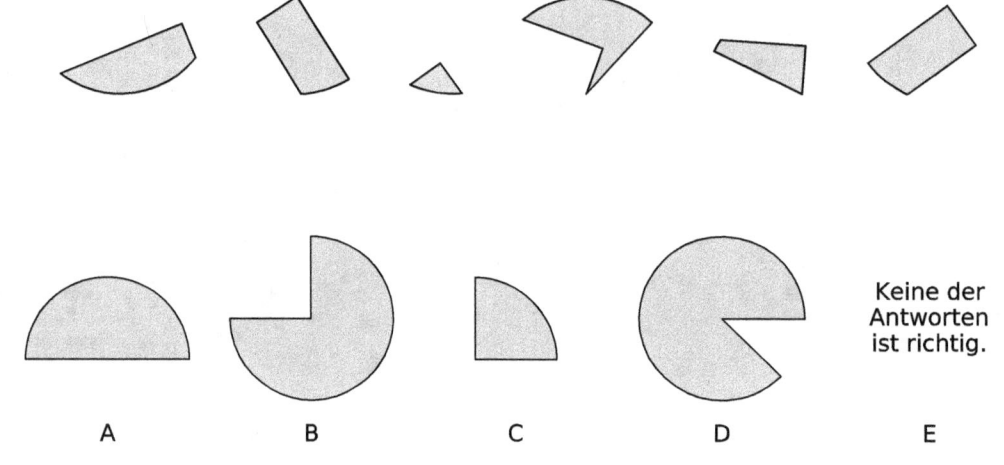

224.

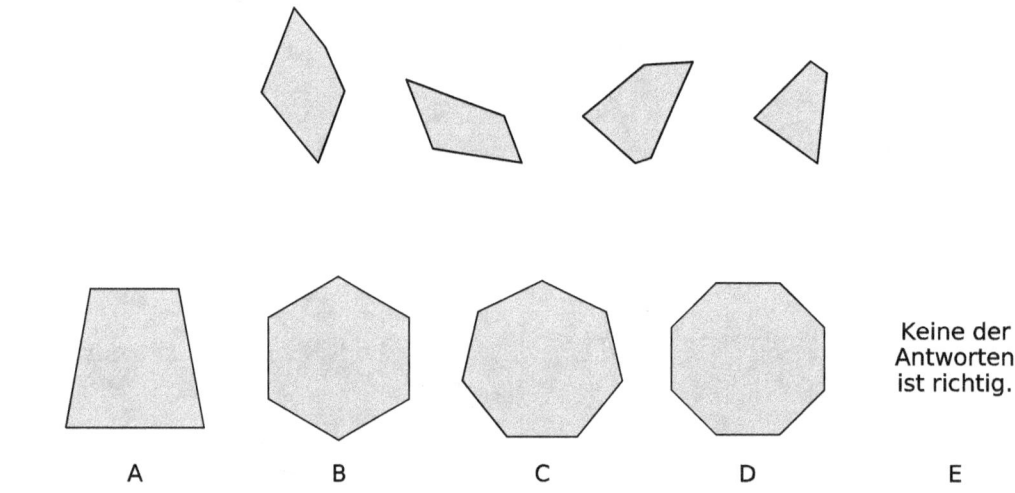

225.

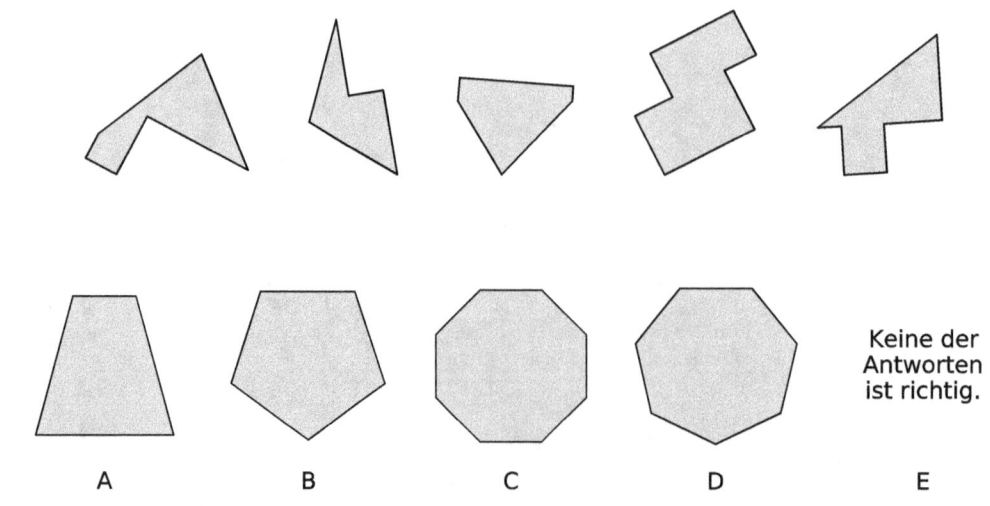

4 Übungsaufgaben

226.

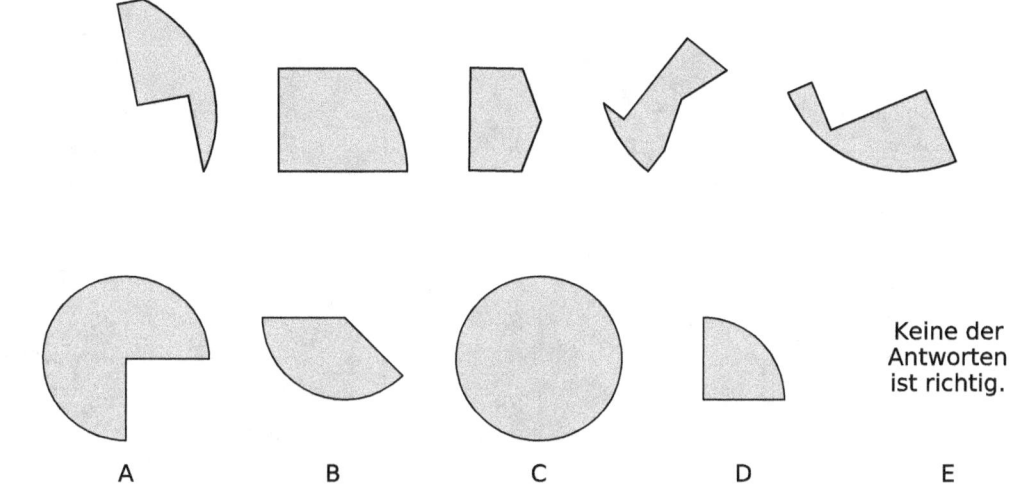

A B C D E Keine der Antworten ist richtig.

227.

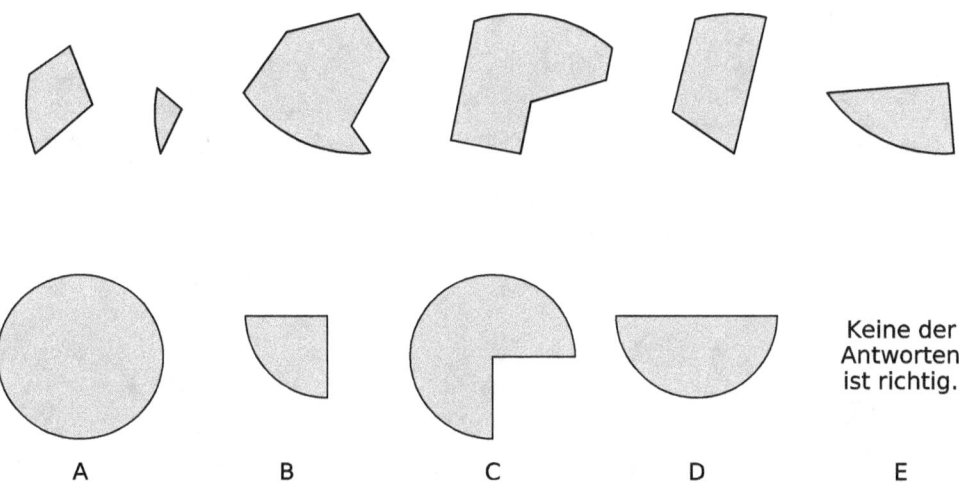

A B C D E Keine der Antworten ist richtig.

228.

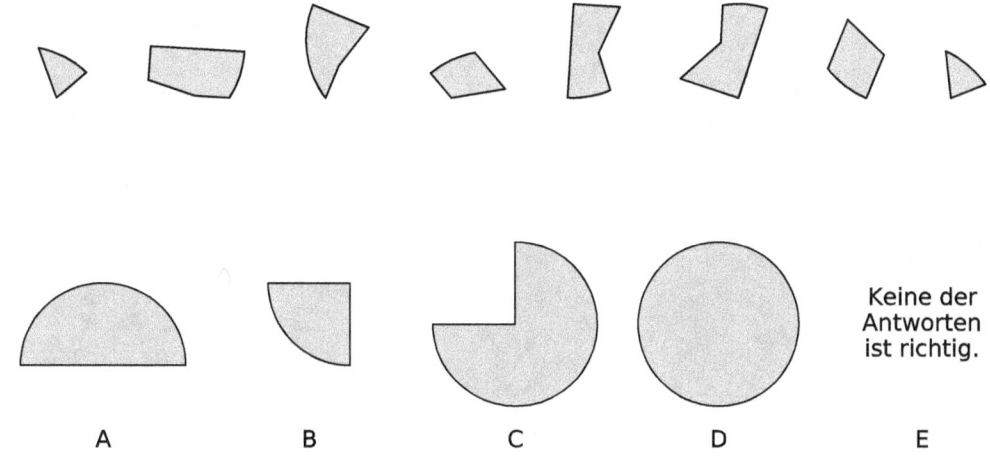

A B C D E Keine der Antworten ist richtig.

229.

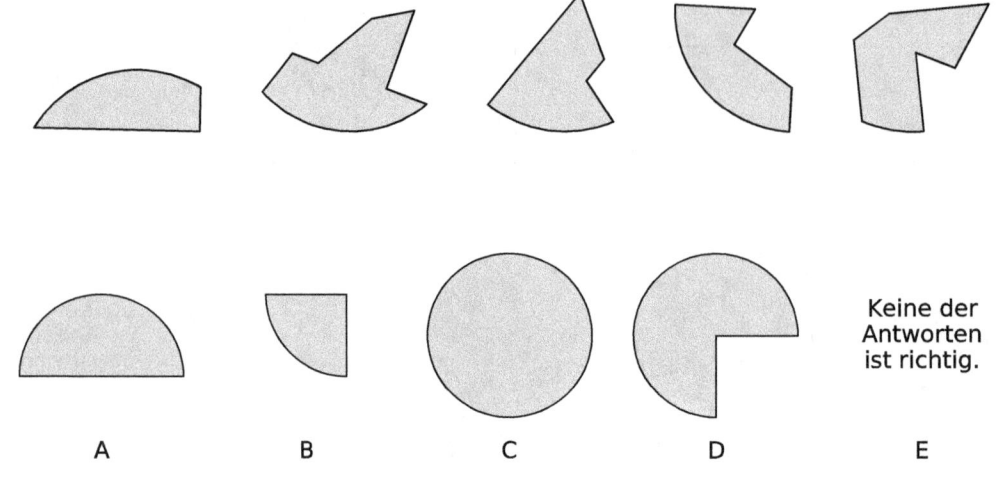

A　　B　　C　　D　　E

230.

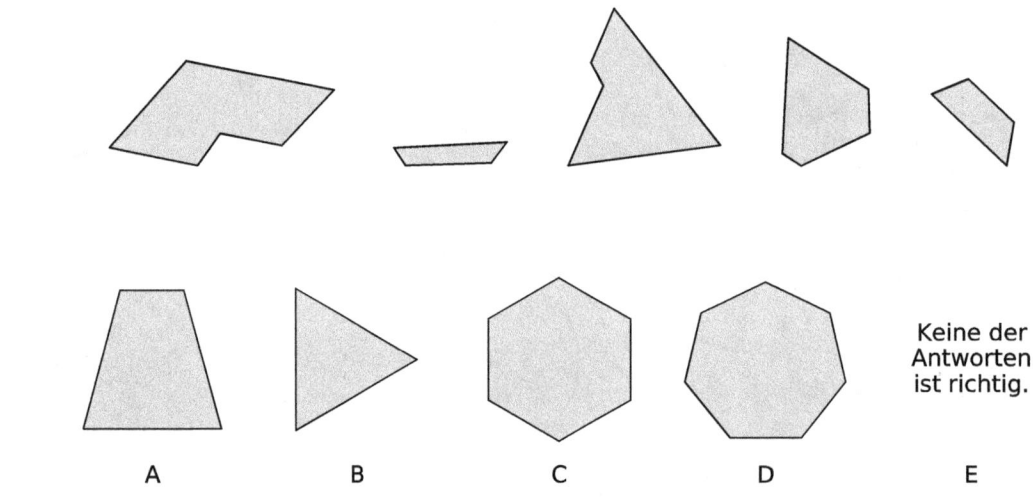

A　　B　　C　　D　　E

231.

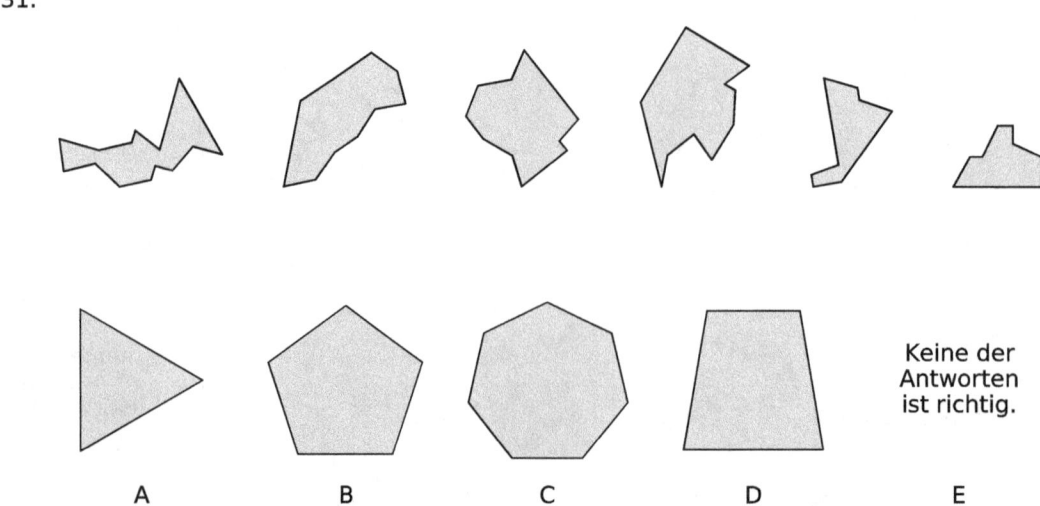

A　　B　　C　　D　　E

4 Übungsaufgaben

232.

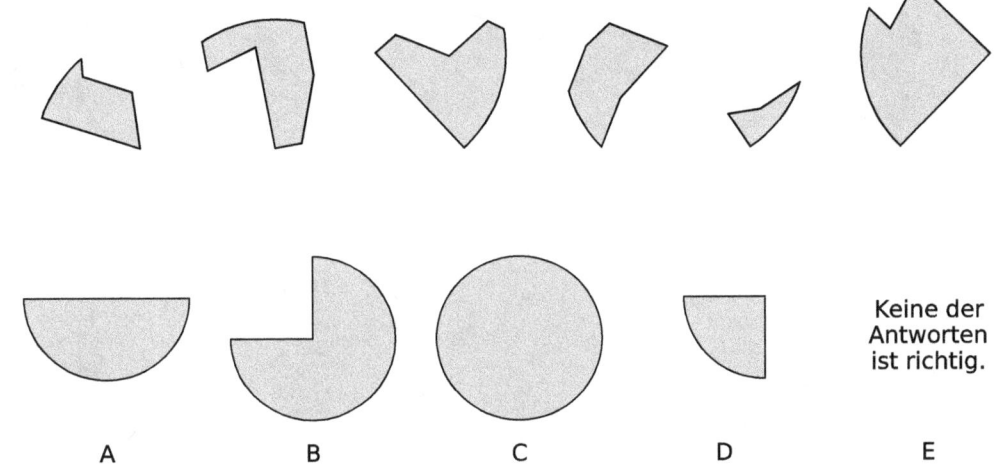

233.

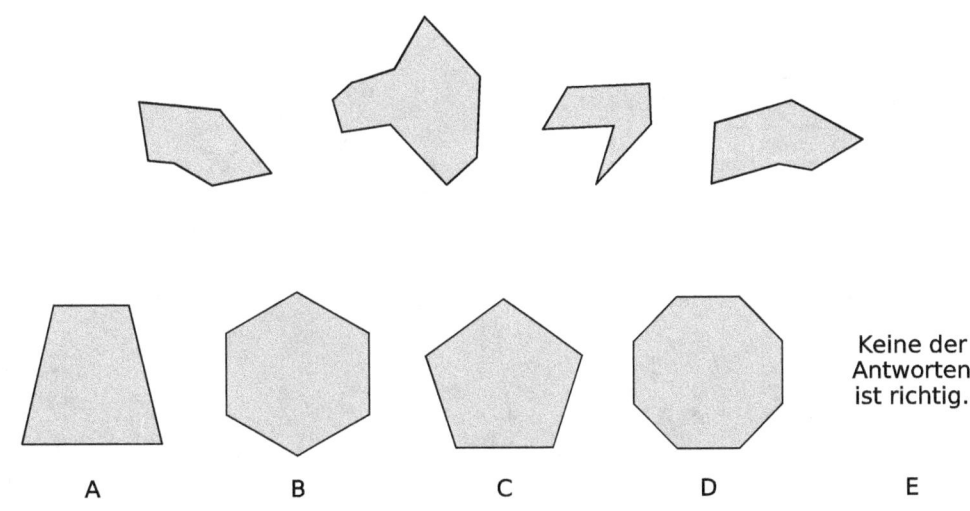

234.

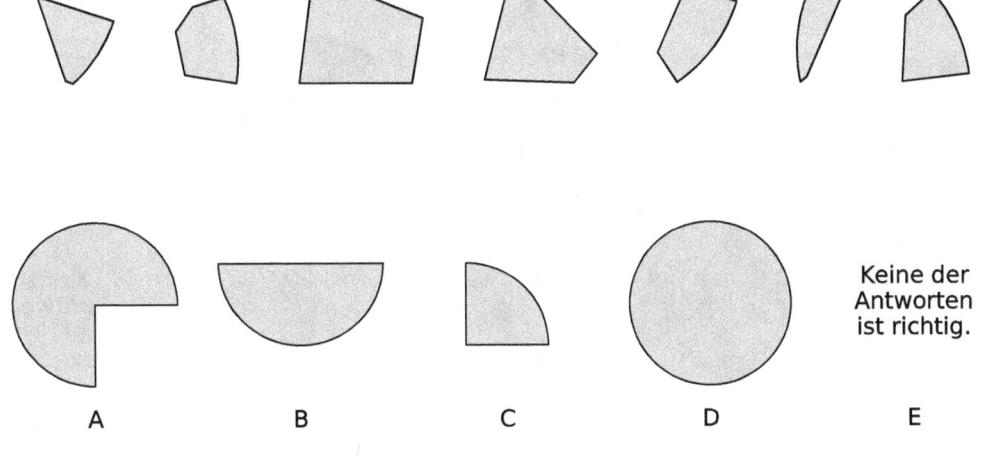

235.

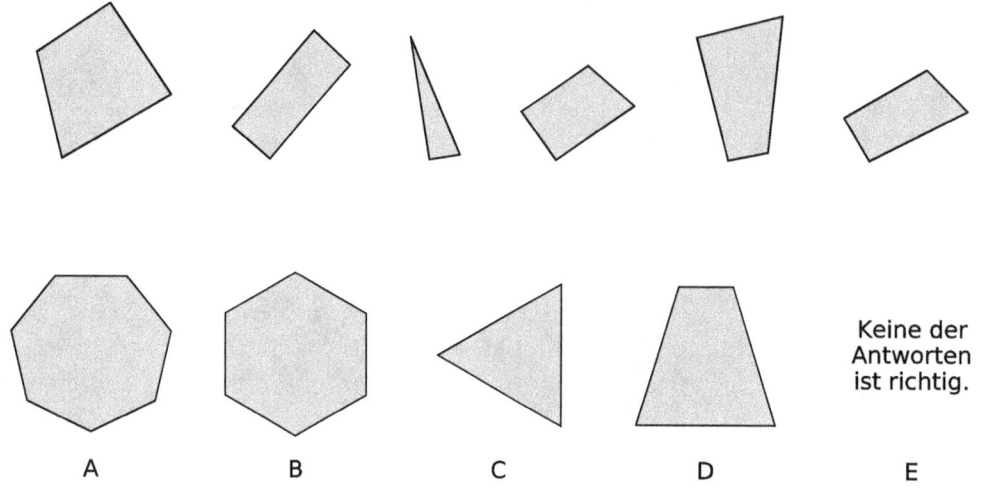

A	B	C	D	E
				Keine der Antworten ist richtig.

236.

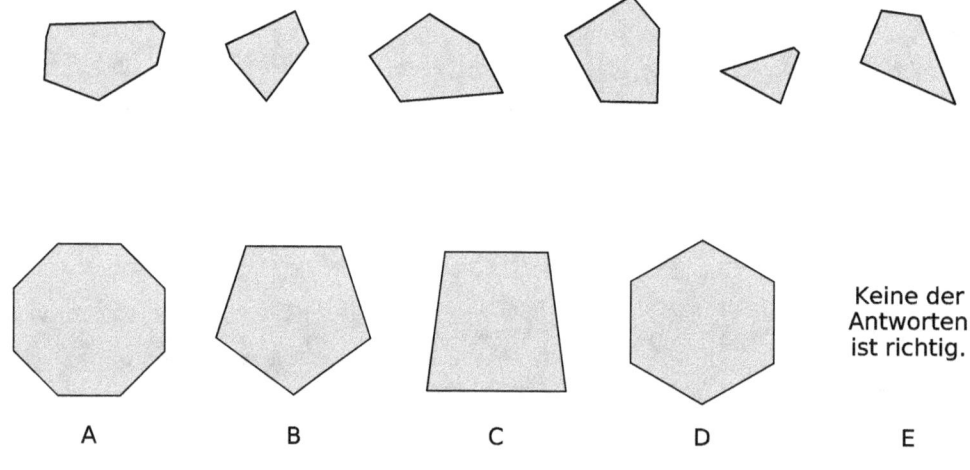

A	B	C	D	E
				Keine der Antworten ist richtig.

237.

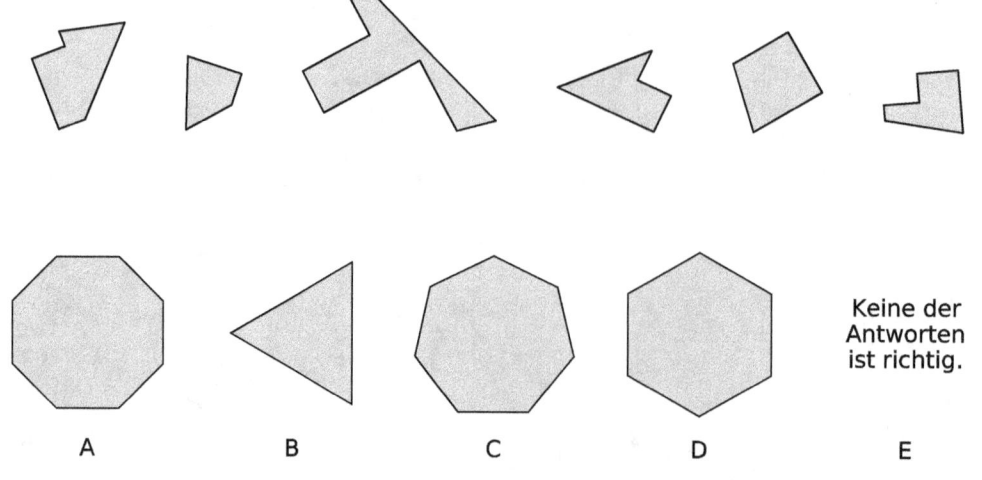

A	B	C	D	E
				Keine der Antworten ist richtig.

4 Übungsaufgaben

238.

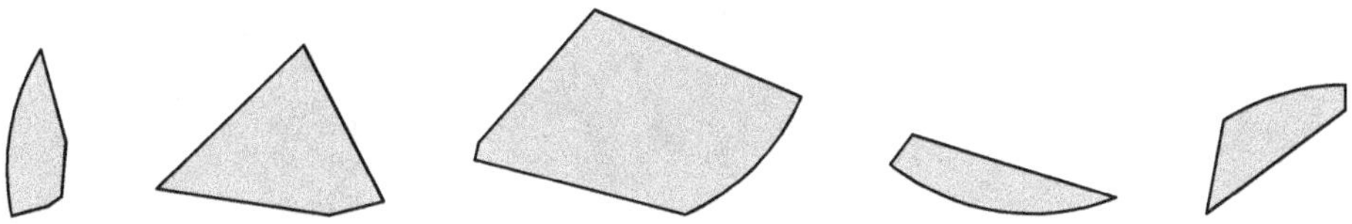

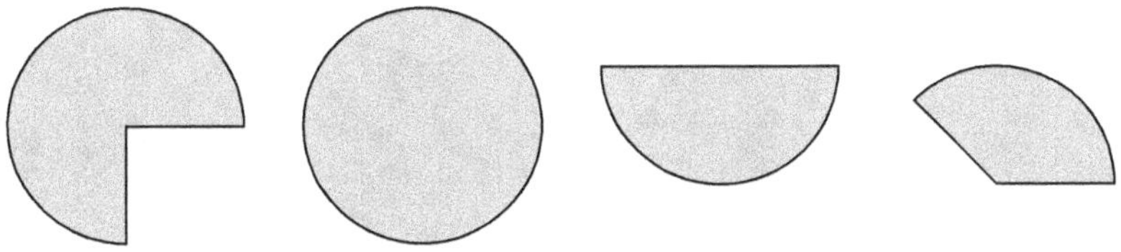

A   B   C   D   E   Keine der Antworten ist richtig.

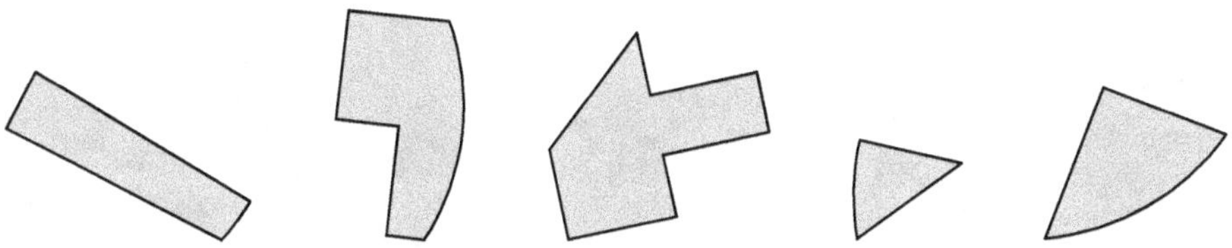

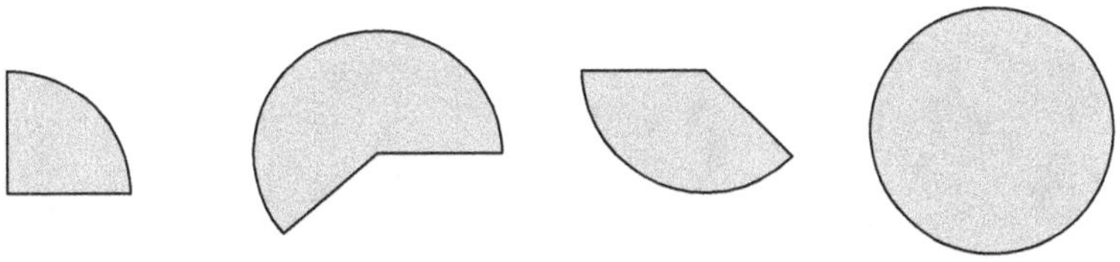

239.

A   B   C   D   E   Keine der Antworten ist richtig.

240.

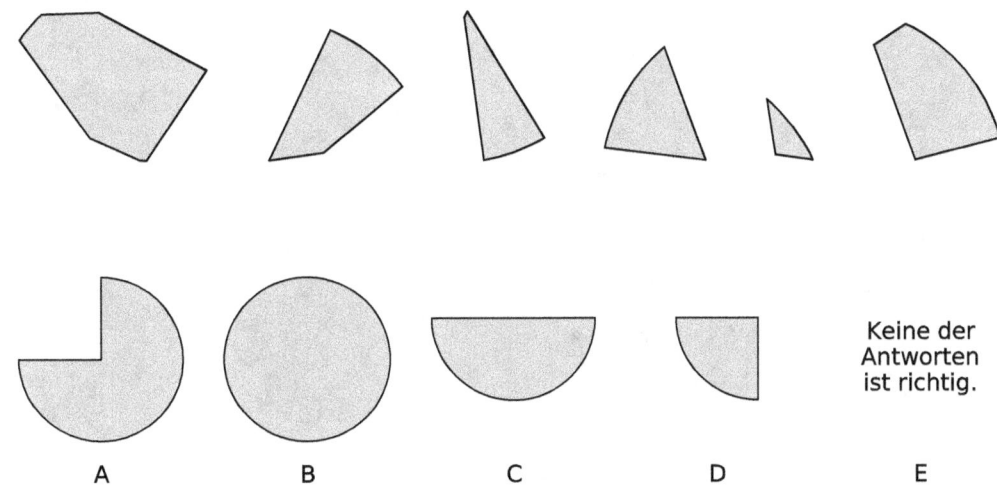

A   B   C   D   E   Keine der Antworten ist richtig.

241.

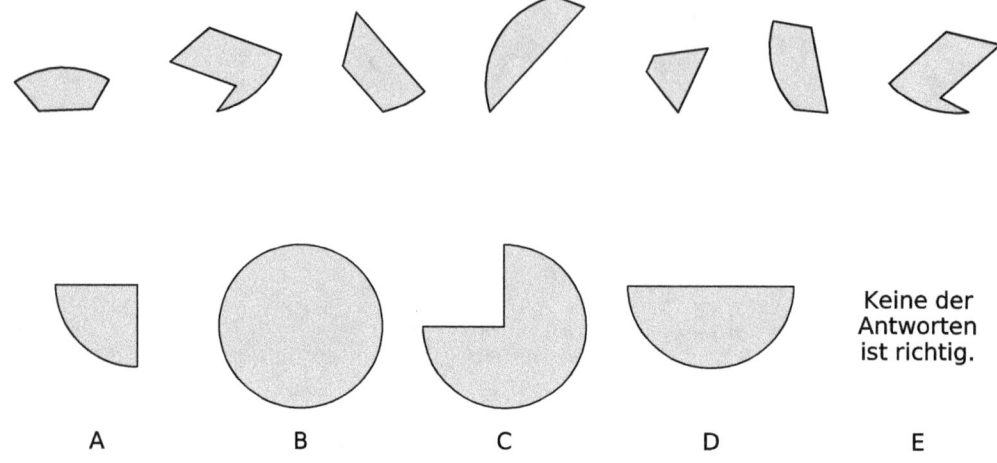

242.

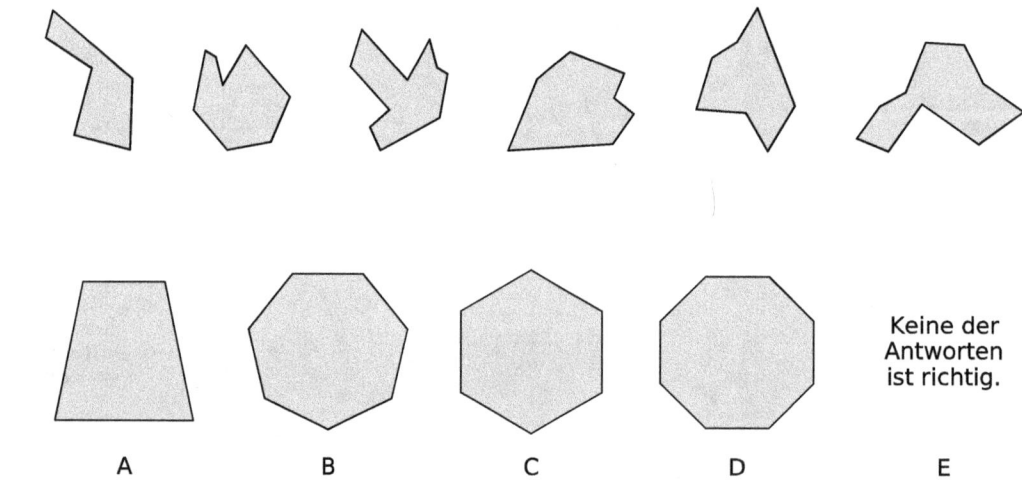

243.

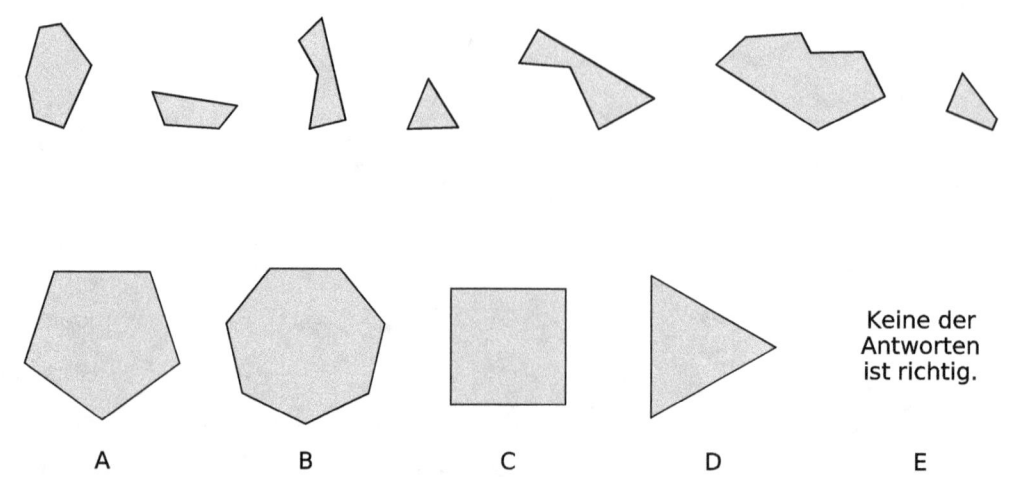

4 Übungsaufgaben

244.

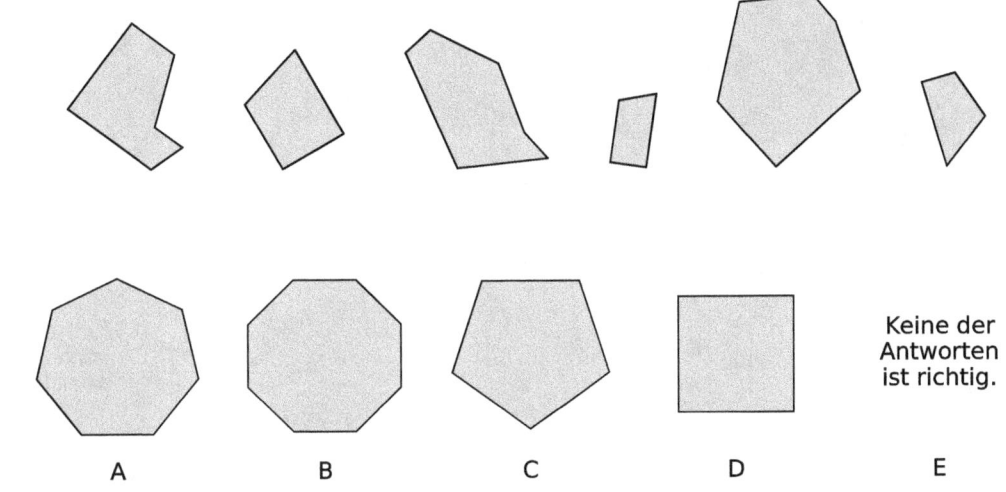

A B C D E Keine der Antworten ist richtig.

245.

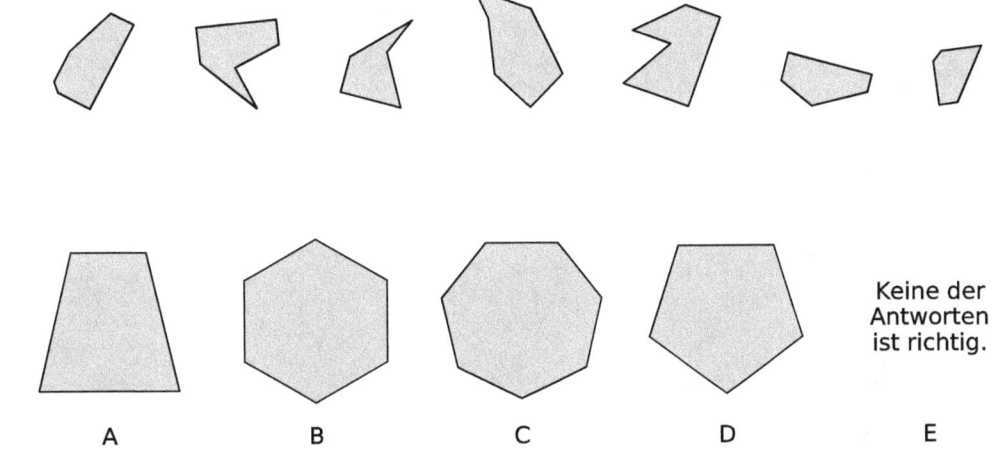

A B C D E Keine der Antworten ist richtig.

246.

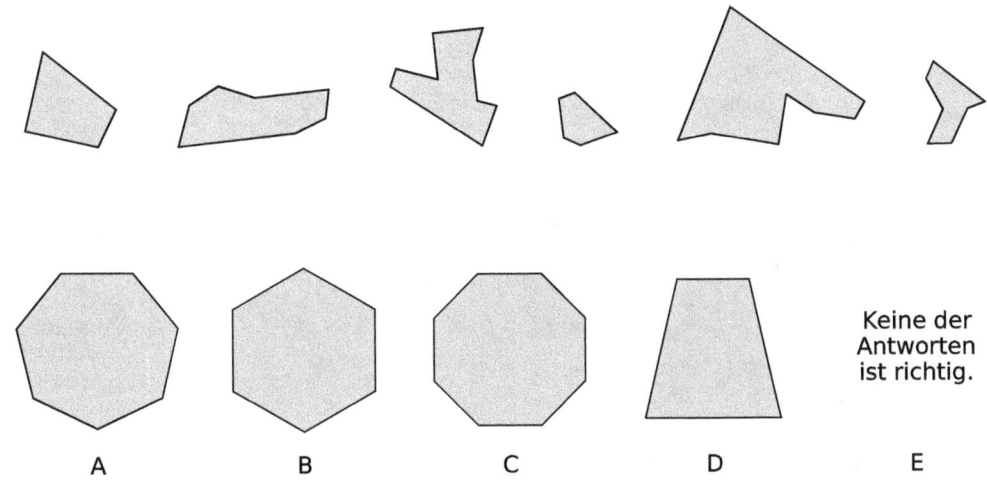

A B C D E Keine der Antworten ist richtig.

247.

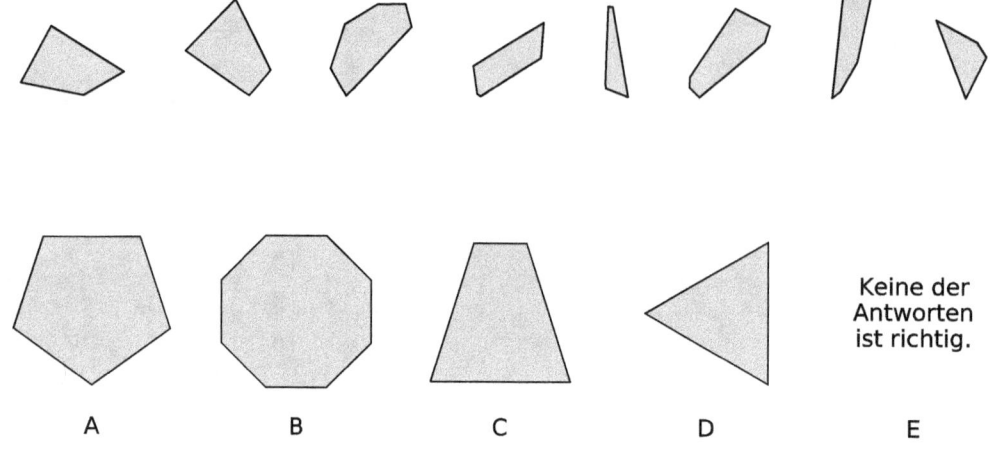

A B C D E Keine der Antworten ist richtig.

248.

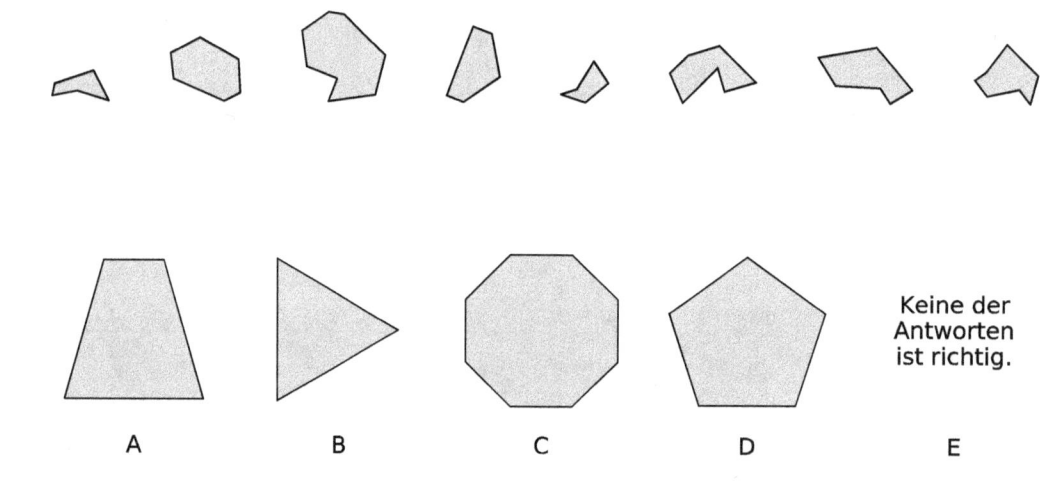

A B C D E Keine der Antworten ist richtig.

249.

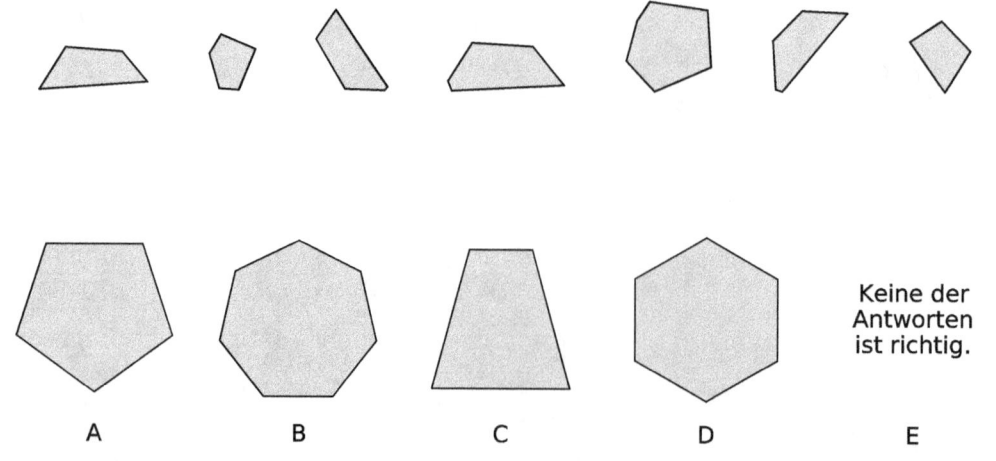

A B C D E Keine der Antworten ist richtig.

4 Übungsaufgaben

250.

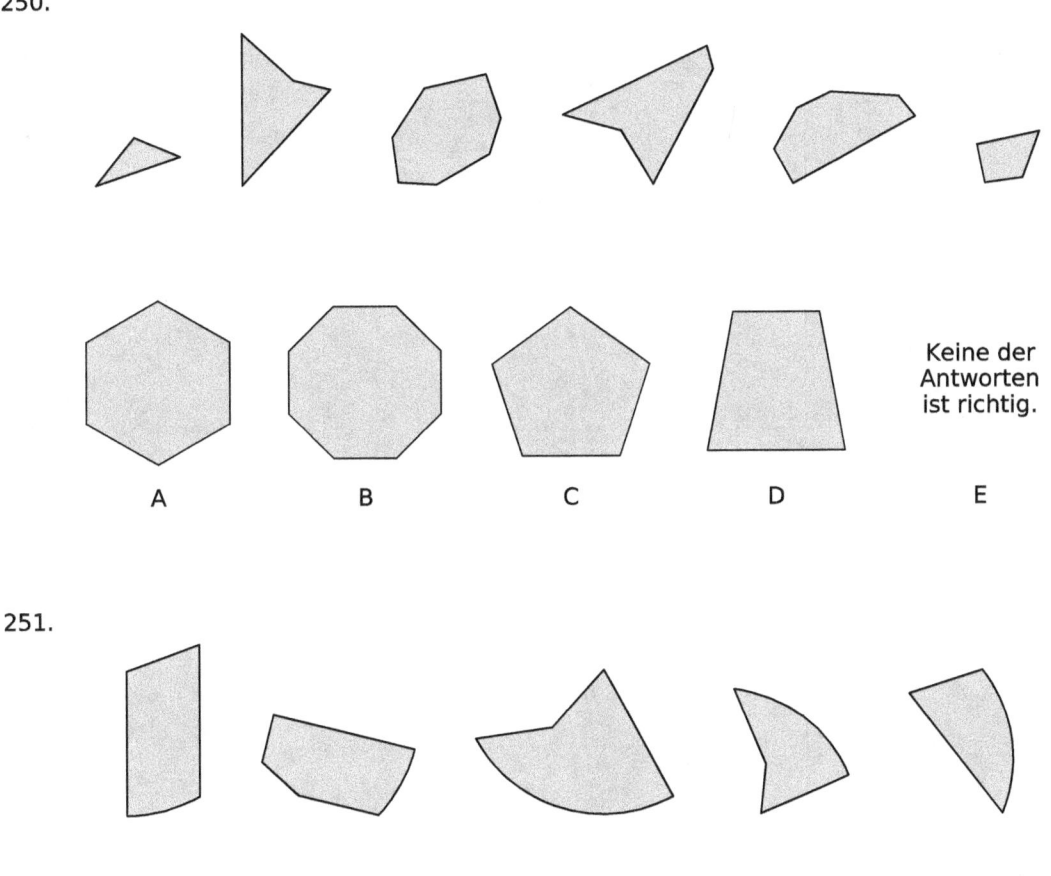

251.

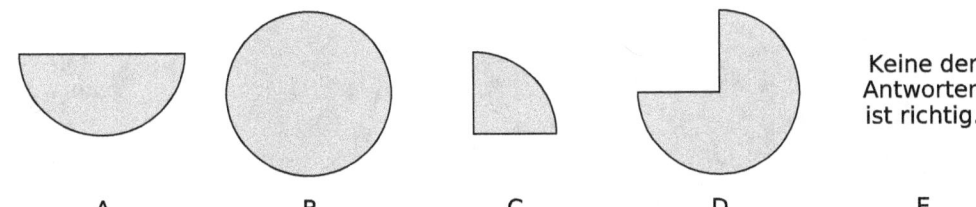

252.

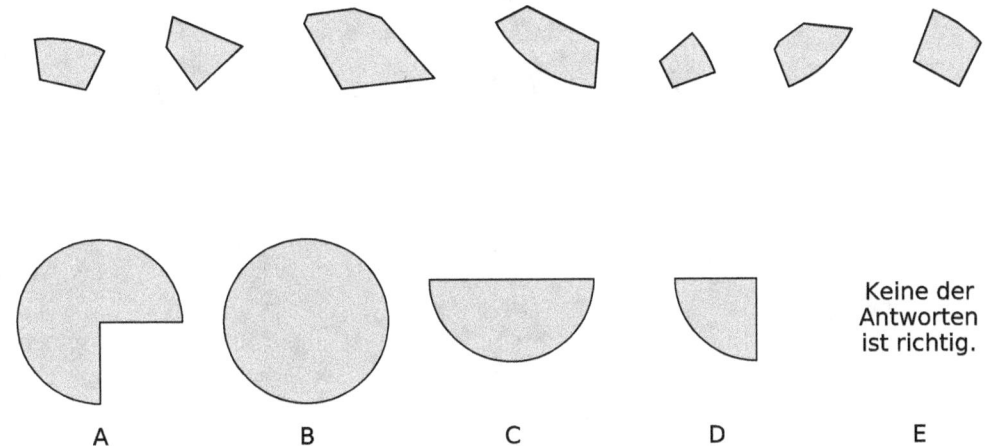

253.

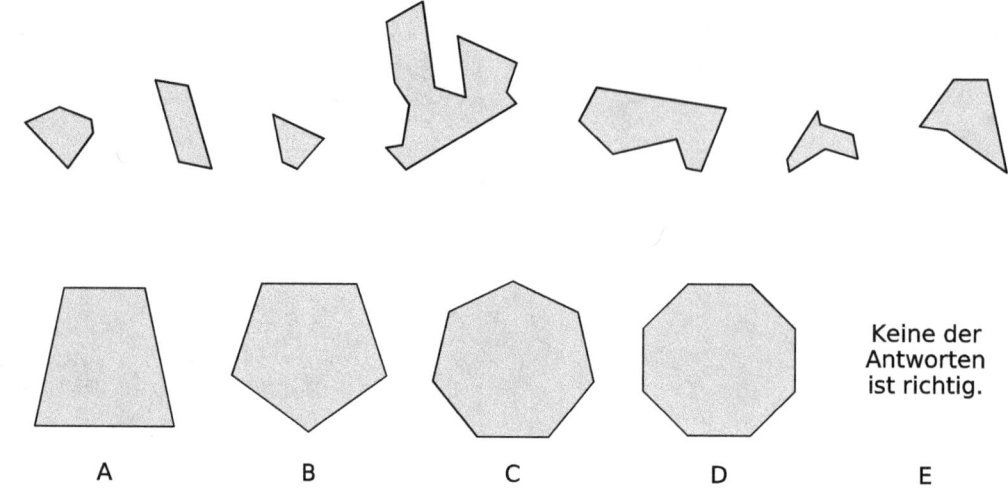

254.

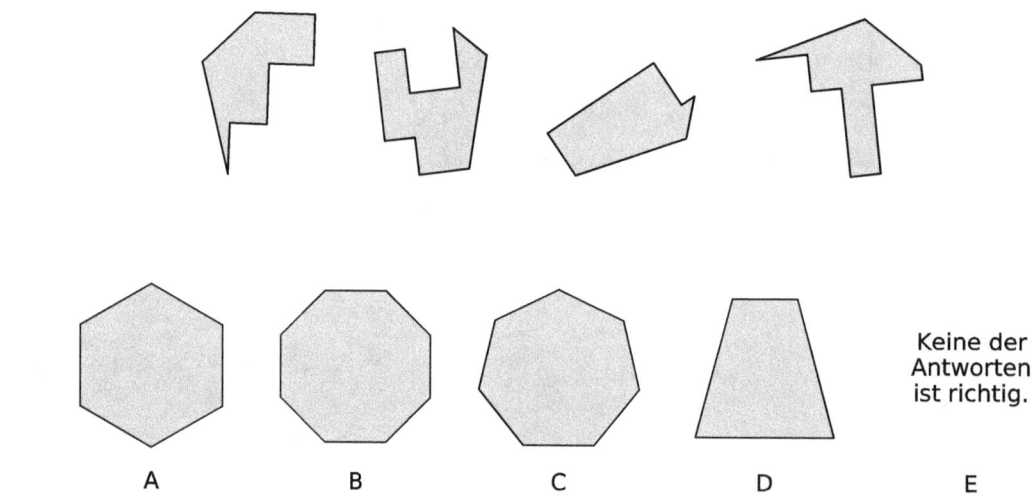

255.

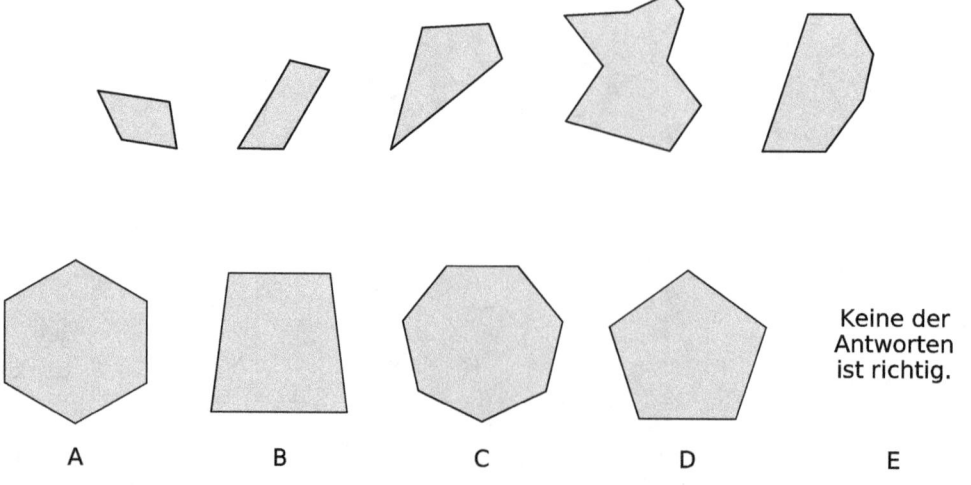

4 Übungsaufgaben

256.

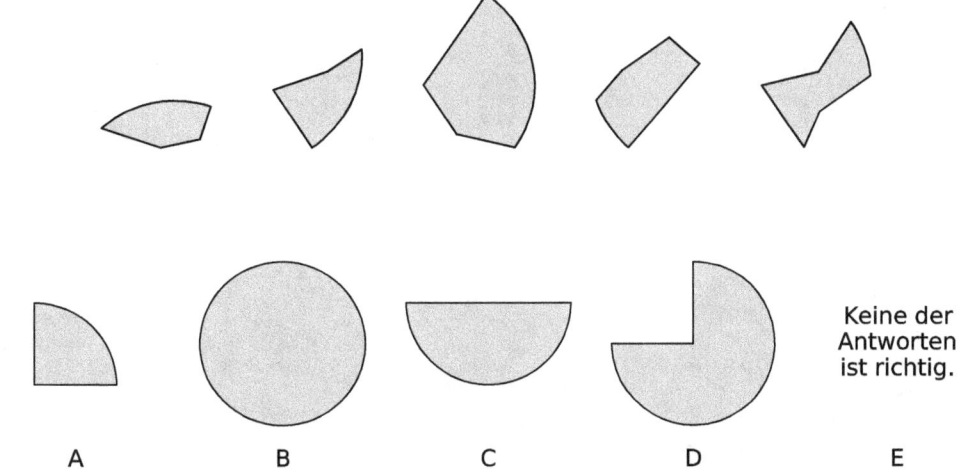

A B C D E Keine der Antworten ist richtig.

257.

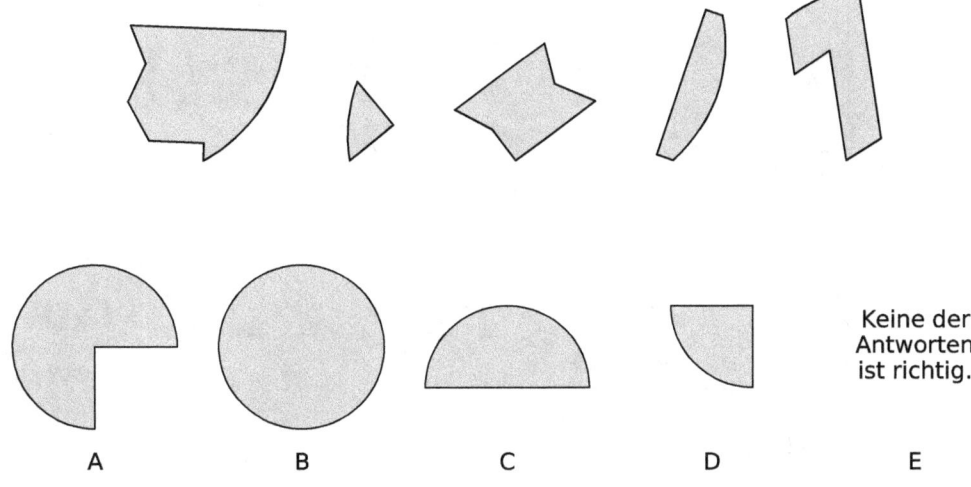

A B C D E Keine der Antworten ist richtig.

258.

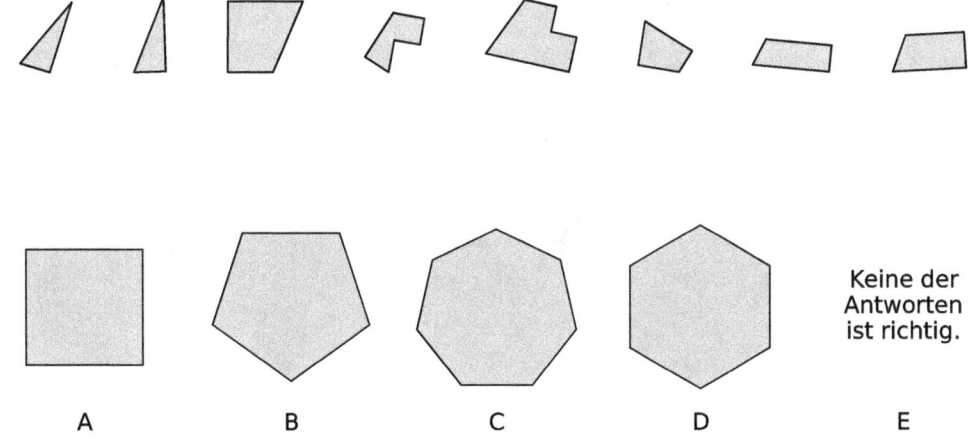

A B C D E Keine der Antworten ist richtig.

259.

Keine der Antworten ist richtig.

A B C D E

260.

Keine der Antworten ist richtig.

A B C D E

261.

Keine der Antworten ist richtig.

A B C D E

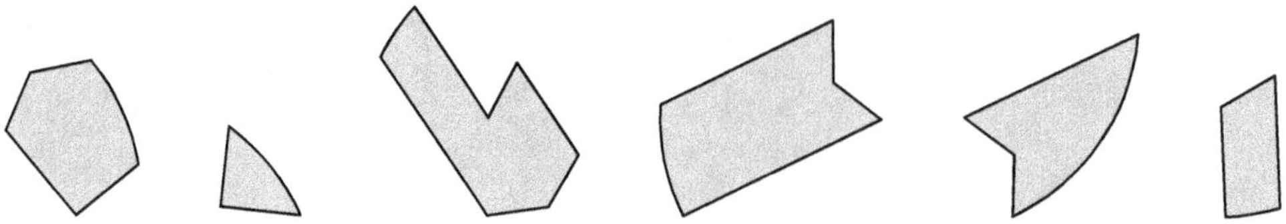

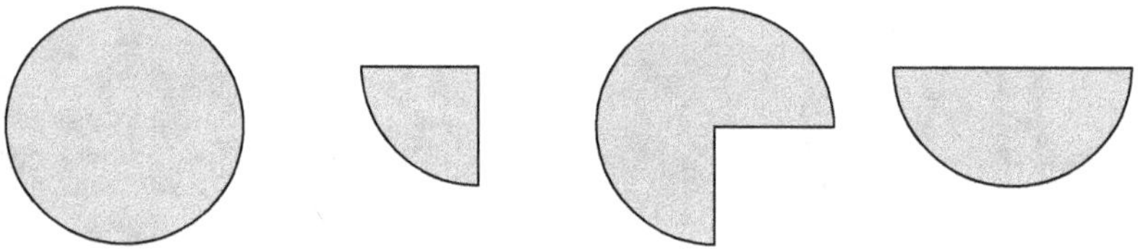

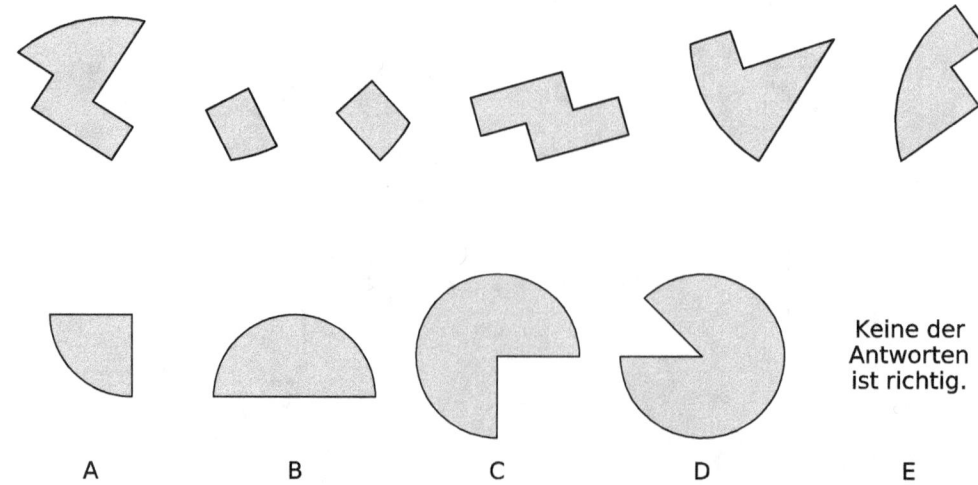

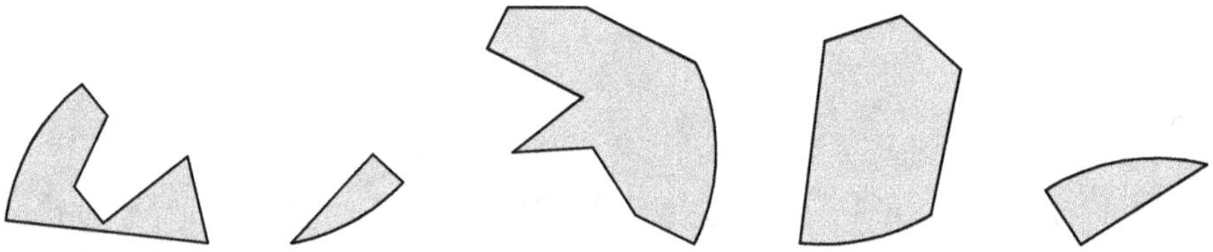

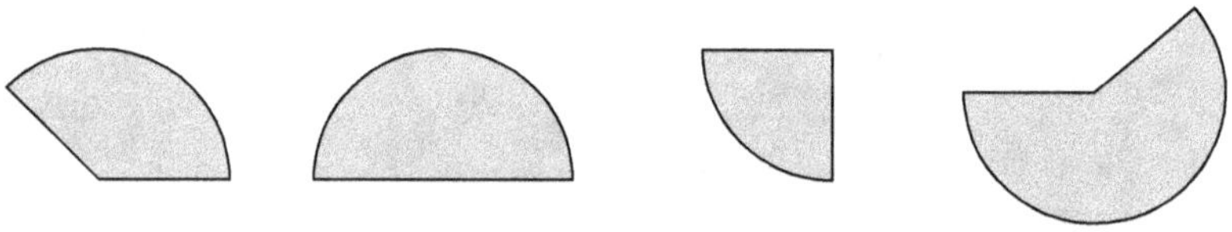

4 Übungsaufgaben

262.

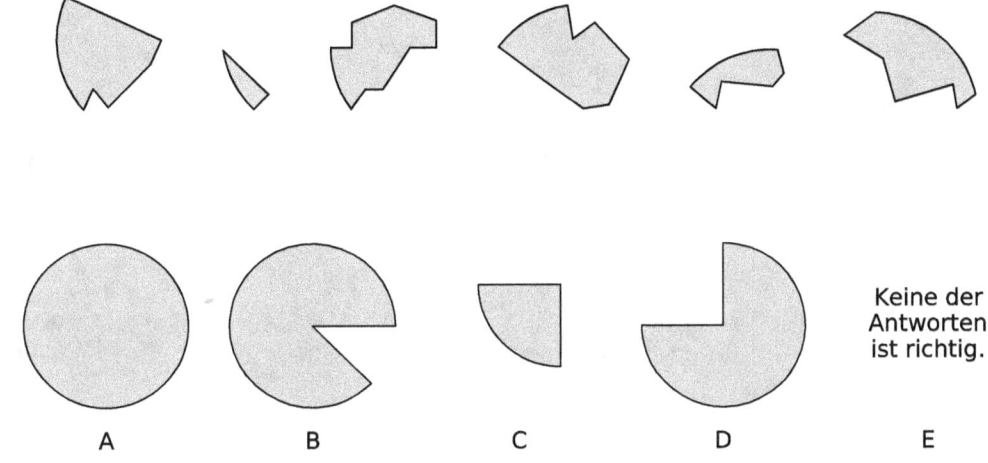

A B C D E Keine der Antworten ist richtig.

263.

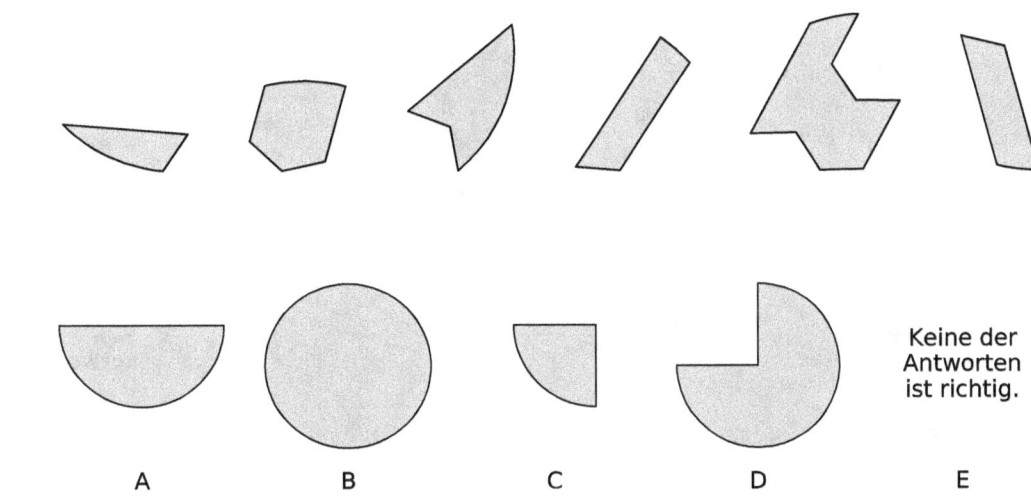

A B C D E Keine der Antworten ist richtig.

264.

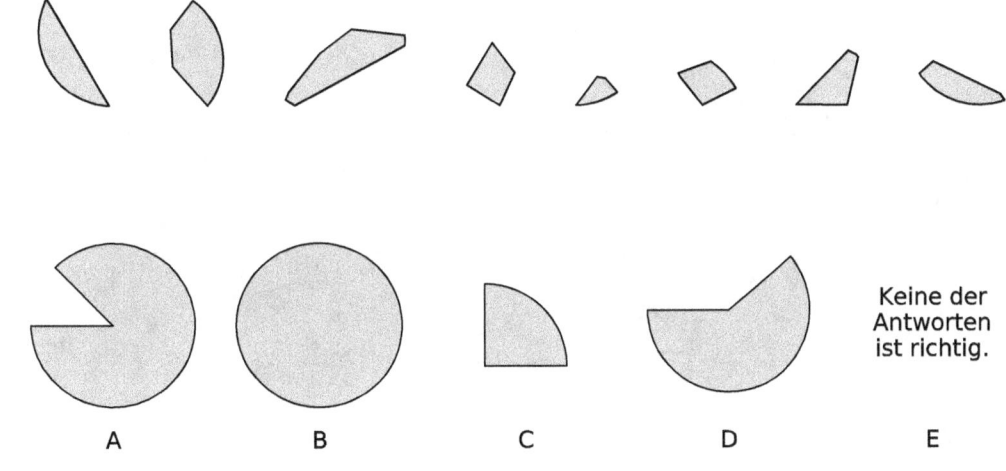

A B C D E Keine der Antworten ist richtig.

265.

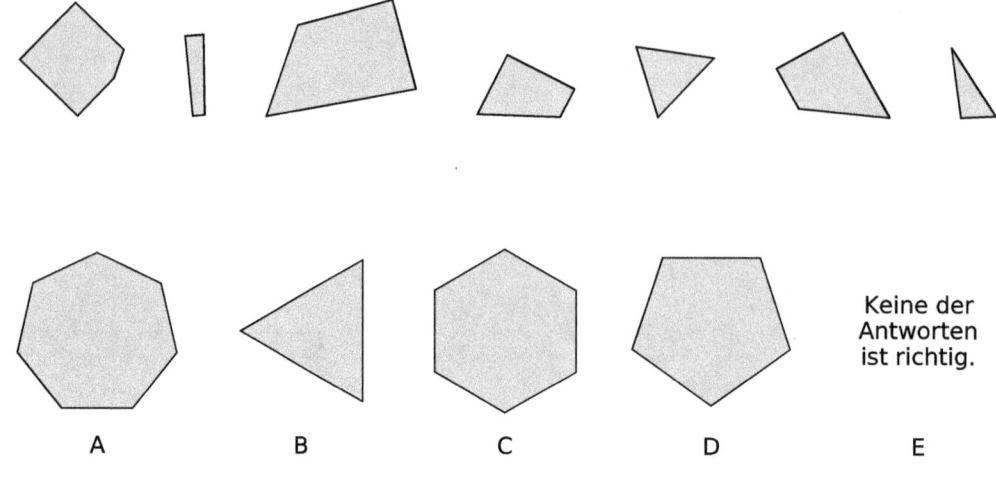

266.

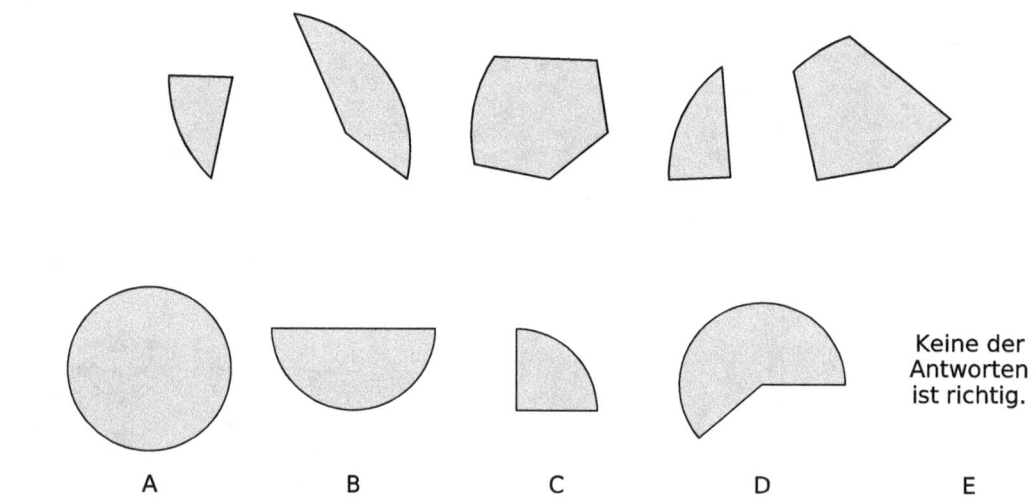

267.

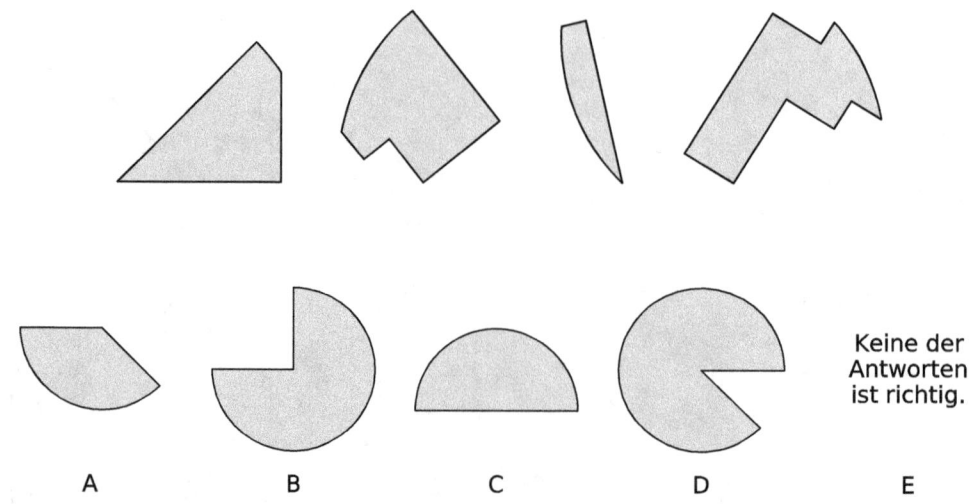

4 Übungsaufgaben

268.

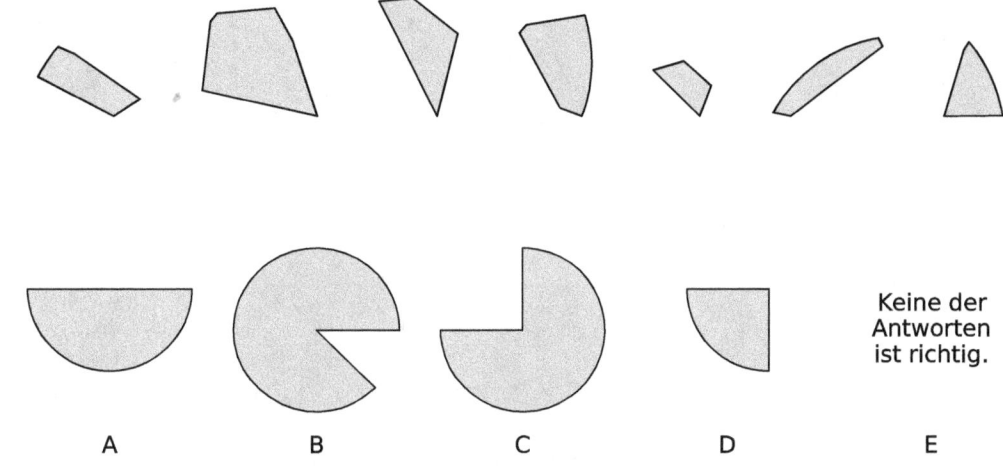

A B C D E   Keine der Antworten ist richtig.

269.

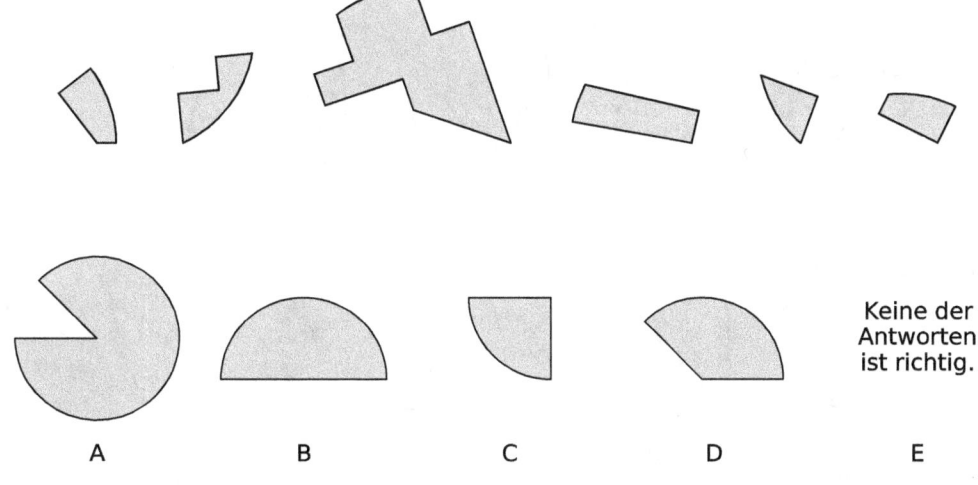

A B C D E   Keine der Antworten ist richtig.

270.

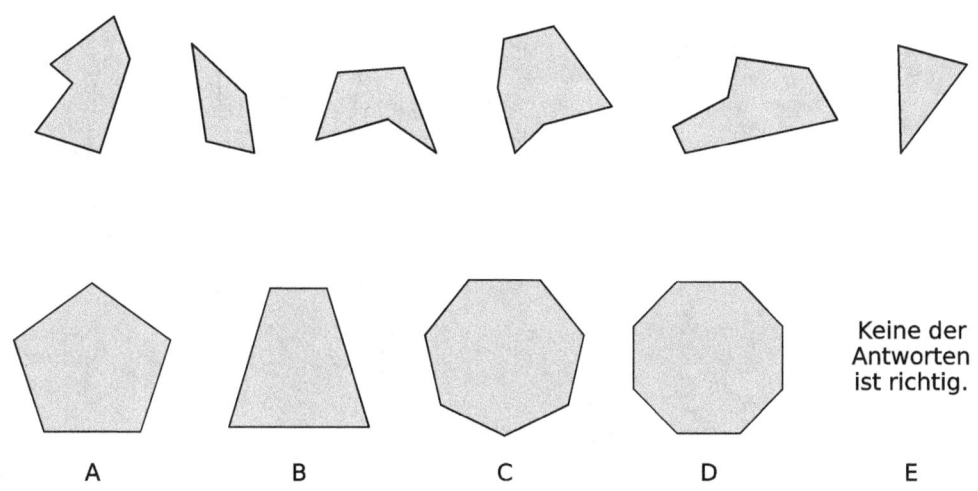

A B C D E   Keine der Antworten ist richtig.

271.

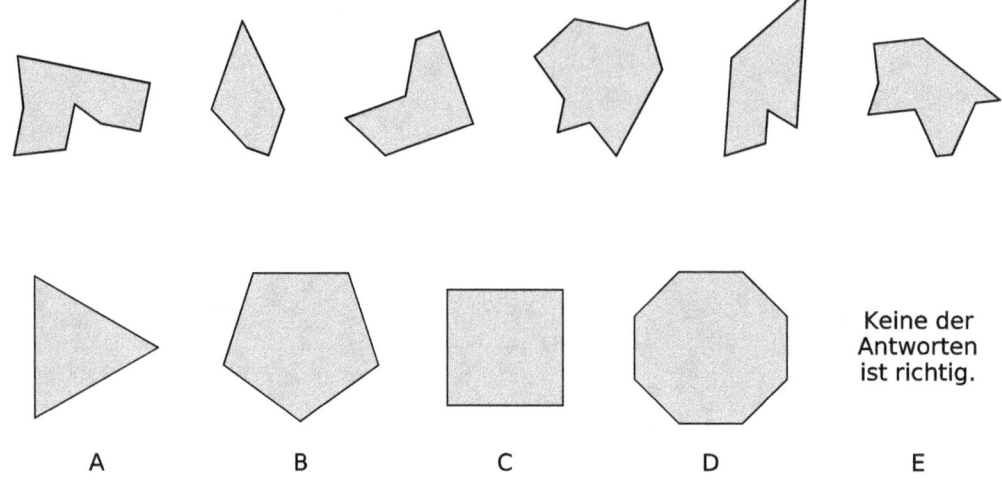

272.

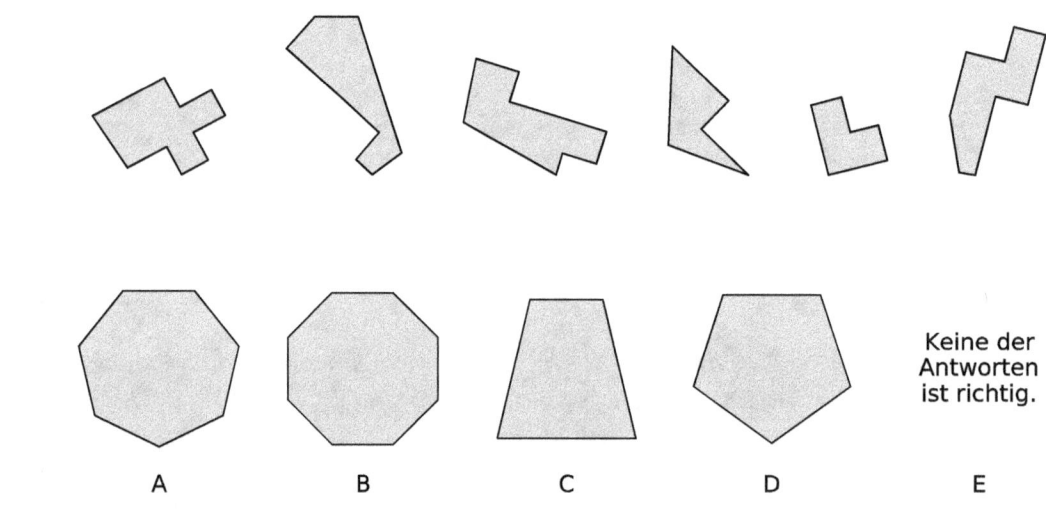

273.

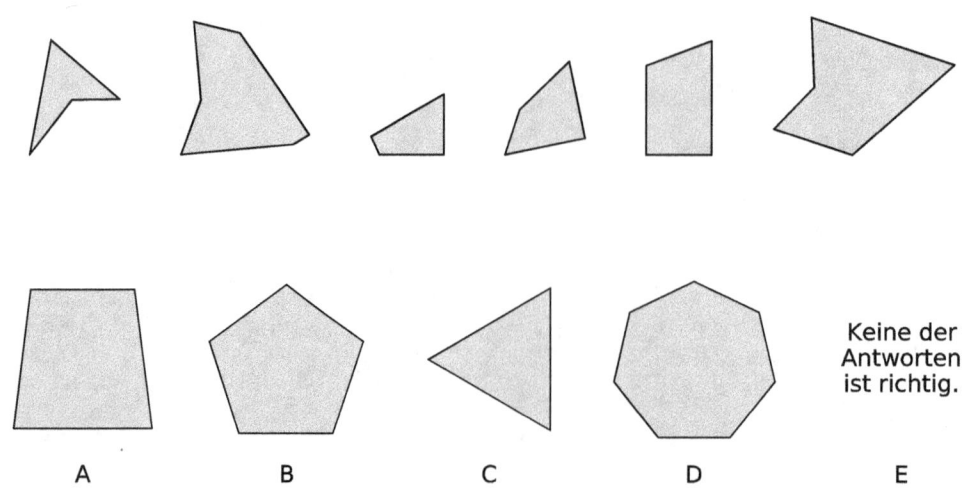

4 Übungsaufgaben

274.

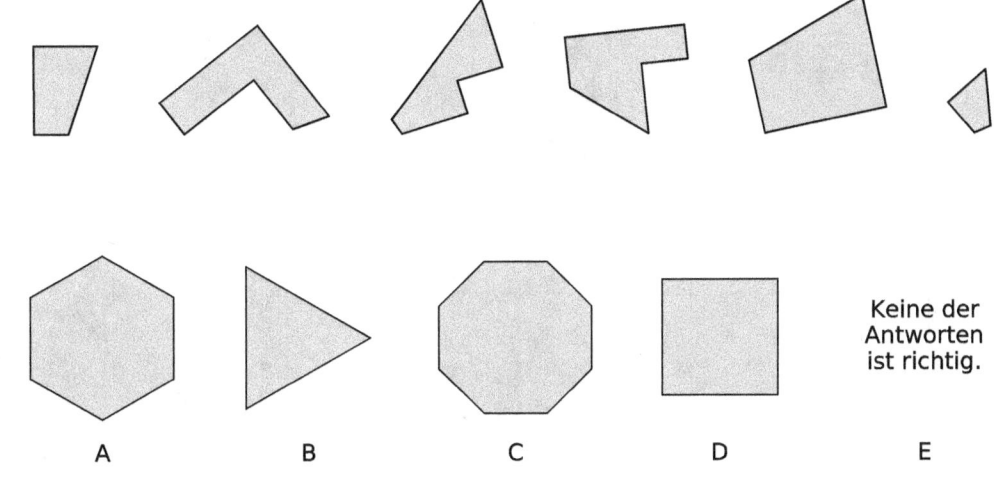

275.

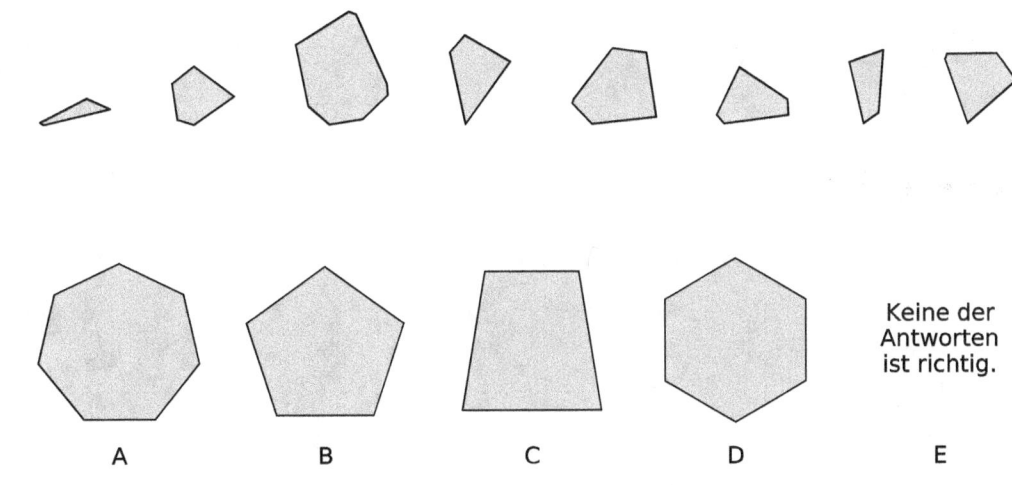

276.

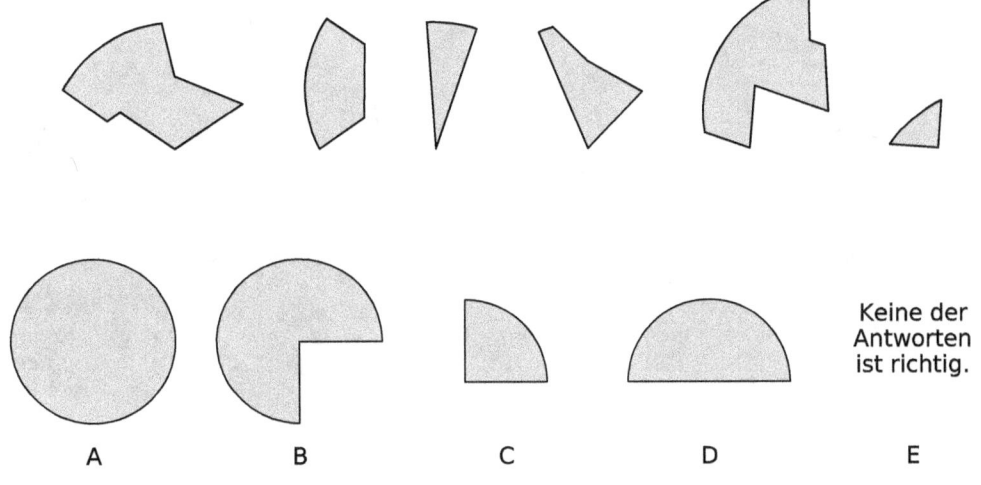

277.

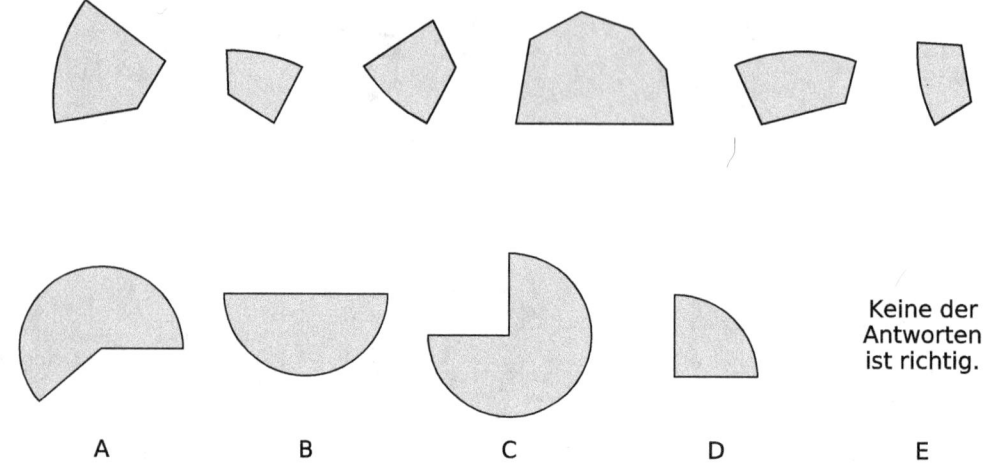

A	B	C	D	E
				Keine der Antworten ist richtig.

278.

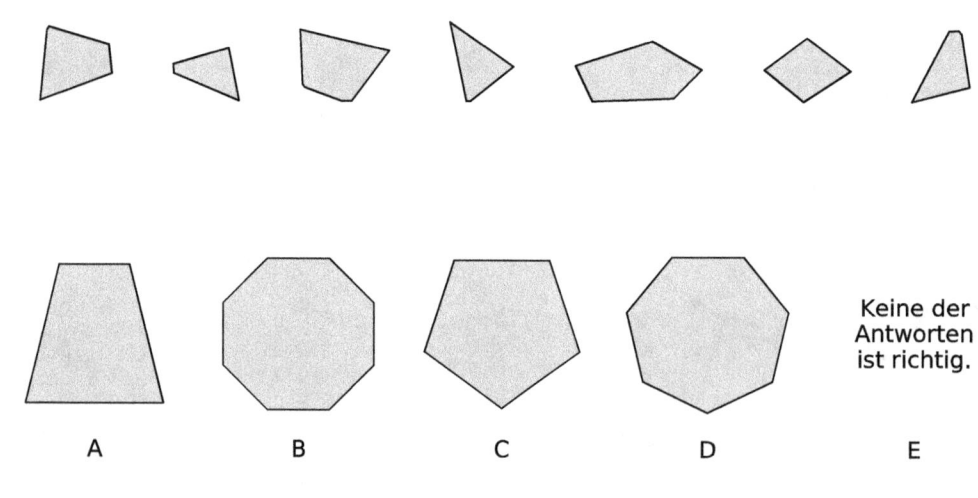

A	B	C	D	E
				Keine der Antworten ist richtig.

279.

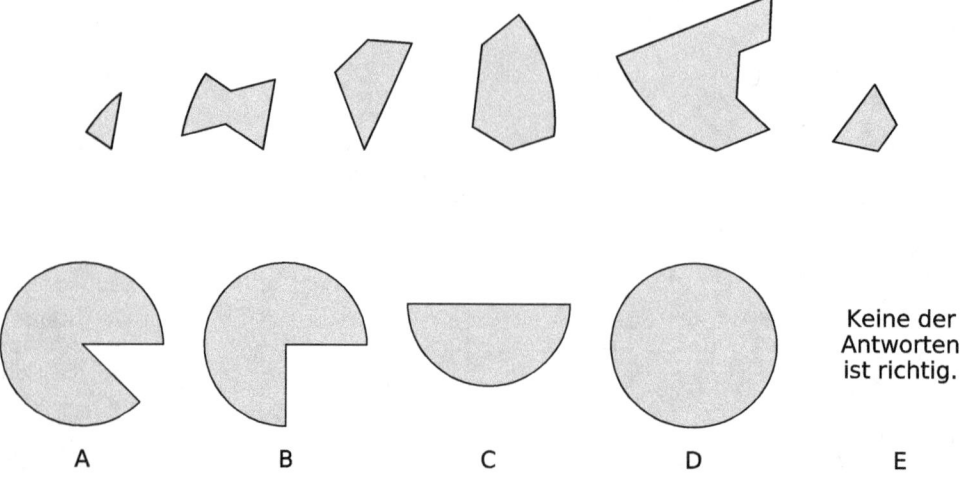

A	B	C	D	E
				Keine der Antworten ist richtig.

4 Übungsaufgaben

280.

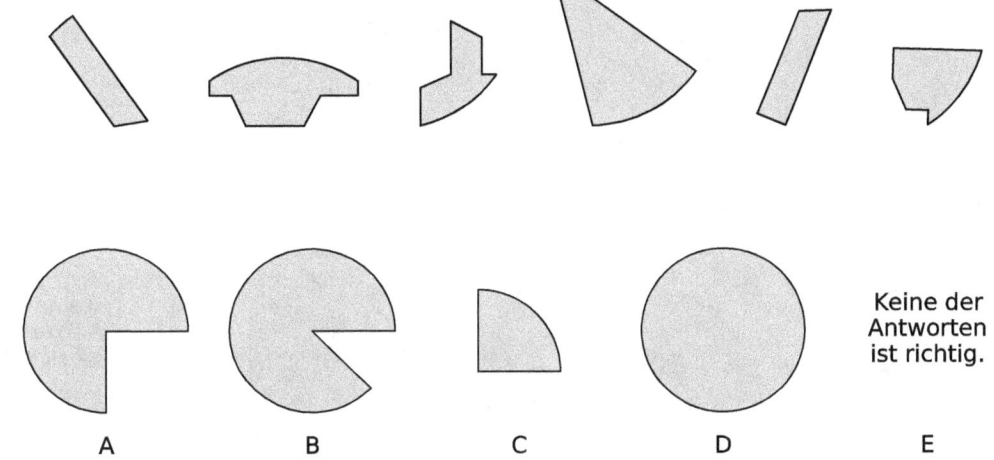

Keine der Antworten ist richtig.

A B C D E

281.

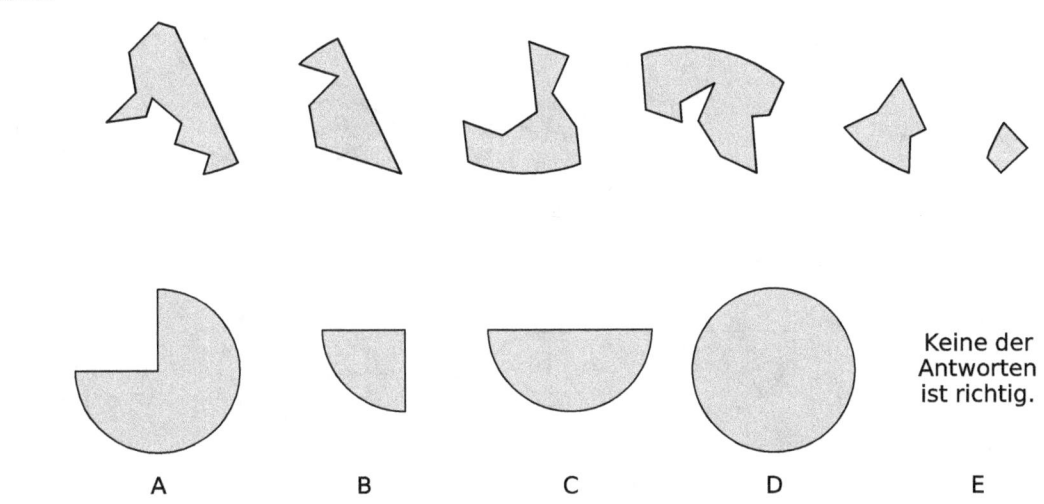

Keine der Antworten ist richtig.

A B C D E

282.

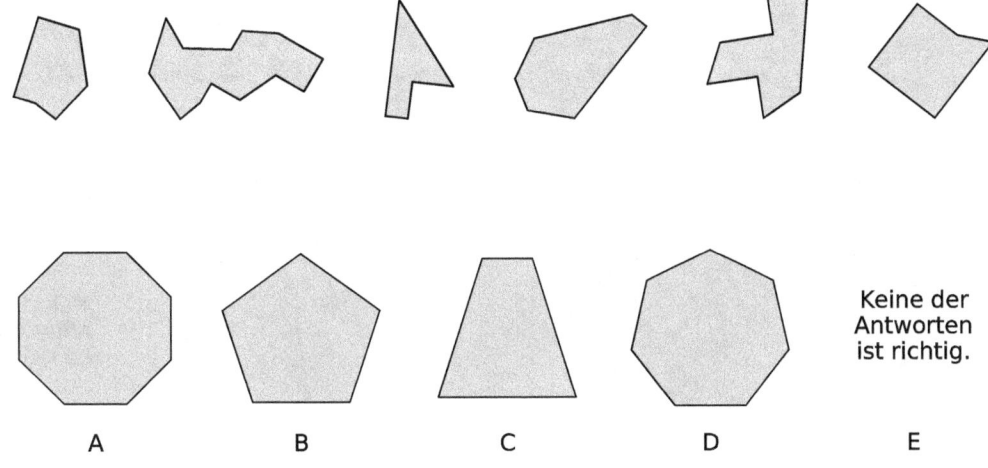

Keine der Antworten ist richtig.

A B C D E

283.

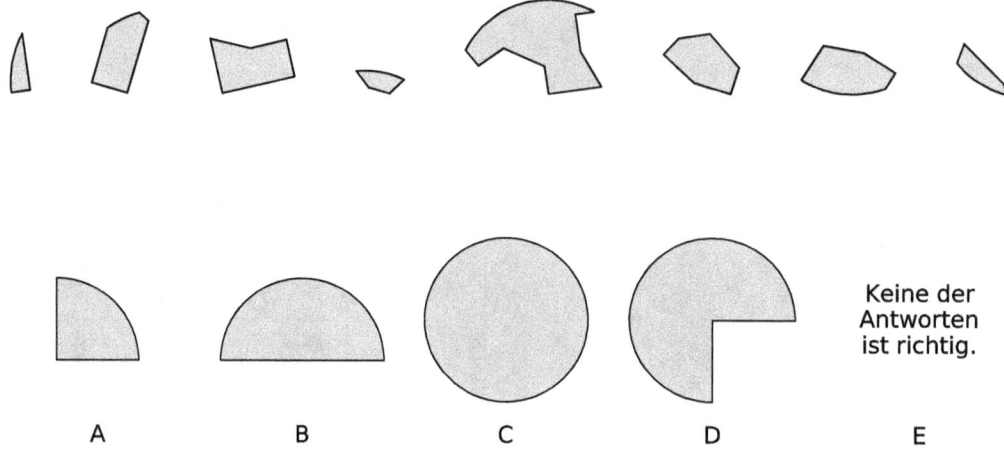

284.

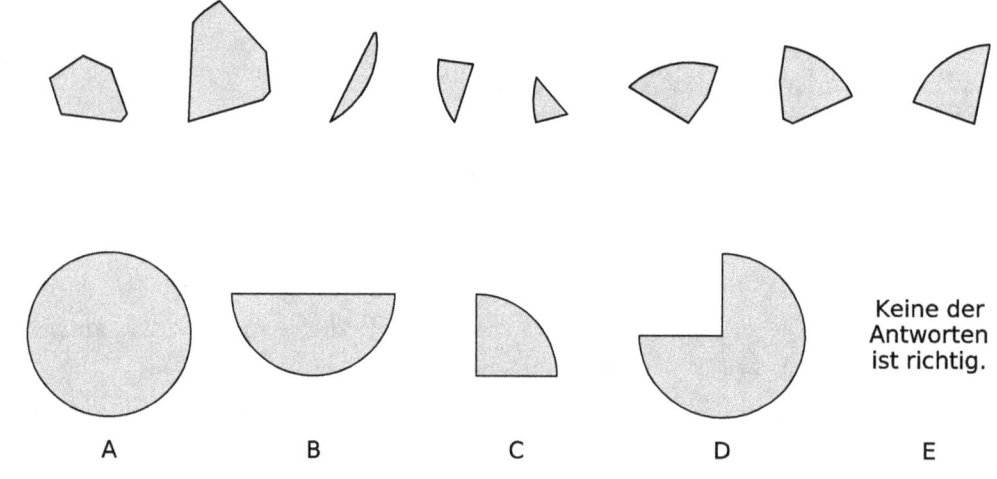

285.

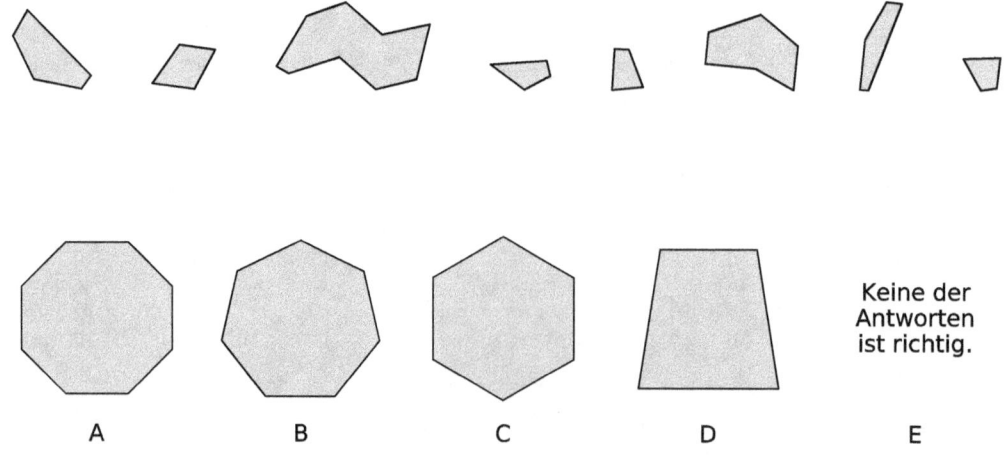

4 Übungsaufgaben

286.

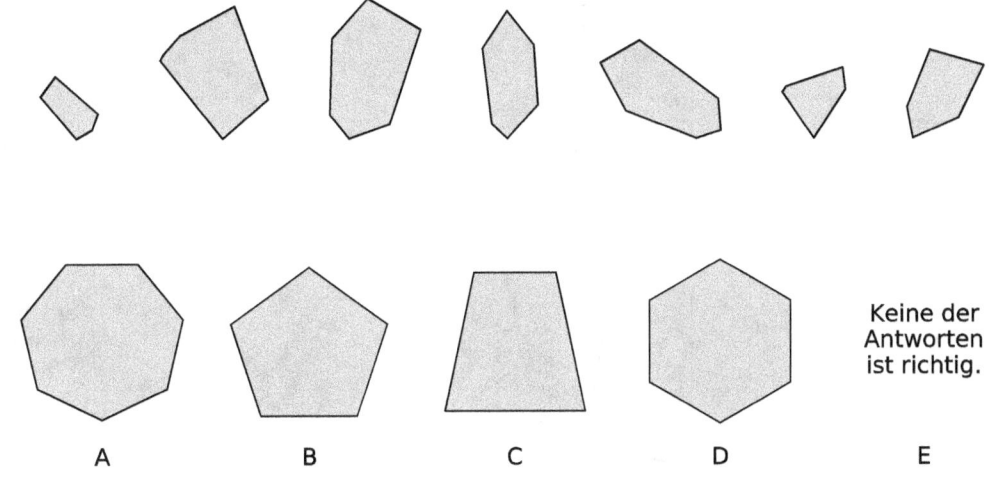

A B C D E Keine der Antworten ist richtig.

287.

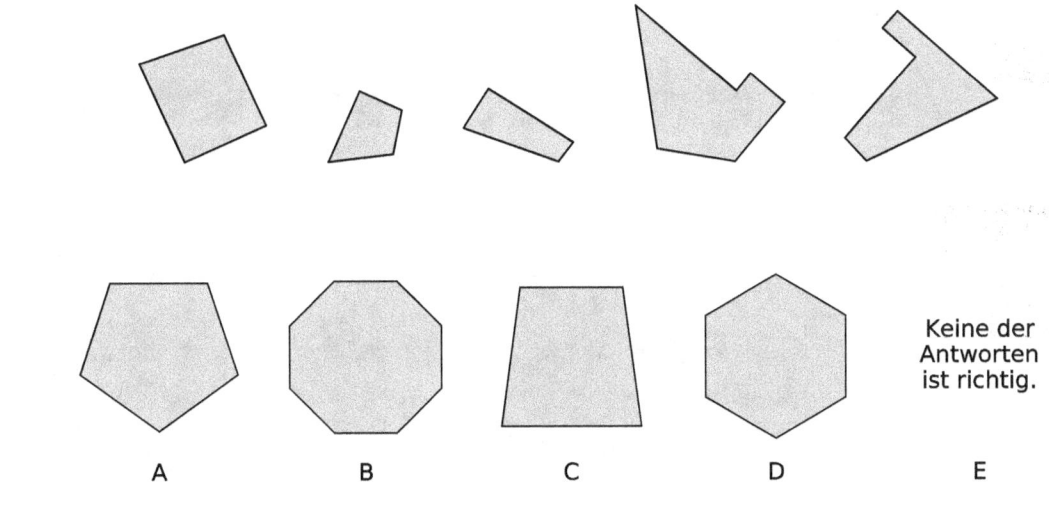

A B C D E Keine der Antworten ist richtig.

288.

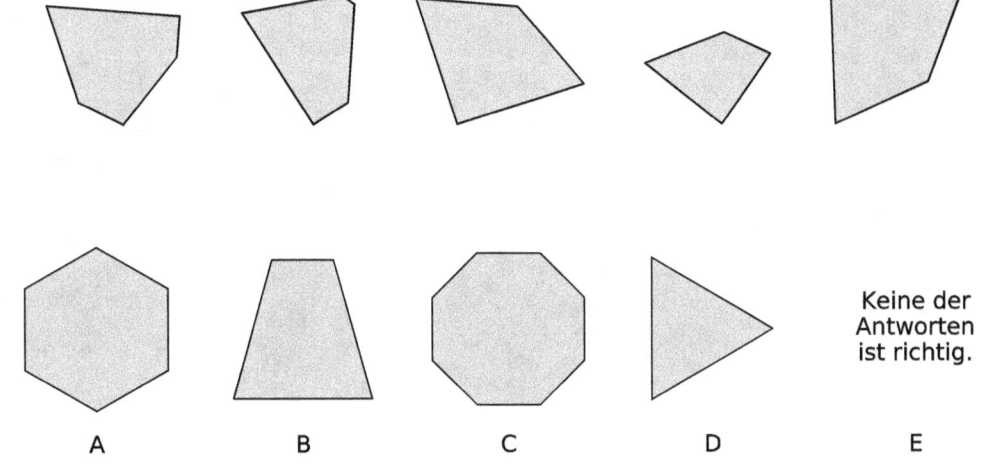

A B C D E Keine der Antworten ist richtig.

289.

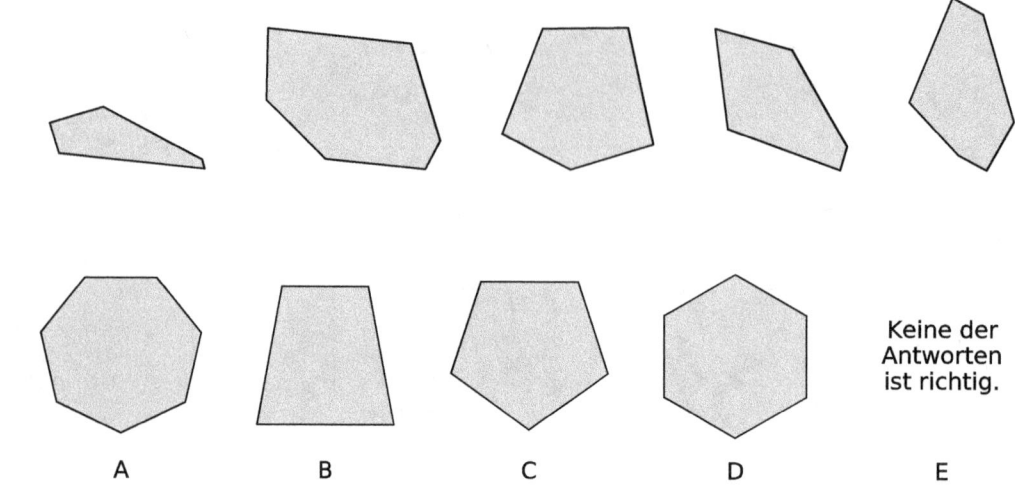

A B C D E Keine der Antworten ist richtig.

290.

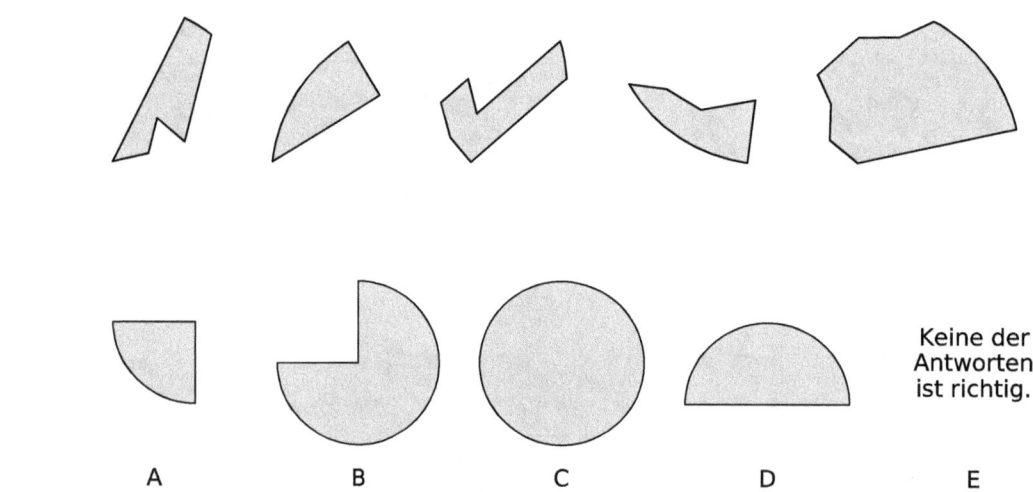

A B C D E Keine der Antworten ist richtig.

291.

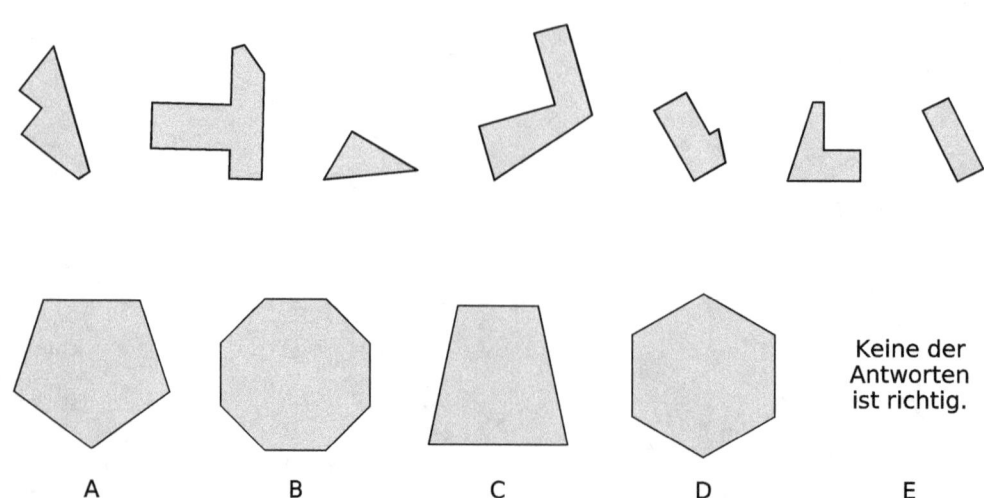

A B C D E Keine der Antworten ist richtig.

4 Übungsaufgaben

292.

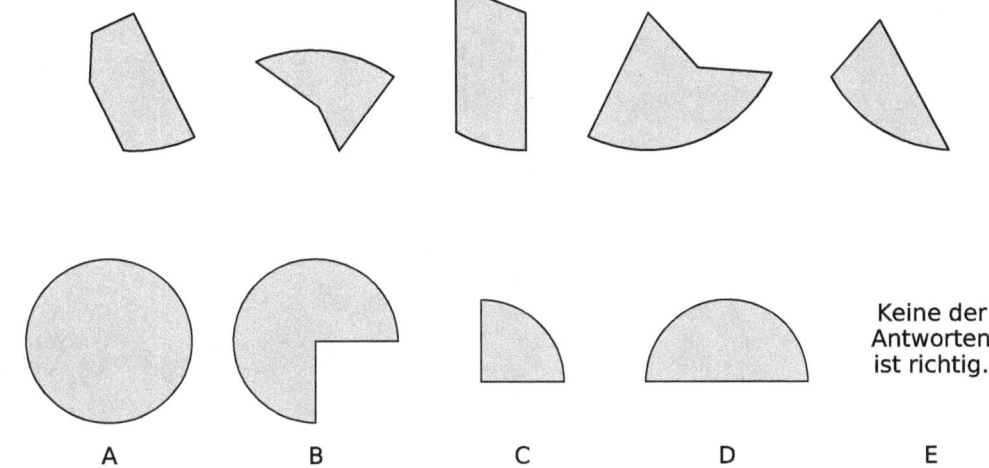

A   B   C   D   E   Keine der Antworten ist richtig.

293.

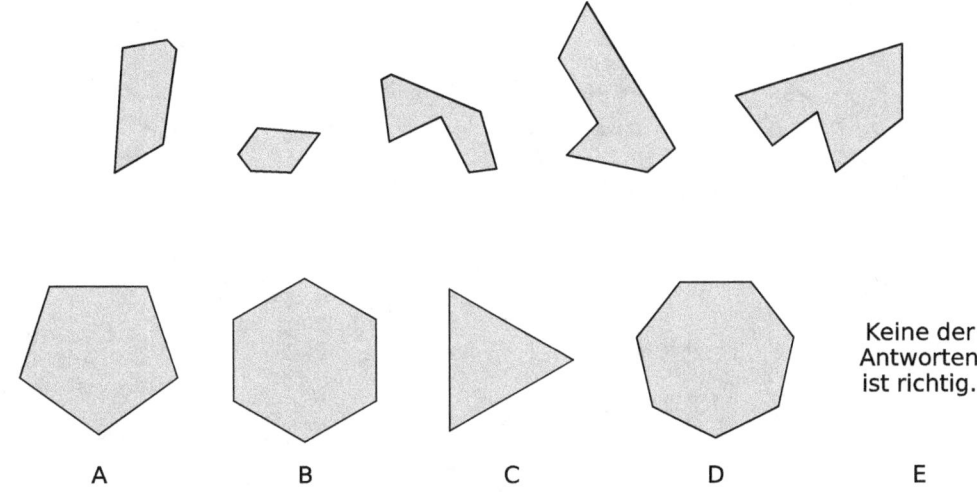

A   B   C   D   E   Keine der Antworten ist richtig.

294.

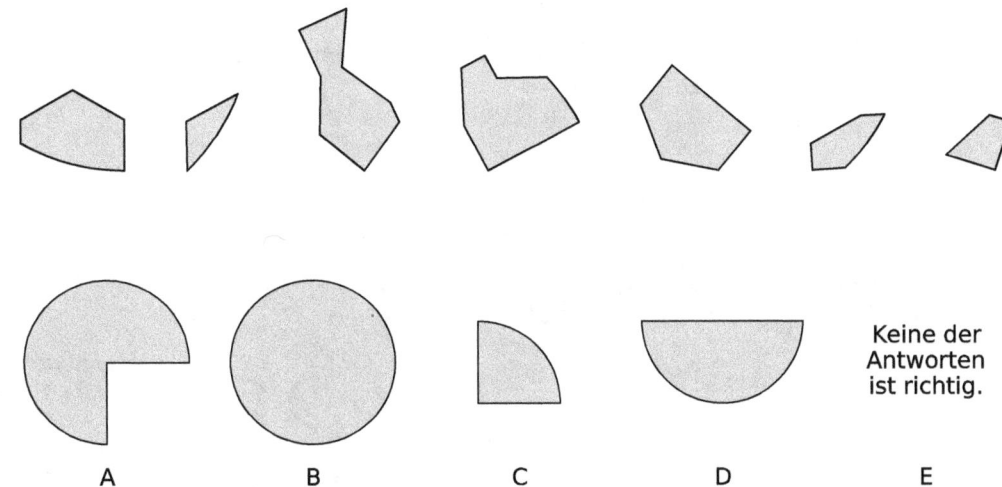

A   B   C   D   E   Keine der Antworten ist richtig.

295.

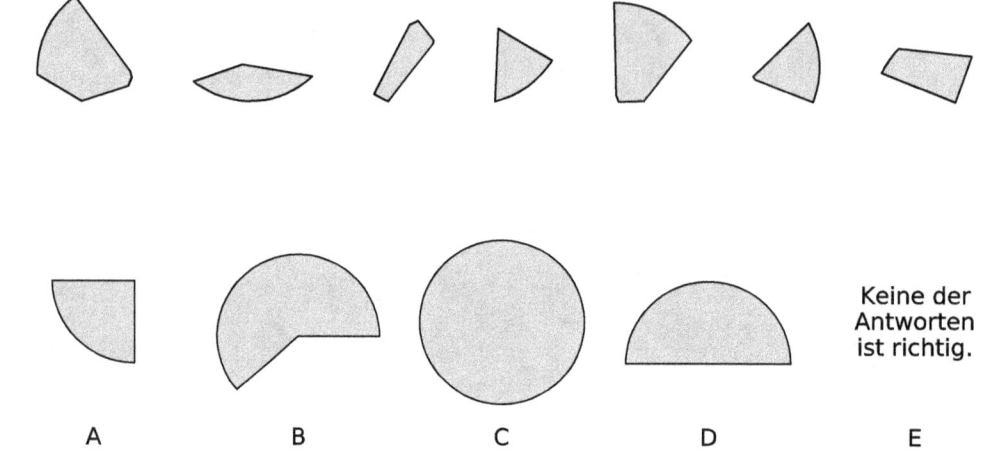

296.

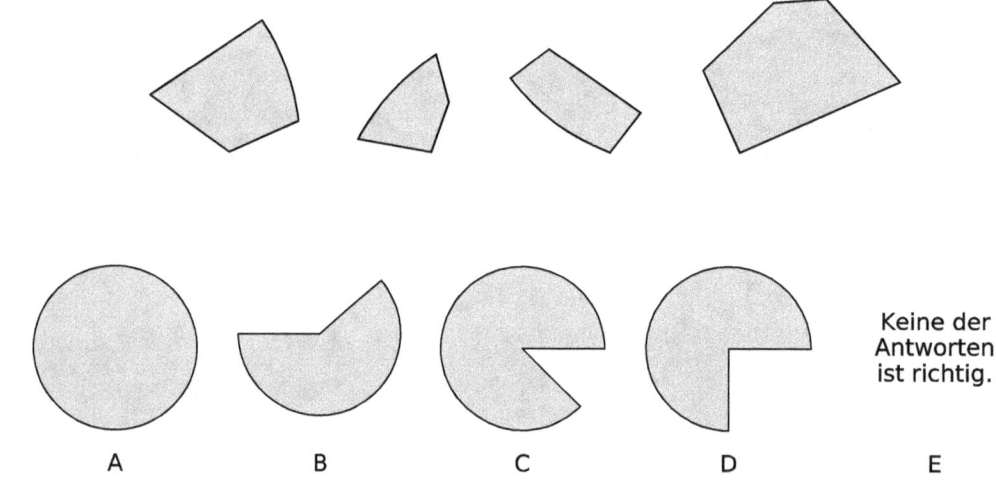

297.

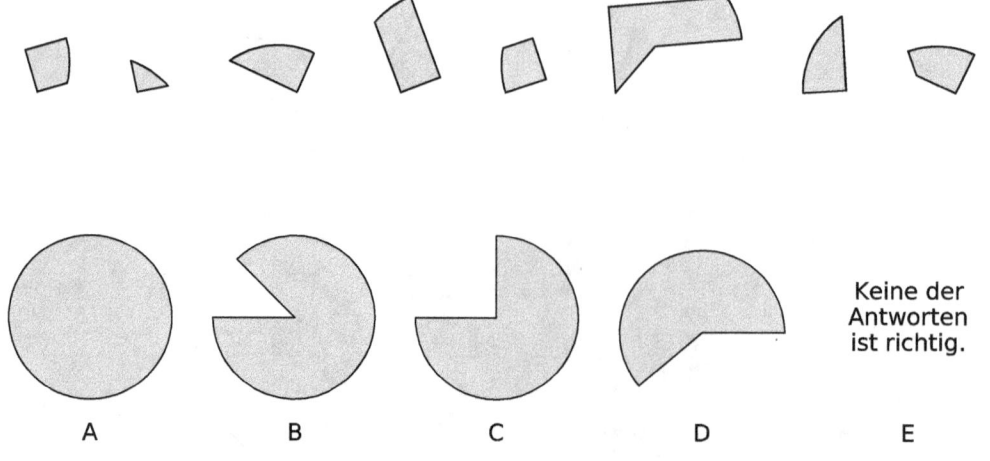

4 Übungsaufgaben

298.

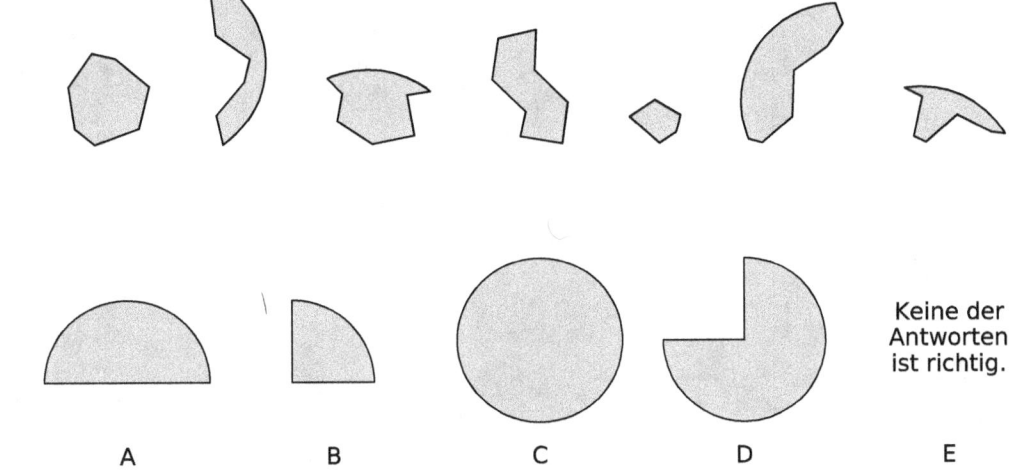

A B C D E Keine der Antworten ist richtig.

299.

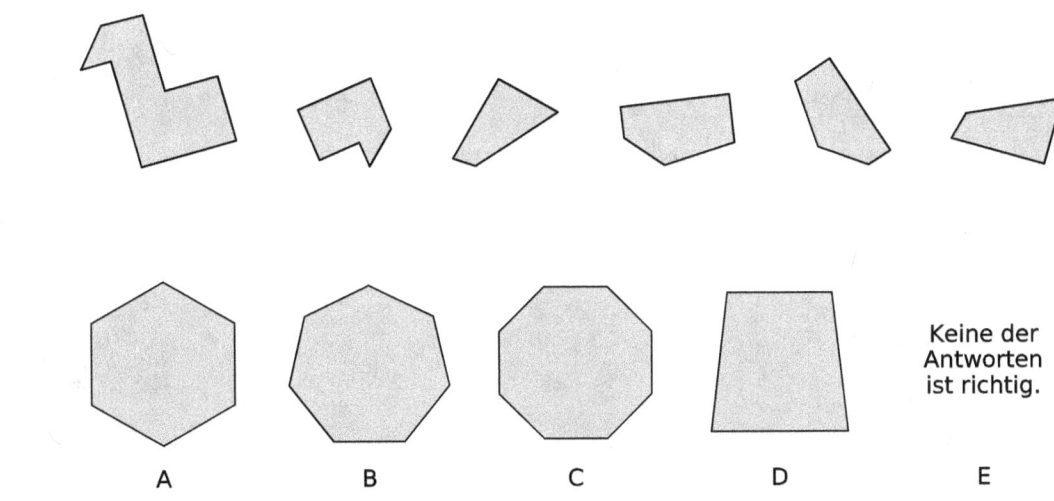

A B C D E Keine der Antworten ist richtig.

300.

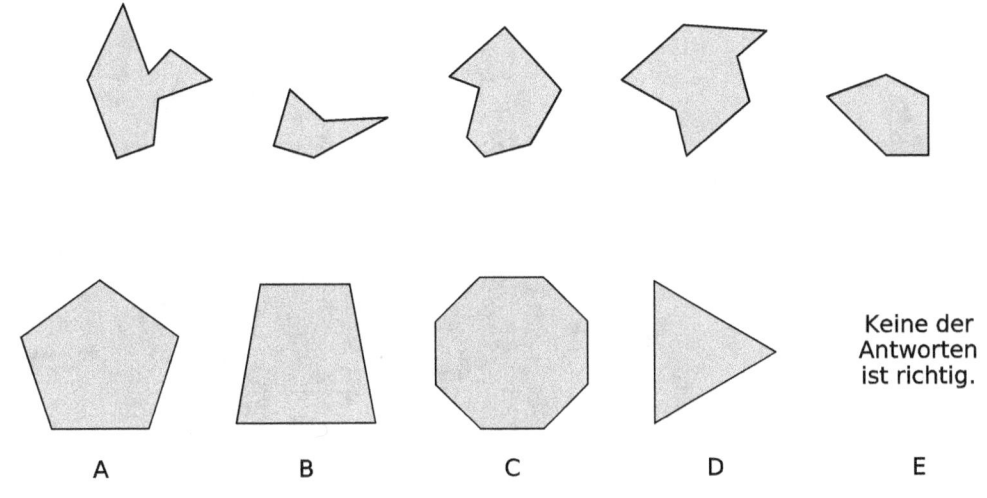

A B C D E Keine der Antworten ist richtig.

301.

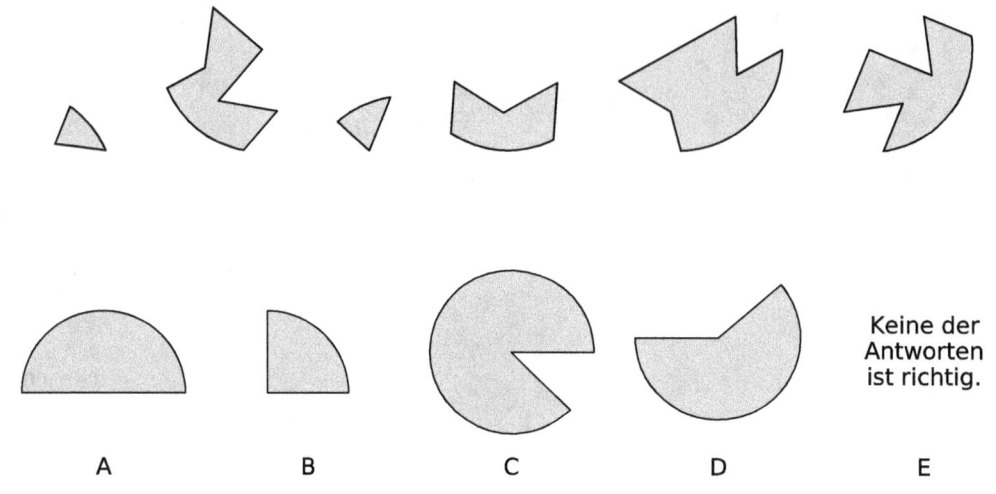

302.

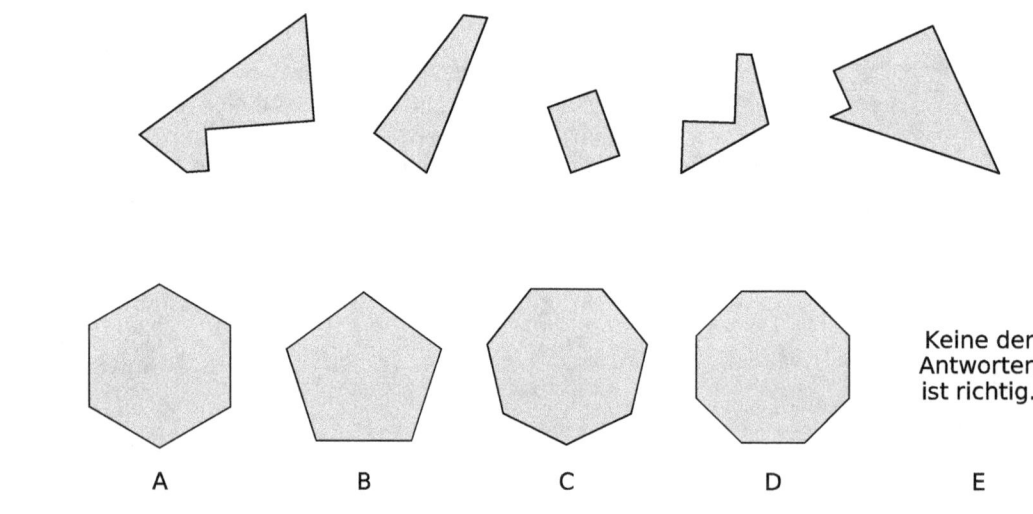

303.

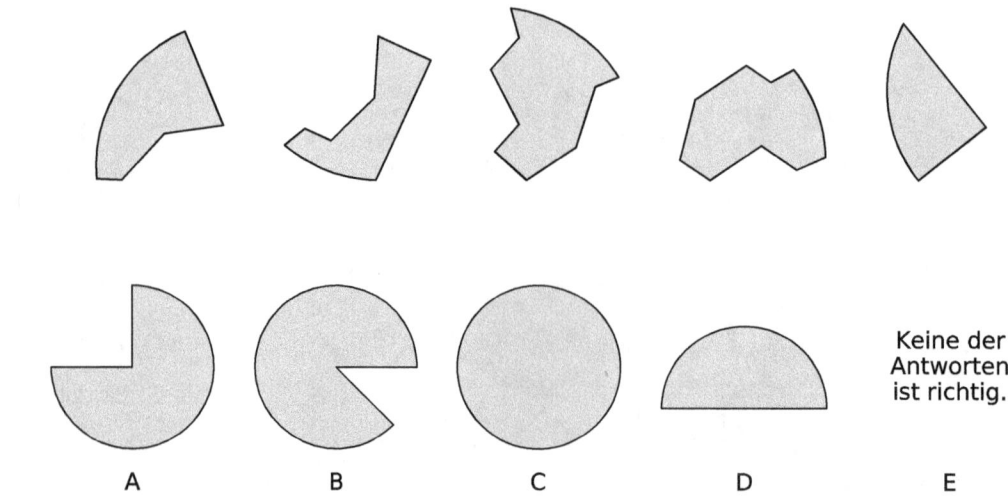

4 Übungsaufgaben

304.

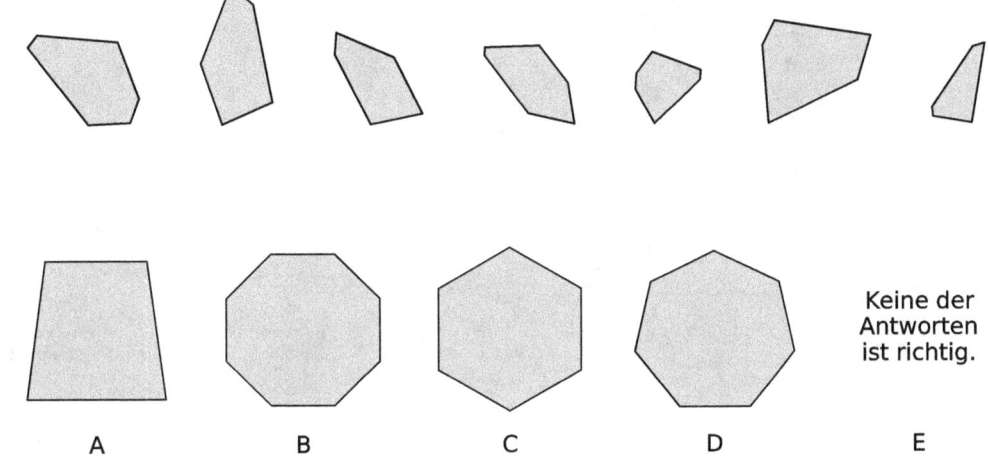

305.

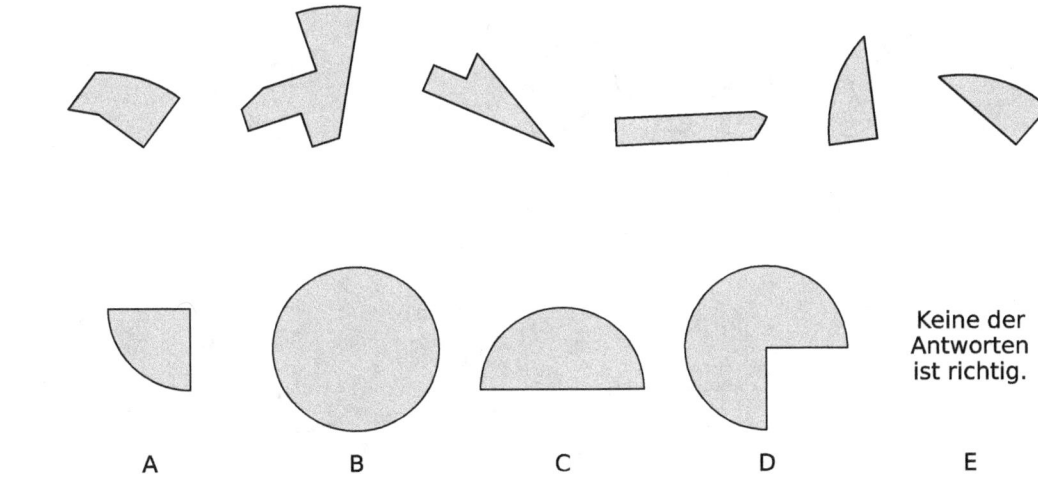

306.

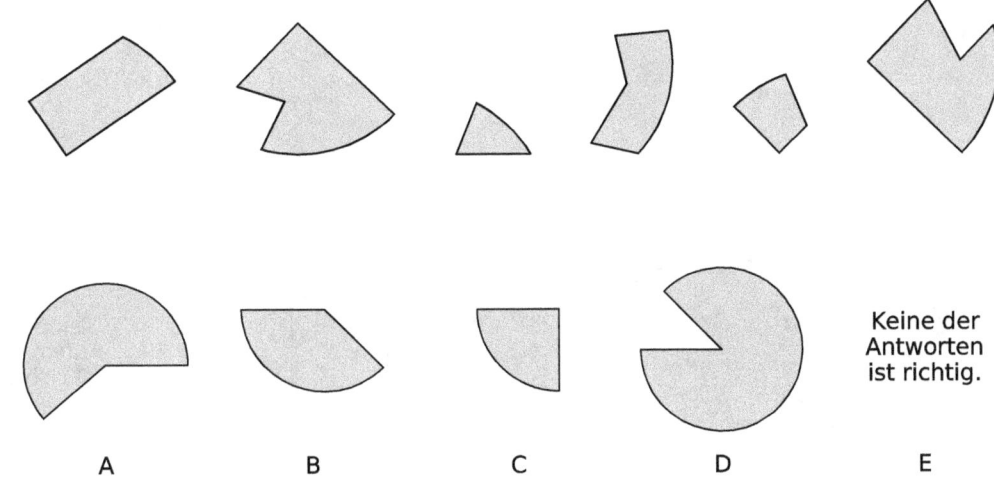

307.

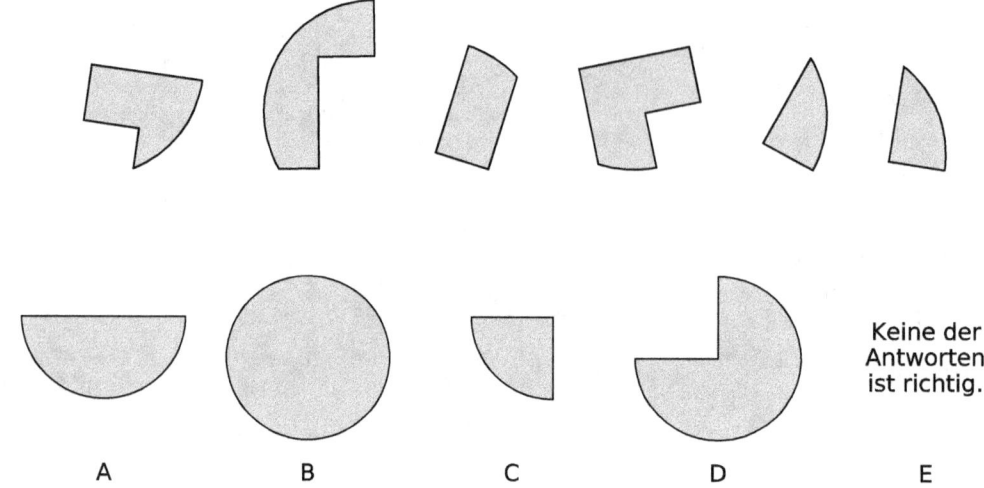

A	B	C	D	E
				Keine der Antworten ist richtig.

308.

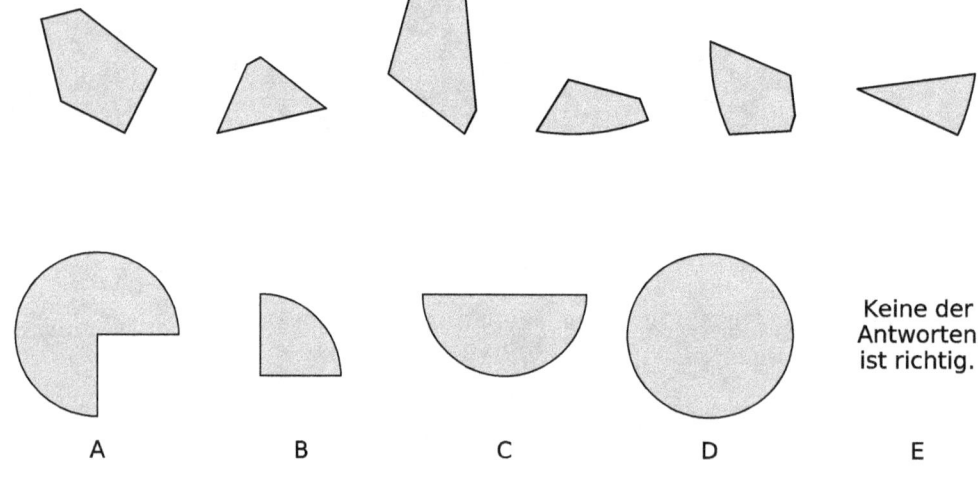

A	B	C	D	E
				Keine der Antworten ist richtig.

309.

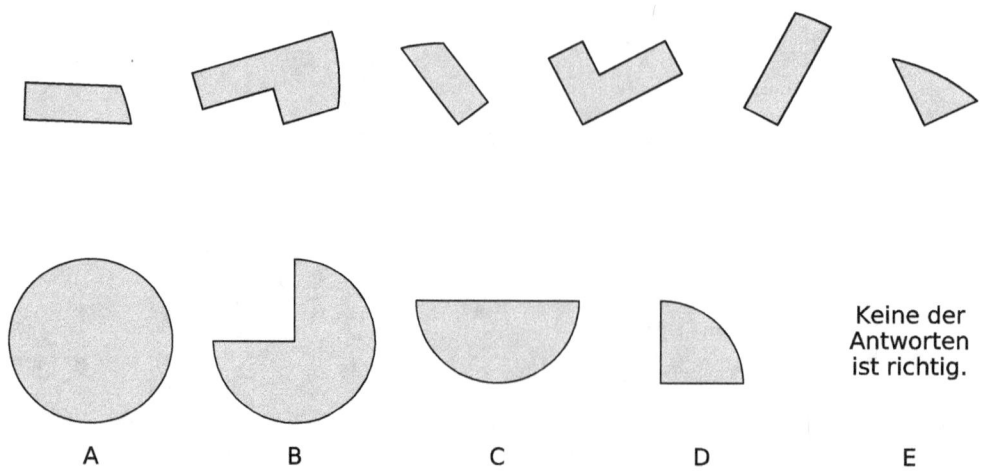

A	B	C	D	E
				Keine der Antworten ist richtig.

310.

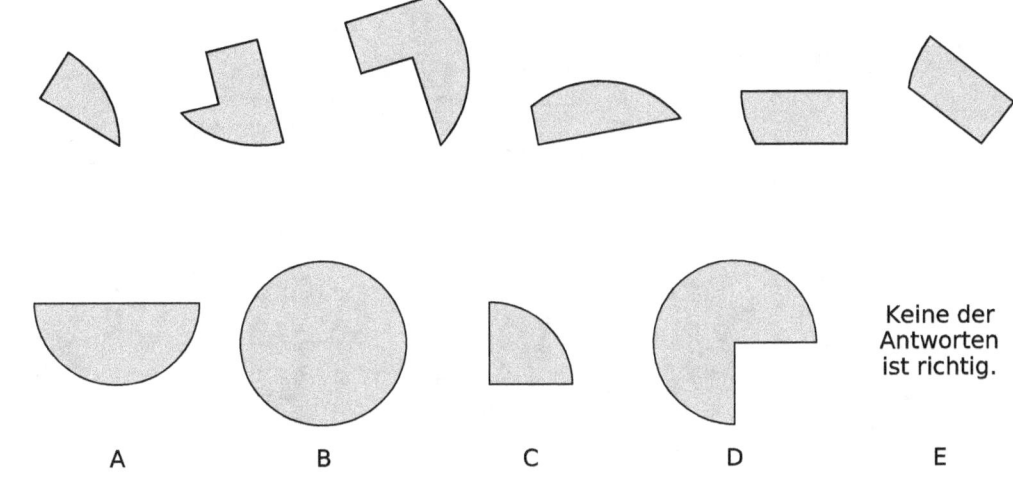

A B C D E Keine der Antworten ist richtig.

311.

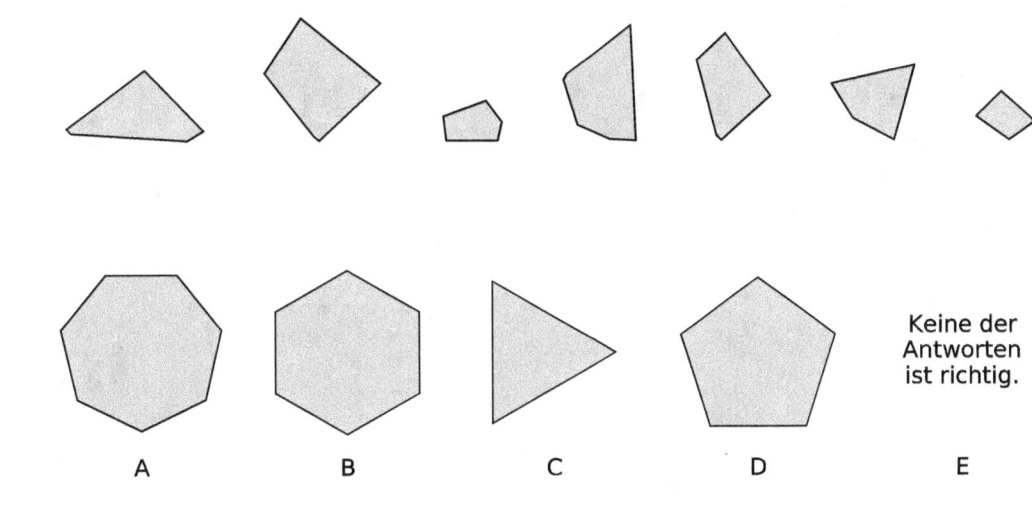

A B C D E Keine der Antworten ist richtig.

312.

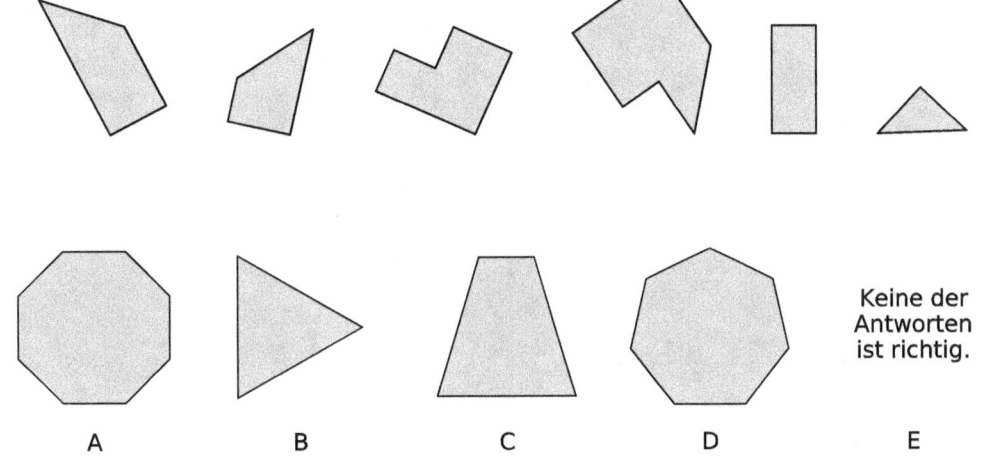

A B C D E Keine der Antworten ist richtig.

313.

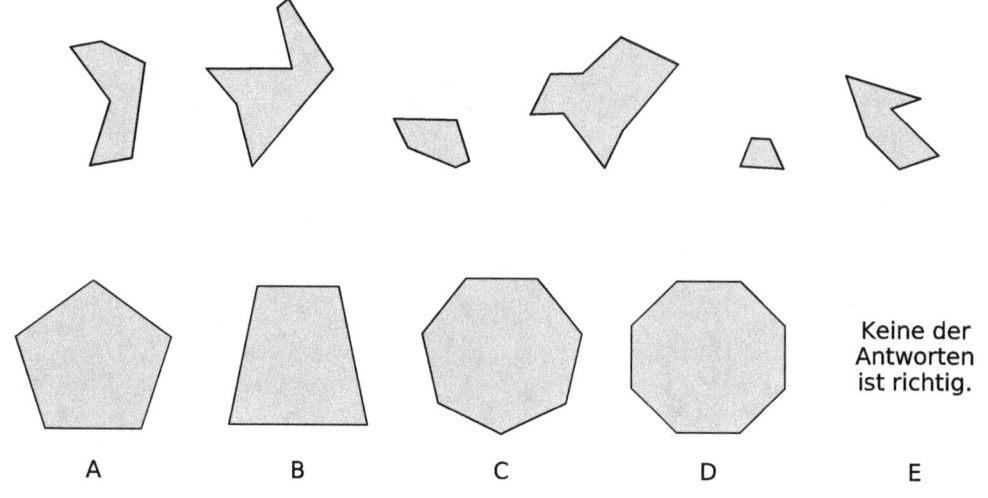

A	B	C	D	E
				Keine der Antworten ist richtig.

314.

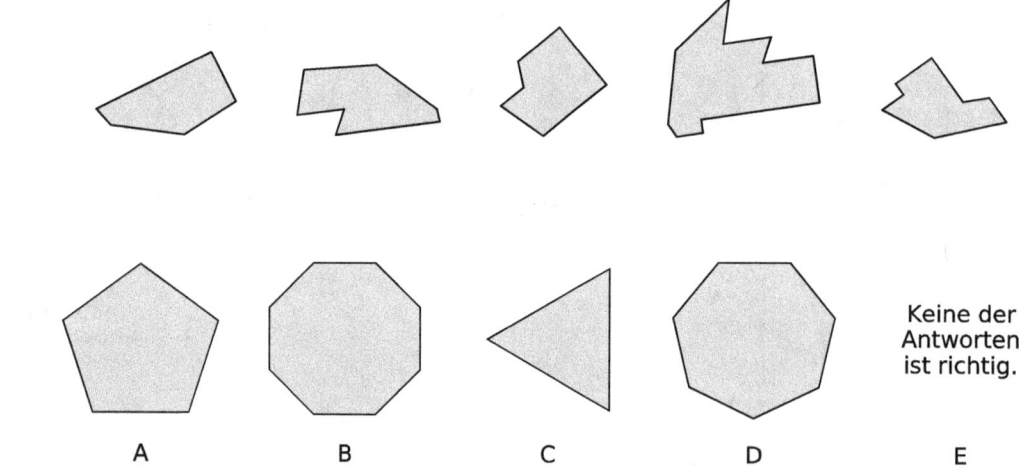

A	B	C	D	E
				Keine der Antworten ist richtig.

315.

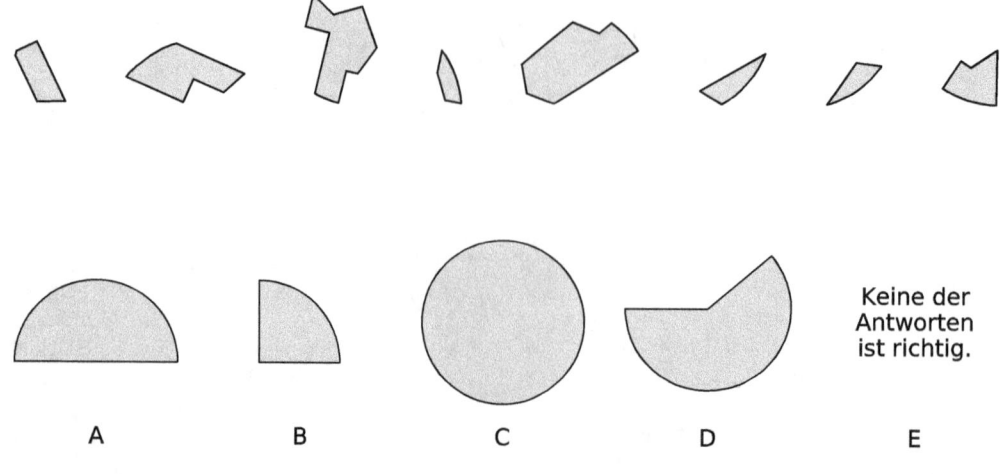

A	B	C	D	E
				Keine der Antworten ist richtig.

4 Übungsaufgaben   113

316.

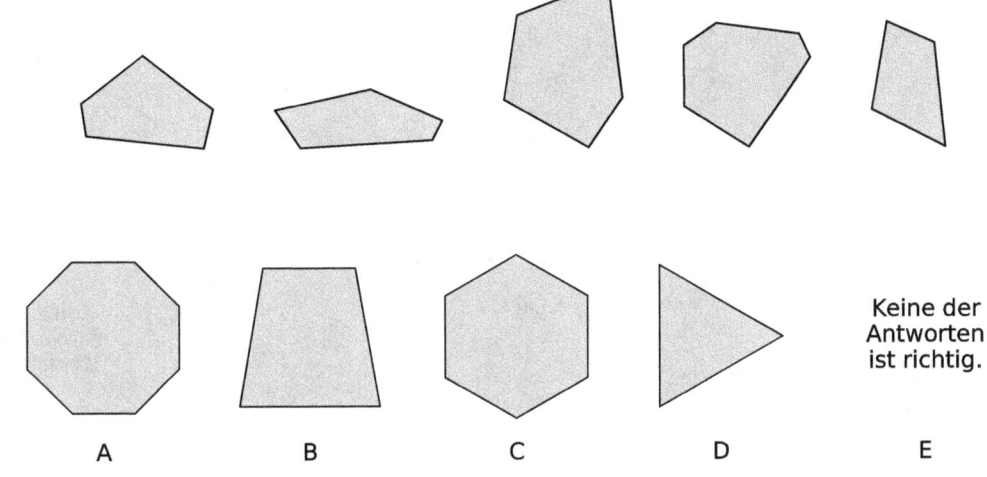

317.

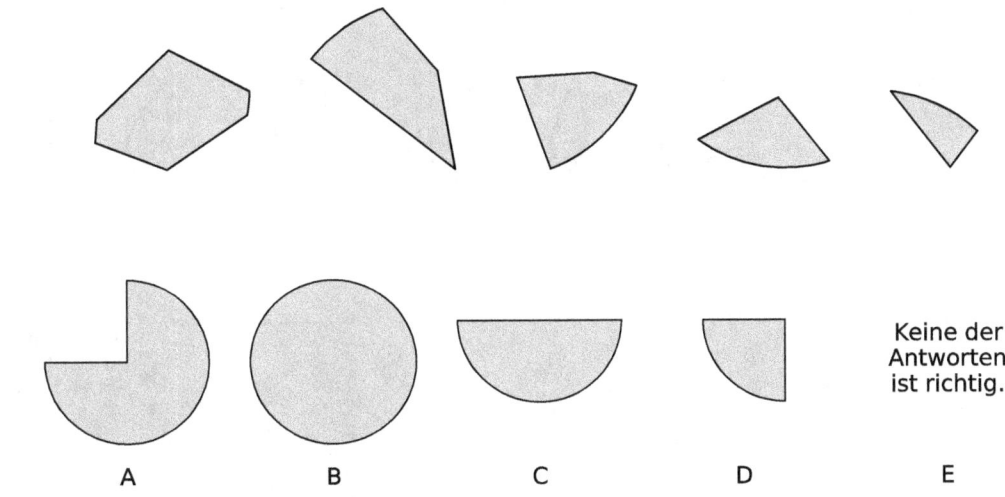

318.

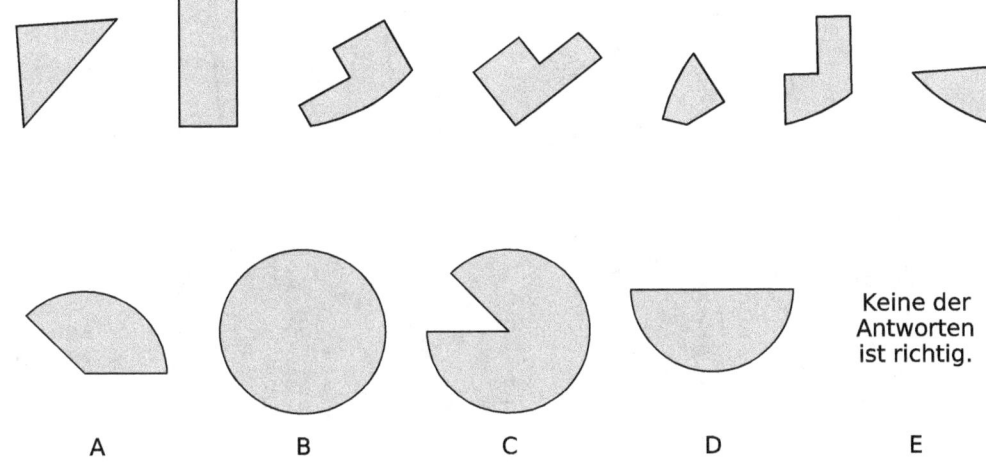

319.

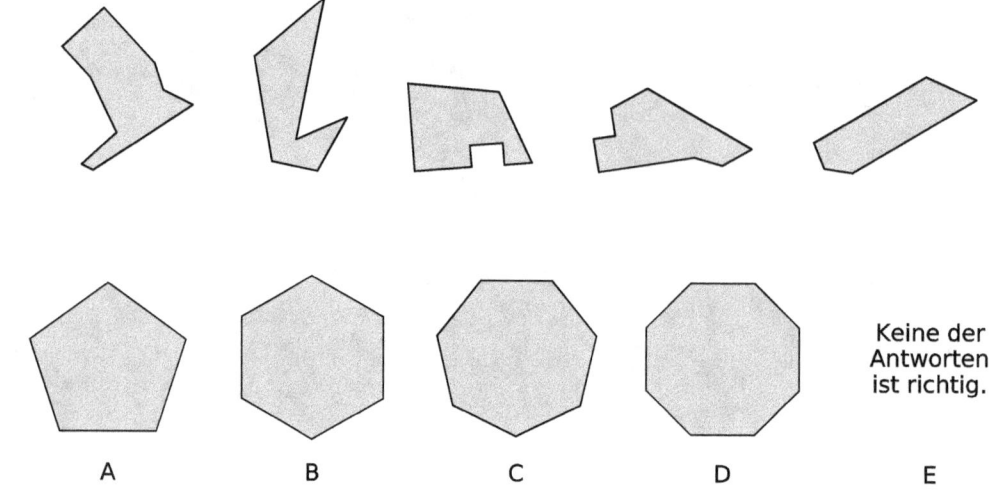

A B C D E Keine der Antworten ist richtig.

320.

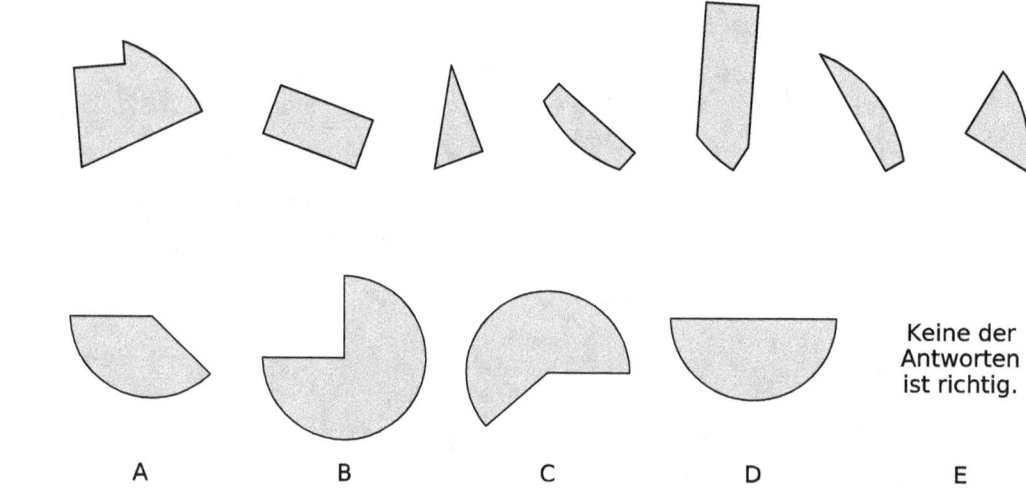

A B C D E Keine der Antworten ist richtig.

321.

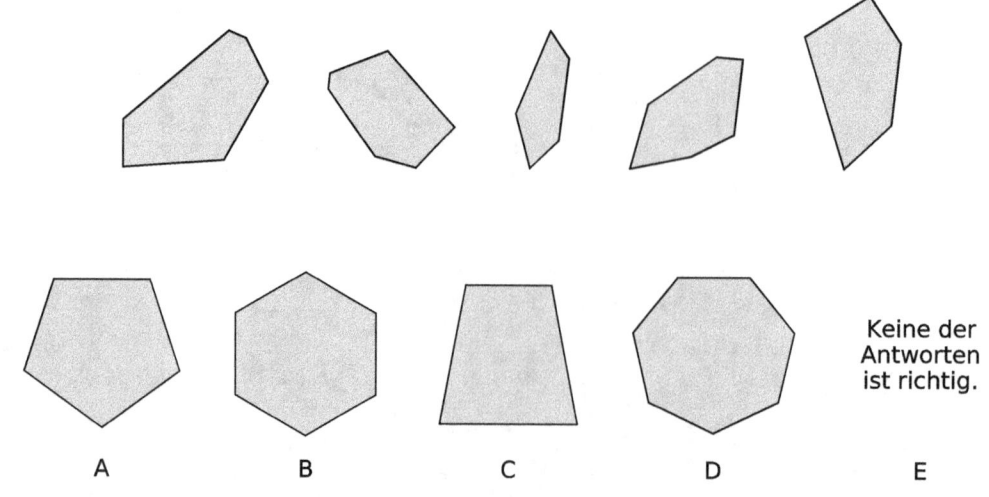

A B C D E Keine der Antworten ist richtig.

4 Übungsaufgaben 115

322.

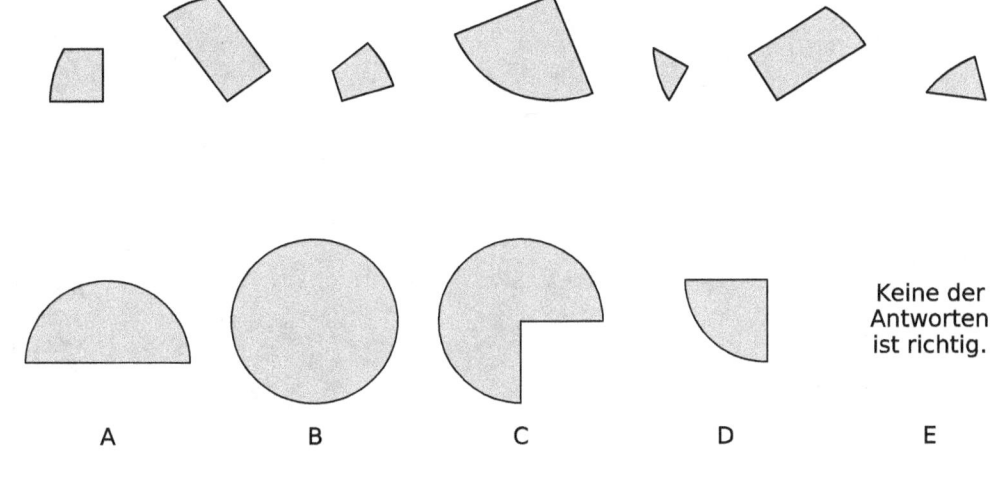

Keine der Antworten ist richtig.

A B C D E

323.

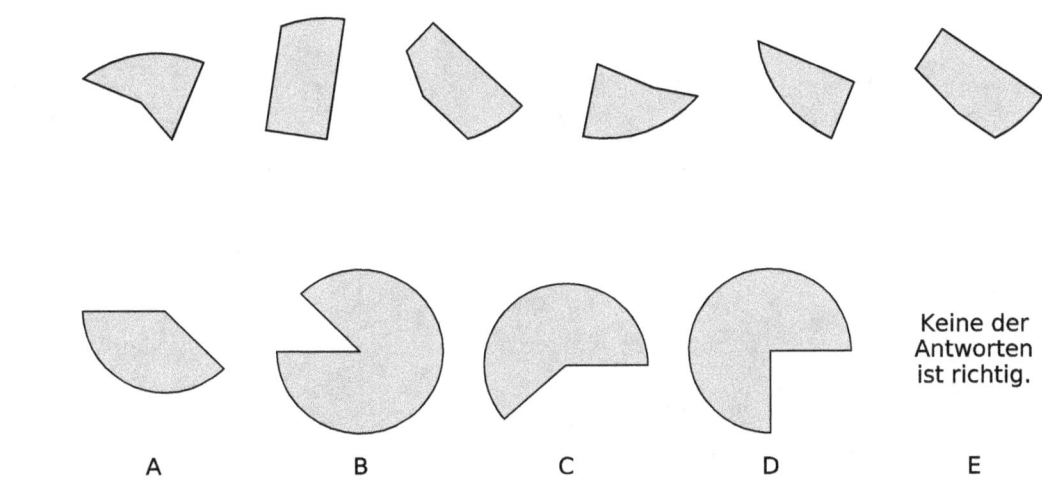

Keine der Antworten ist richtig.

A B C D E

324.

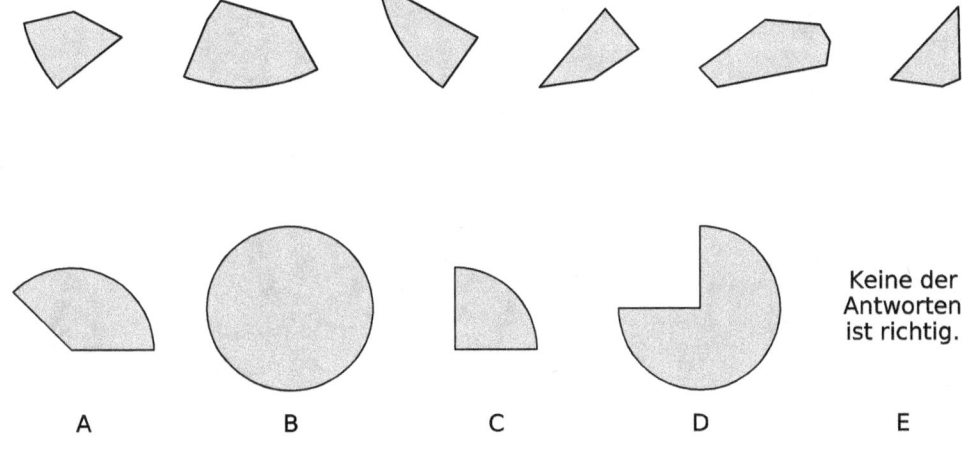

Keine der Antworten ist richtig.

A B C D E

325.

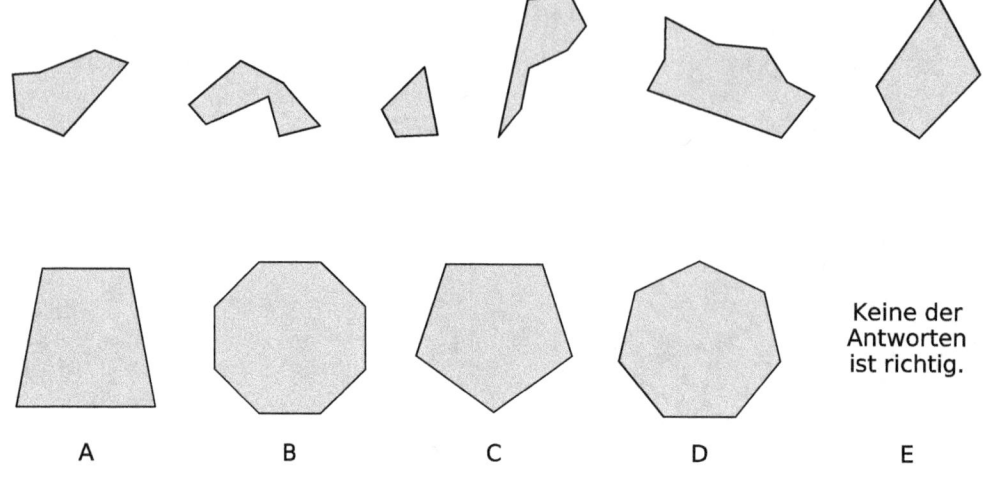

326.

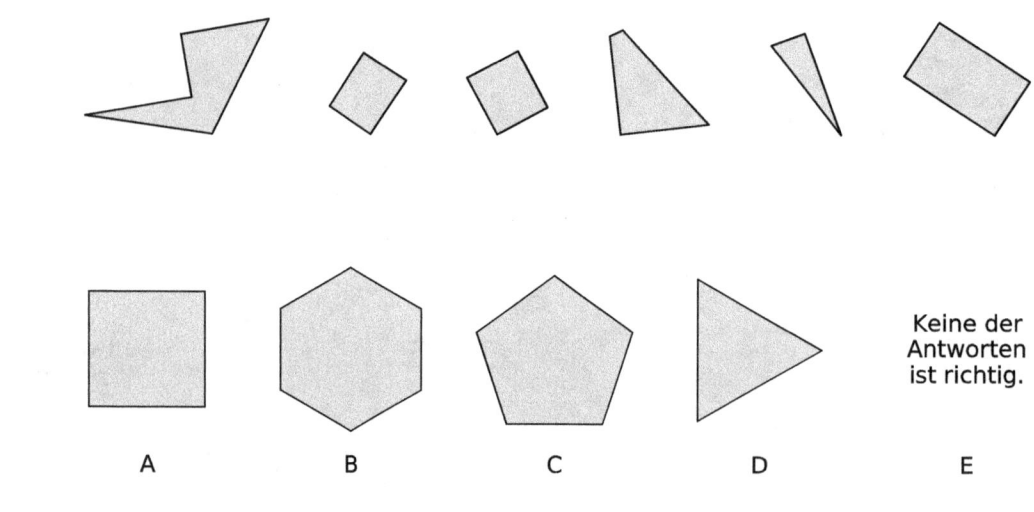

327.

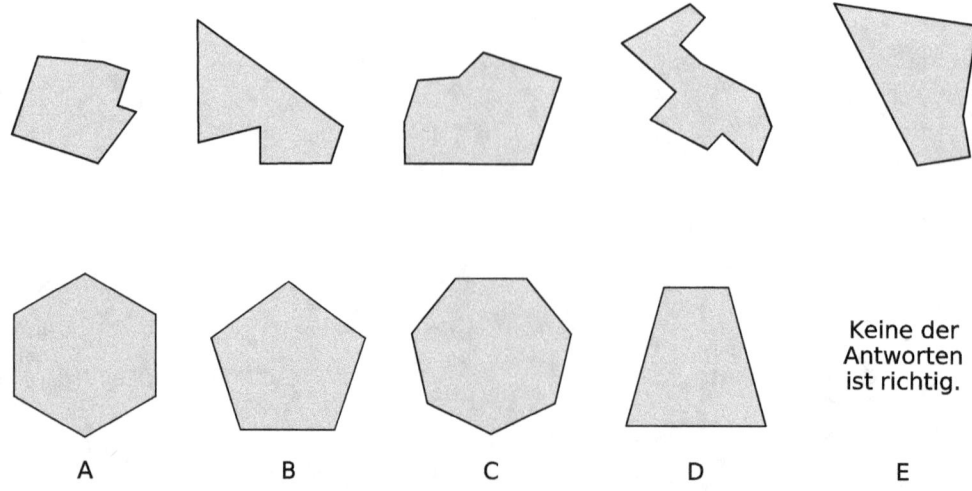

4 Übungsaufgaben

328.

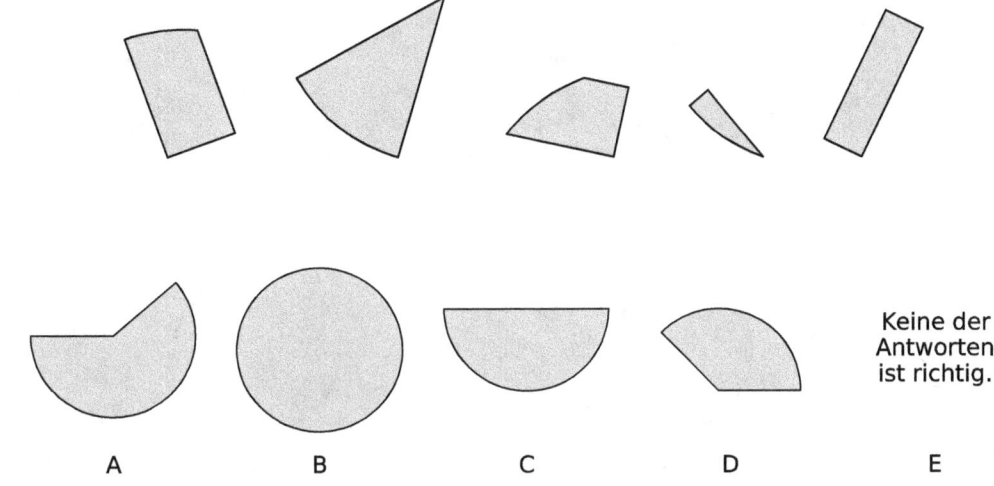

329.

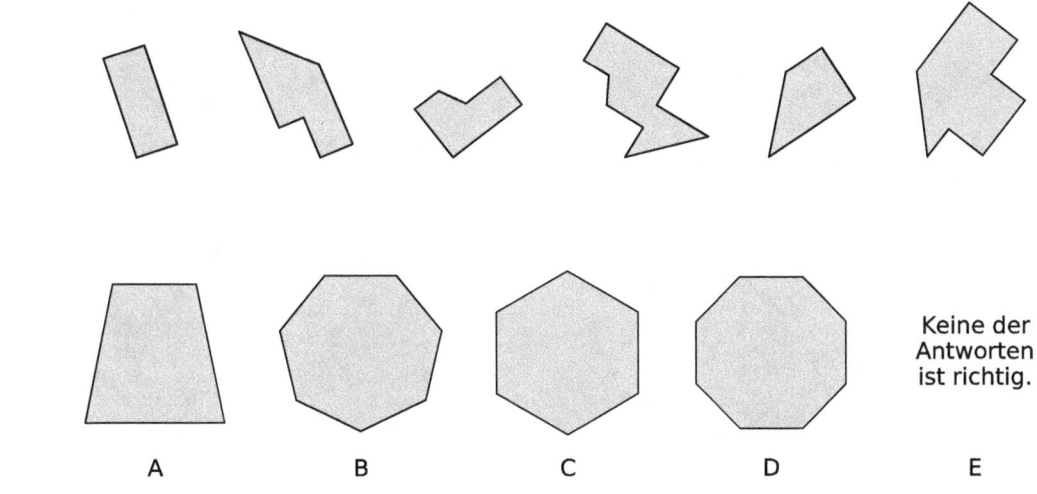

330.

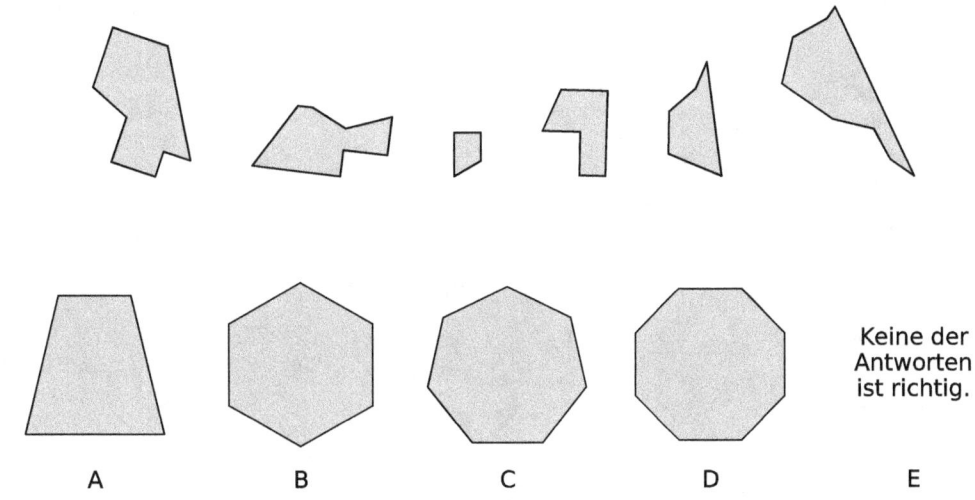

331.

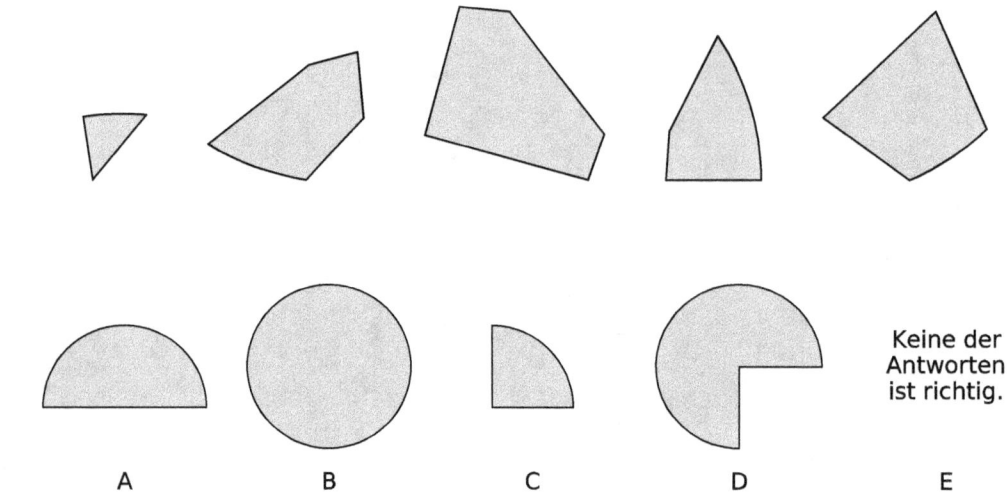

A B C D E

Keine der Antworten ist richtig.

332.

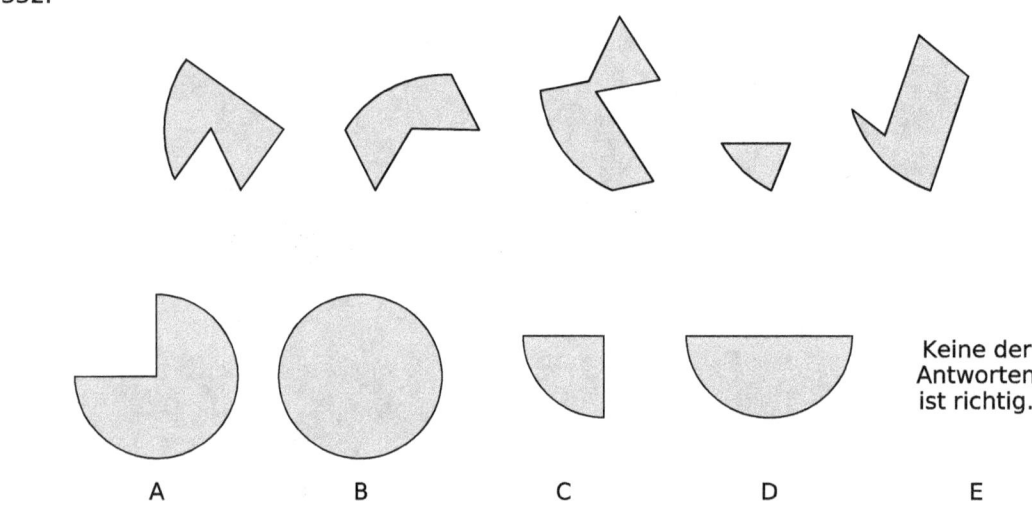

A B C D E

Keine der Antworten ist richtig.

333.

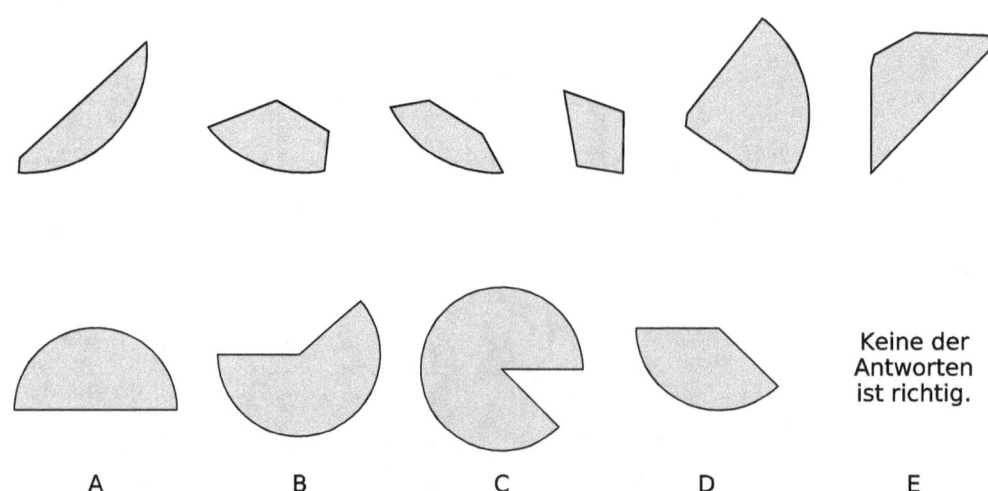

A B C D E

Keine der Antworten ist richtig.

334.

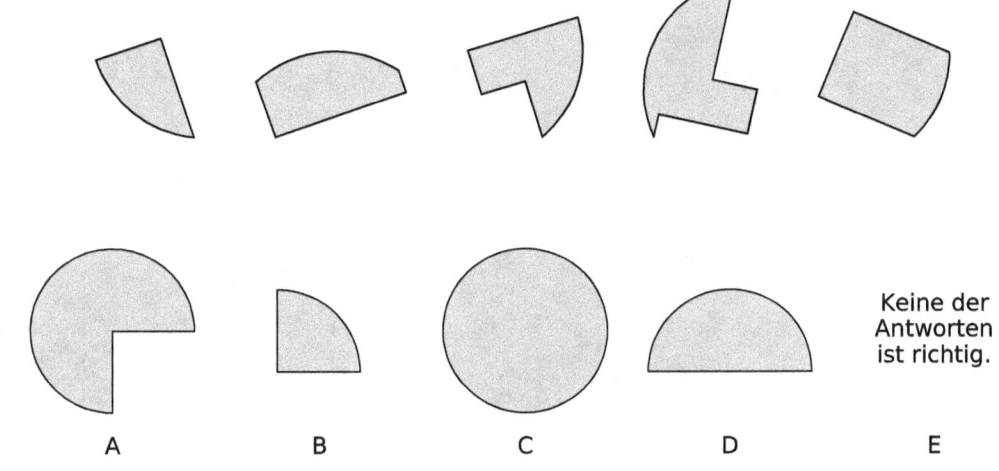

A B C D E Keine der Antworten ist richtig.

335.

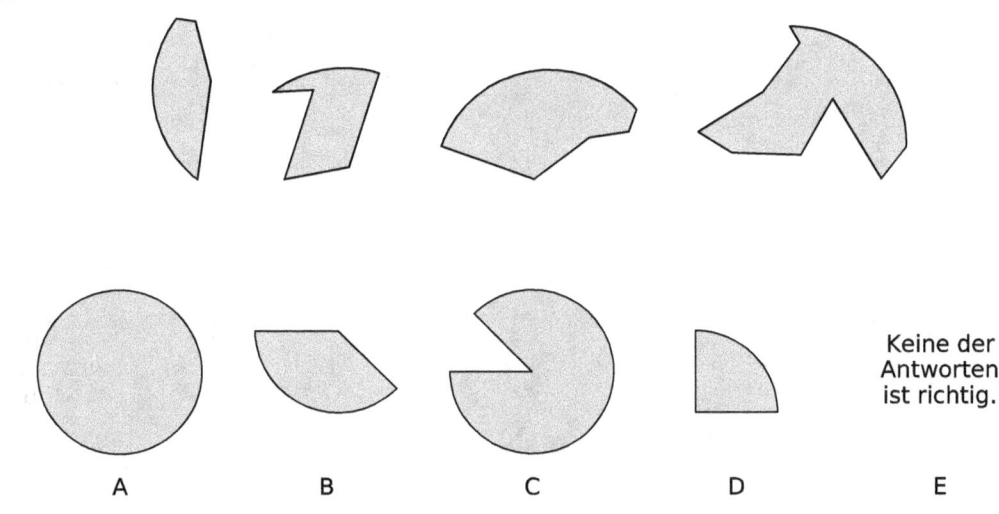

A B C D E Keine der Antworten ist richtig.

336.

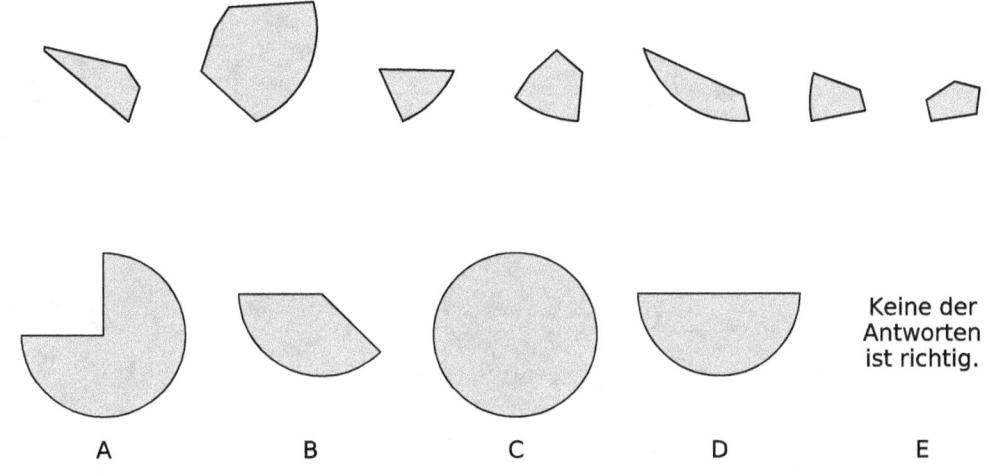

A B C D E Keine der Antworten ist richtig.

337.

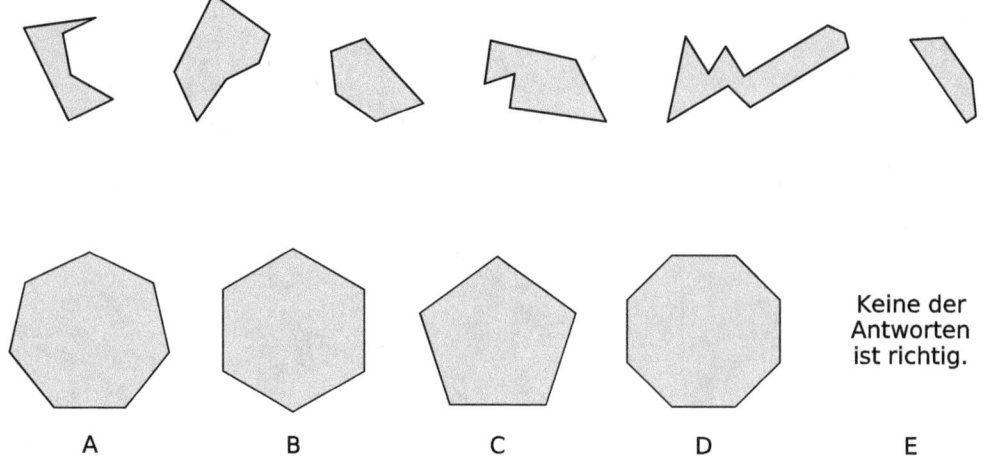

A	B	C	D	E
				Keine der Antworten ist richtig.

338.

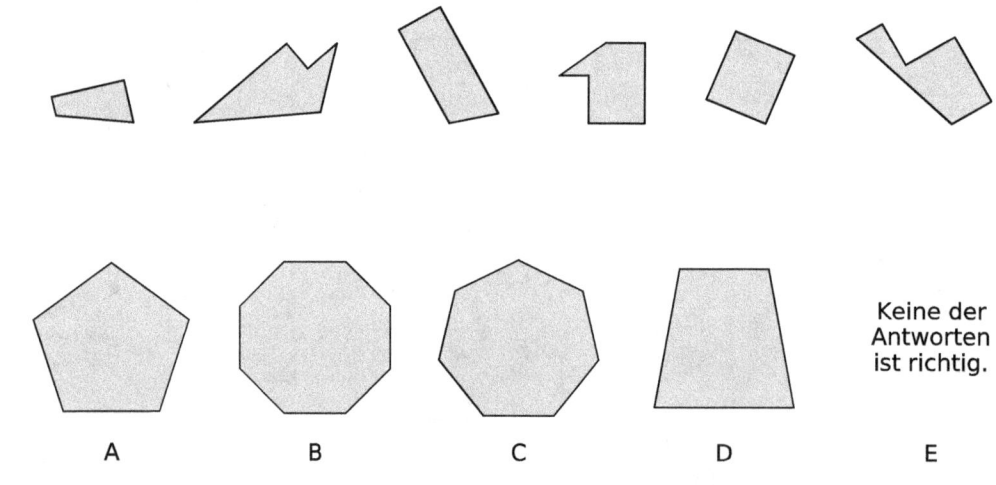

A	B	C	D	E
				Keine der Antworten ist richtig.

339.

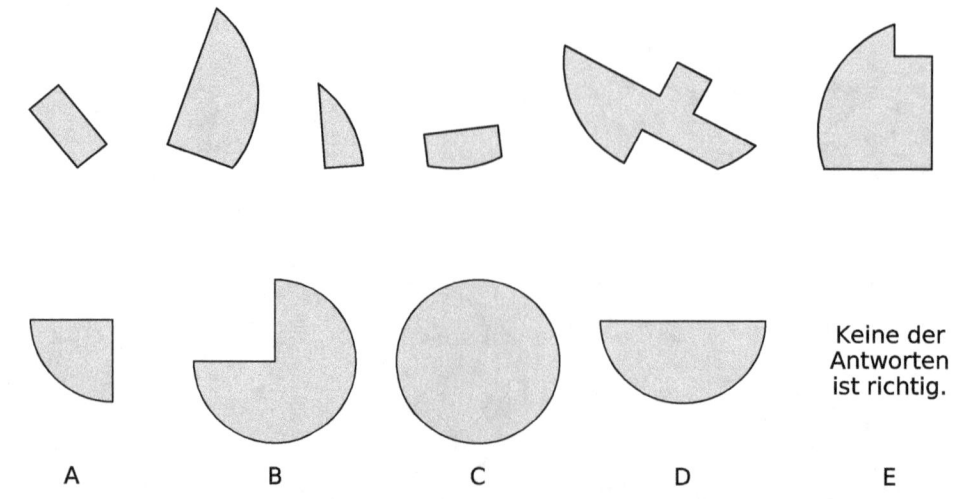

A	B	C	D	E
				Keine der Antworten ist richtig.

4 Übungsaufgaben

340.

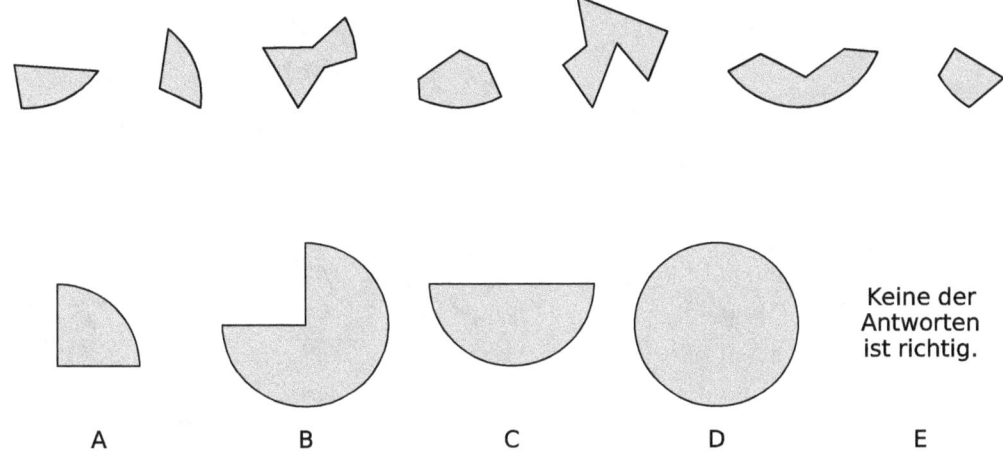

341.

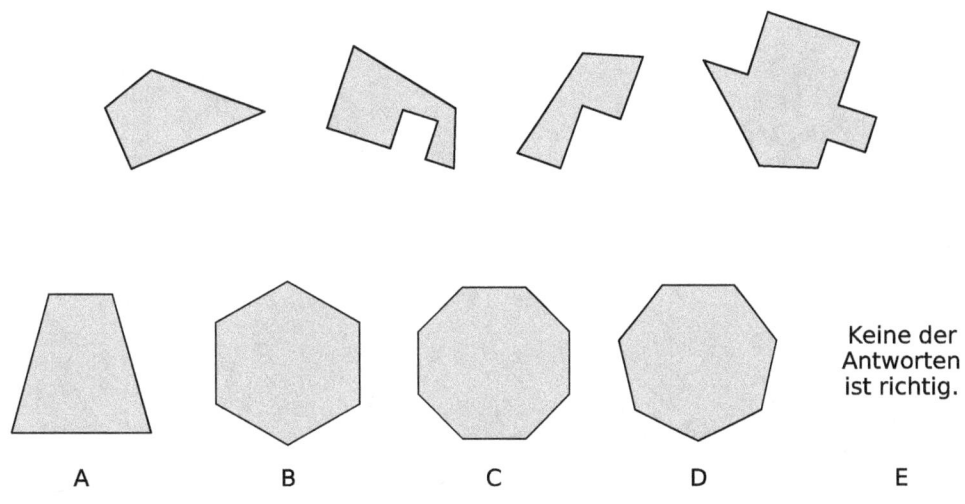

342.

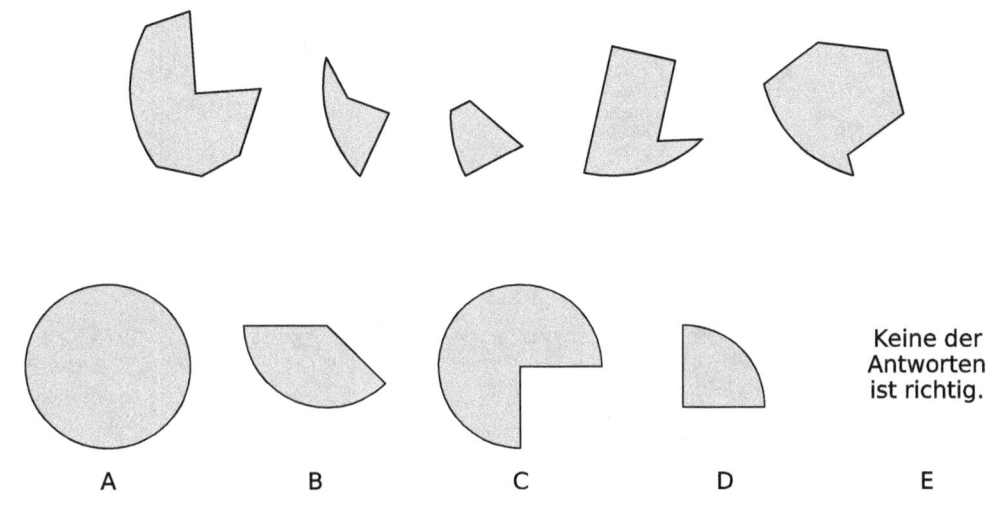

343.

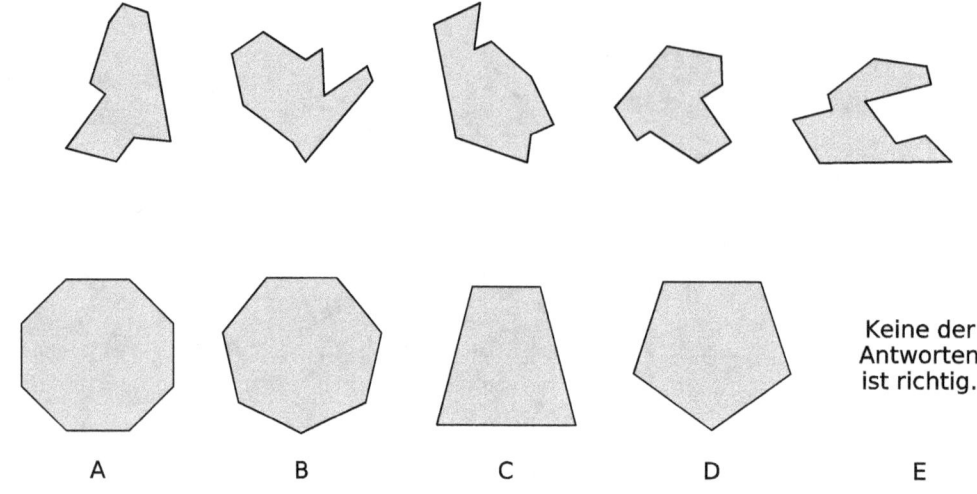

A B C D E Keine der Antworten ist richtig.

344.

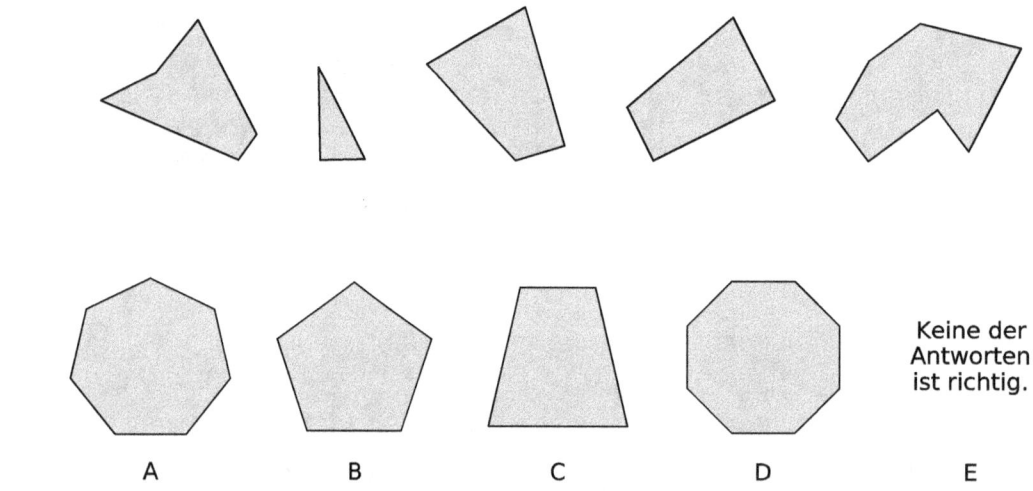

A B C D E Keine der Antworten ist richtig.

345.

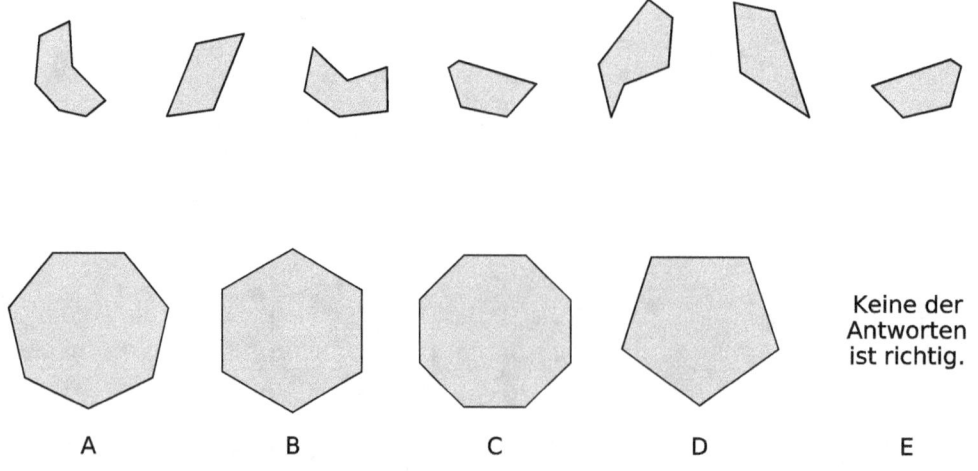

A B C D E Keine der Antworten ist richtig.

4 Übungsaufgaben

346.

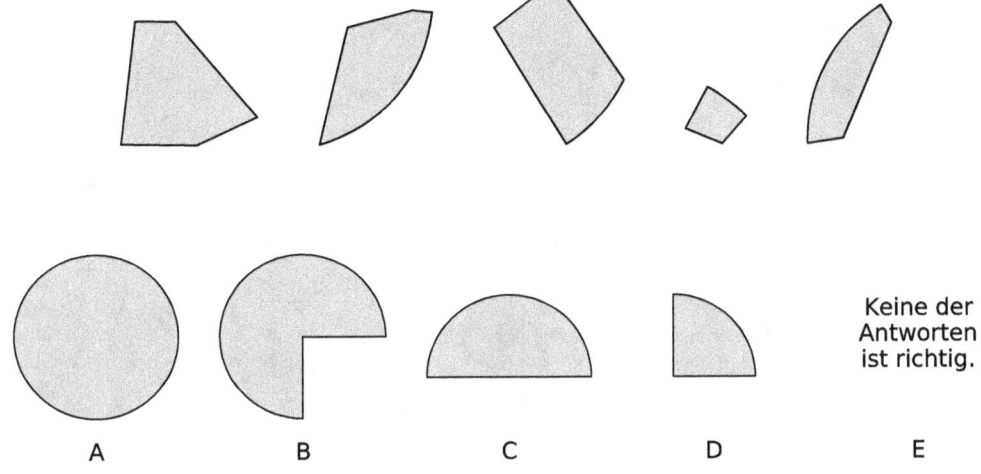

A B C D E

Keine der Antworten ist richtig.

347.

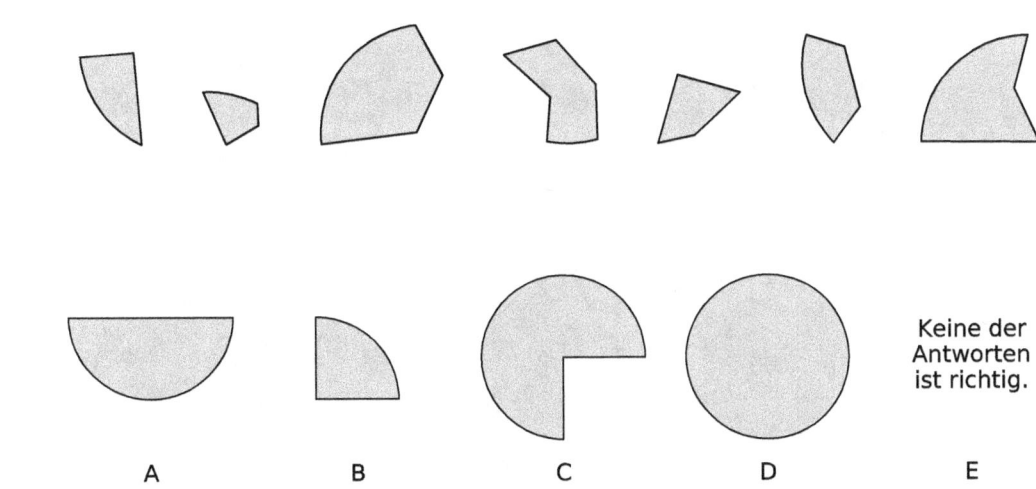

A B C D E

Keine der Antworten ist richtig.

348.

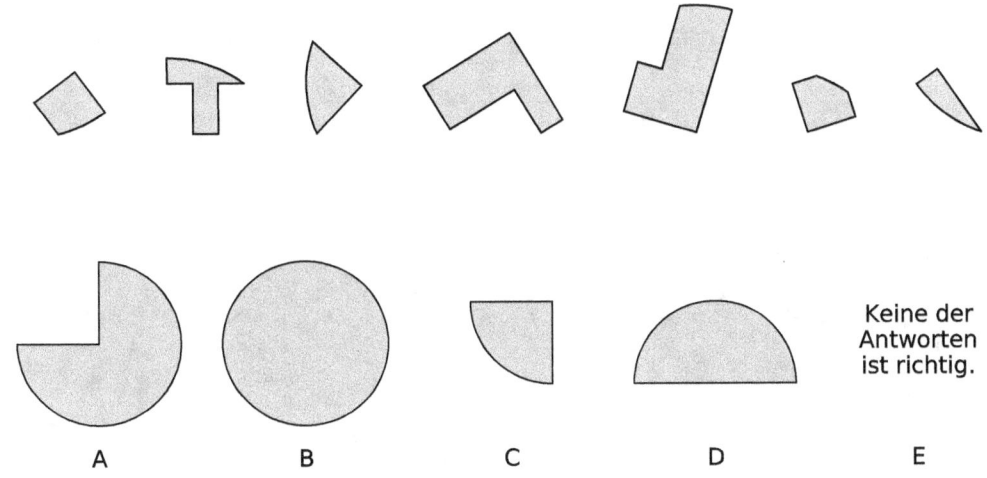

A B C D E

Keine der Antworten ist richtig.

349.

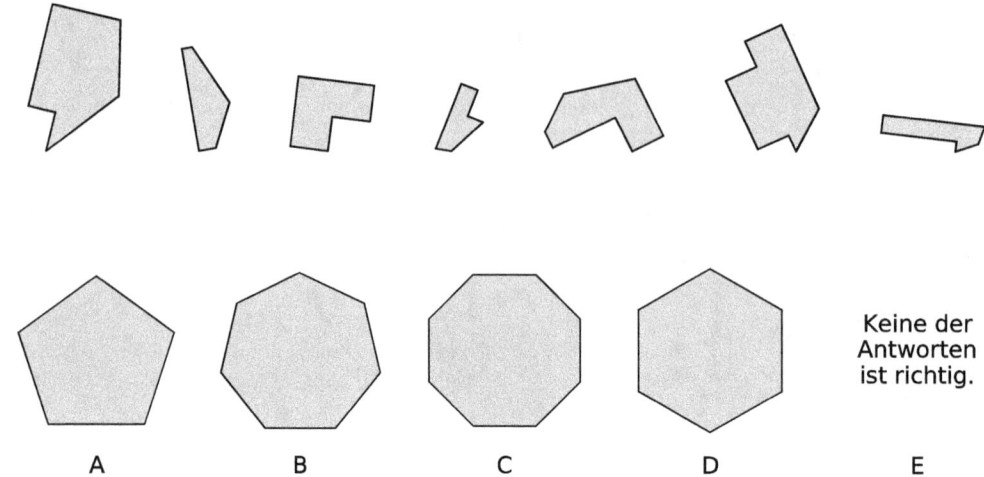

350.

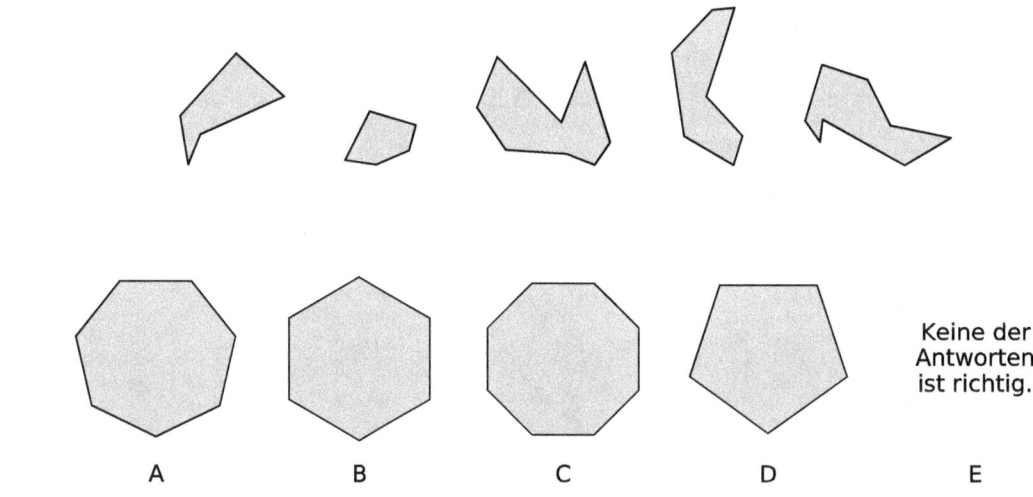

351.

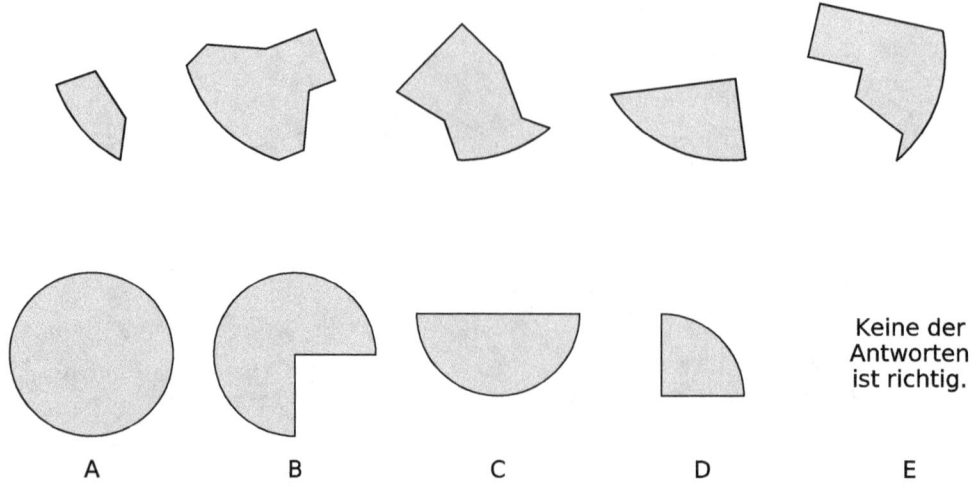

4 Übungsaufgaben 125

352.

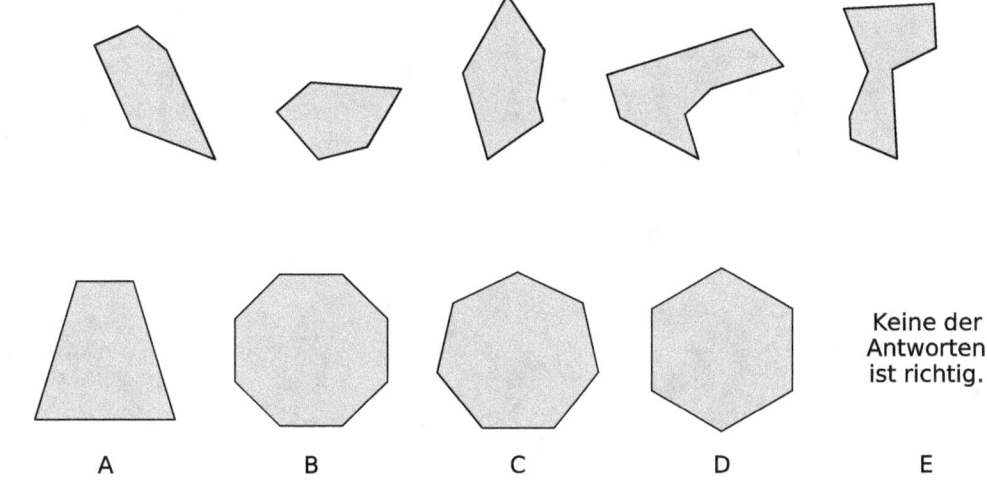

A B C D E Keine der Antworten ist richtig.

353.

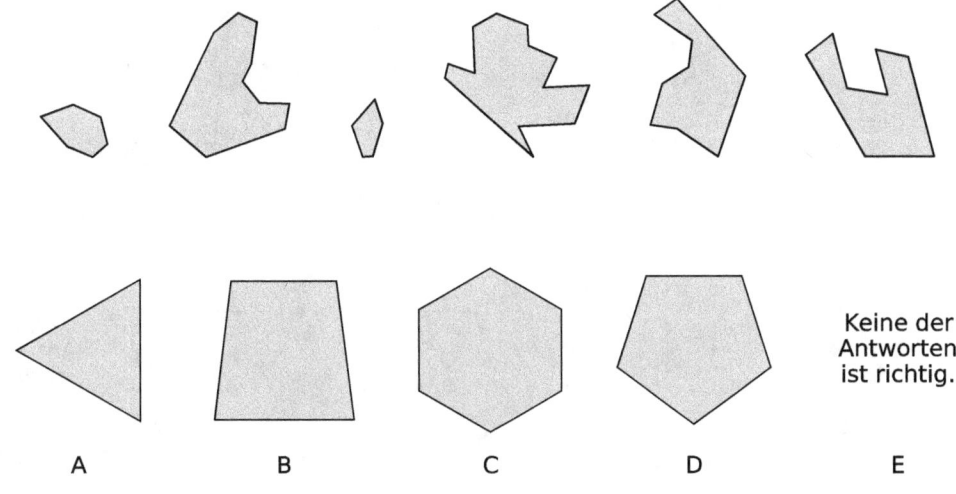

A B C D E Keine der Antworten ist richtig.

354.

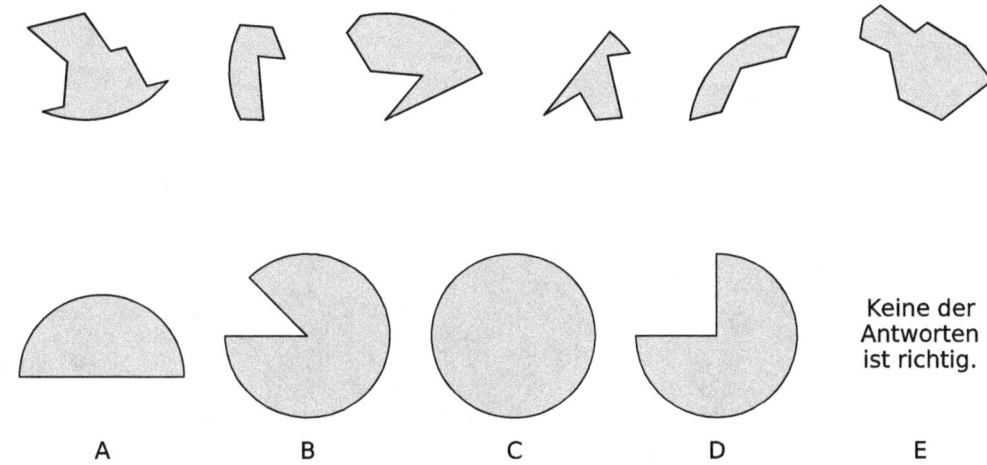

A B C D E Keine der Antworten ist richtig.

355.

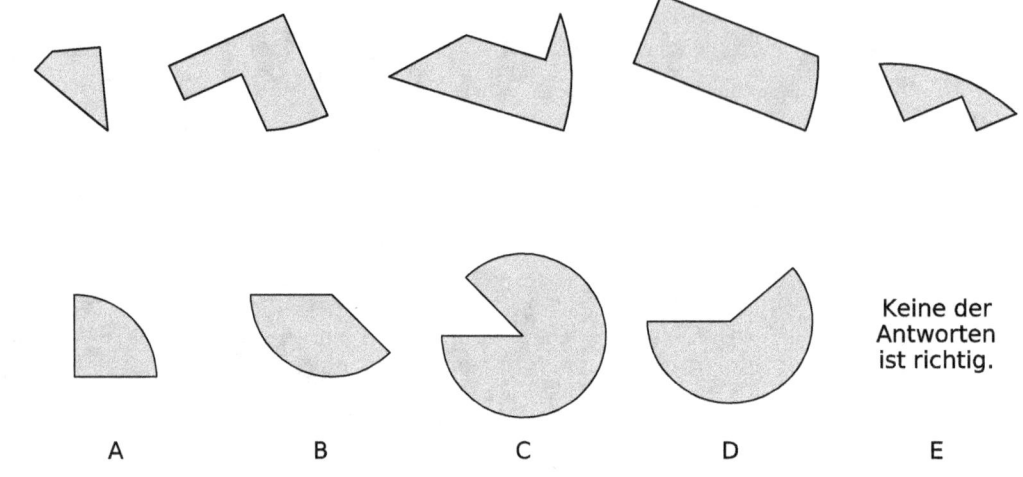

A B C D E Keine der Antworten ist richtig.

356.

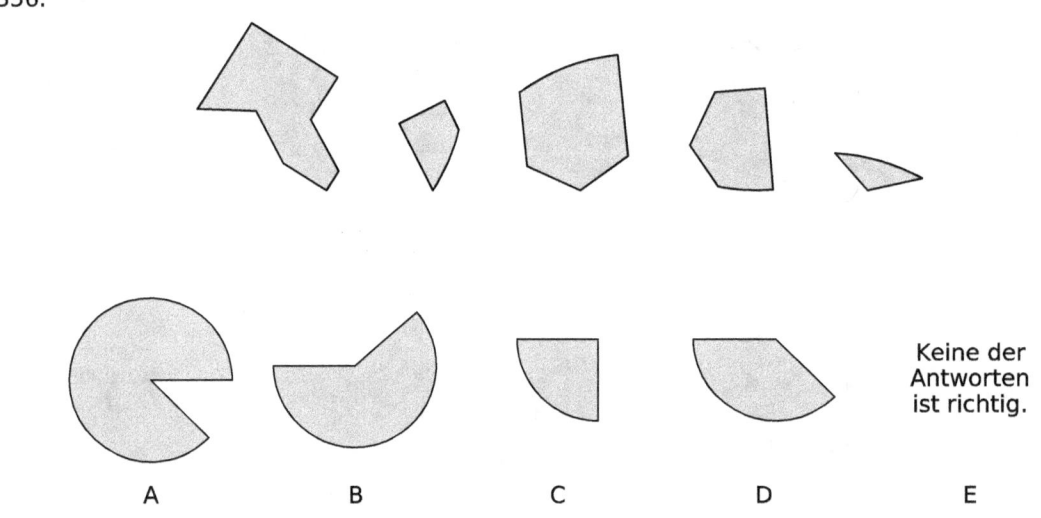

A B C D E Keine der Antworten ist richtig.

357.

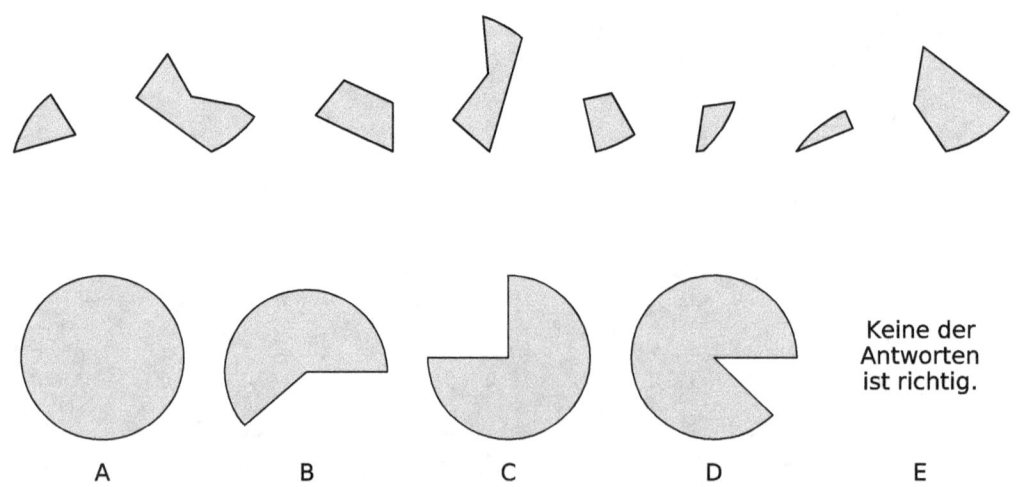

A B C D E Keine der Antworten ist richtig.

4 Übungsaufgaben

358.

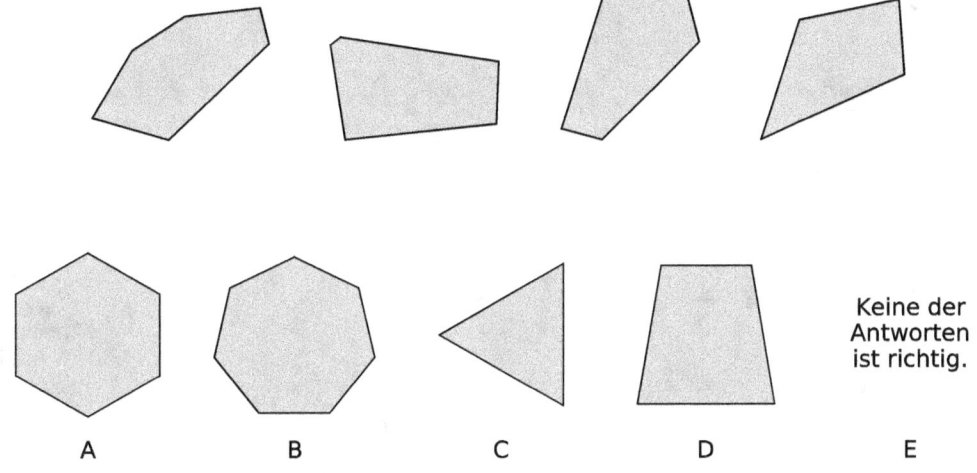

359.

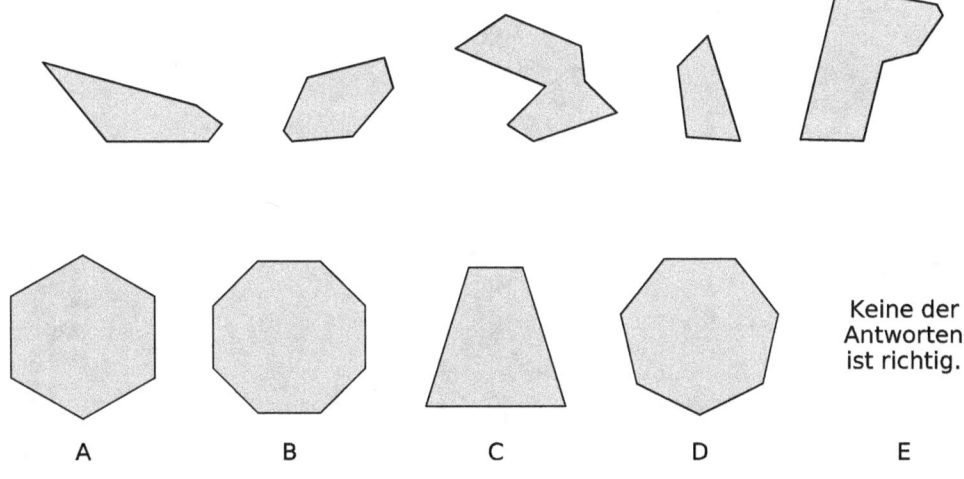

360.

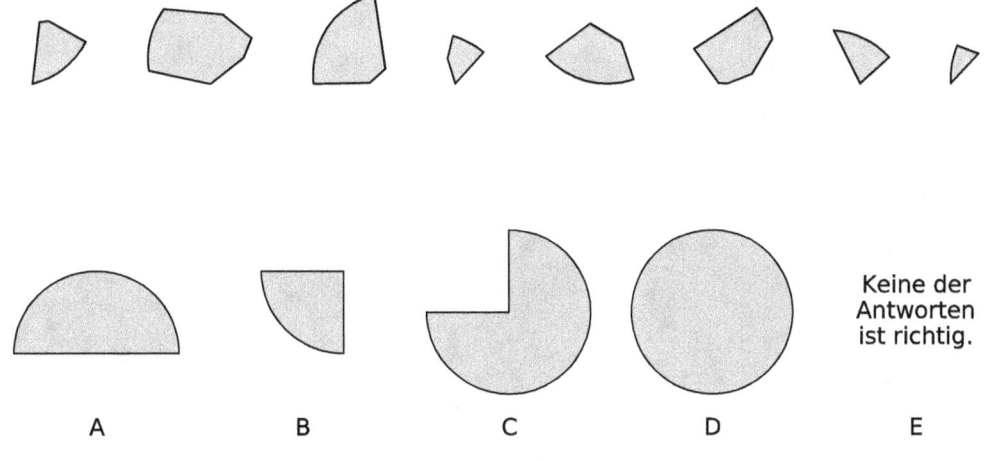

361.

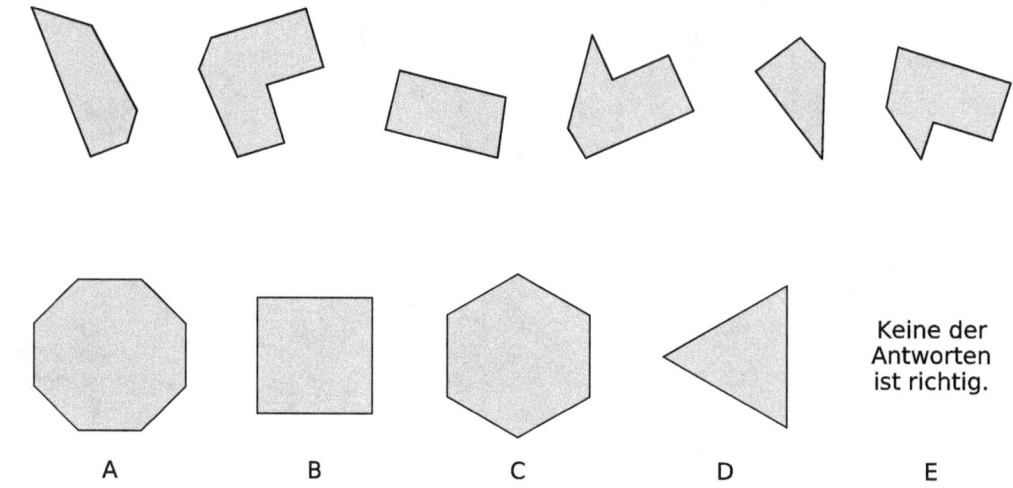

362.

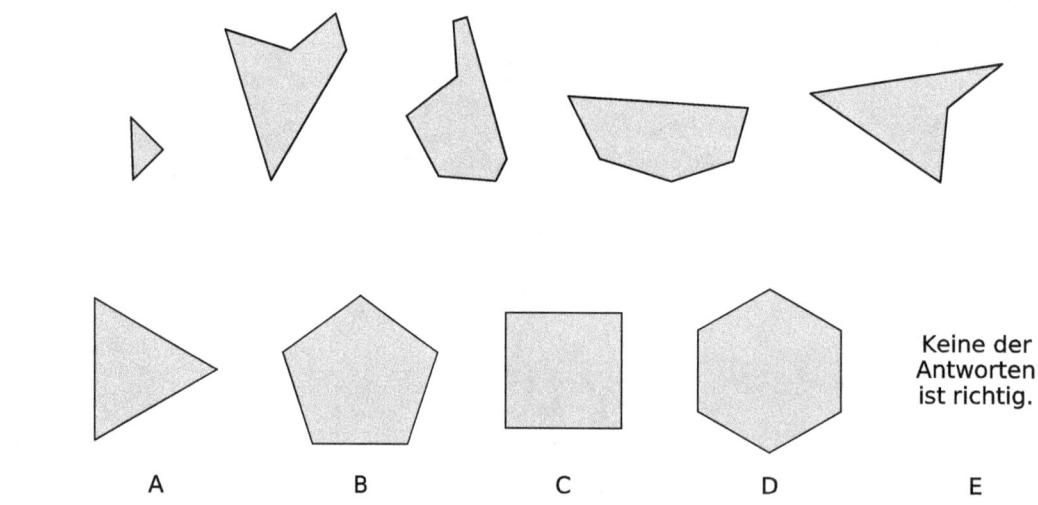

363.

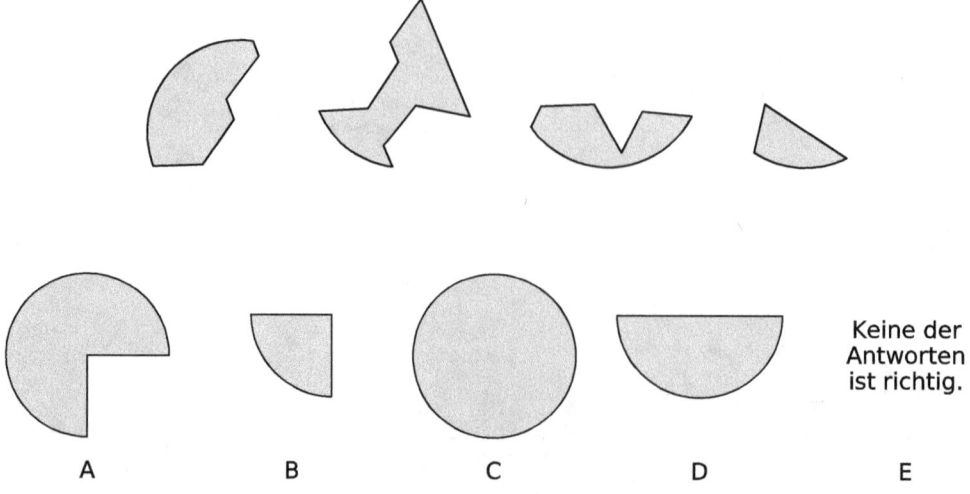

4 Übungsaufgaben

364.

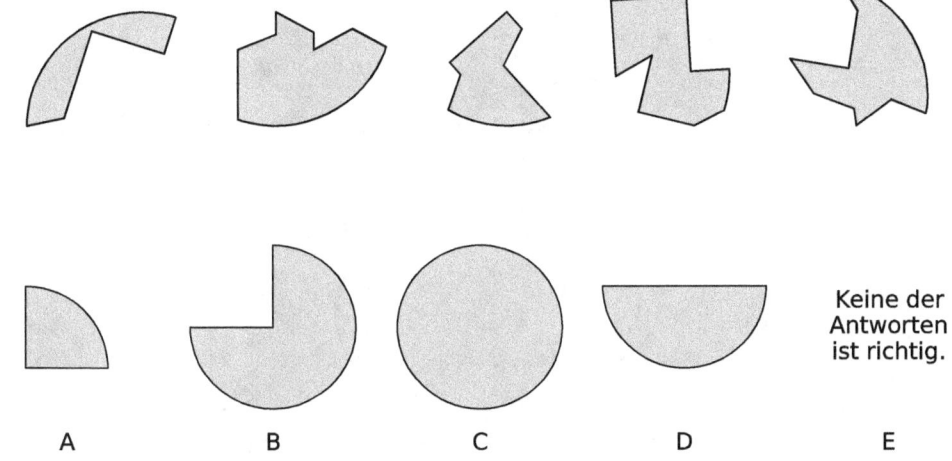

A B C D E Keine der Antworten ist richtig.

365.

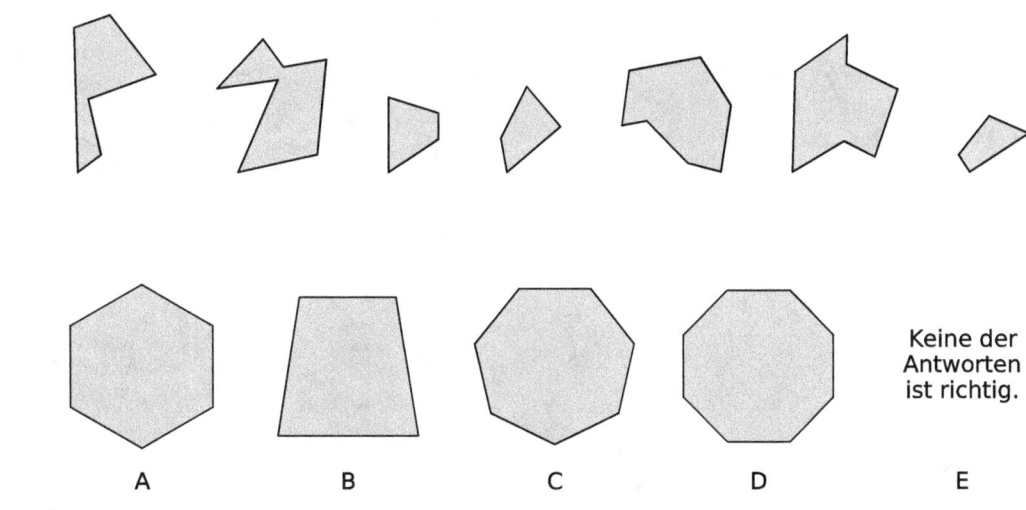

A B C D E Keine der Antworten ist richtig.

366.

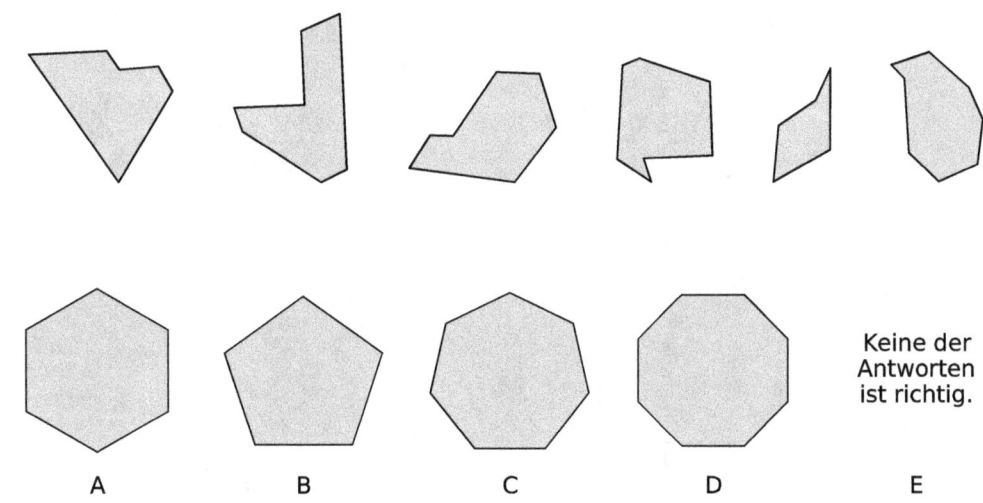

A B C D E Keine der Antworten ist richtig.

367.

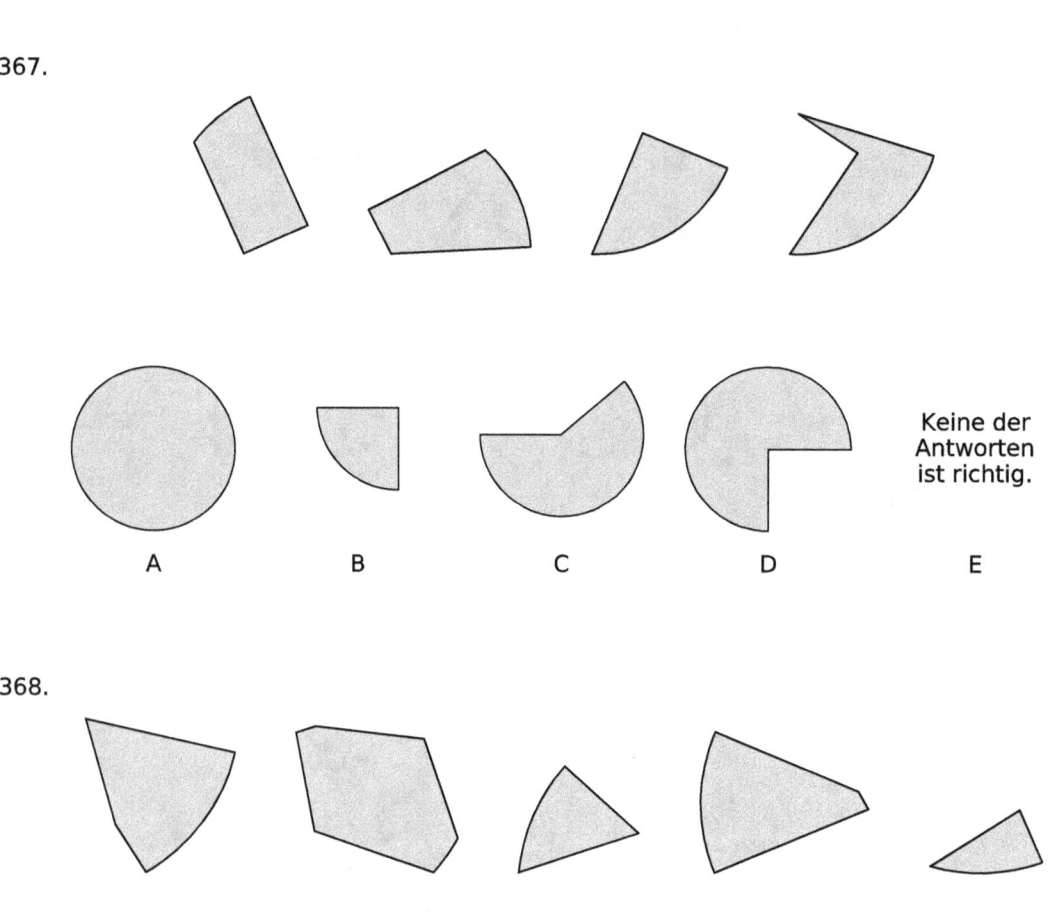

A	B	C	D	E
				Keine der Antworten ist richtig.

368.

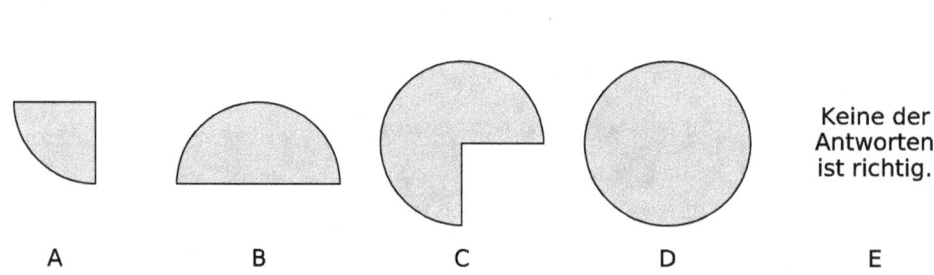

A	B	C	D	E
				Keine der Antworten ist richtig.

369.

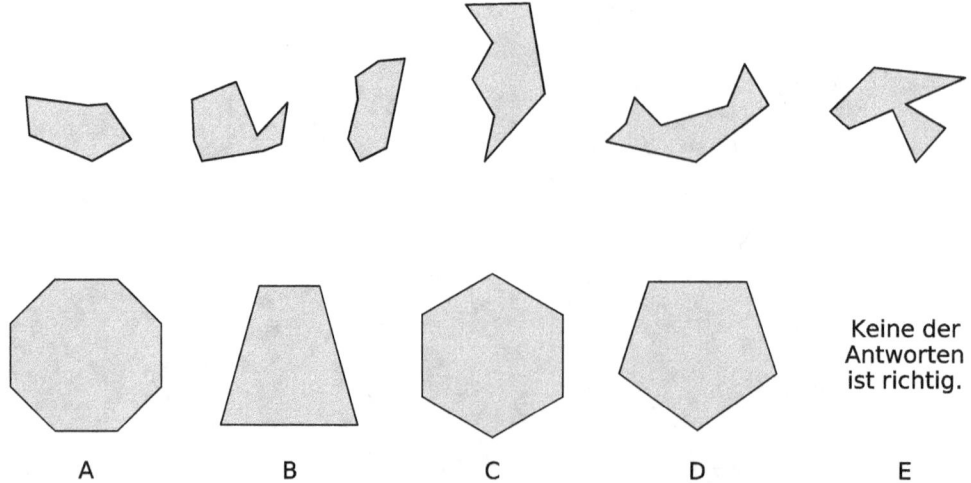

A	B	C	D	E
				Keine der Antworten ist richtig.

4 Übungsaufgaben

370.

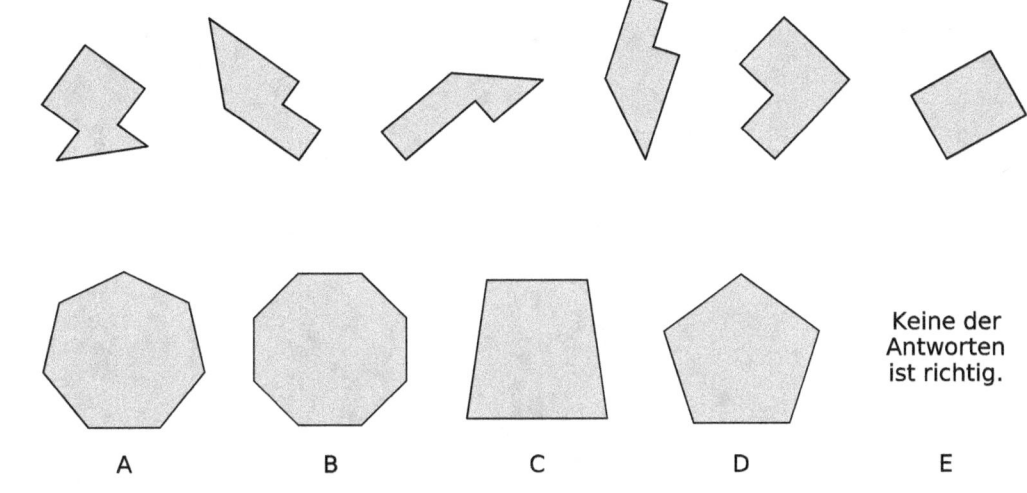

A B C D E Keine der Antworten ist richtig.

371.

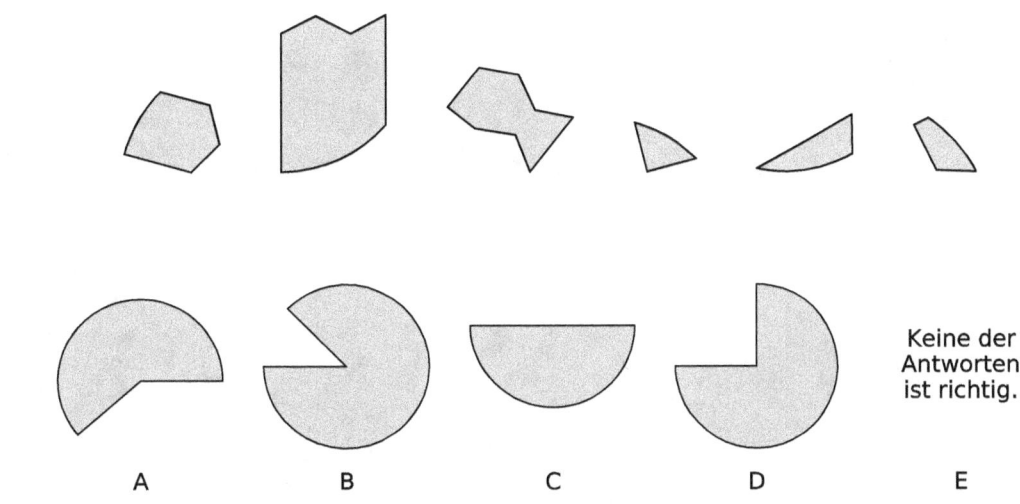

A B C D E Keine der Antworten ist richtig.

372.

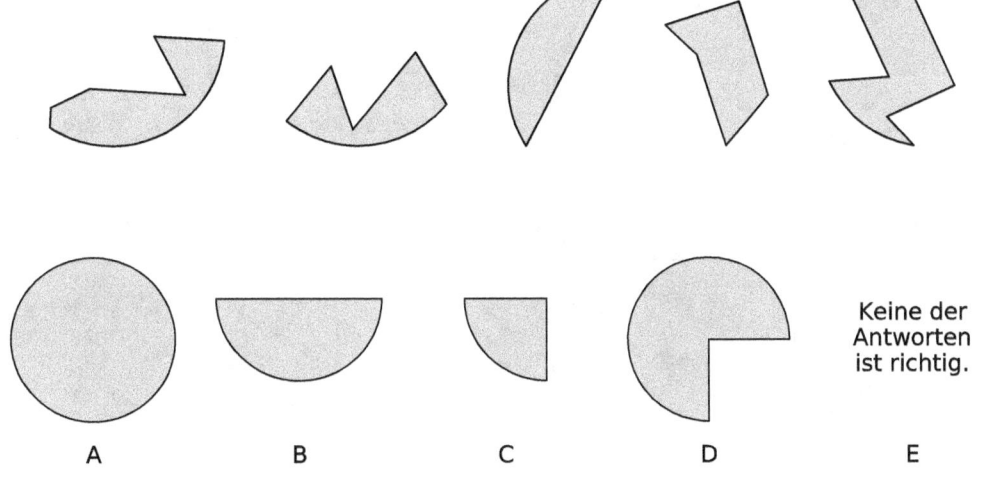

A B C D E Keine der Antworten ist richtig.

373.

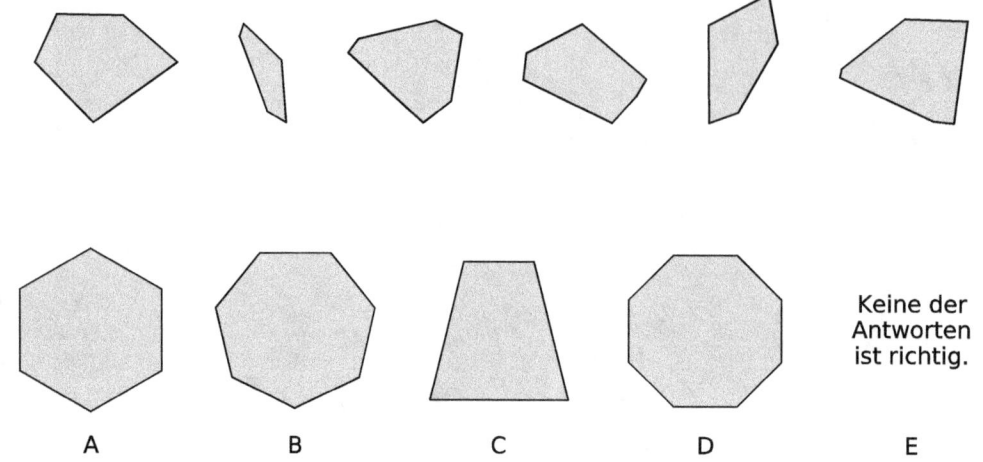

374.

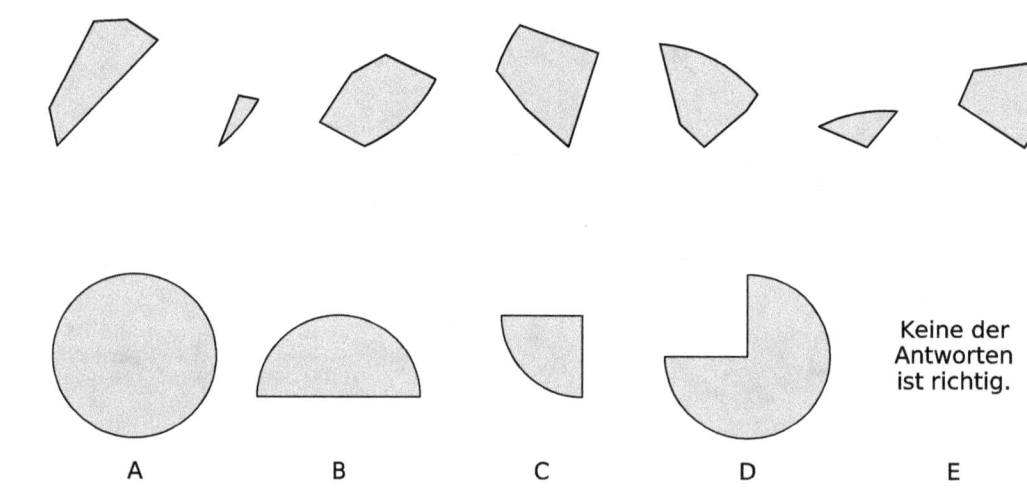

375.

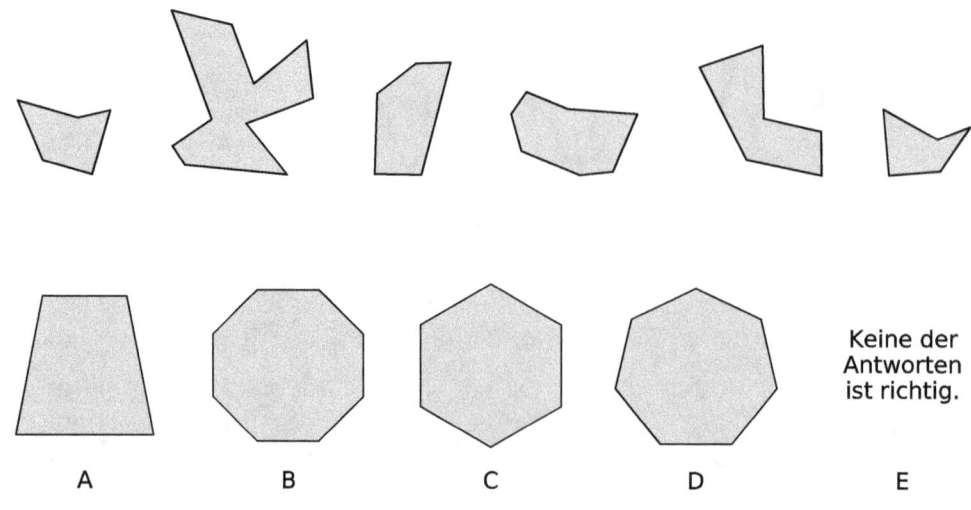

376.

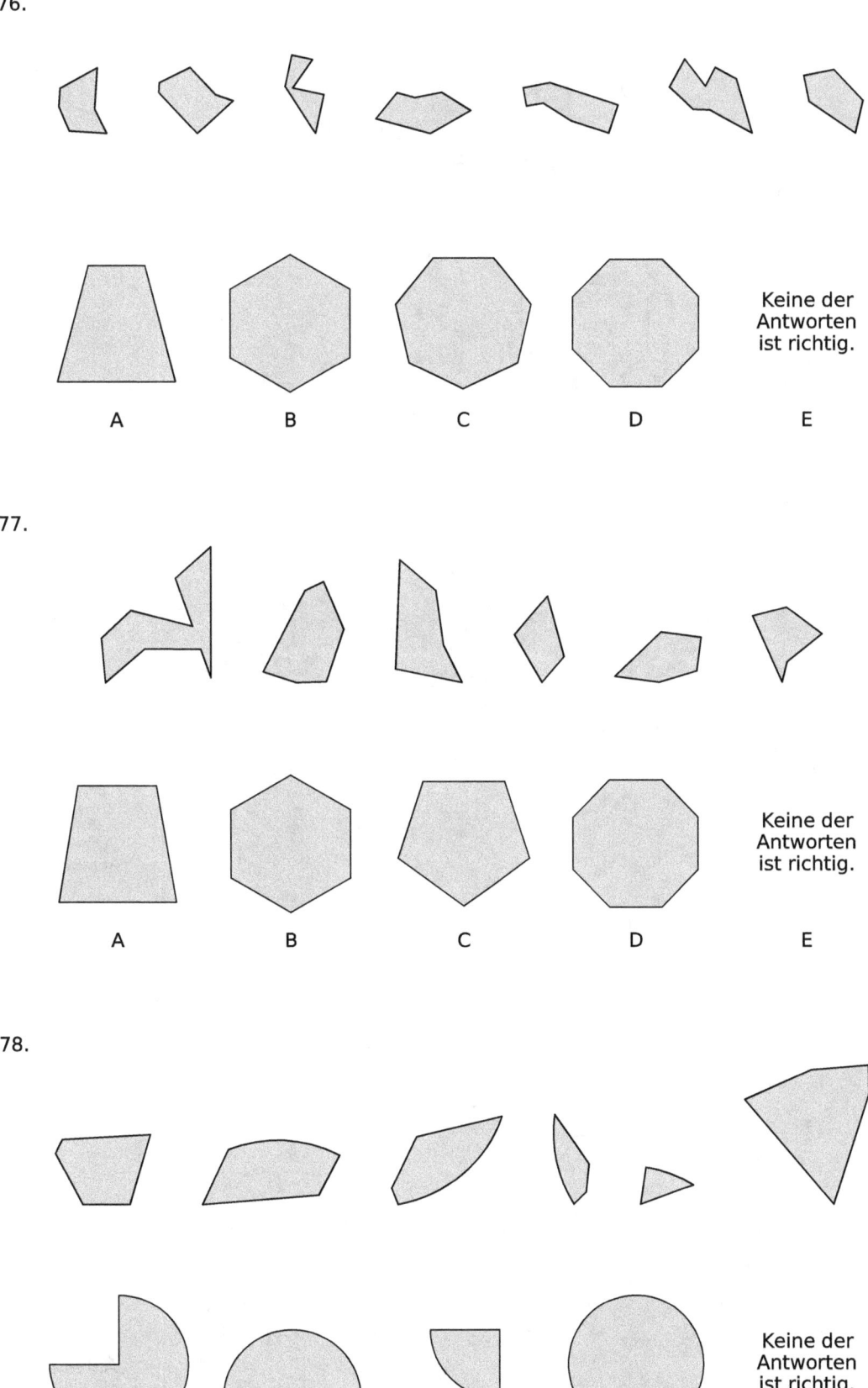

377.

378.

379.

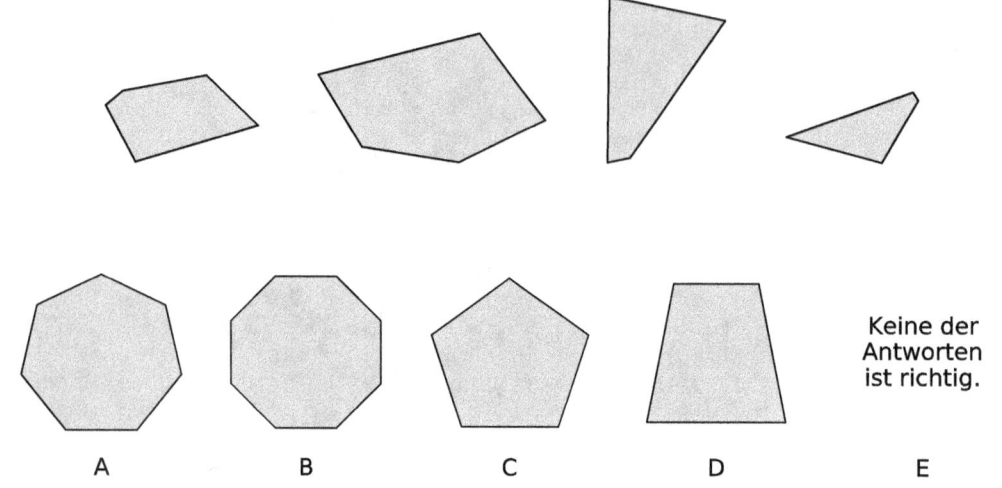

A B C D E Keine der Antworten ist richtig.

380.

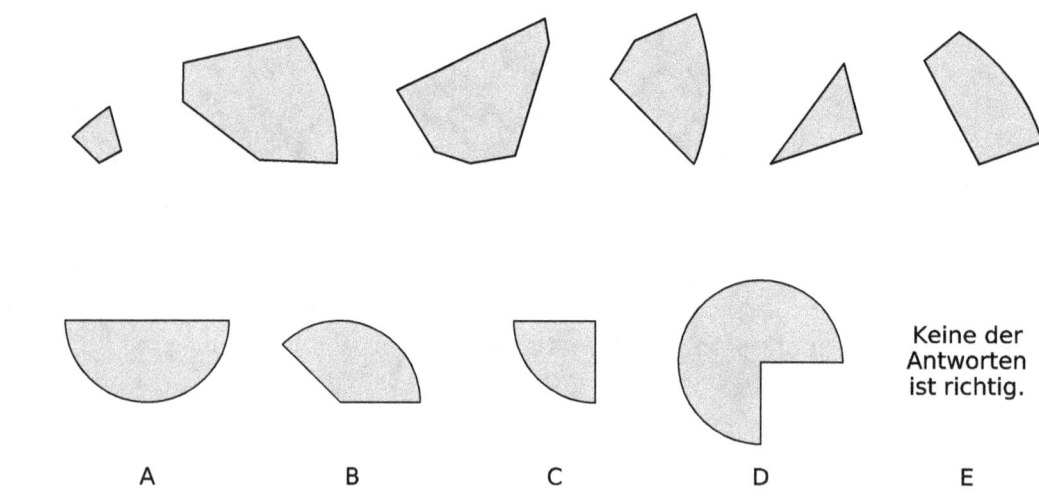

A B C D E Keine der Antworten ist richtig.

381.

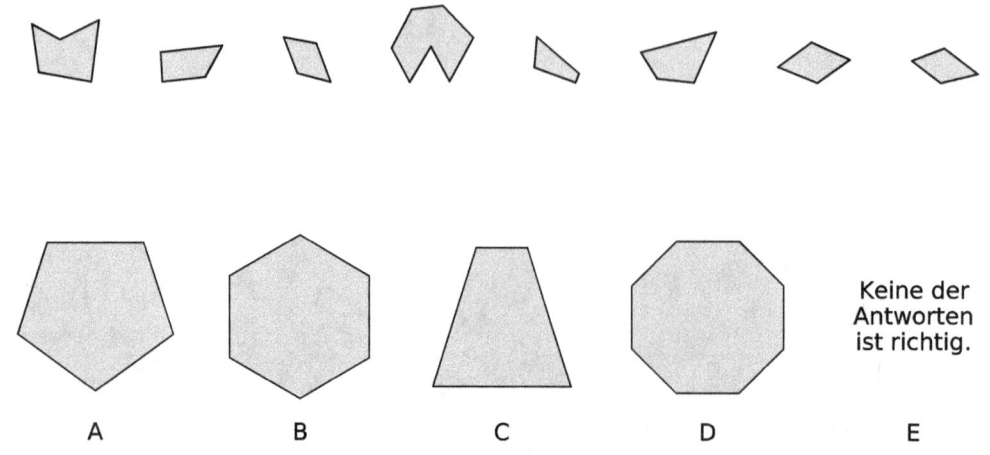

A B C D E Keine der Antworten ist richtig.

4 Übungsaufgaben

382.

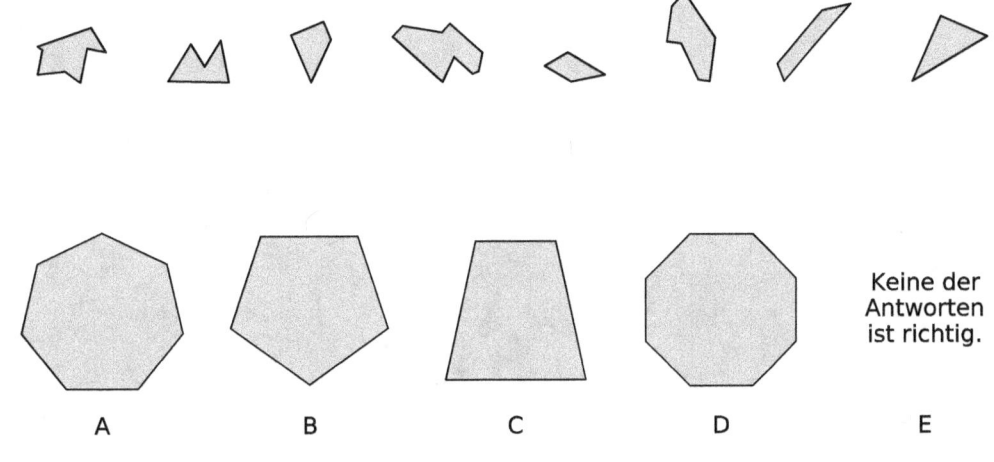

A B C D E Keine der Antworten ist richtig.

383.

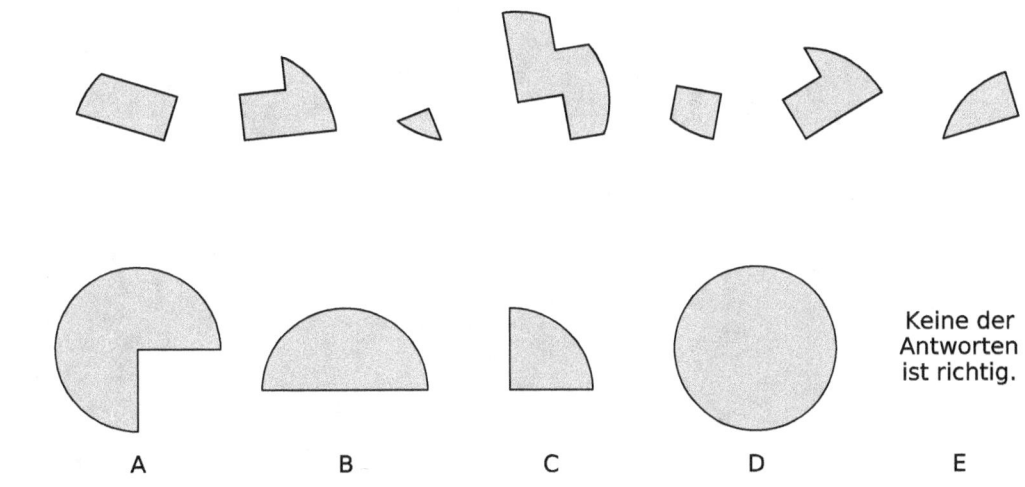

A B C D E Keine der Antworten ist richtig.

384.

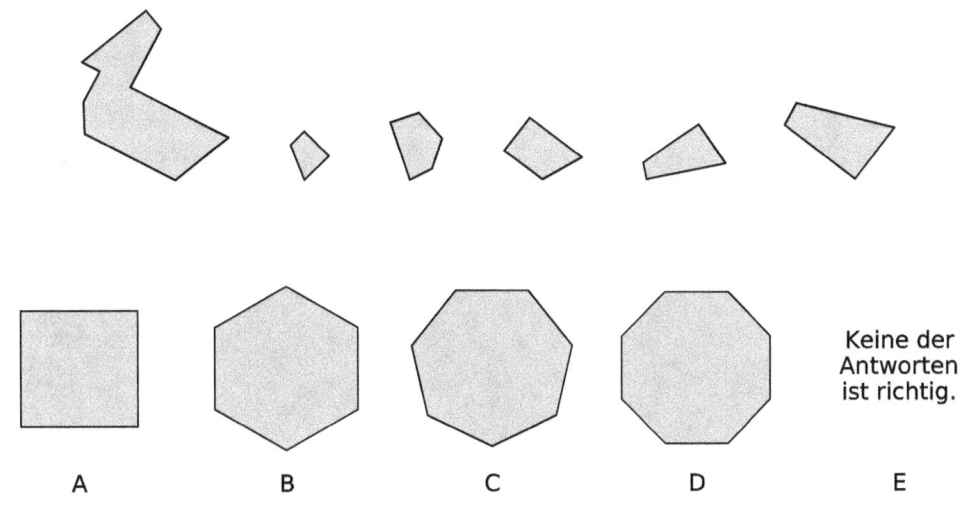

A B C D E Keine der Antworten ist richtig.

385.

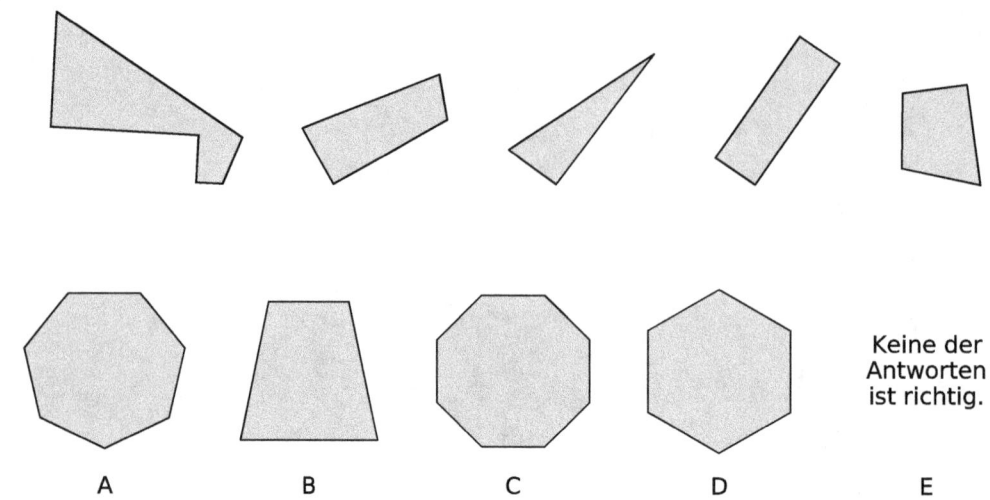

A	B	C	D	E
				Keine der Antworten ist richtig.

386.

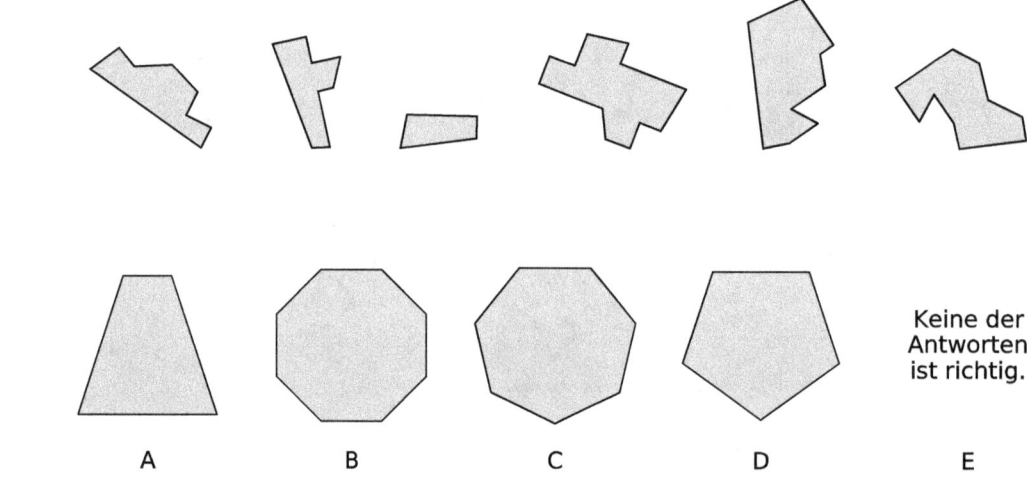

A	B	C	D	E
				Keine der Antworten ist richtig.

387.

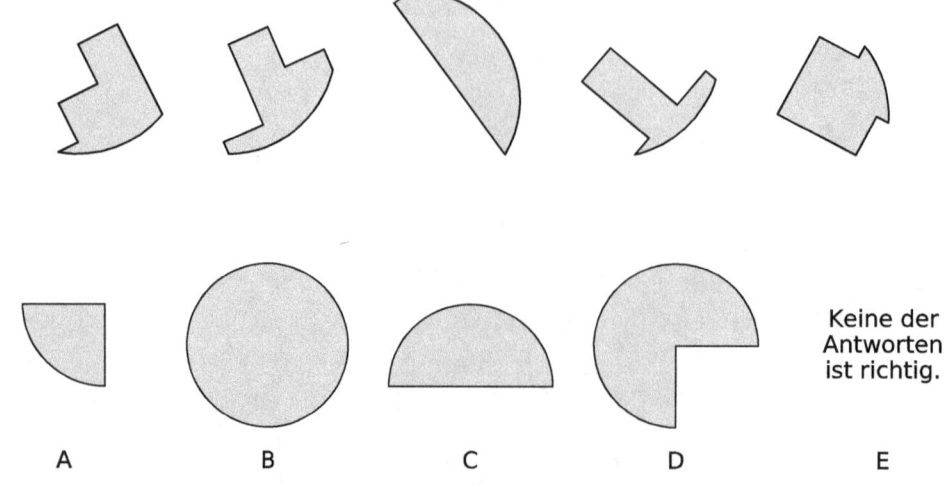

A	B	C	D	E
				Keine der Antworten ist richtig.

4 Übungsaufgaben

388.

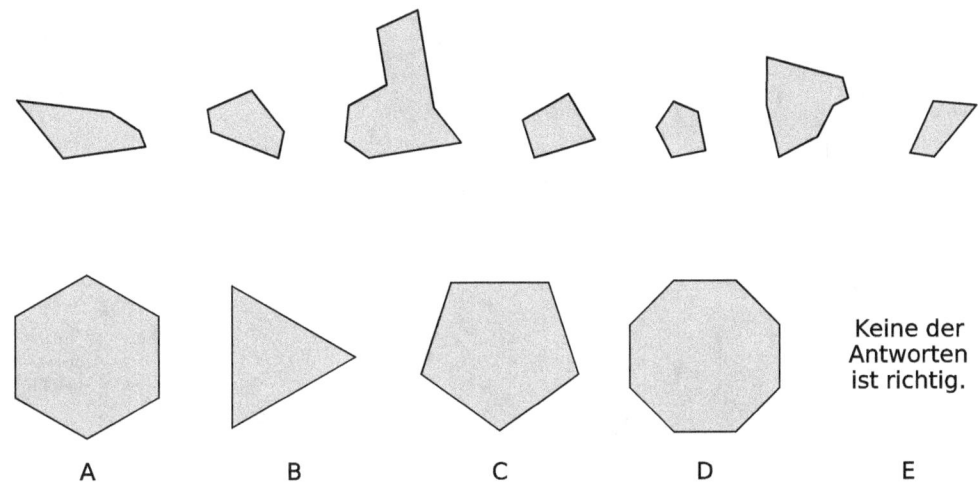

389.

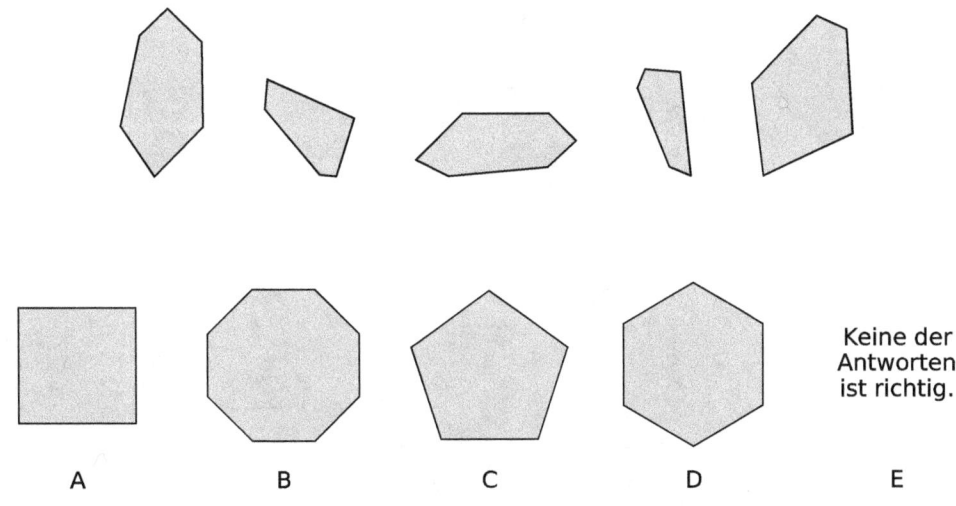

390.

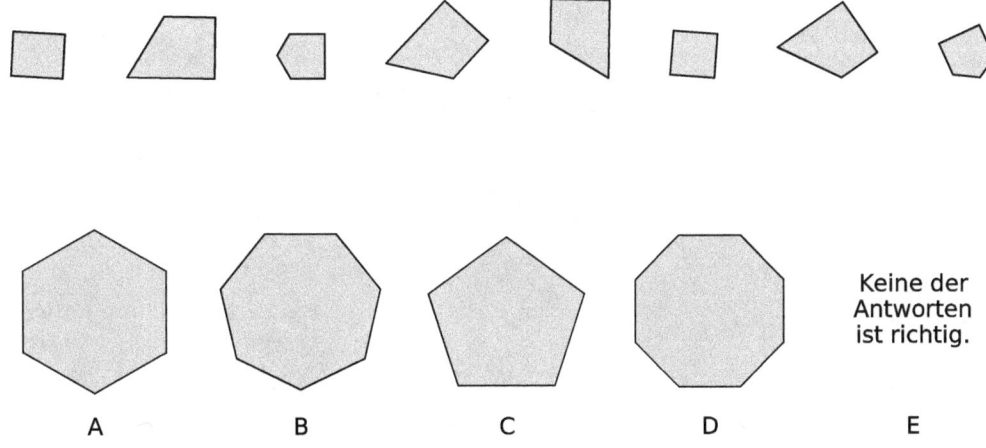

391.

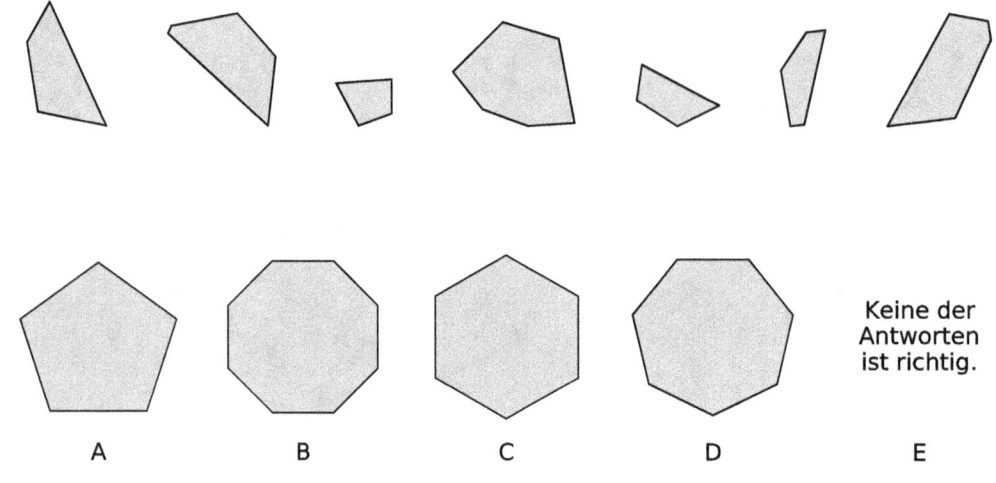

A B C D E Keine der Antworten ist richtig.

392.

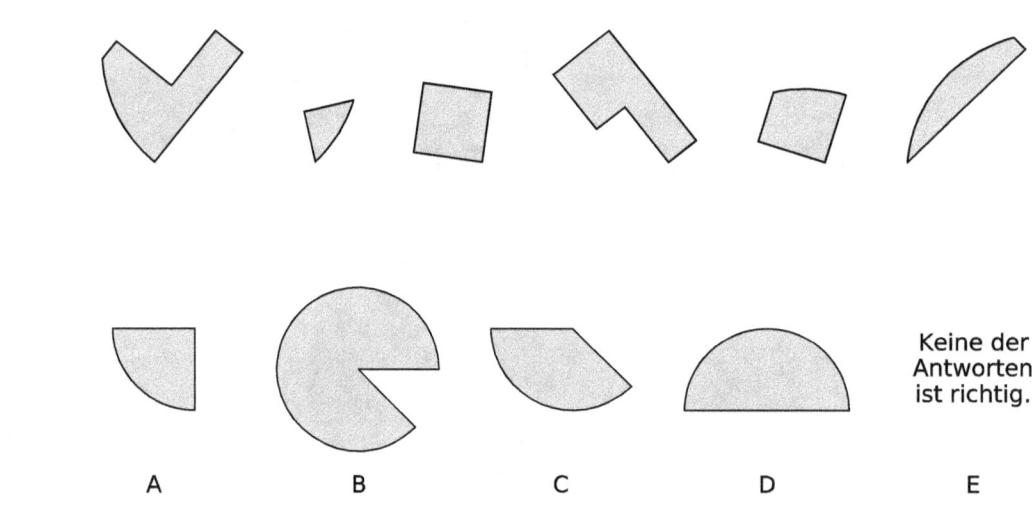

A B C D E Keine der Antworten ist richtig.

393.

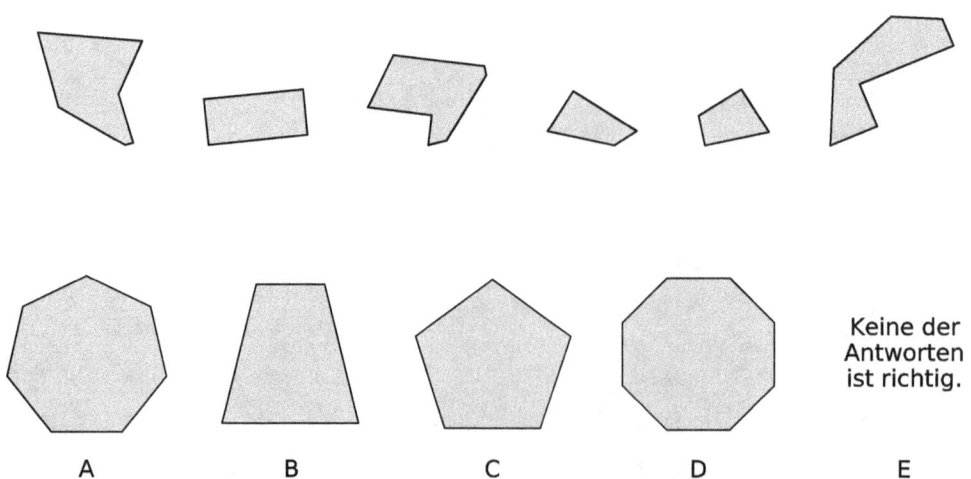

A B C D E Keine der Antworten ist richtig.

4 Übungsaufgaben

394.

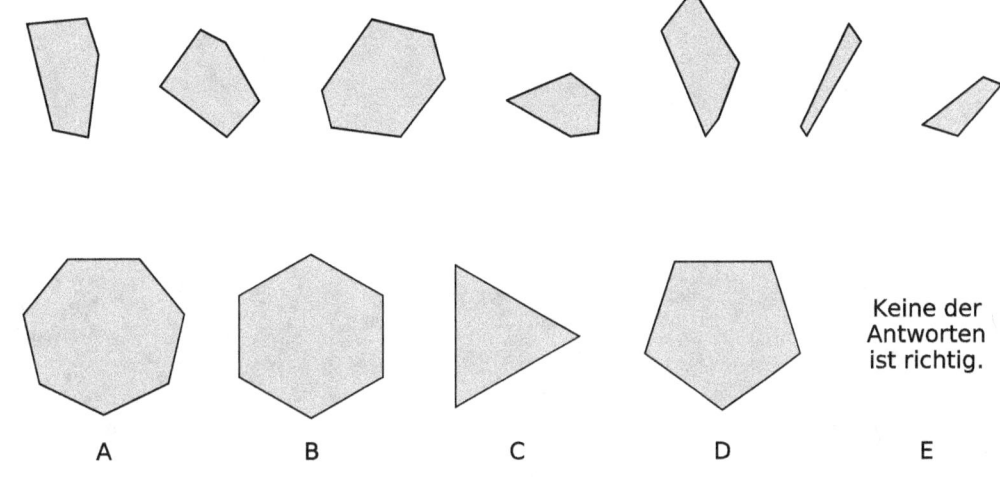

A B C D E   Keine der Antworten ist richtig.

395.

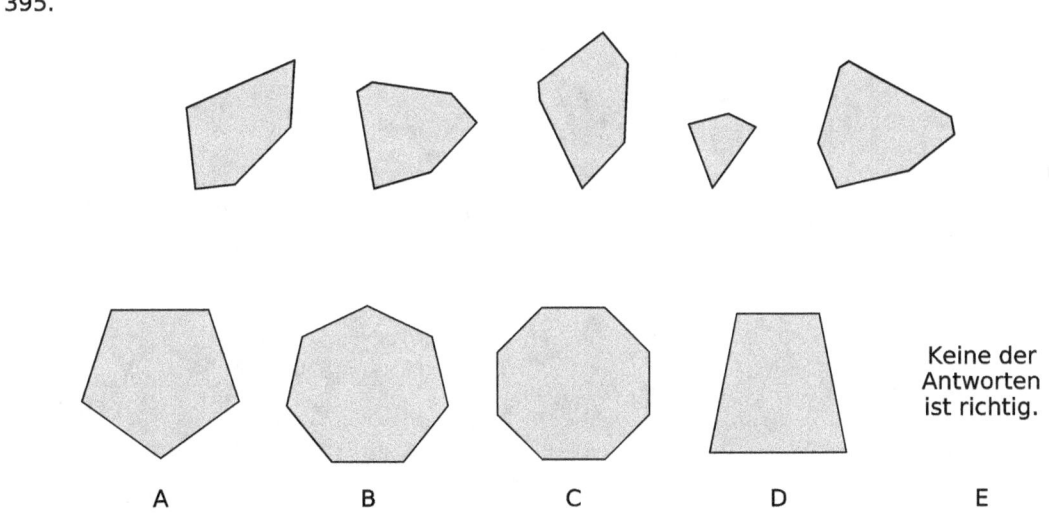

A B C D E   Keine der Antworten ist richtig.

396.

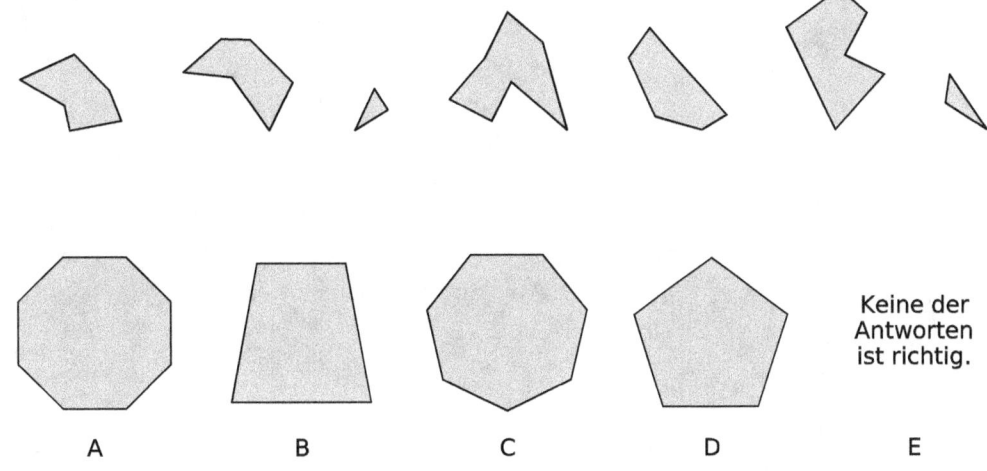

A B C D E   Keine der Antworten ist richtig.

397.

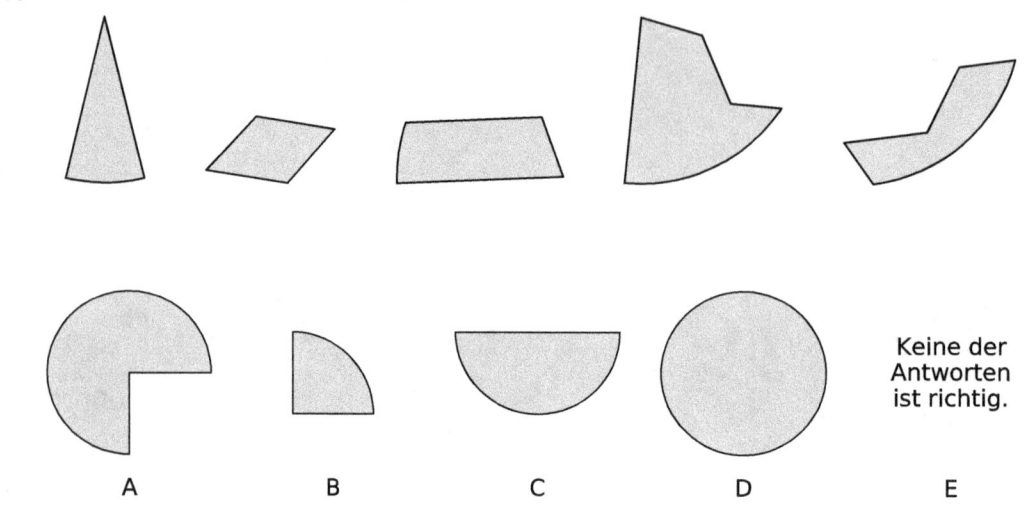

A B C D E Keine der Antworten ist richtig.

398.

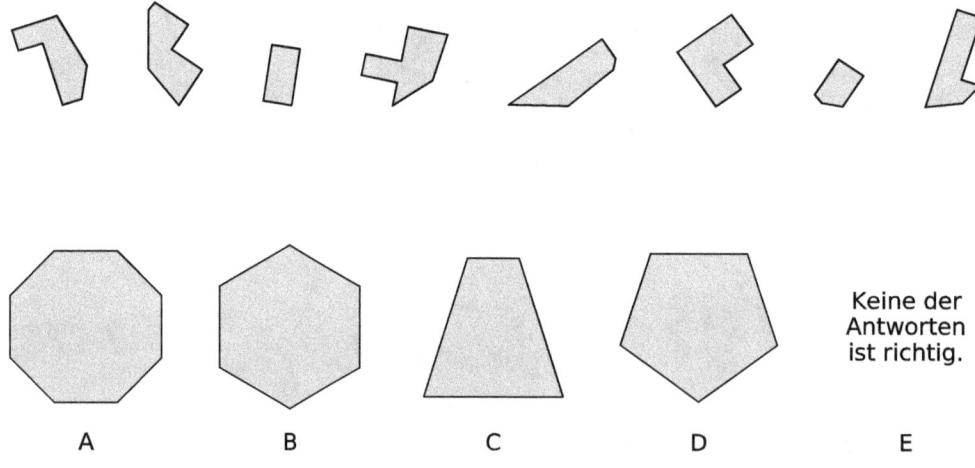

A B C D E Keine der Antworten ist richtig.

399.

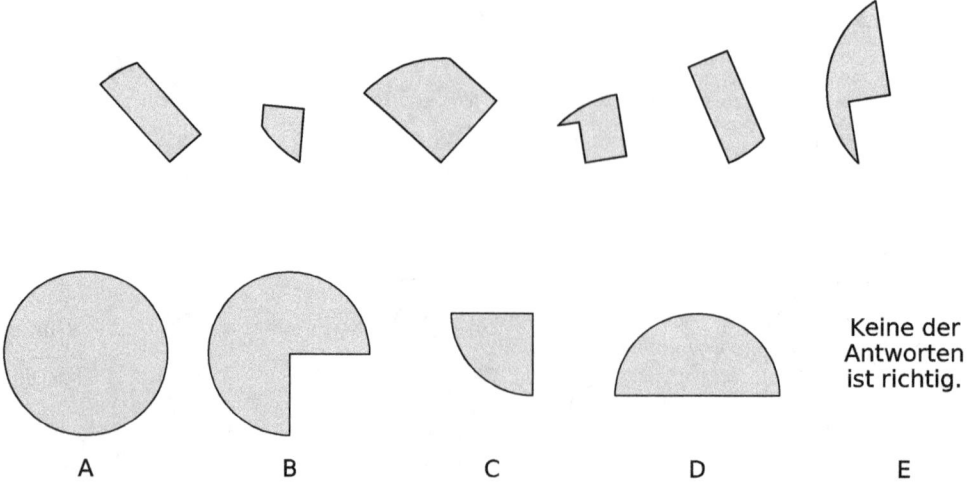

A B C D E Keine der Antworten ist richtig.

4 Übungsaufgaben 141

400.

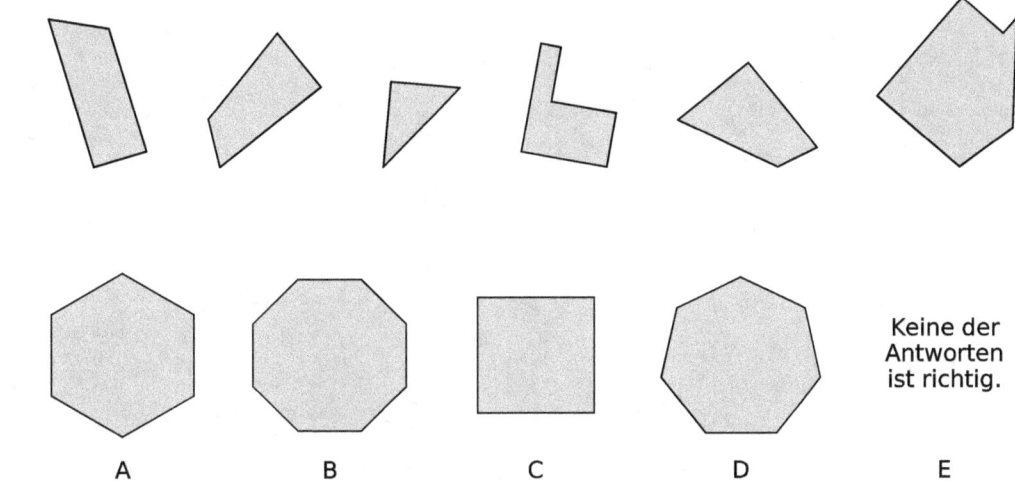

A B C D E Keine der Antworten ist richtig.

401.

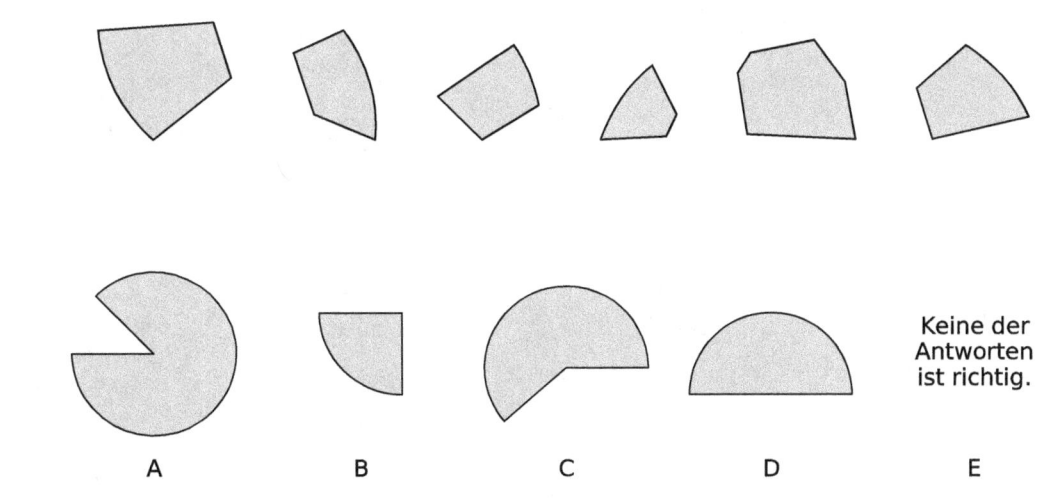

A B C D E Keine der Antworten ist richtig.

402.

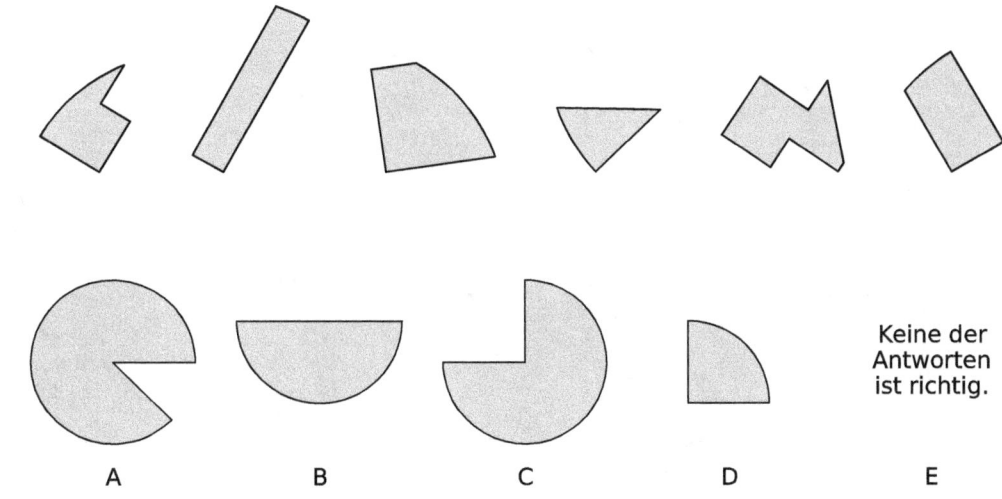

A B C D E Keine der Antworten ist richtig.

403.

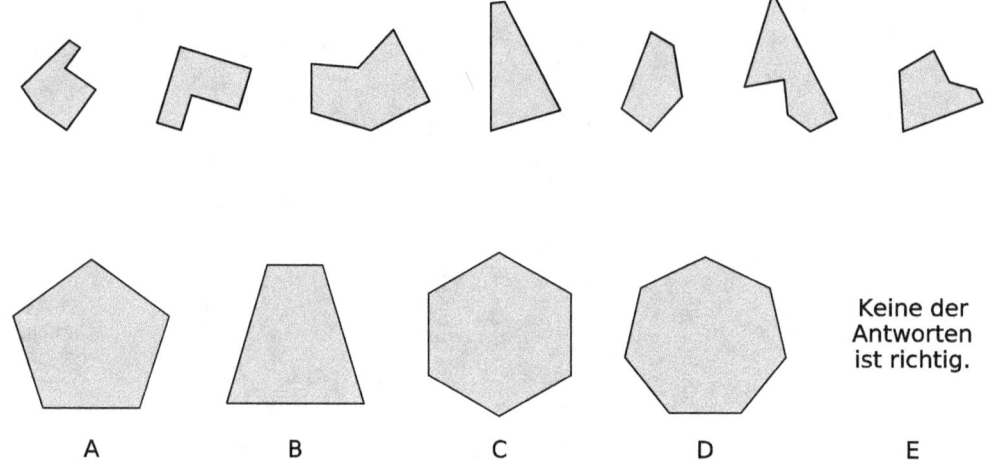

A	B	C	D	E
				Keine der Antworten ist richtig.

404.

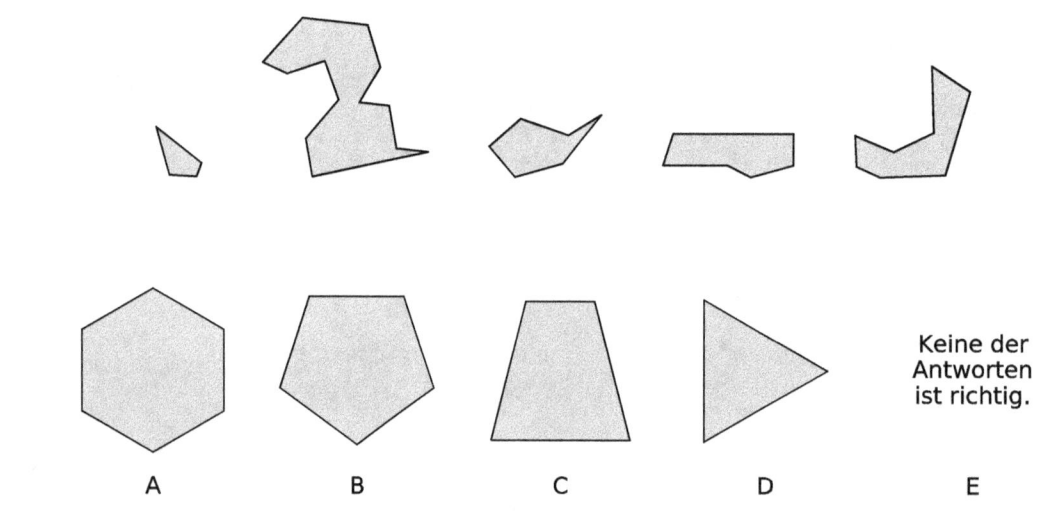

A	B	C	D	E
				Keine der Antworten ist richtig.

405.

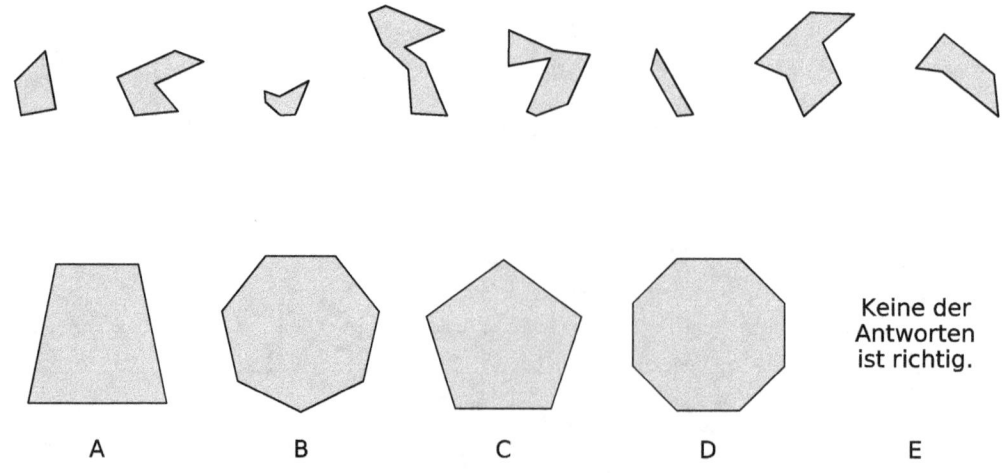

A	B	C	D	E
				Keine der Antworten ist richtig.

4 Übungsaufgaben

406.

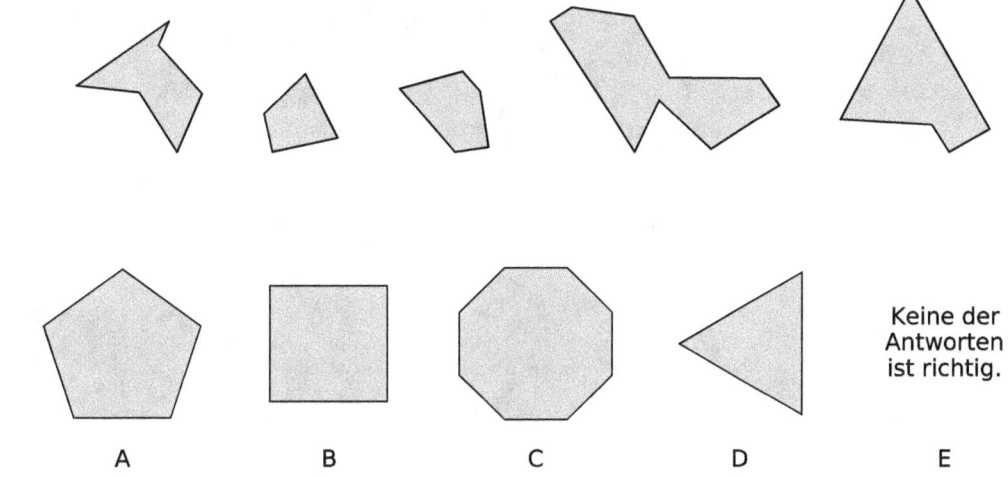

A B C D E Keine der Antworten ist richtig.

407.

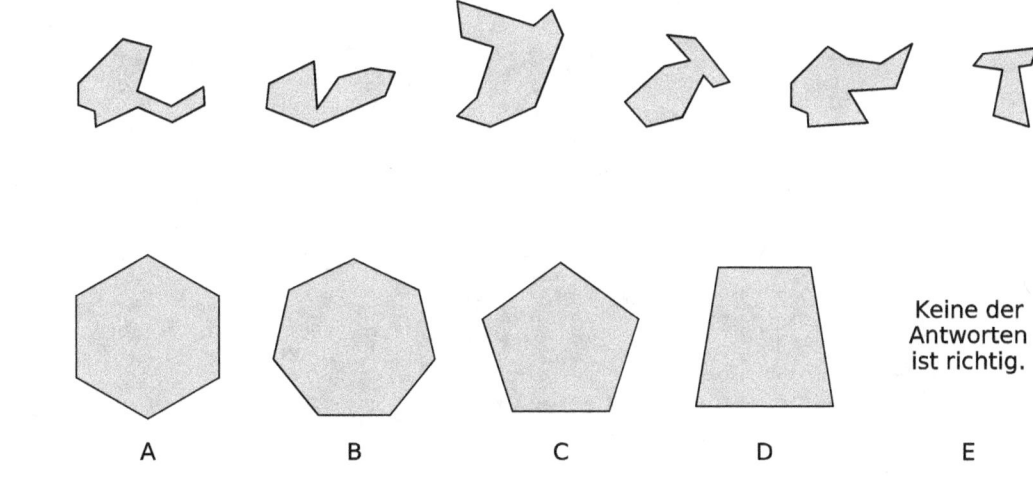

A B C D E Keine der Antworten ist richtig.

408.

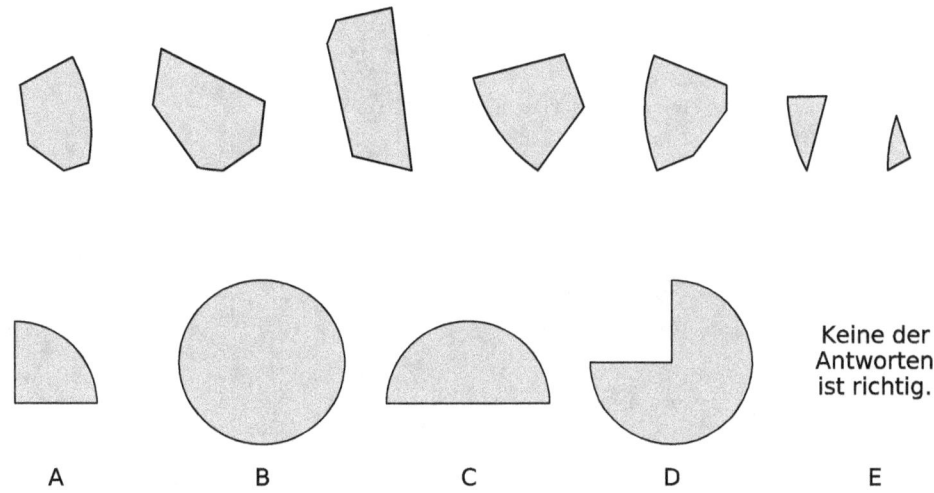

A B C D E Keine der Antworten ist richtig.

144 4 Übungsaufgaben

409.

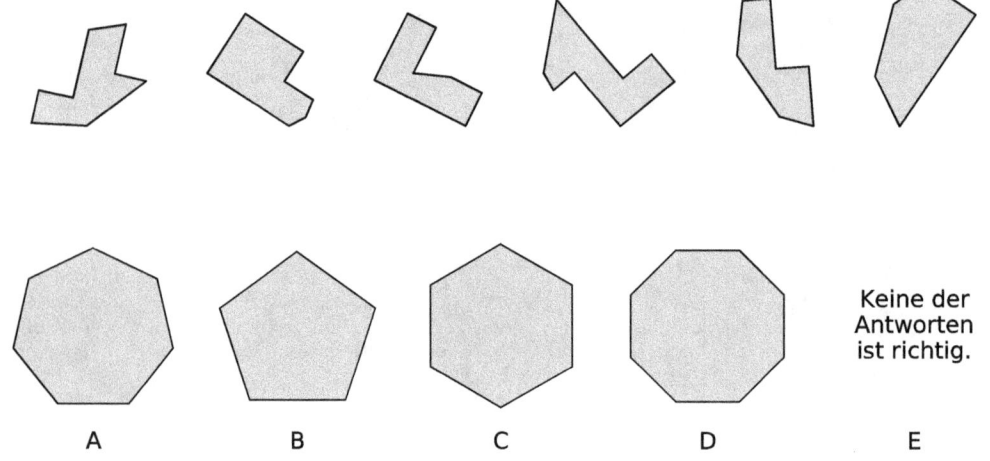

A B C D E Keine der Antworten ist richtig.

410.

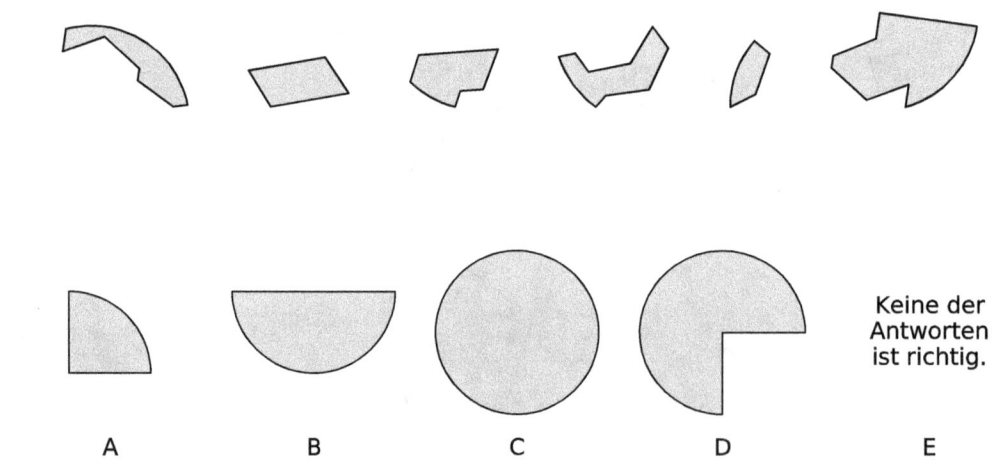

A B C D E Keine der Antworten ist richtig.

411.

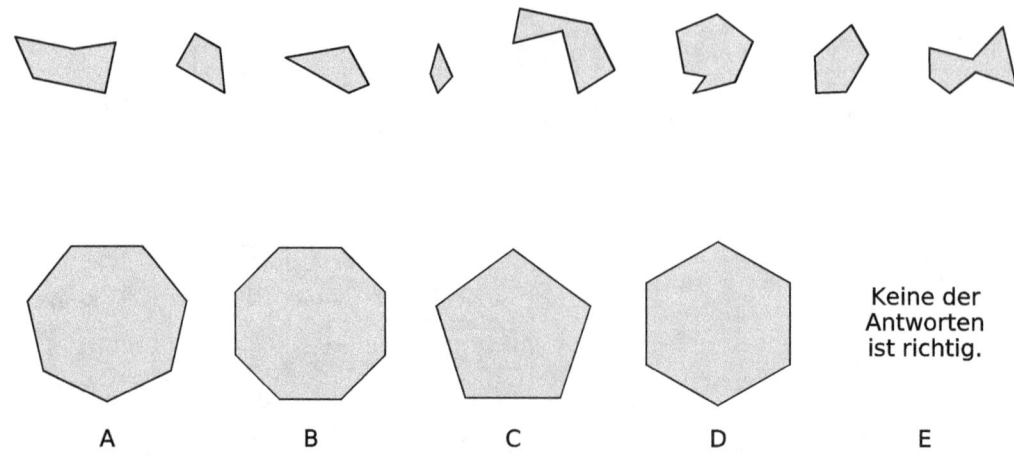

A B C D E Keine der Antworten ist richtig.

4 Übungsaufgaben

412.

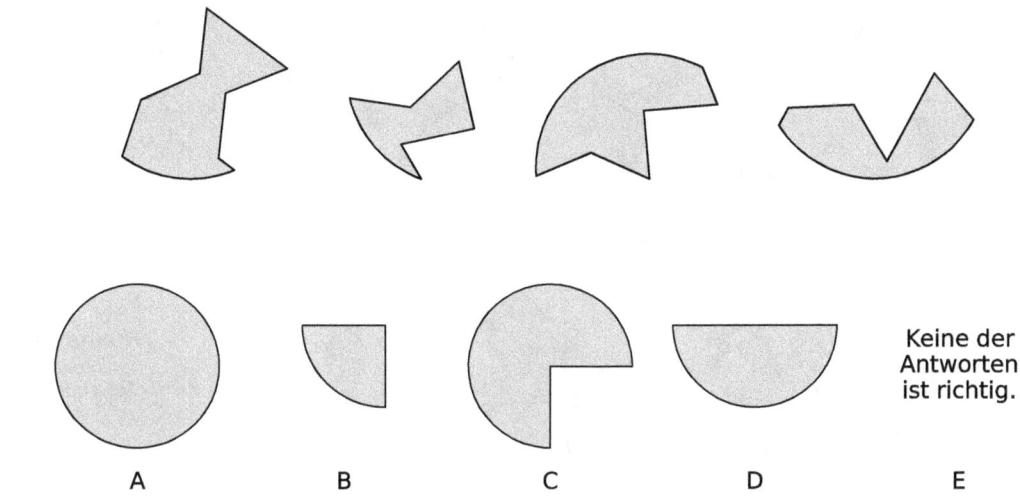

413.

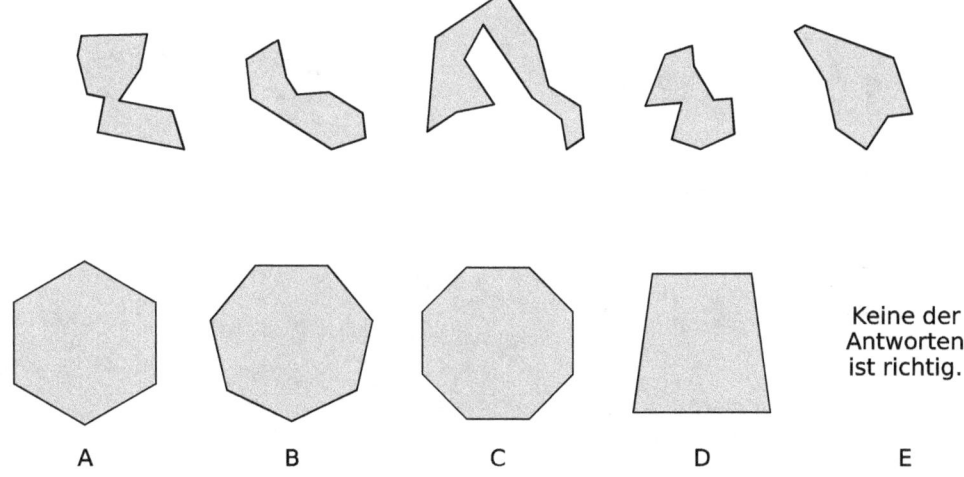

414.

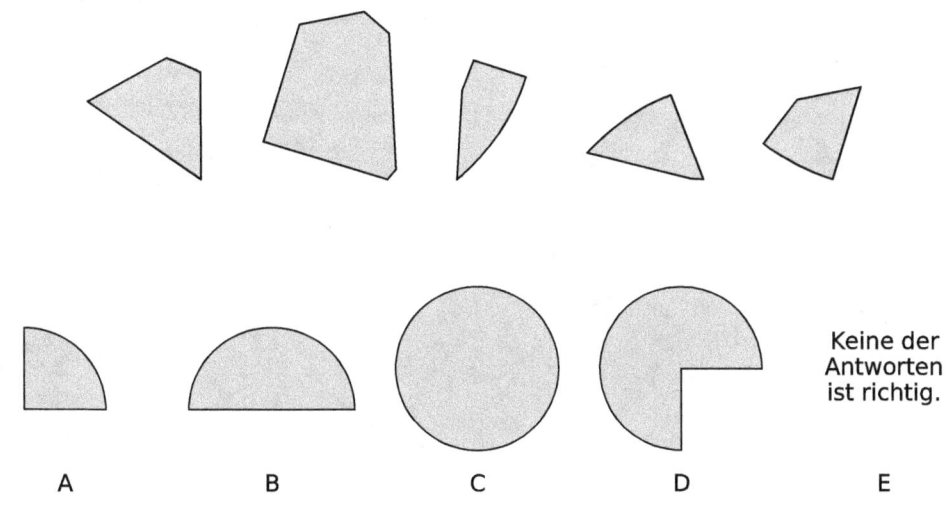

146   4 Übungsaufgaben

415.

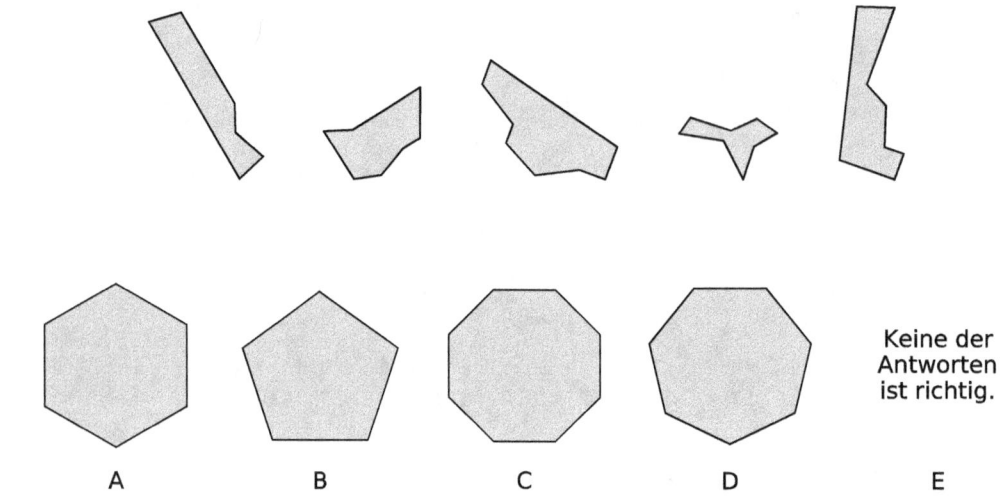

A   B   C   D   E Keine der Antworten ist richtig.

416.

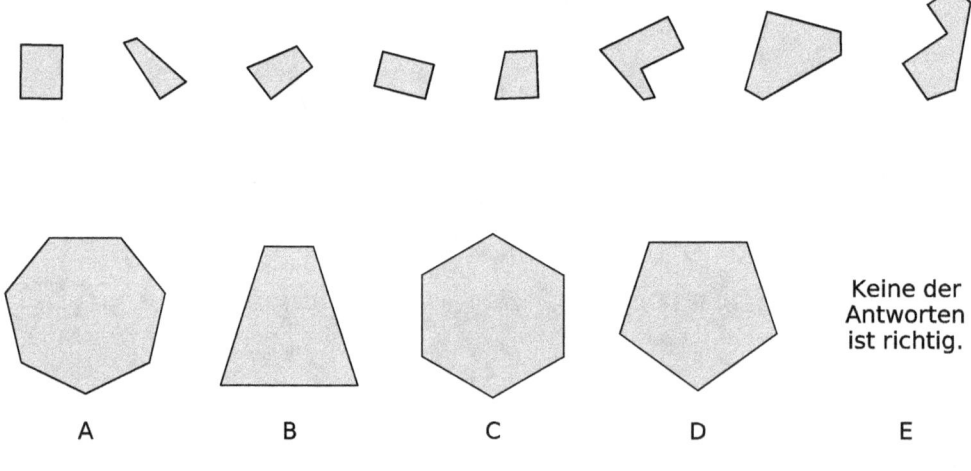

A   B   C   D   E Keine der Antworten ist richtig.

417.

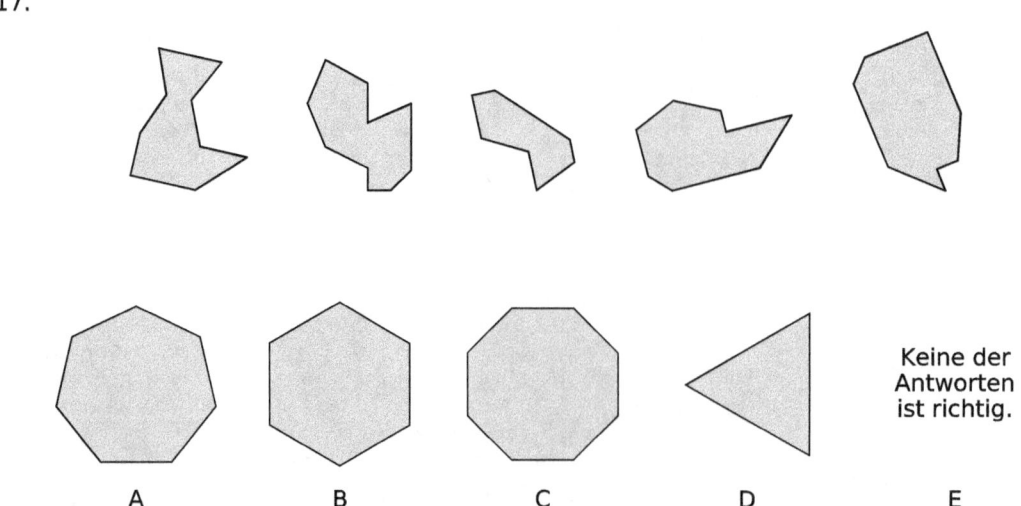

A   B   C   D   E Keine der Antworten ist richtig.

4 Übungsaufgaben 147

418.

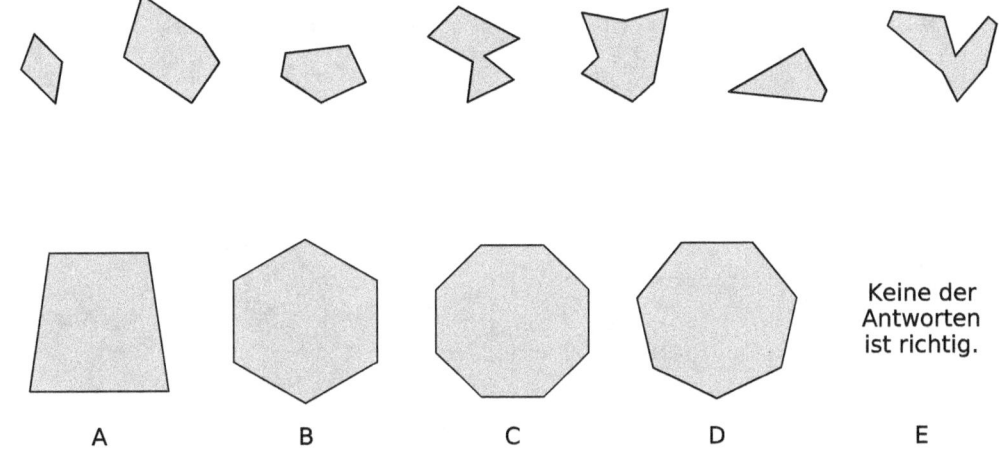

A B C D E Keine der Antworten ist richtig.

419.

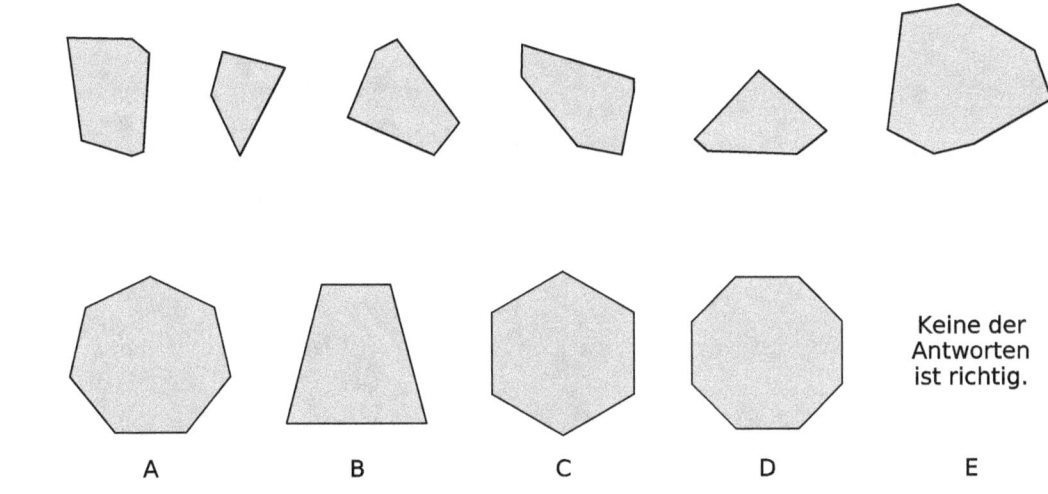

A B C D E Keine der Antworten ist richtig.

420.

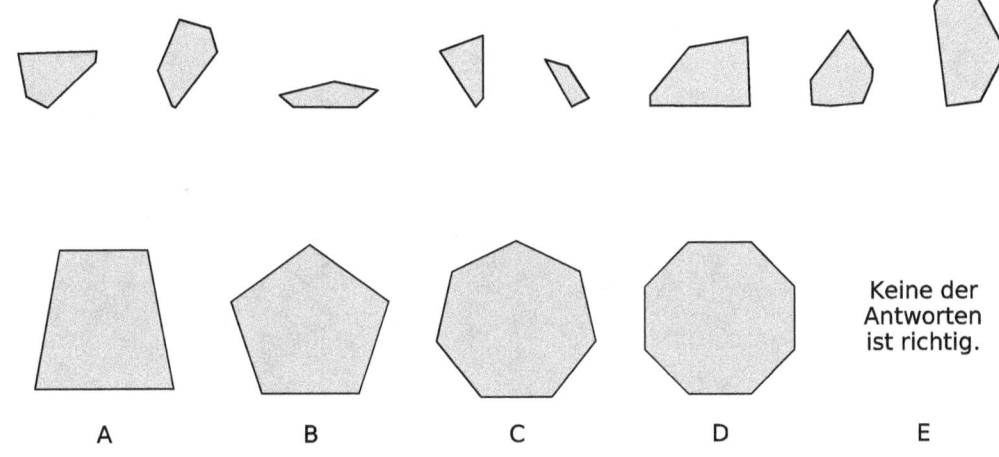

A B C D E Keine der Antworten ist richtig.

148   4 Übungsaufgaben

421.

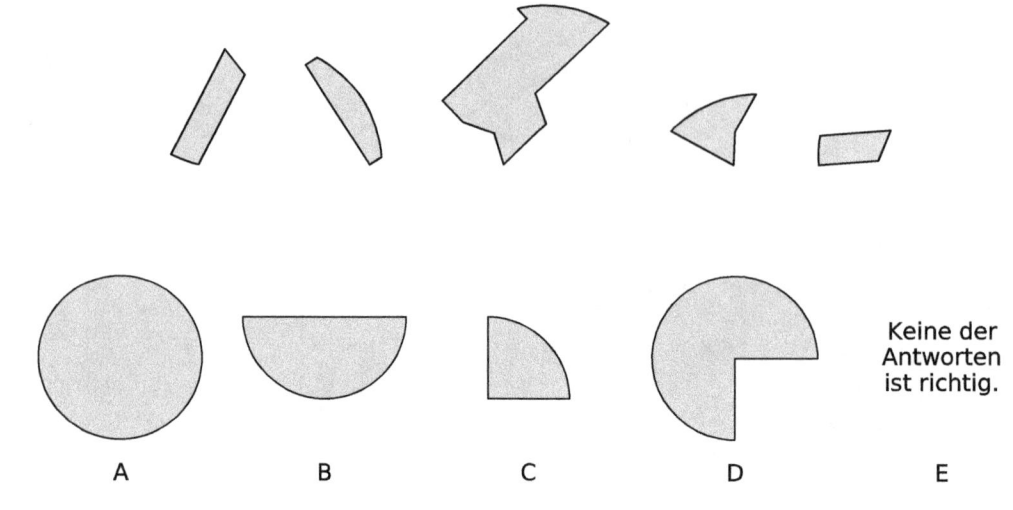

A   B   C   D   Keine der Antworten ist richtig.   E

422.

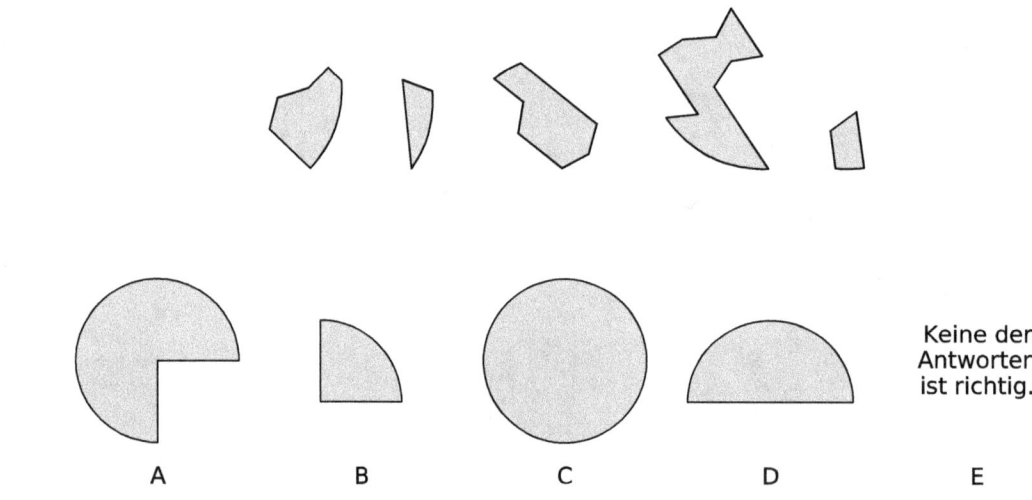

A   B   C   D   Keine der Antworten ist richtig.   E

423.

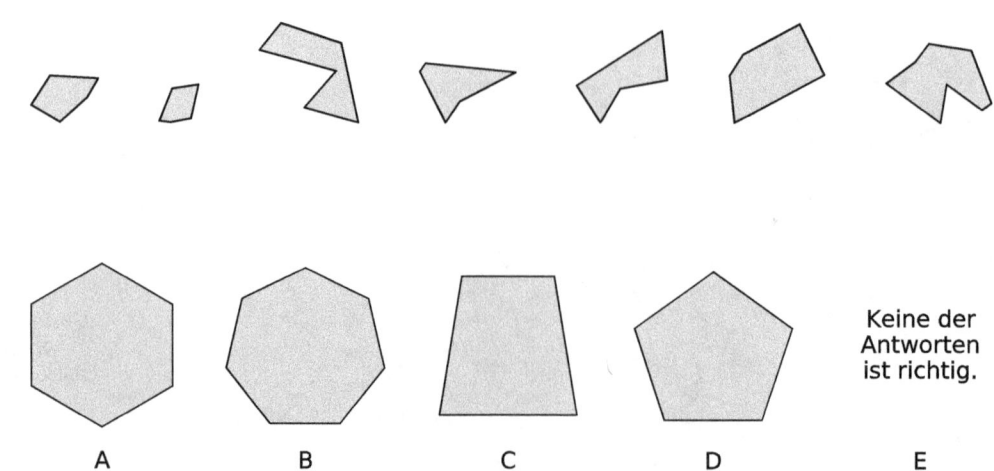

A   B   C   D   Keine der Antworten ist richtig.   E

4 Übungsaufgaben

424.

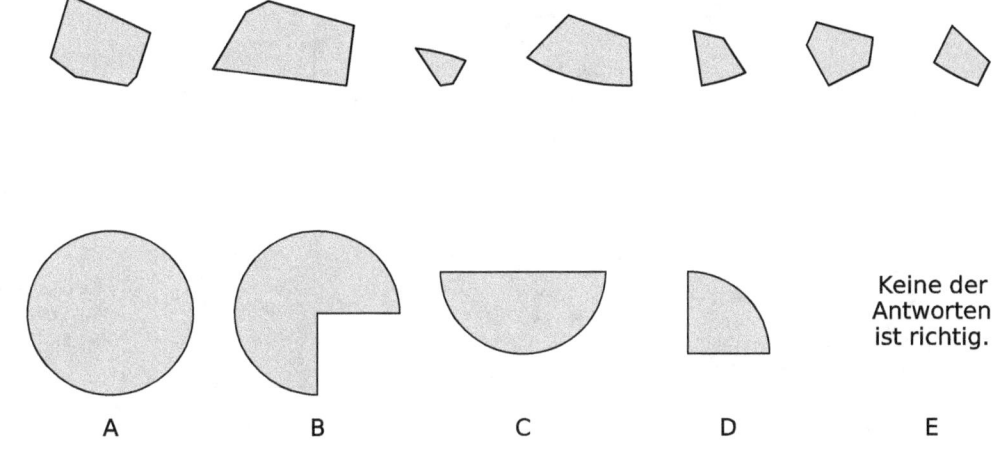

A B C D E Keine der Antworten ist richtig.

425.

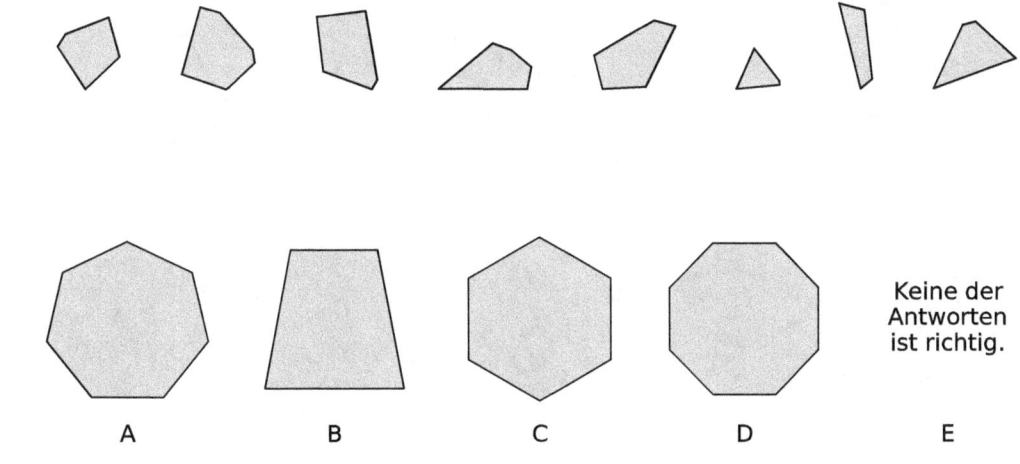

A B C D E Keine der Antworten ist richtig.

426.

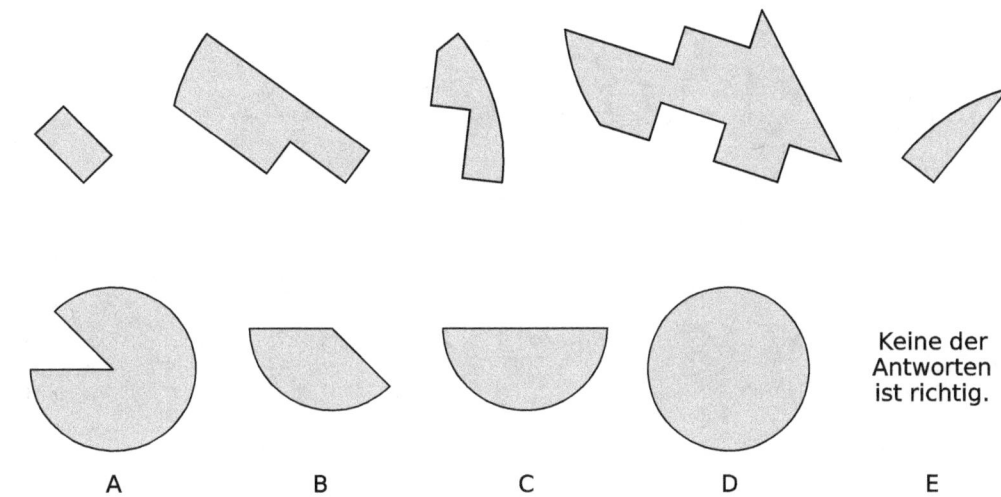

A B C D E Keine der Antworten ist richtig.

427.

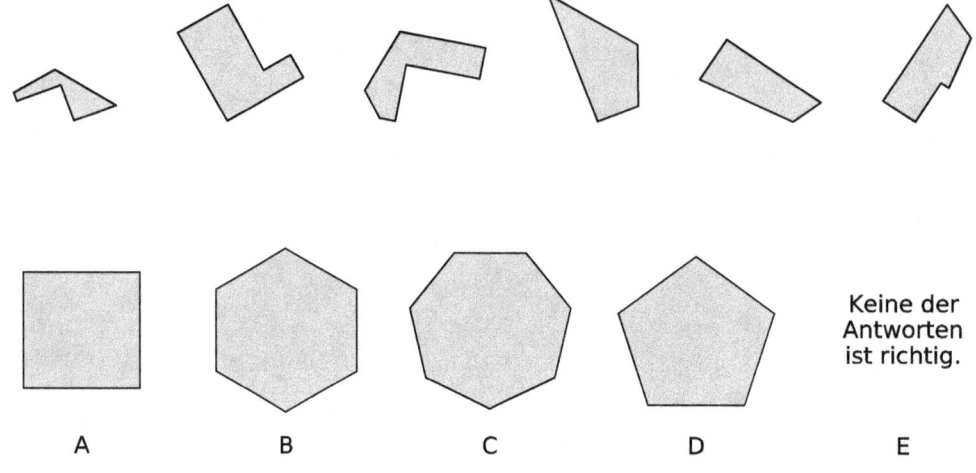

428.

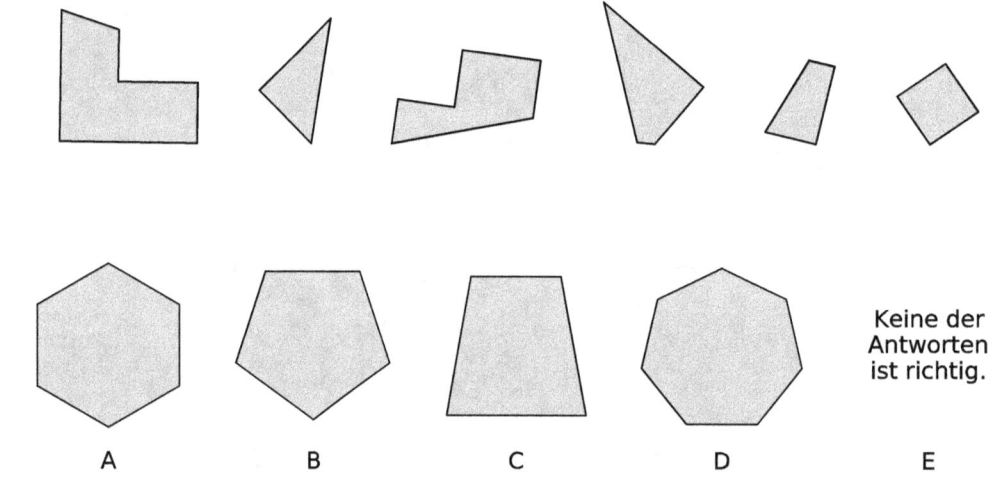

429.

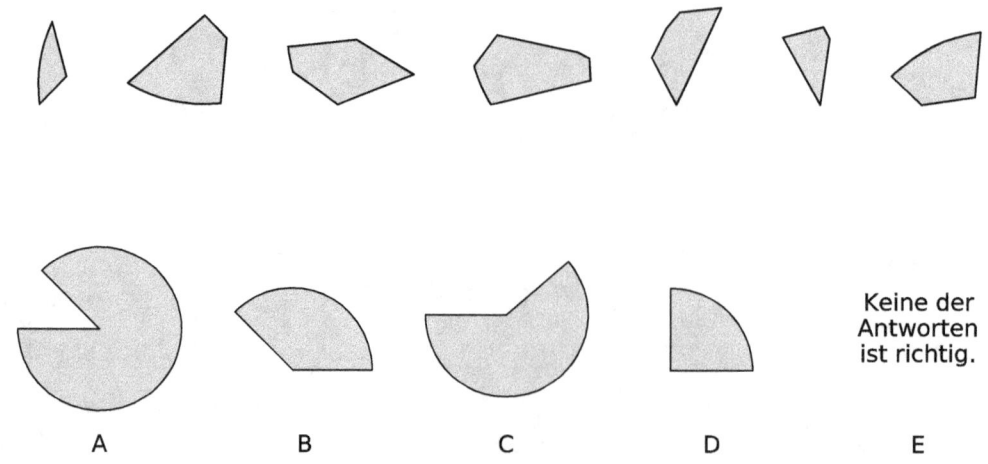

4 Übungsaufgaben

430.

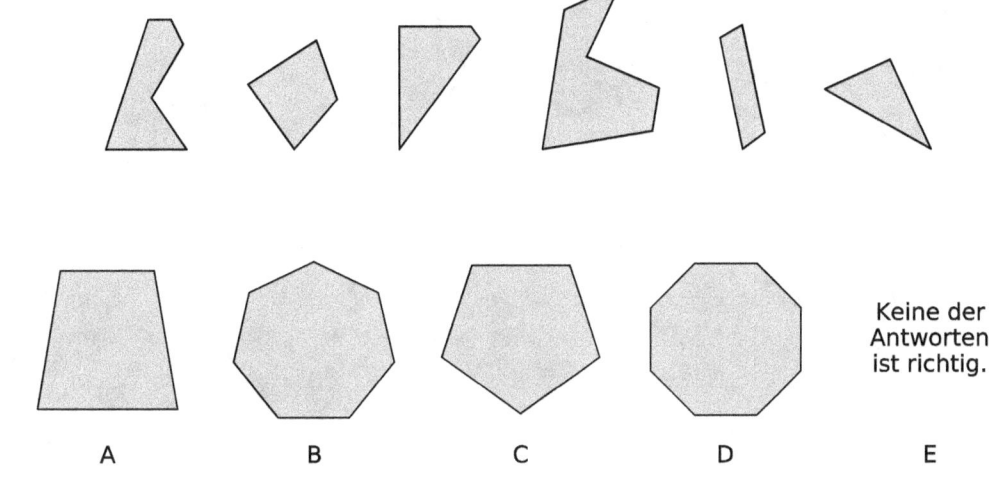

431.

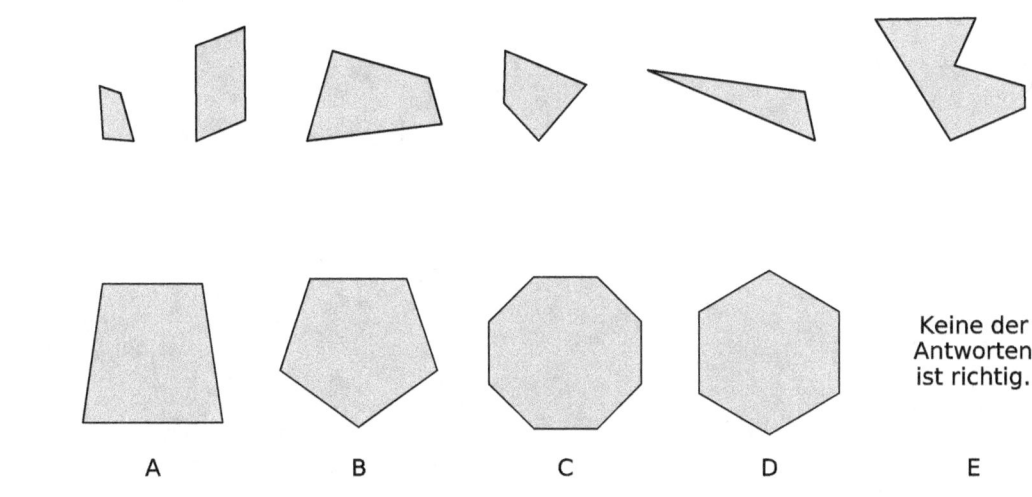

432.

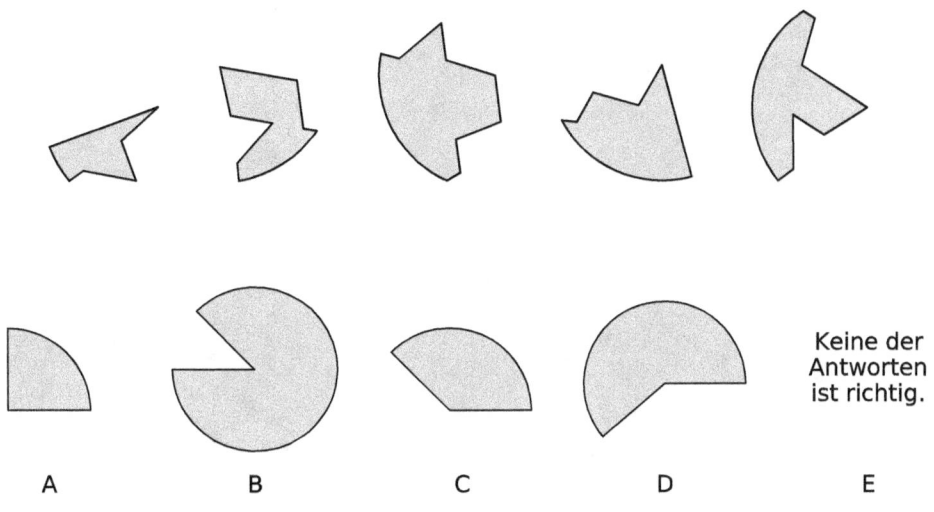

433.

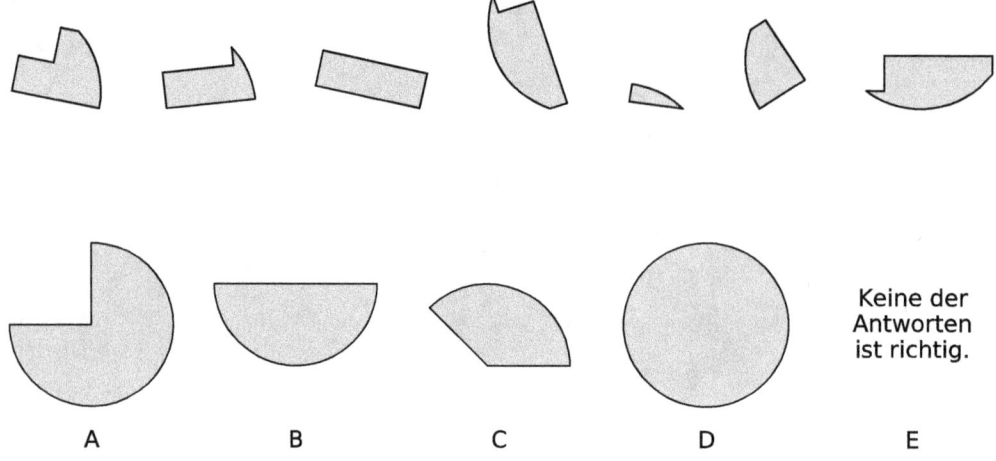

434.

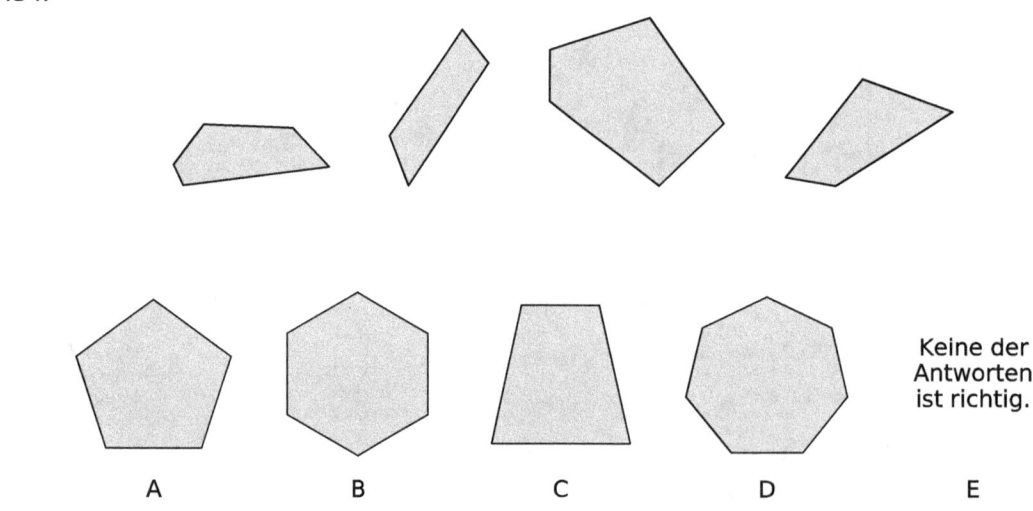

435.

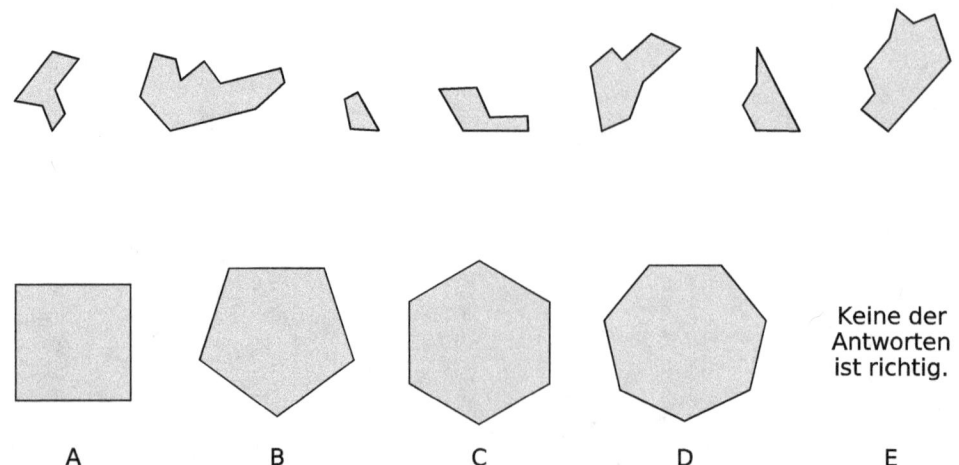

4 Übungsaufgaben

153

436.

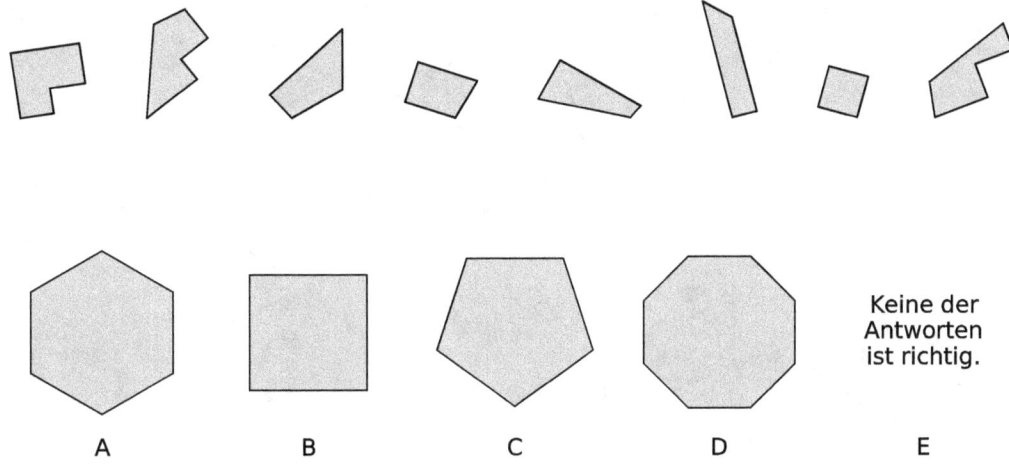

A B C D E Keine der Antworten ist richtig.

437.

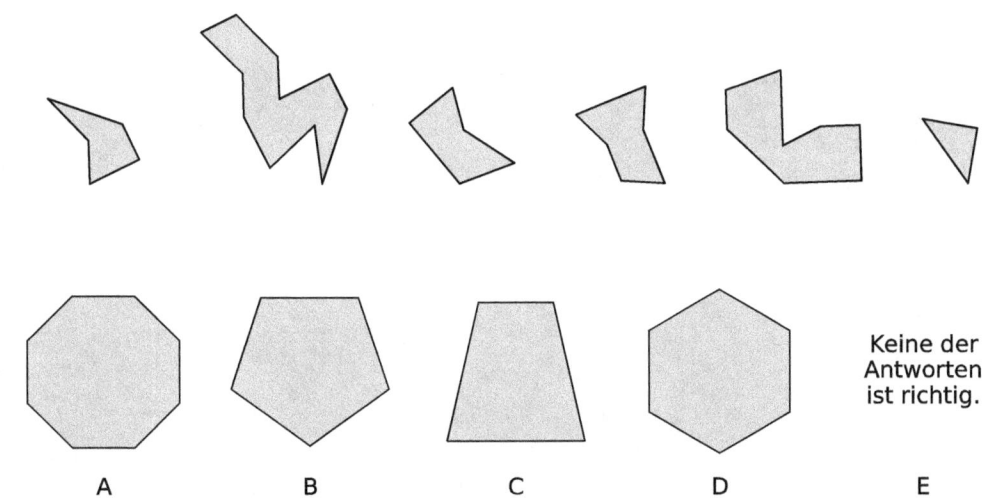

A B C D E Keine der Antworten ist richtig.

438.

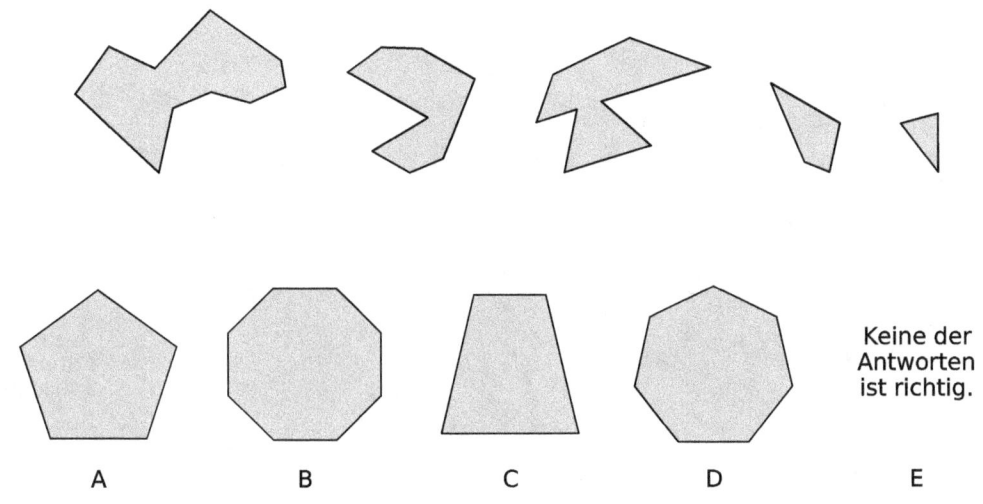

A B C D E Keine der Antworten ist richtig.

439.

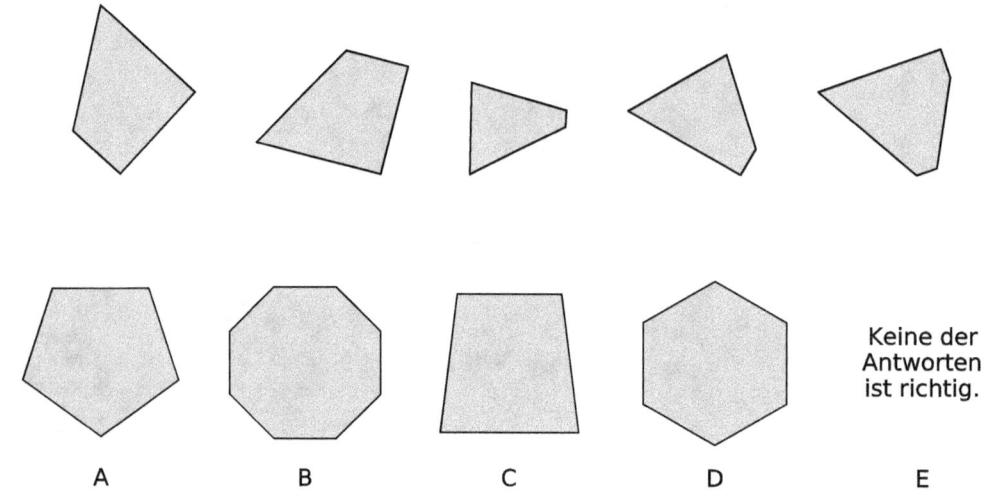

A B C D E Keine der Antworten ist richtig.

440.

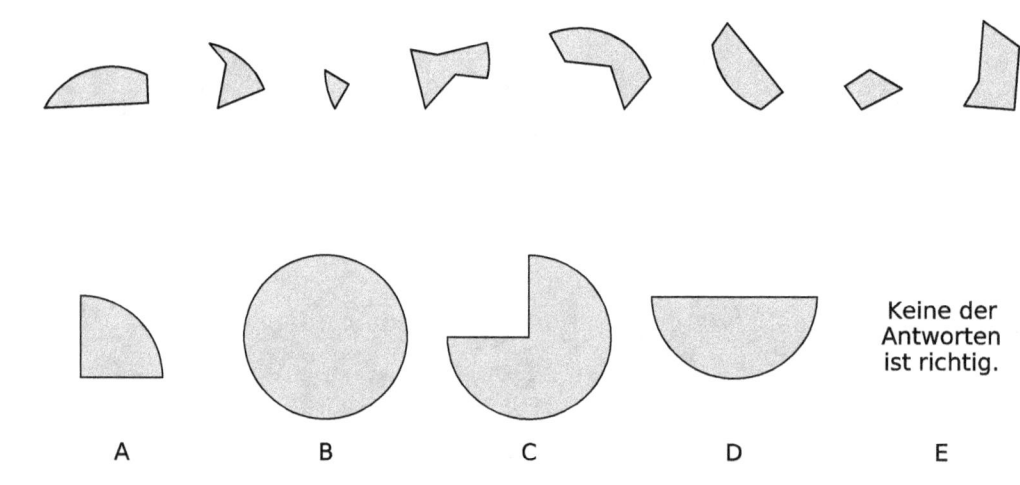

A B C D E Keine der Antworten ist richtig.

441.

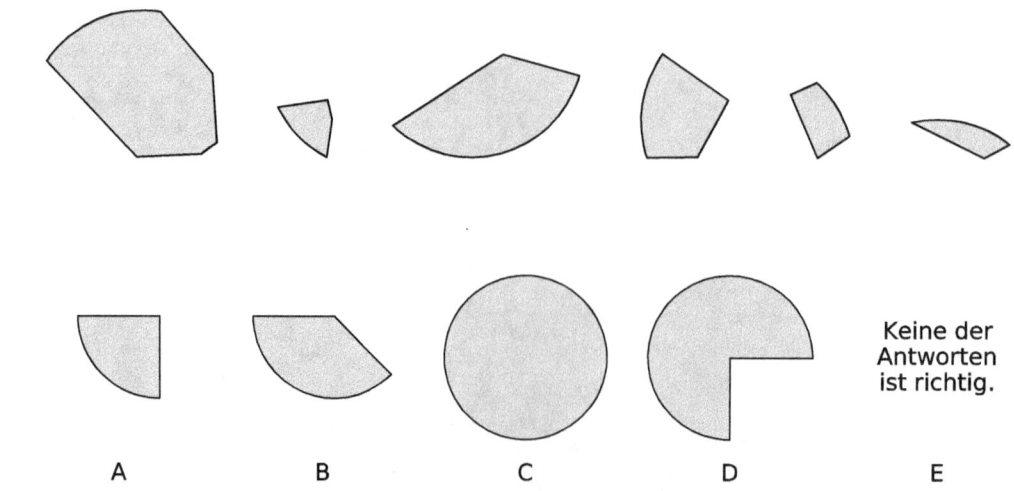

A B C D E Keine der Antworten ist richtig.

4 Übungsaufgaben

442.

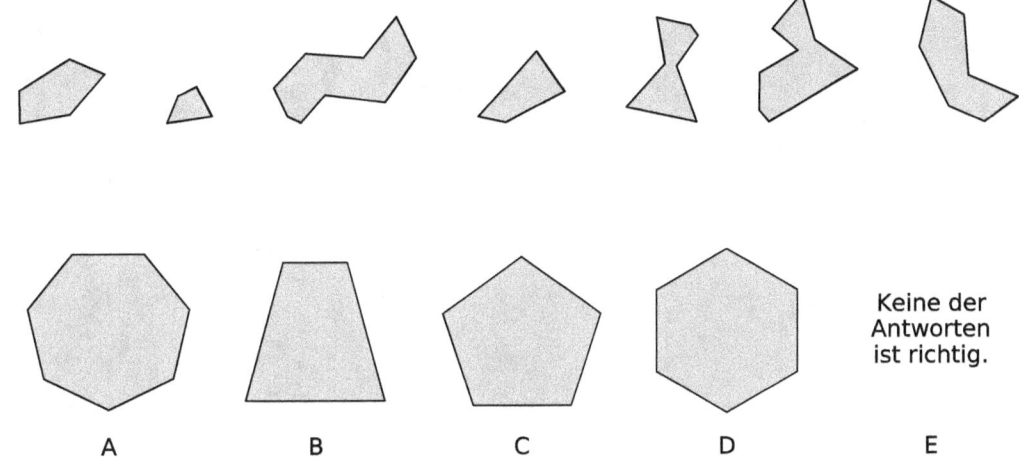

A B C D E Keine der Antworten ist richtig.

443.

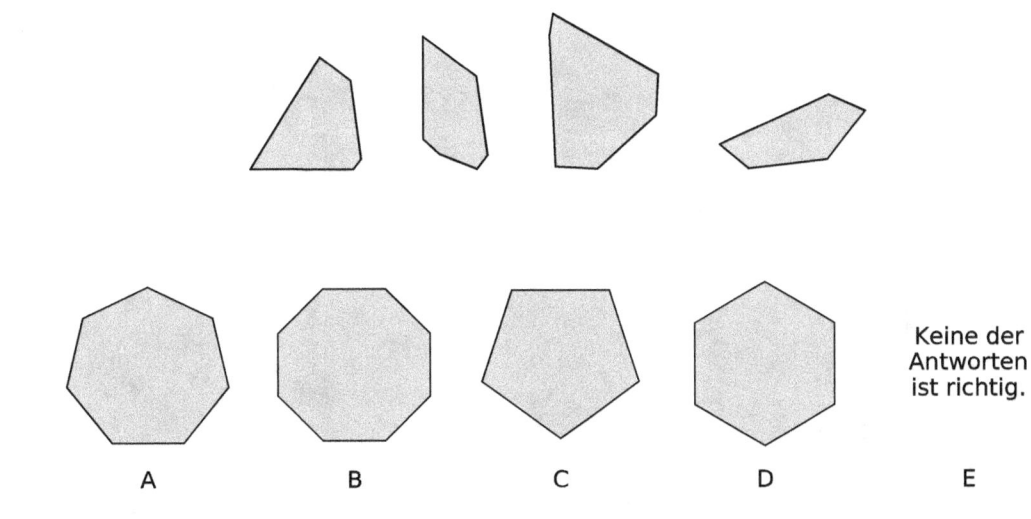

A B C D E Keine der Antworten ist richtig.

444.

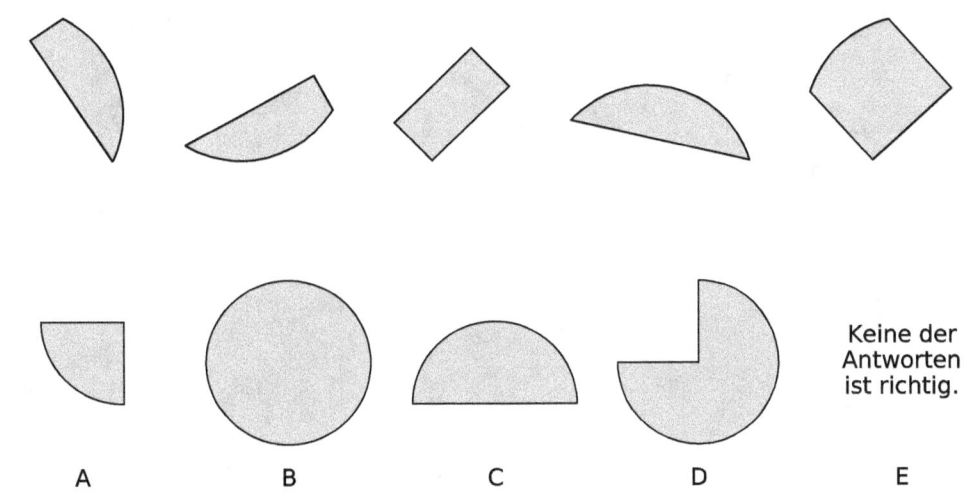

A B C D E Keine der Antworten ist richtig.

445.

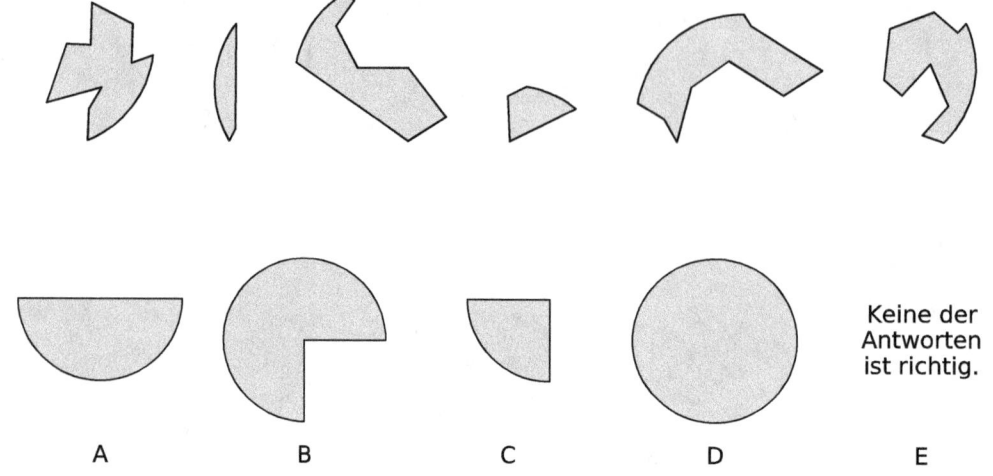

446.

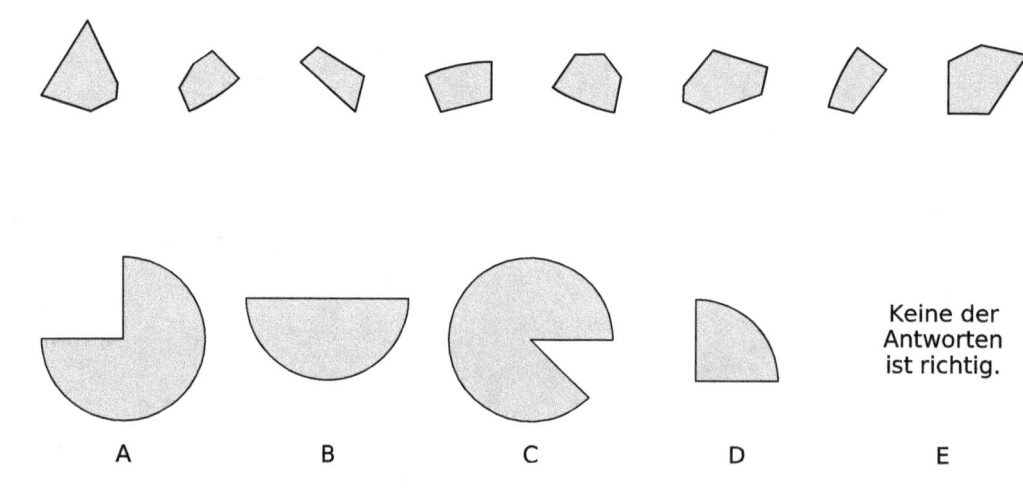

447.

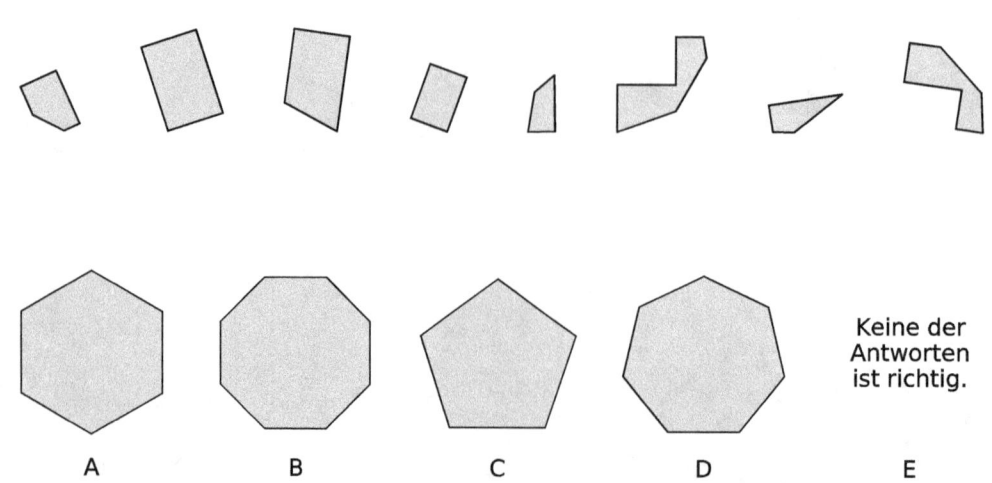

4 Übungsaufgaben

448.

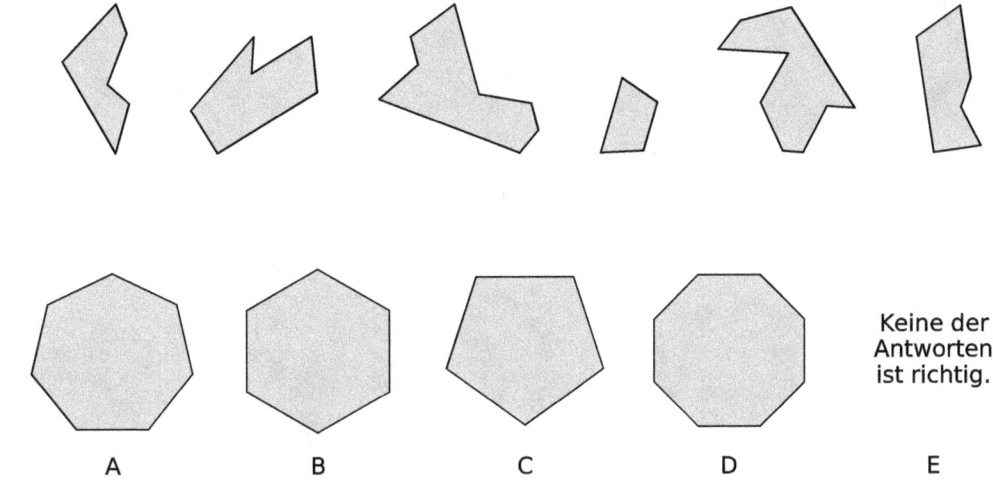

A   B   C   D   E Keine der Antworten ist richtig.

449.

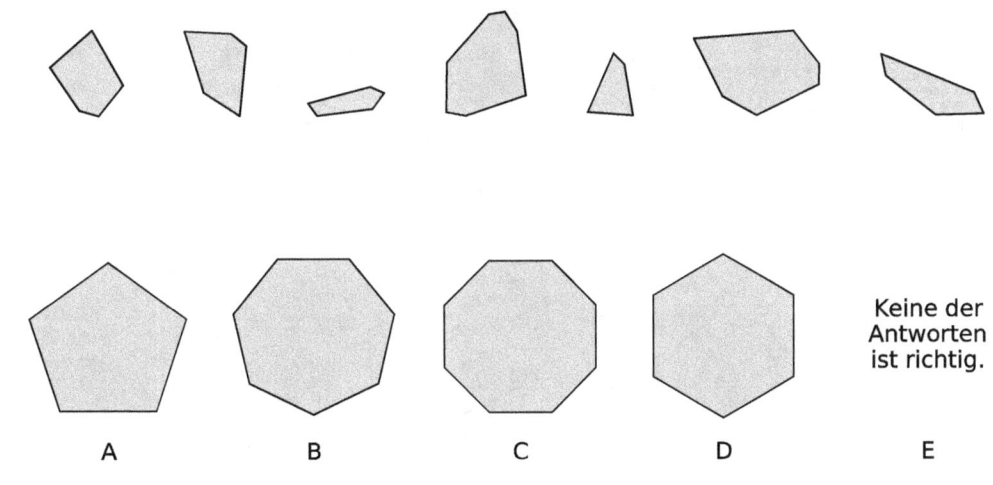

A   B   C   D   E Keine der Antworten ist richtig.

450.

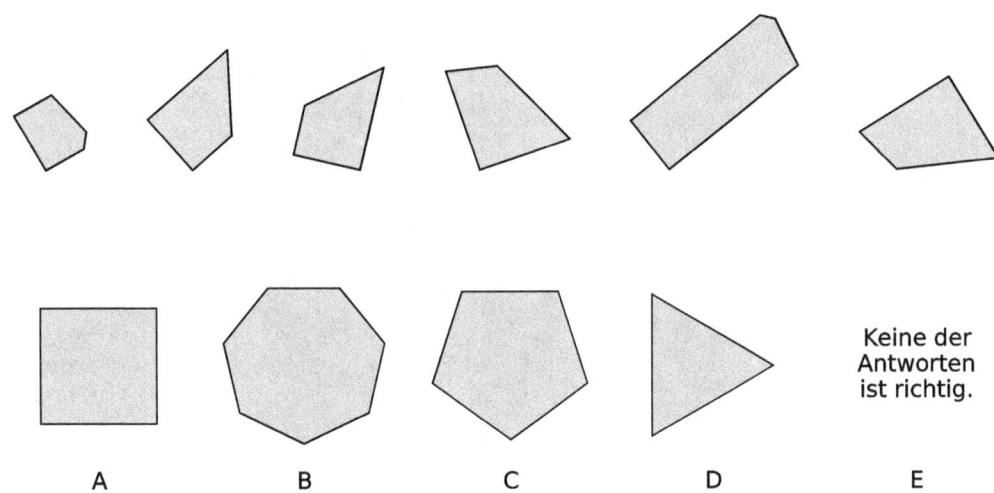

A   B   C   D   E Keine der Antworten ist richtig.

451.

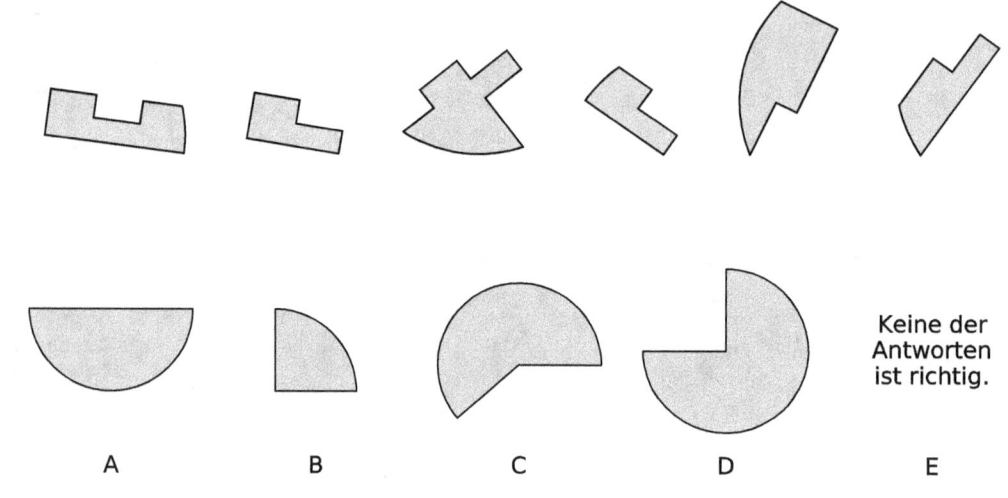

452.

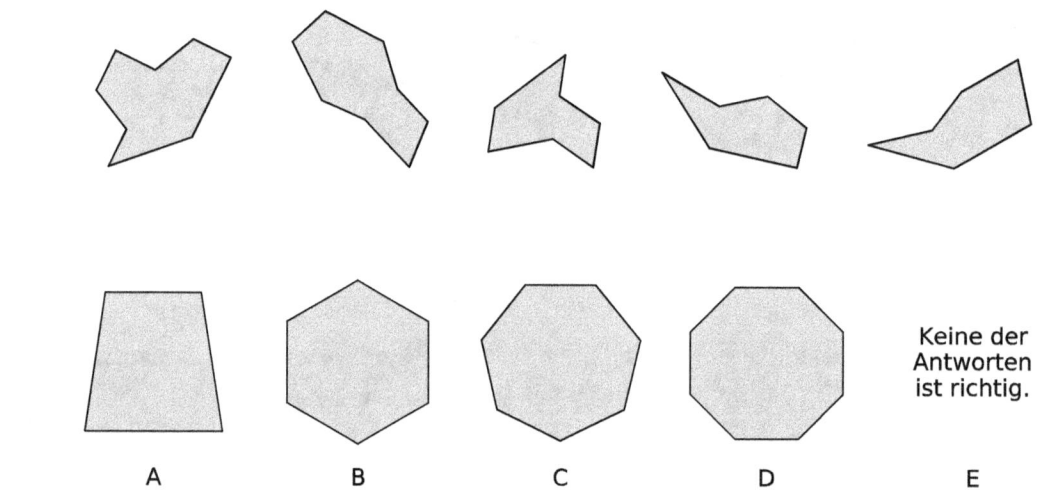

453.

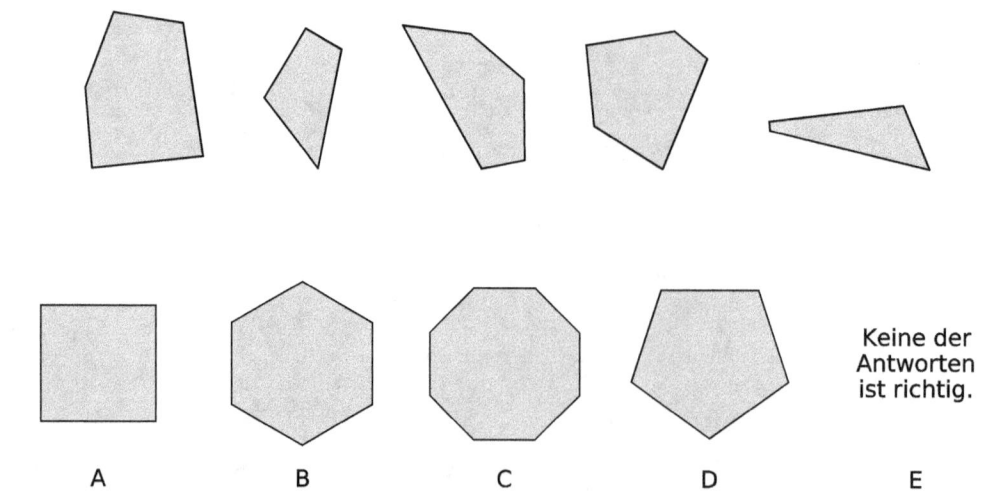

4 Übungsaufgaben

454.

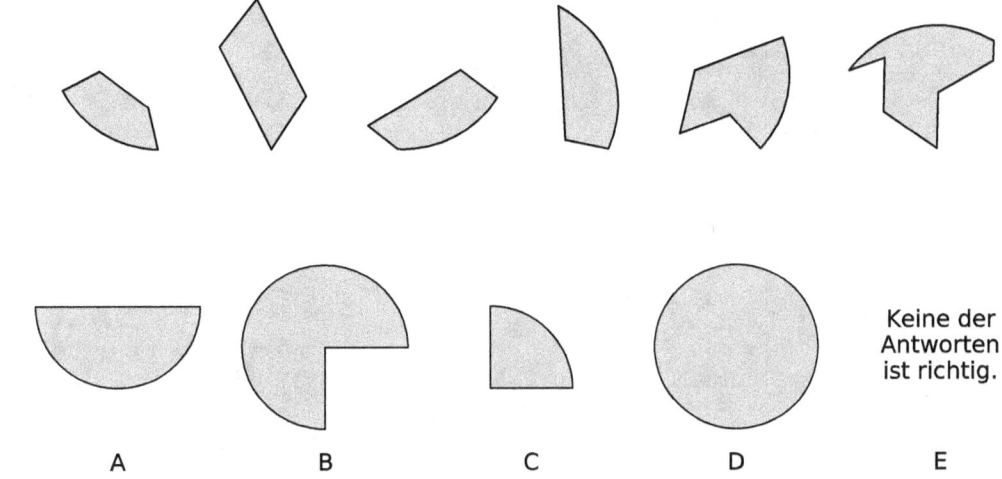

455.

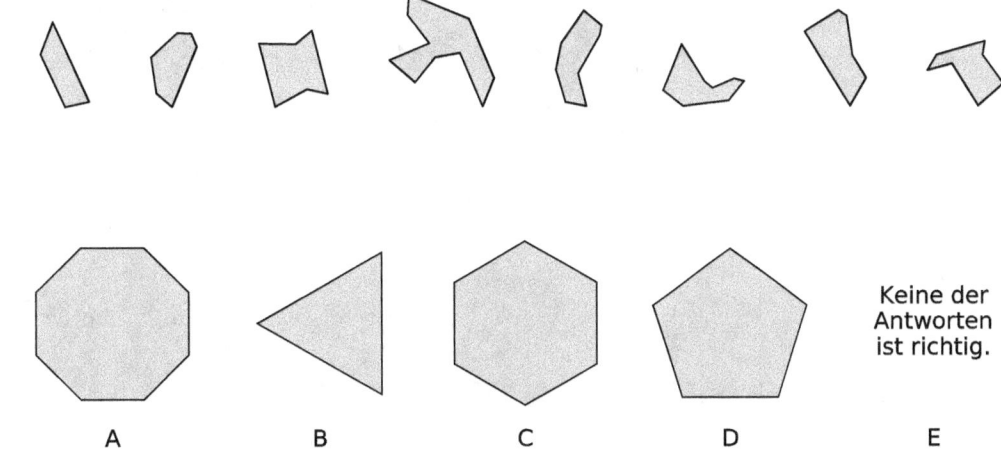

456.

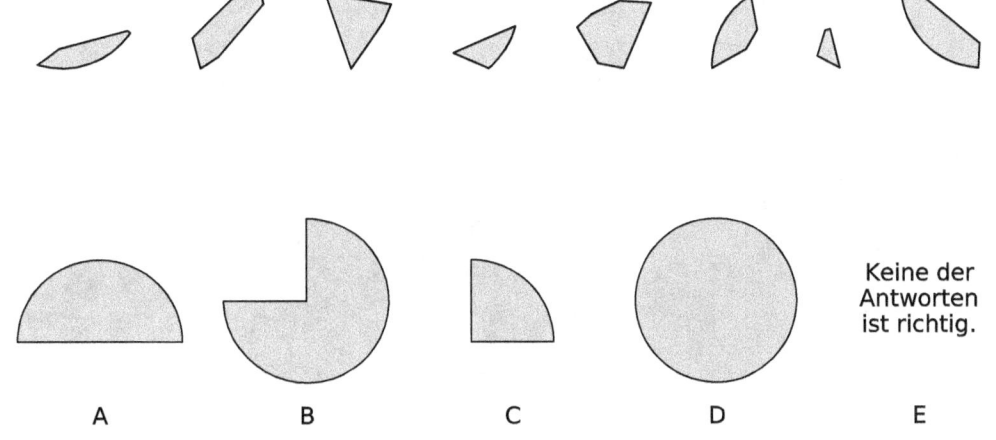

457.

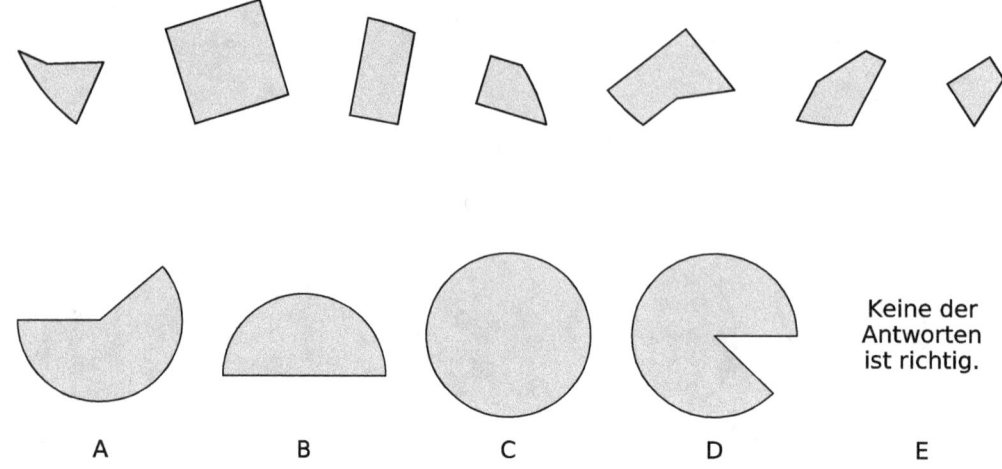

A B C D E Keine der Antworten ist richtig.

458.

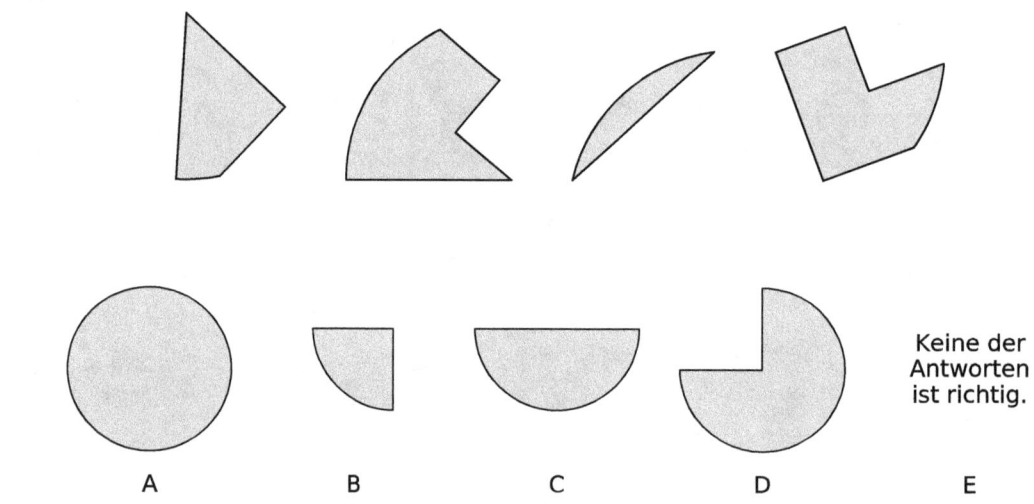

A B C D E Keine der Antworten ist richtig.

459.

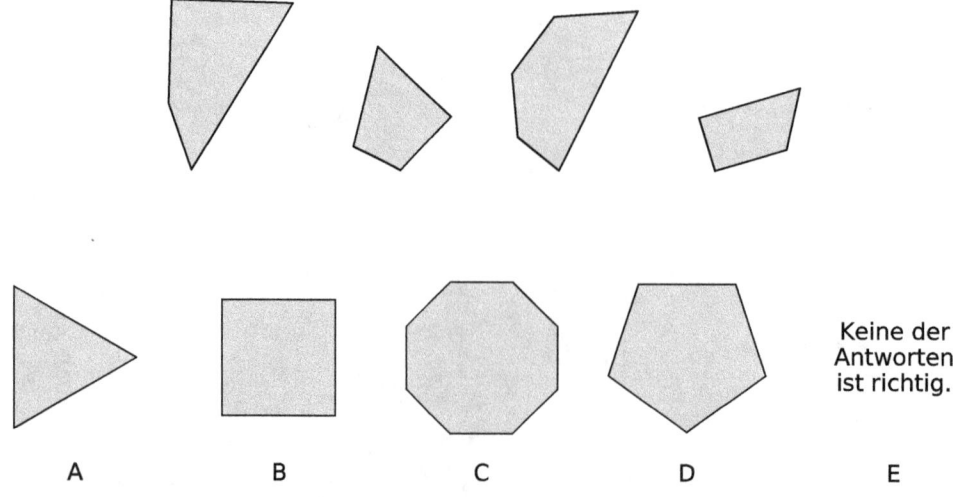

A B C D E Keine der Antworten ist richtig.

4 Übungsaufgaben

460.

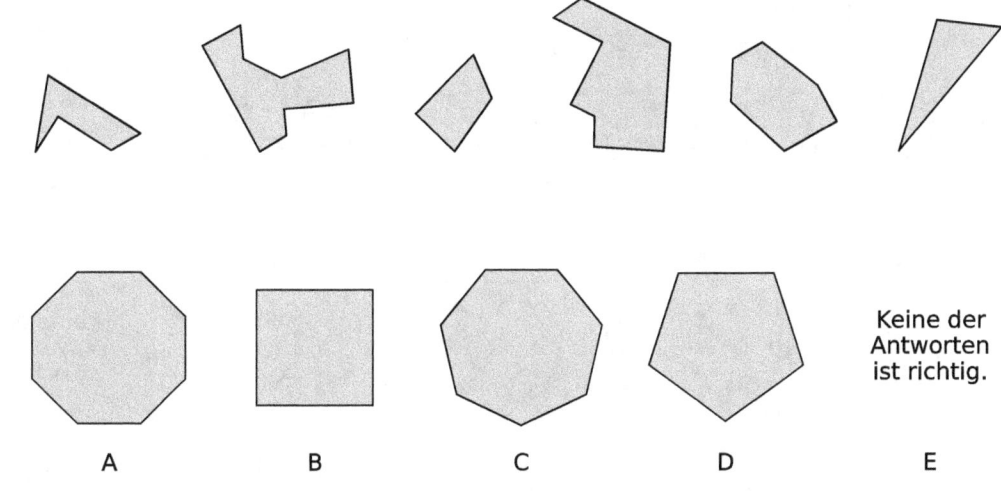

461.

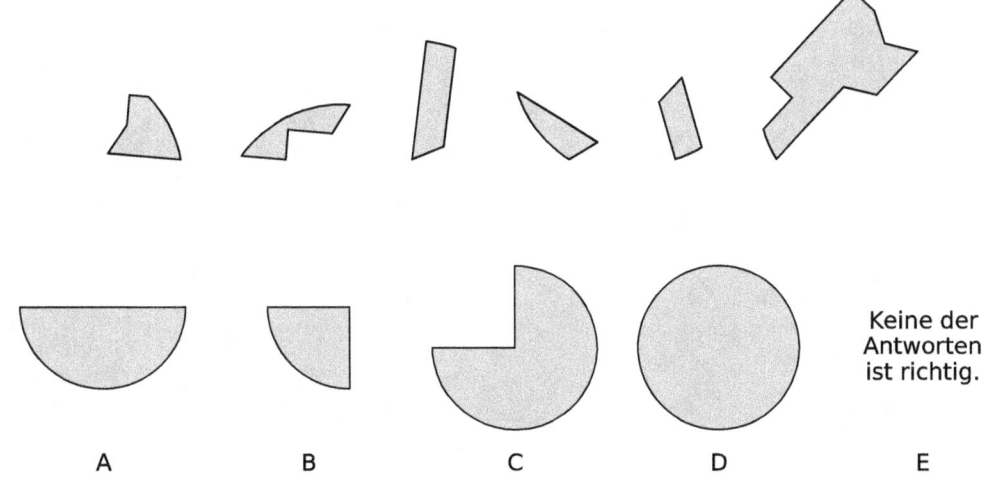

462.

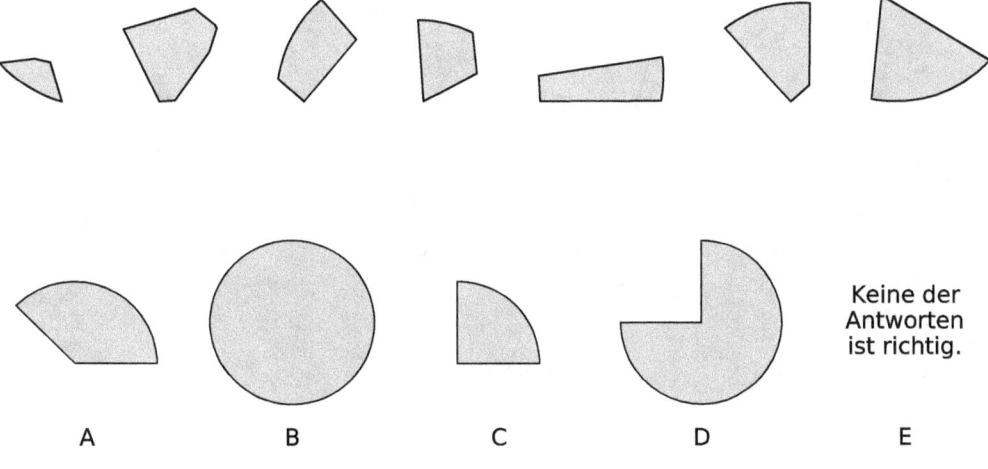

463.

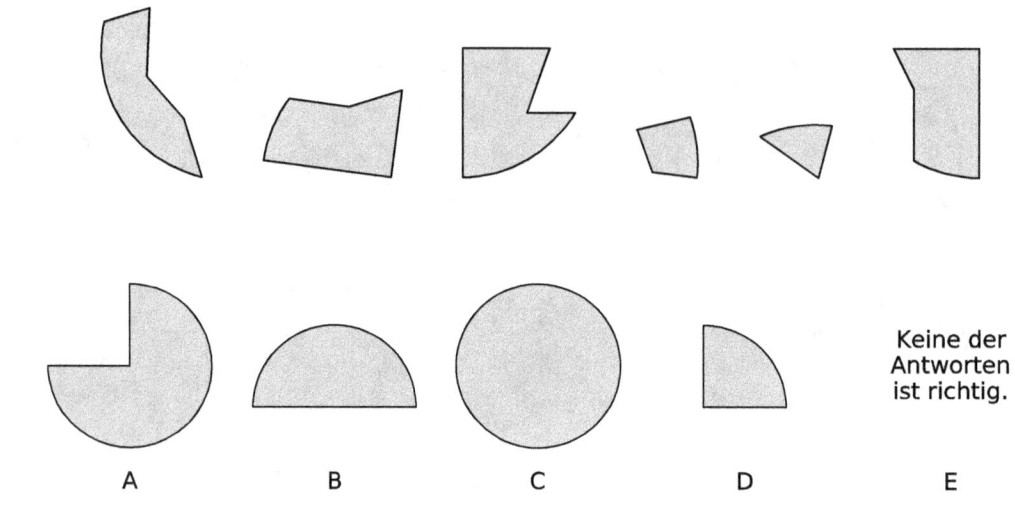

A B C D E Keine der Antworten ist richtig.

464.

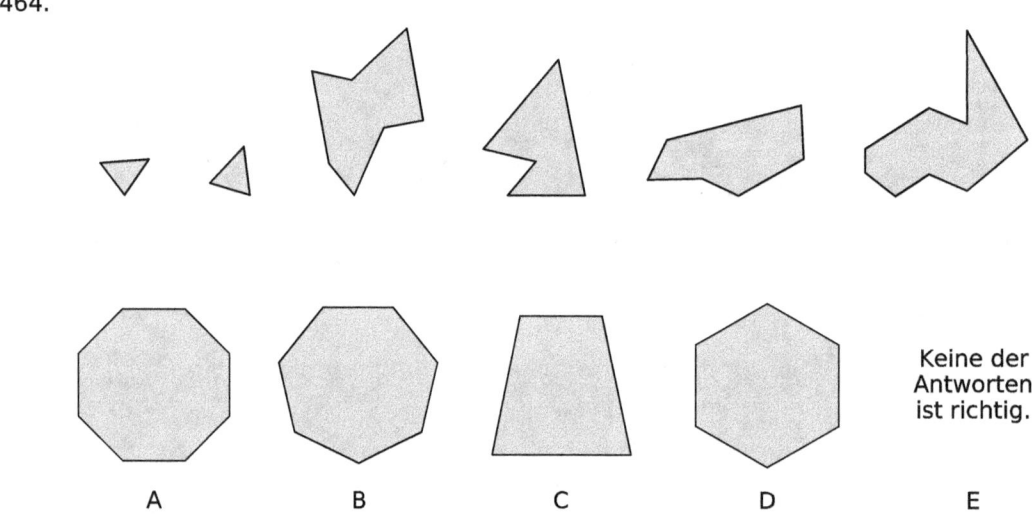

A B C D E Keine der Antworten ist richtig.

465.

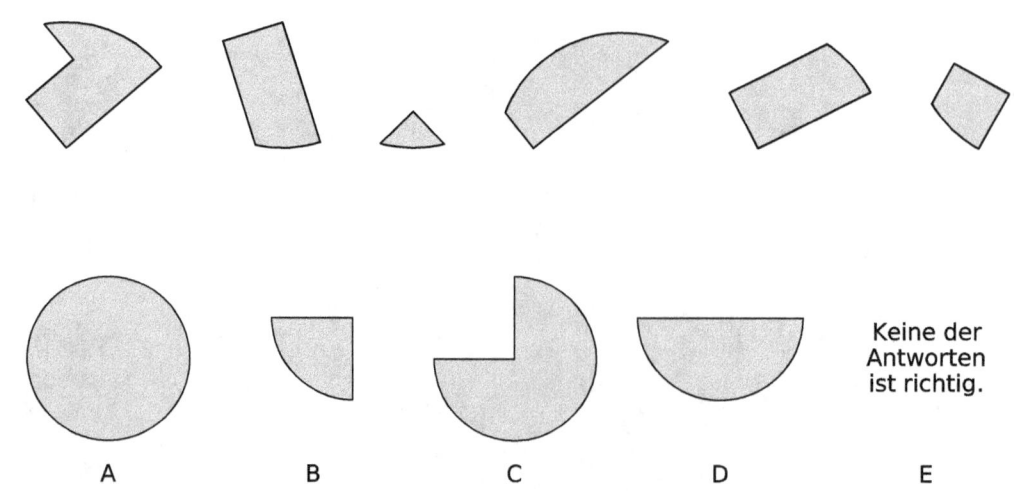

A B C D E Keine der Antworten ist richtig.

4 Übungsaufgaben

466.

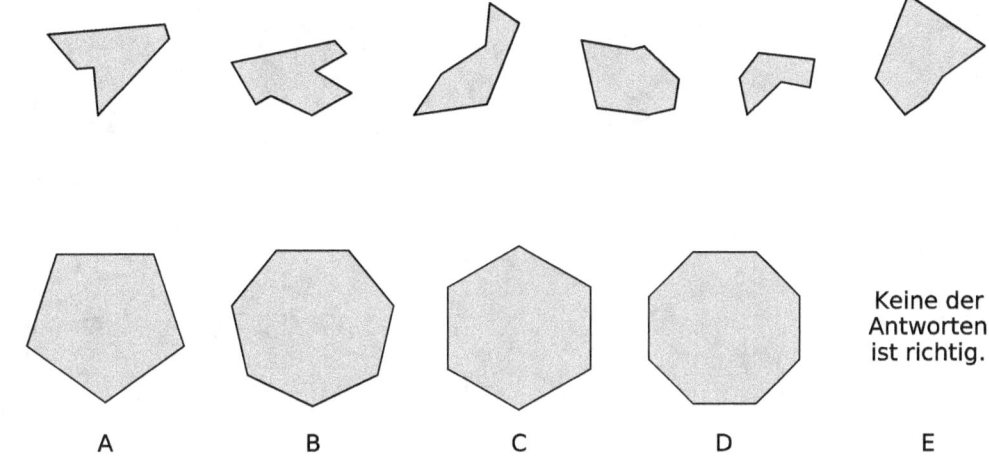

A B C D E Keine der Antworten ist richtig.

467.

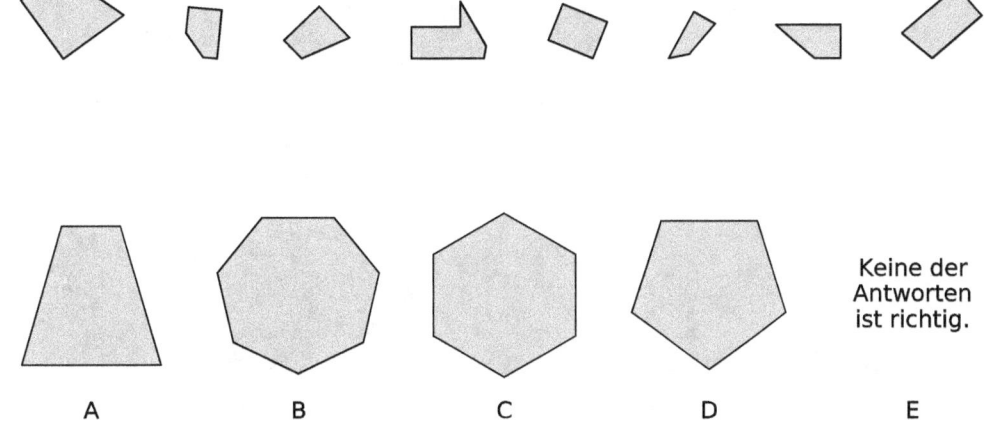

A B C D E Keine der Antworten ist richtig.

468.

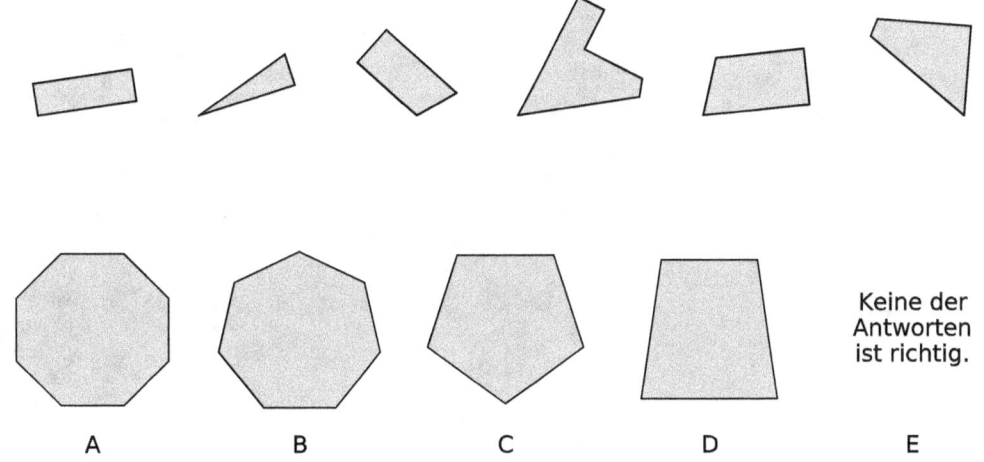

A B C D E Keine der Antworten ist richtig.

164 4 Übungsaufgaben

469.

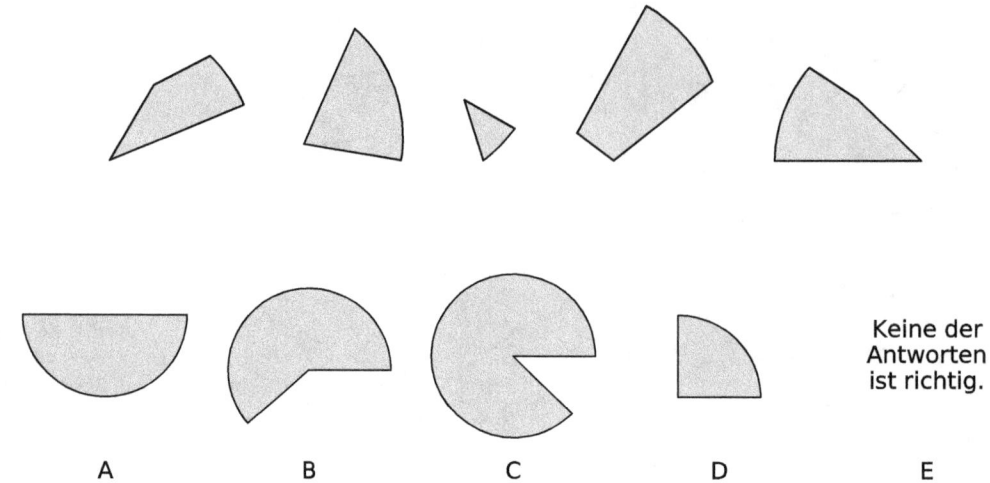

A B C D E Keine der Antworten ist richtig.

470.

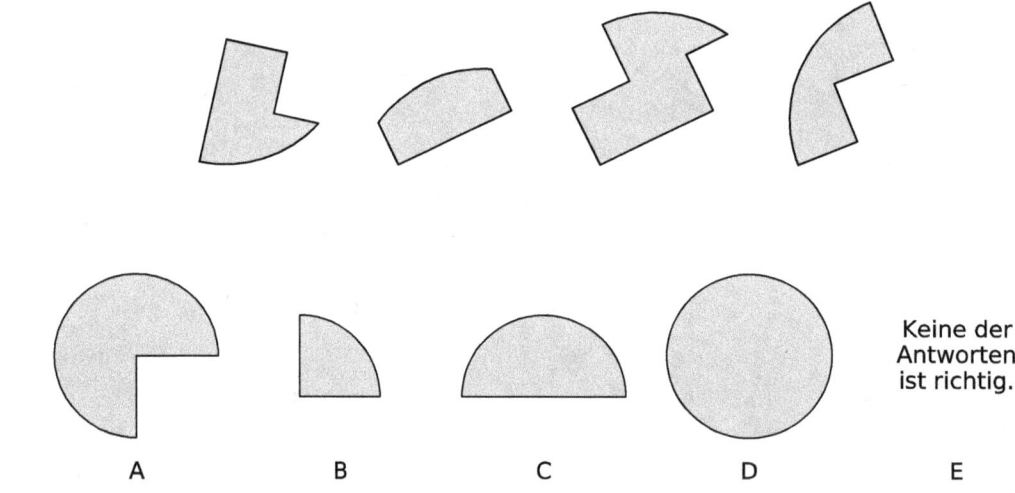

A B C D E Keine der Antworten ist richtig.

471.

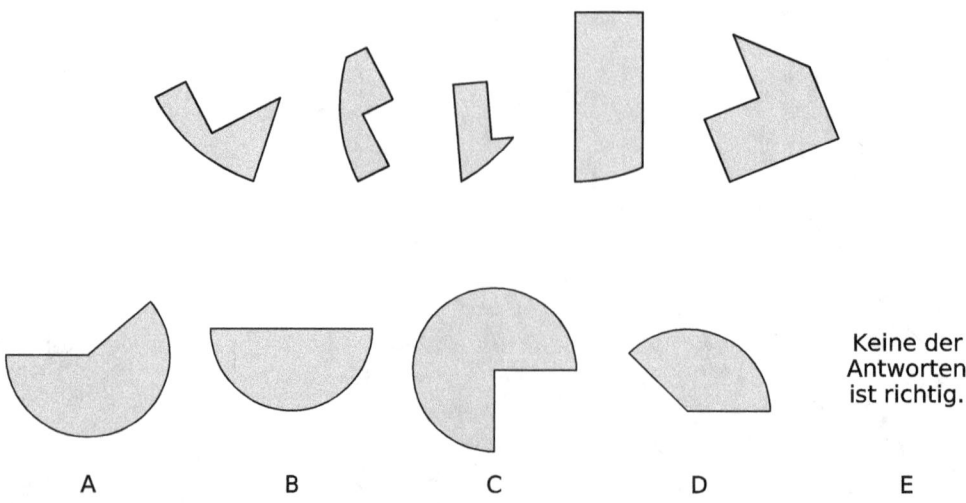

A B C D E Keine der Antworten ist richtig.

4 Übungsaufgaben

472.

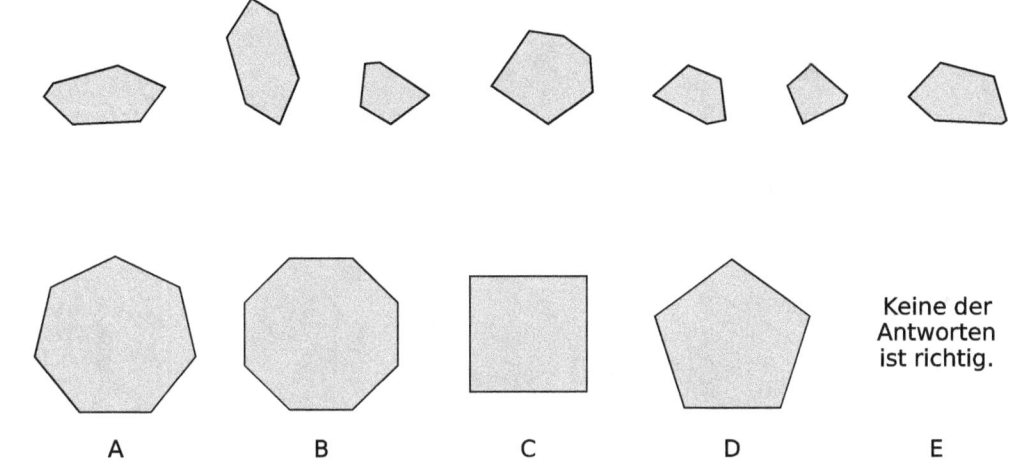

473.

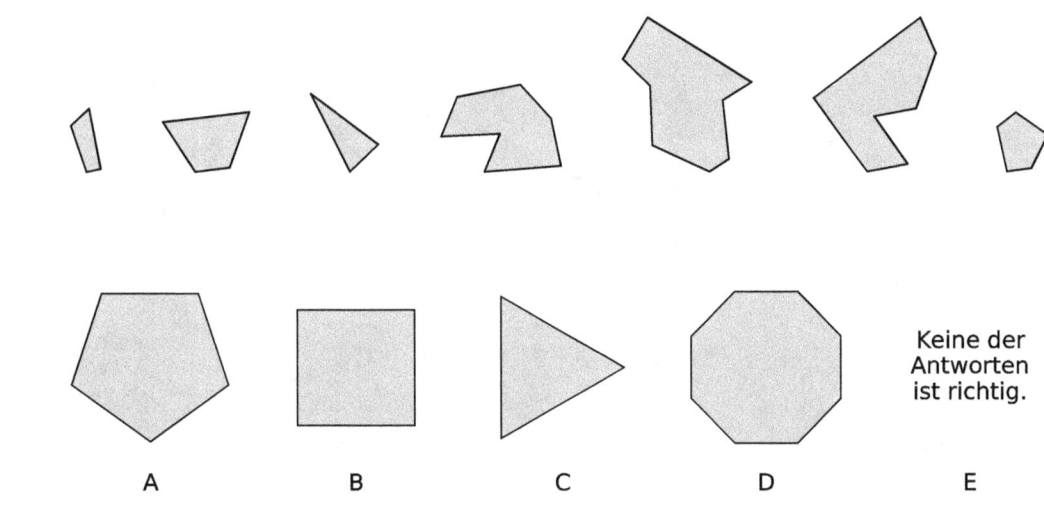

474.

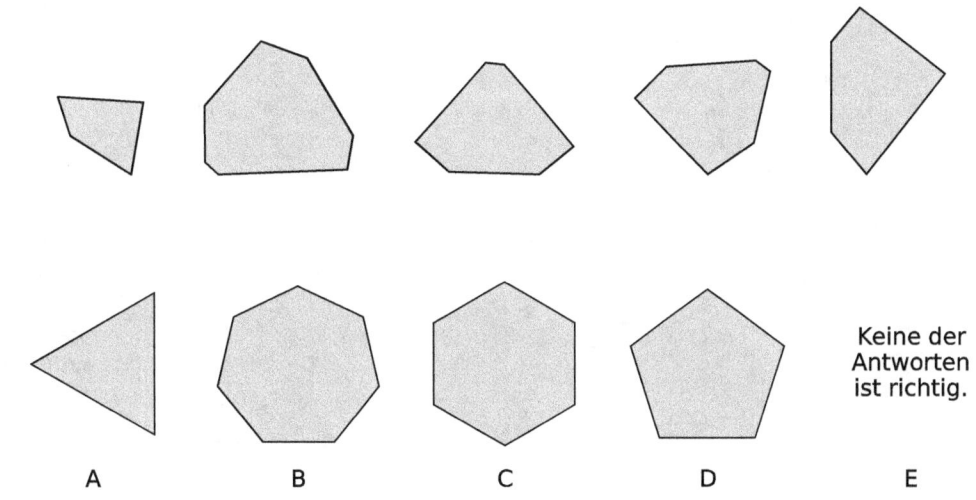

475.

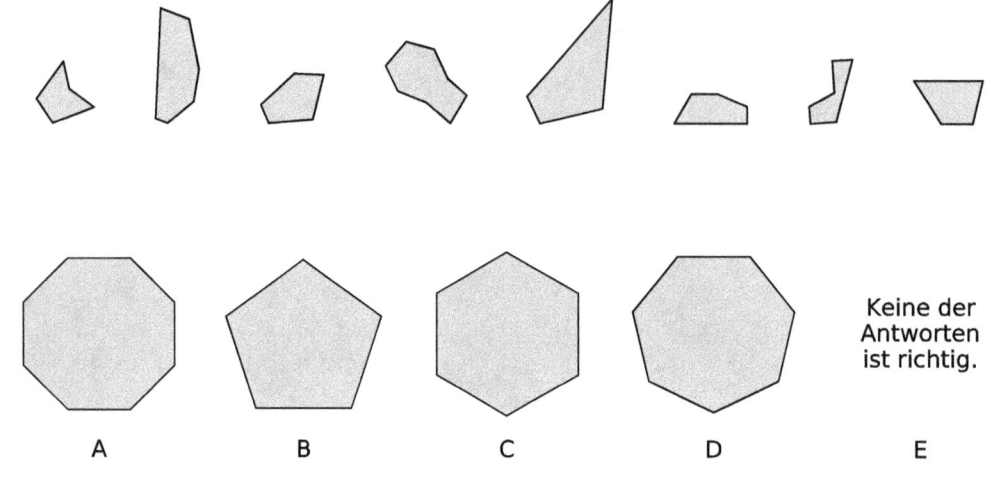

A B C D E Keine der Antworten ist richtig.

476.

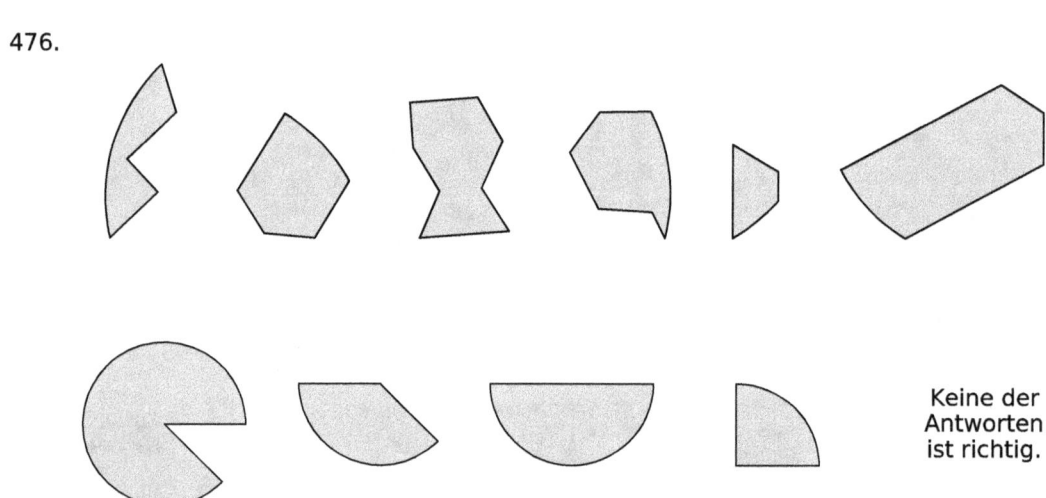

A B C D E Keine der Antworten ist richtig.

477.

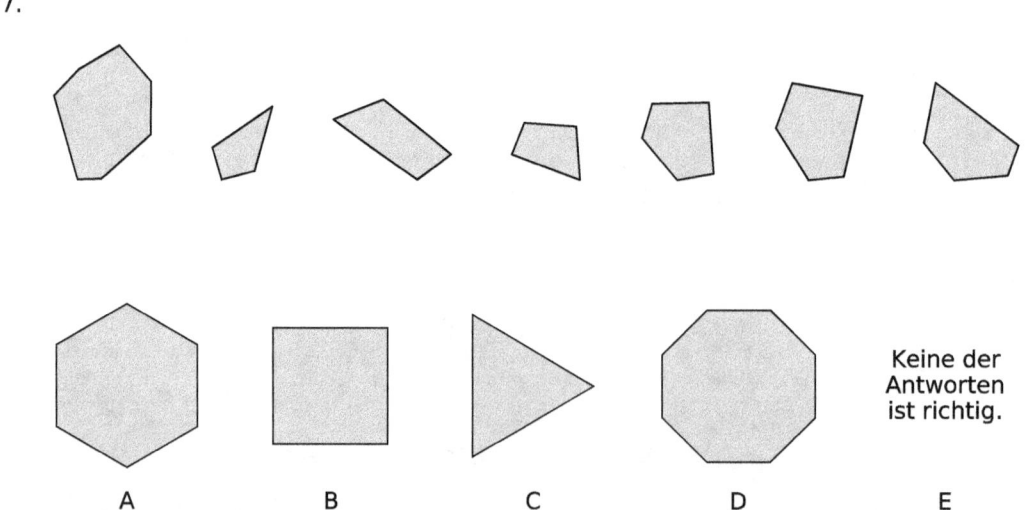

A B C D E Keine der Antworten ist richtig.

4 Übungsaufgaben

478.

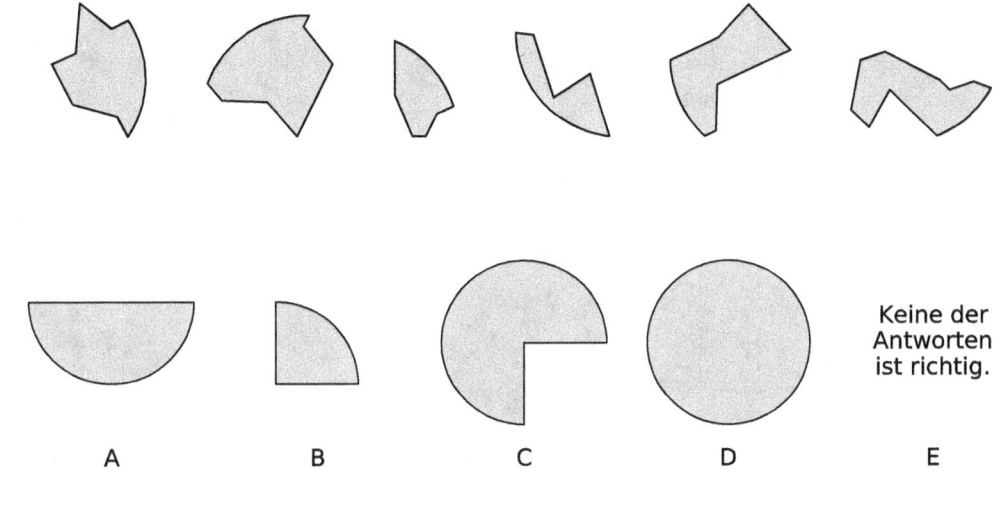

A B C D E Keine der Antworten ist richtig.

479.

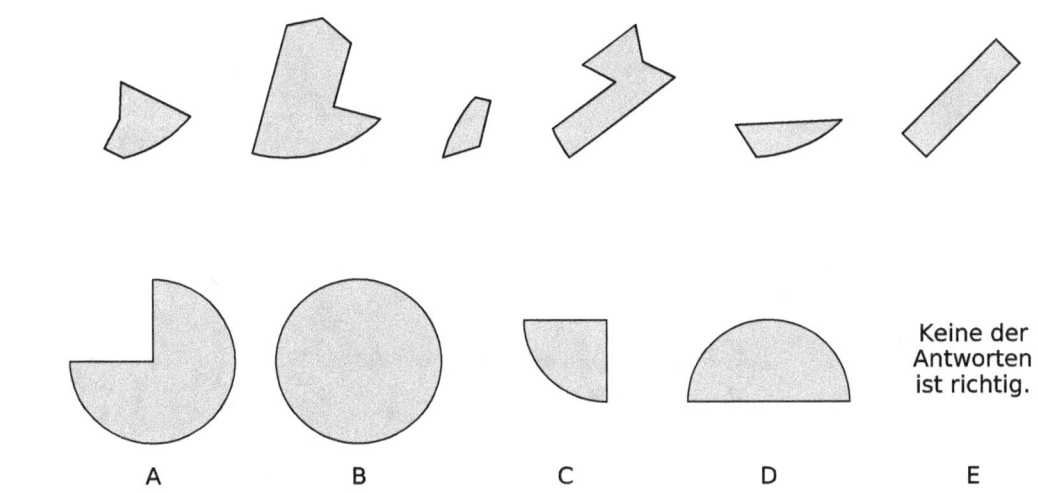

A B C D E Keine der Antworten ist richtig.

480.

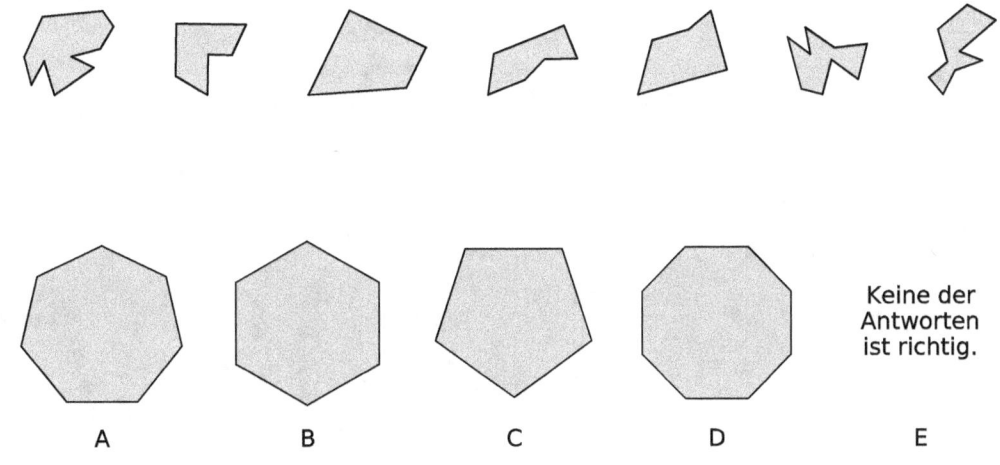

A B C D E Keine der Antworten ist richtig.

481.

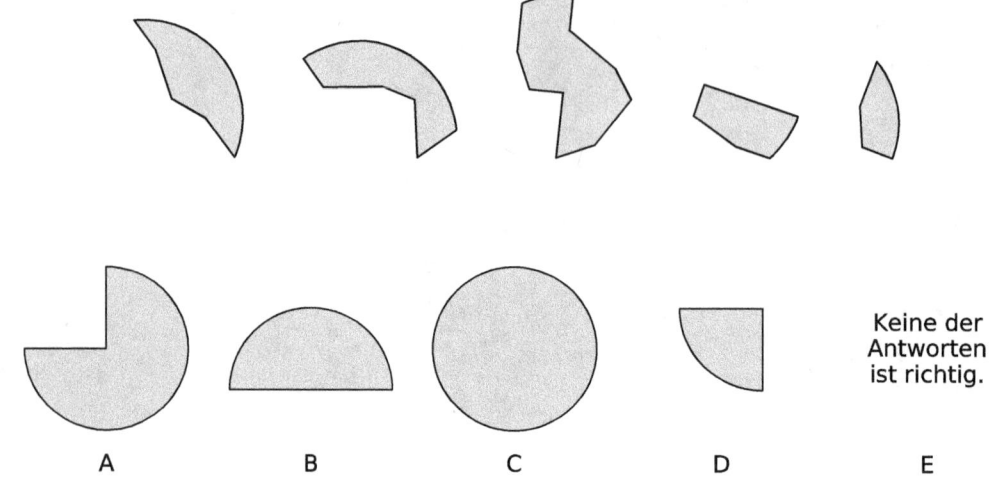

A B C D E Keine der Antworten ist richtig.

482.

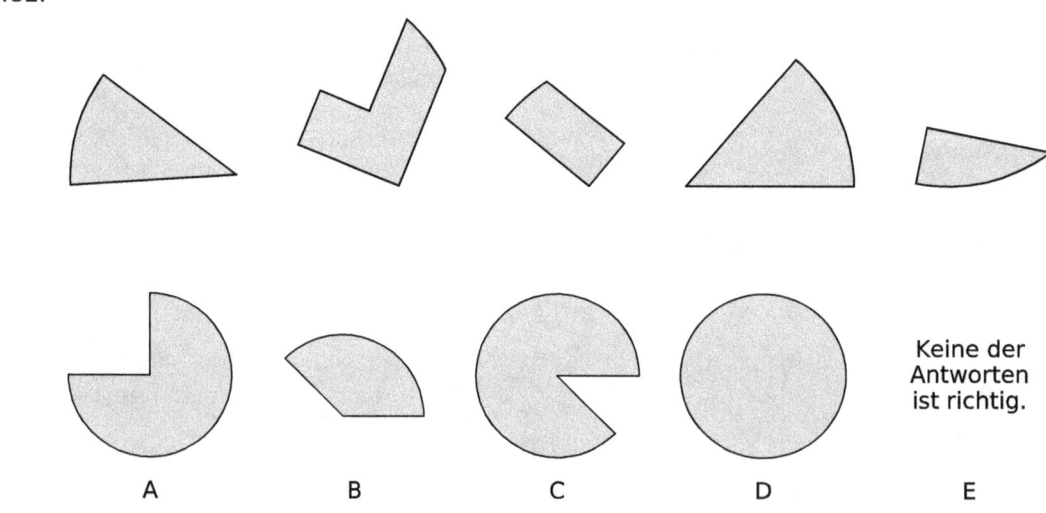

A B C D E Keine der Antworten ist richtig.

483.

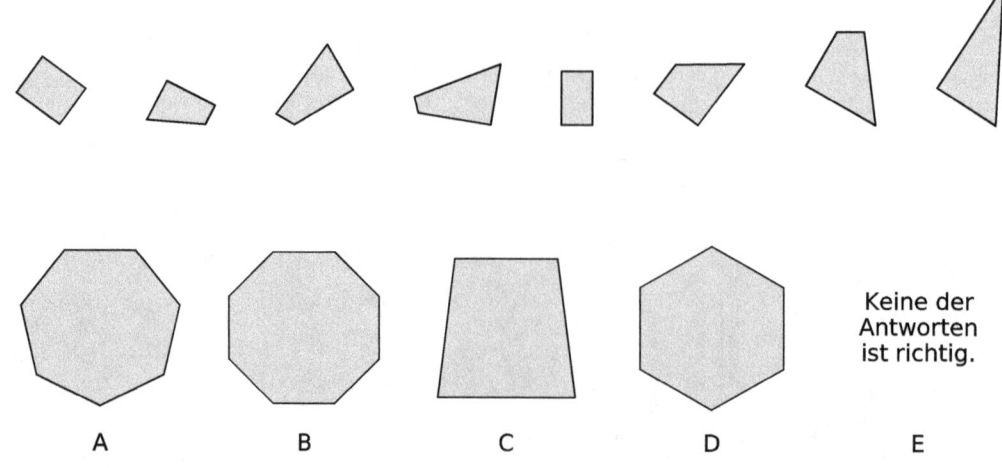

A B C D E Keine der Antworten ist richtig.

4 Übungsaufgaben

484.

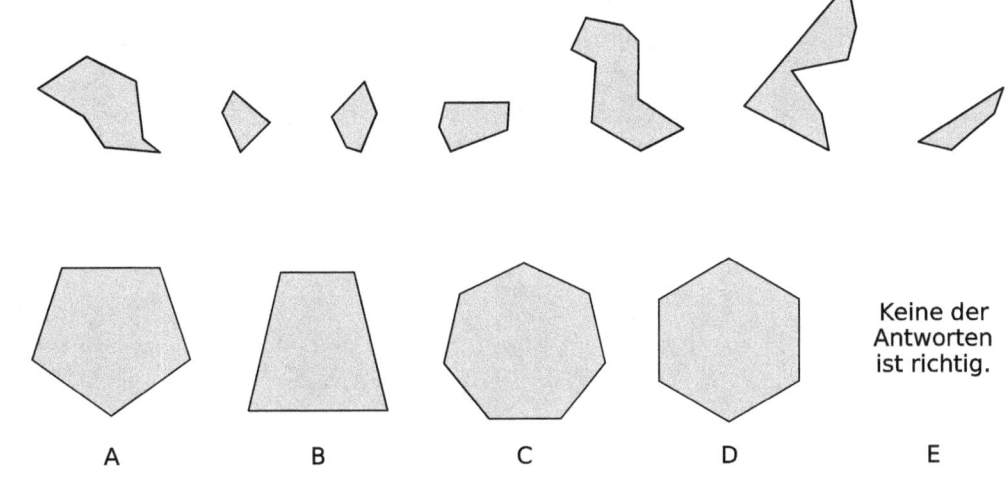

A   B   C   D   E Keine der Antworten ist richtig.

485.

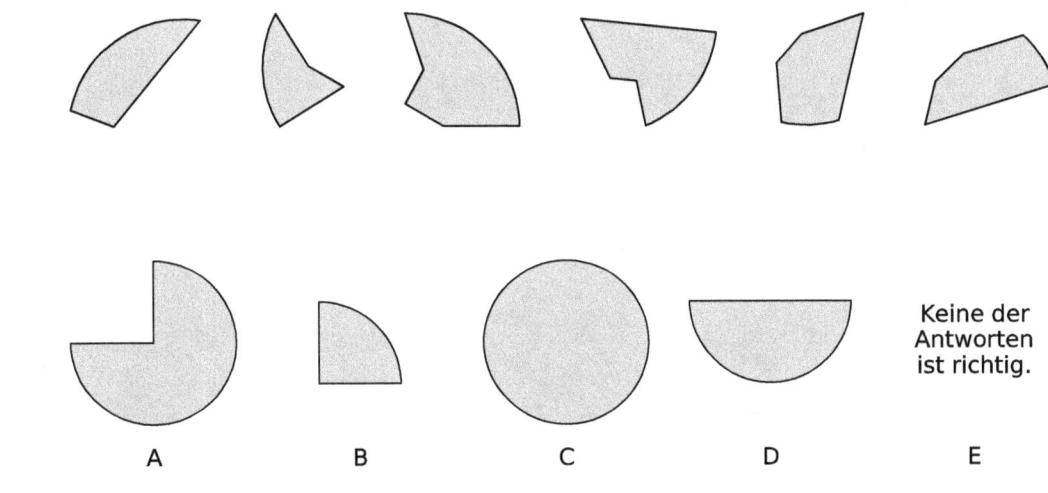

A   B   C   D   E Keine der Antworten ist richtig.

486.

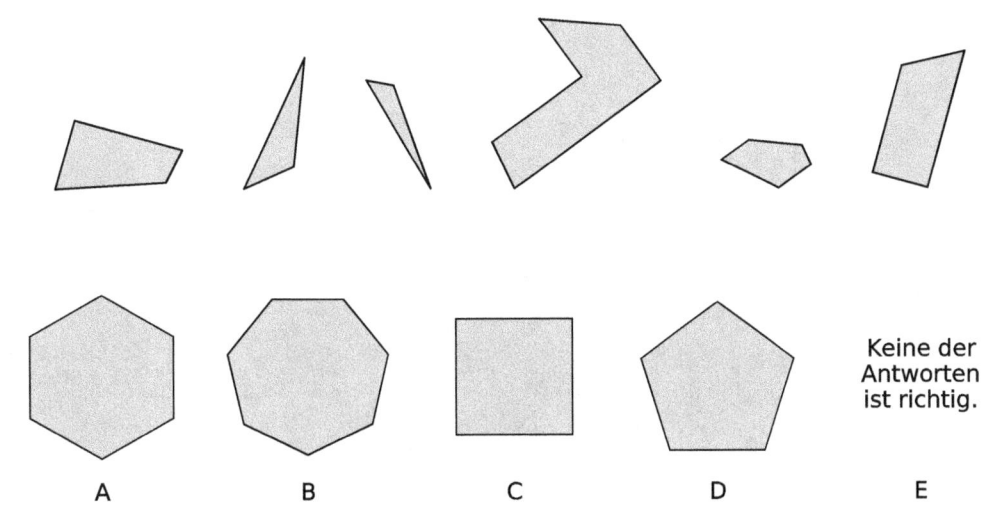

A   B   C   D   E Keine der Antworten ist richtig.

170   4 Übungsaufgaben

487.

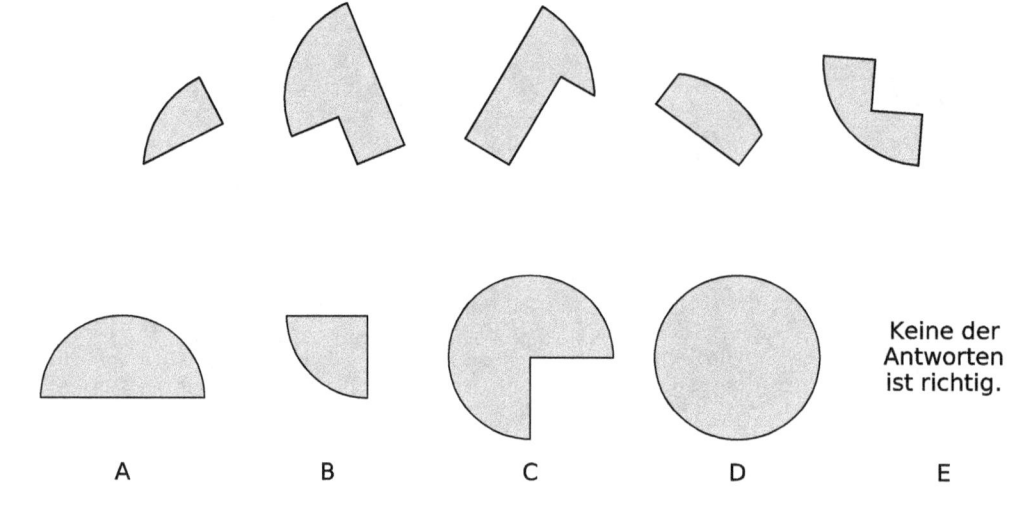

A   B   C   D   E Keine der Antworten ist richtig.

488.

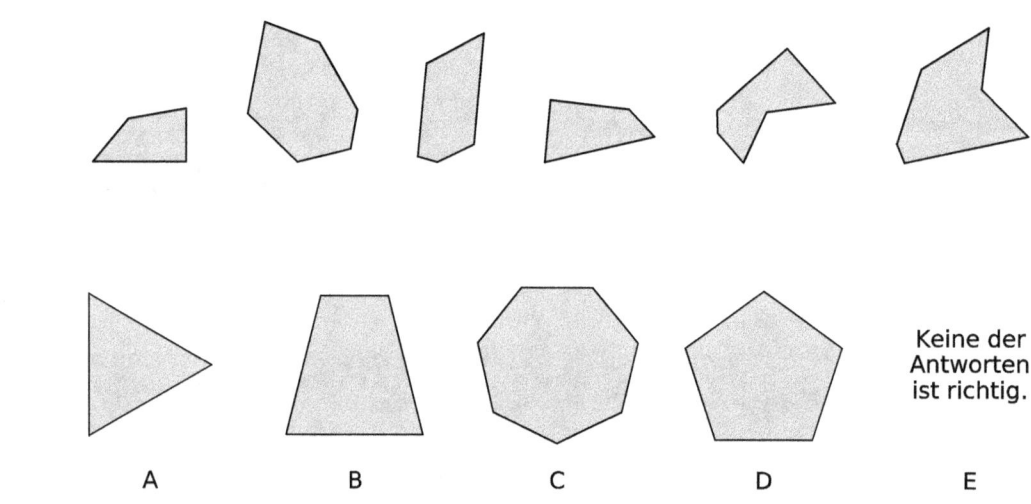

A   B   C   D   E Keine der Antworten ist richtig.

489.

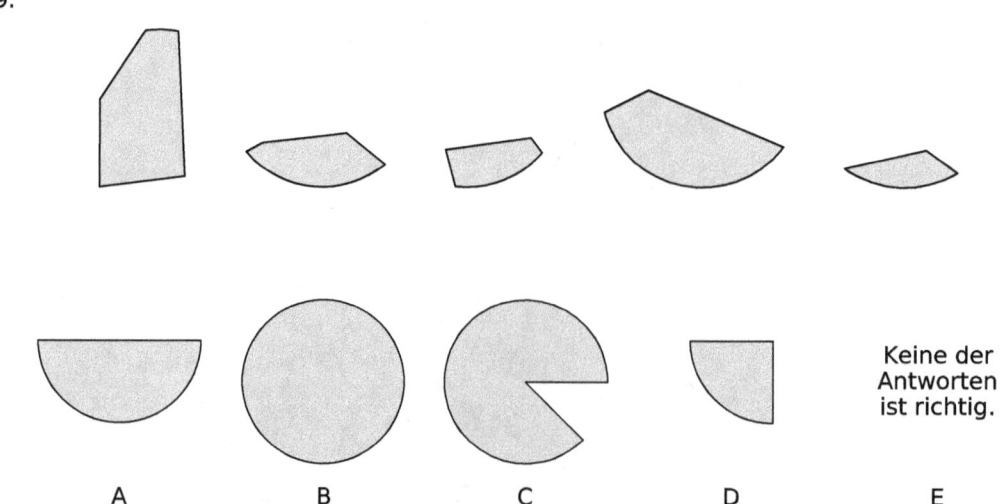

A   B   C   D   E Keine der Antworten ist richtig.

4 Übungsaufgaben

490.

491.

492.

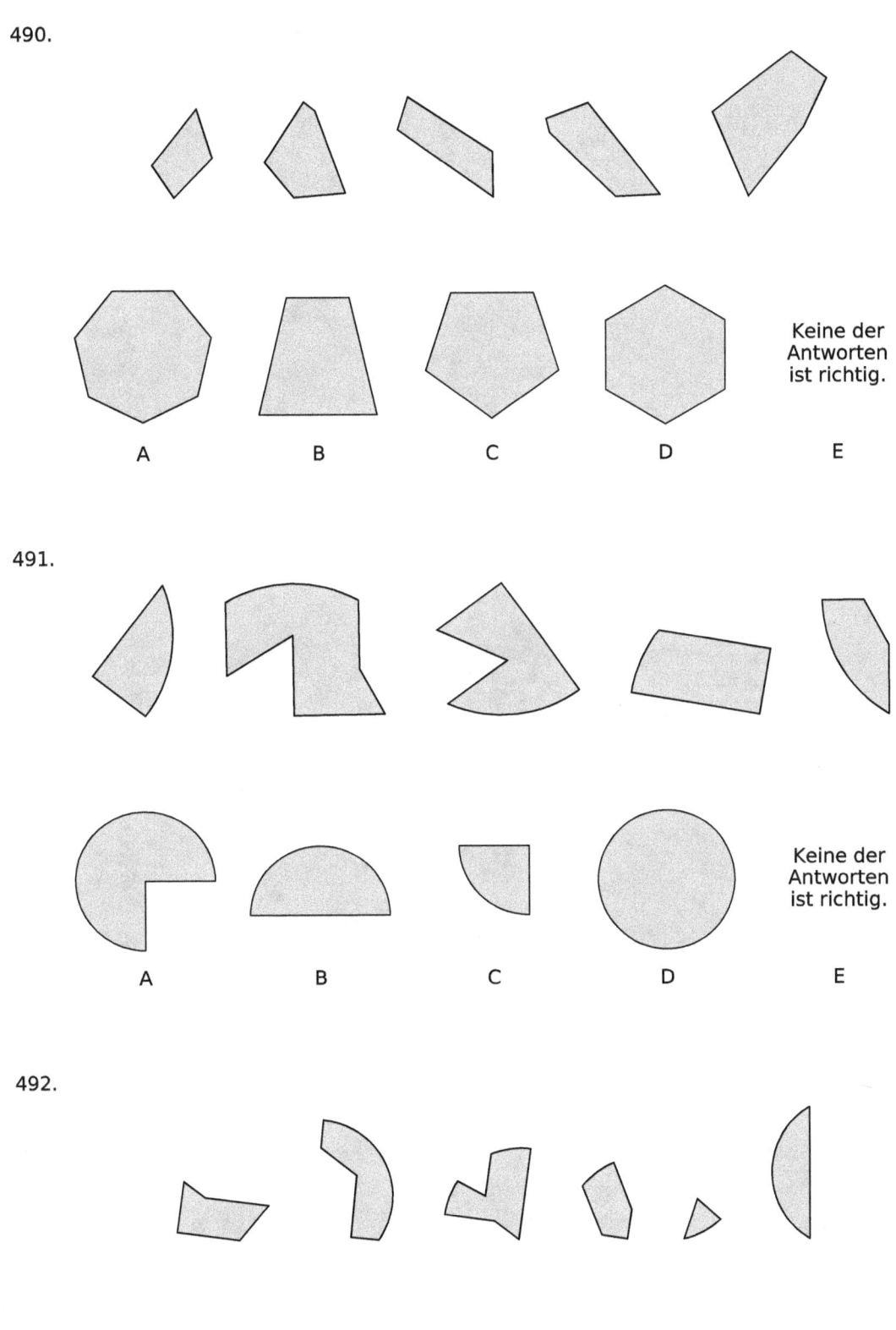

Keine der Antworten ist richtig.

493.

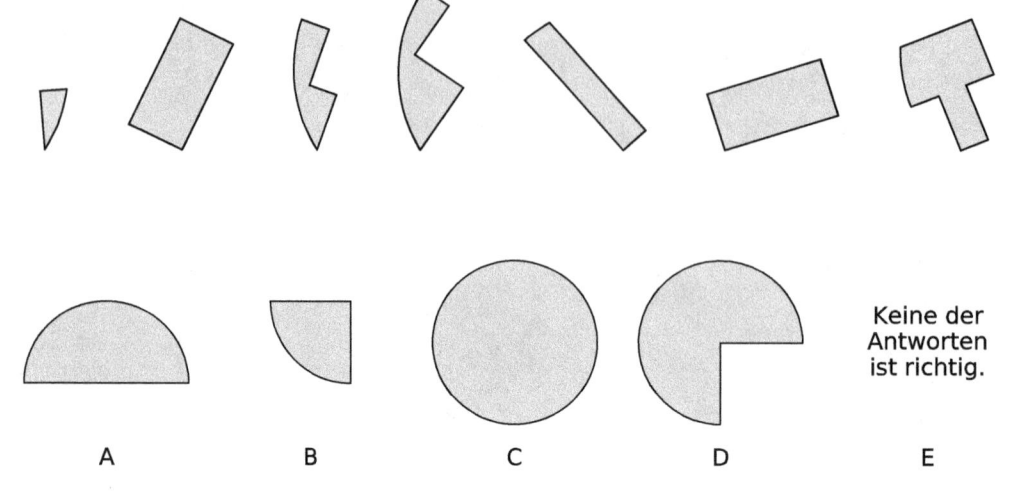

A B C D E Keine der Antworten ist richtig.

494.

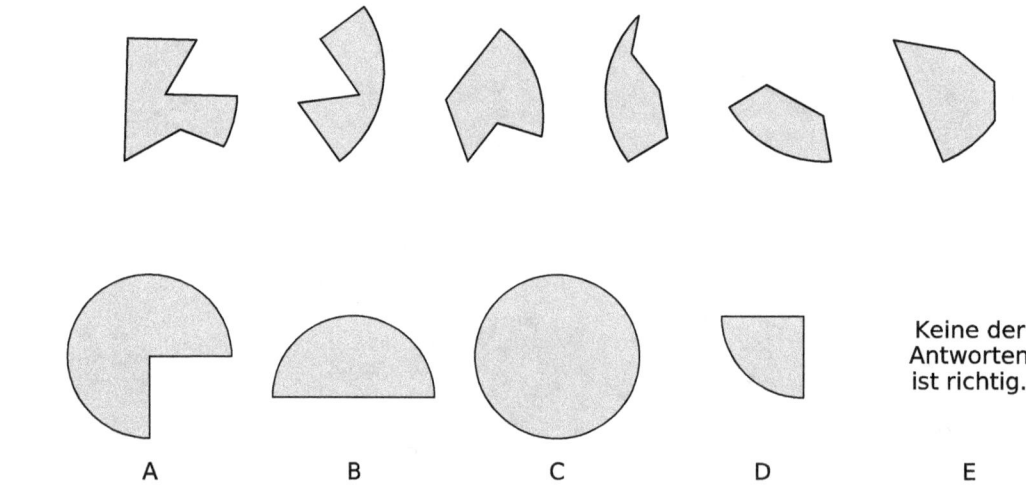

A B C D E Keine der Antworten ist richtig.

495.

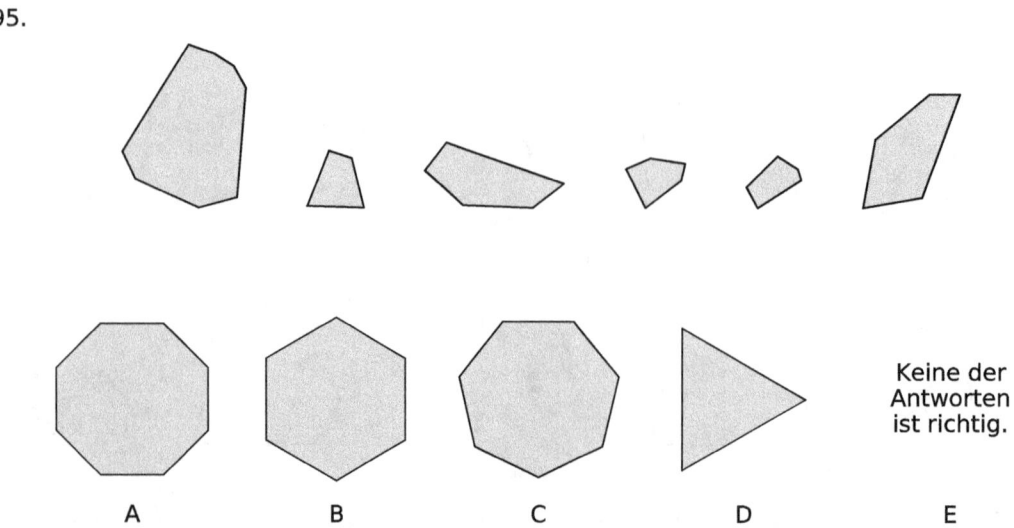

A B C D E Keine der Antworten ist richtig.

4 Übungsaufgaben 173

496.

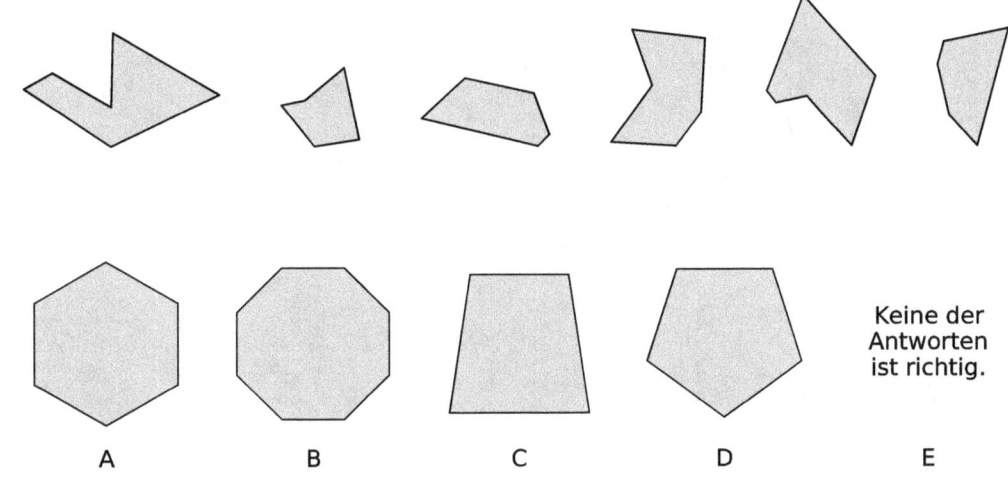

A B C D E   Keine der Antworten ist richtig.

497.

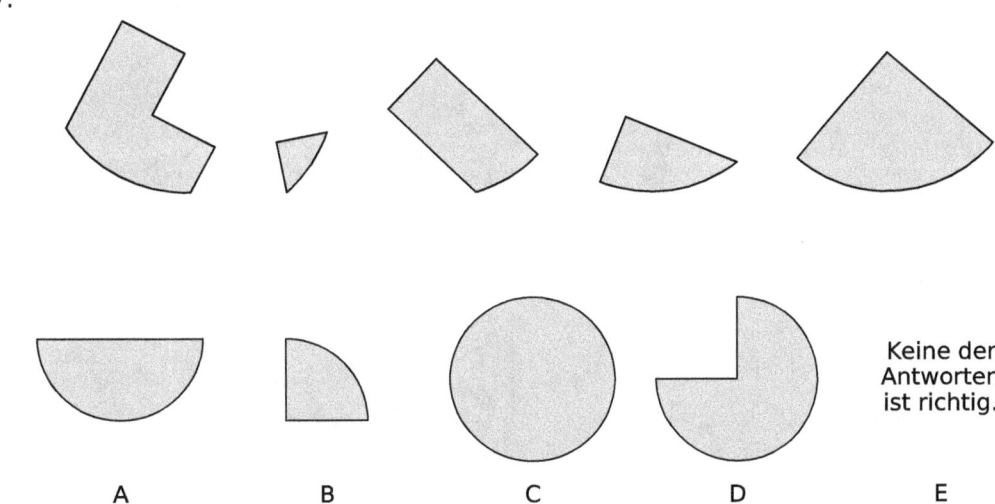

A B C D E   Keine der Antworten ist richtig.

498.

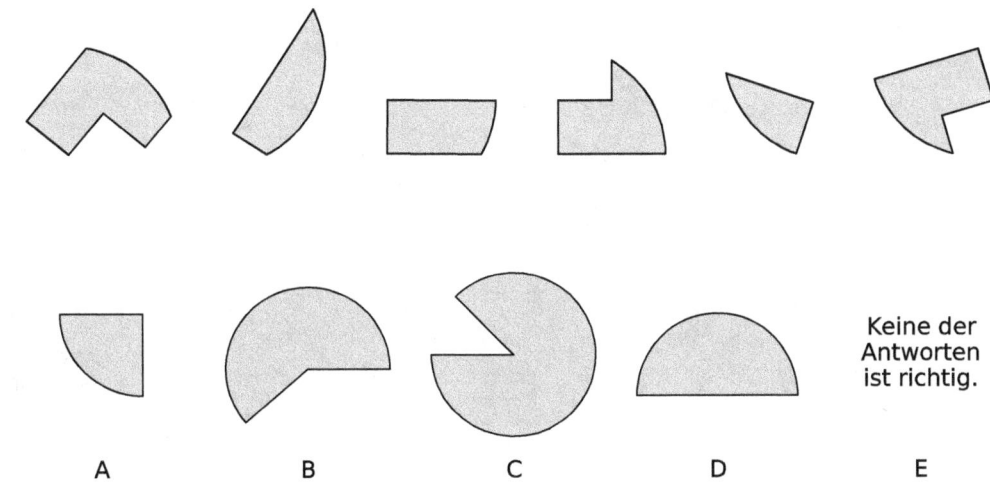

A B C D E   Keine der Antworten ist richtig.

499.

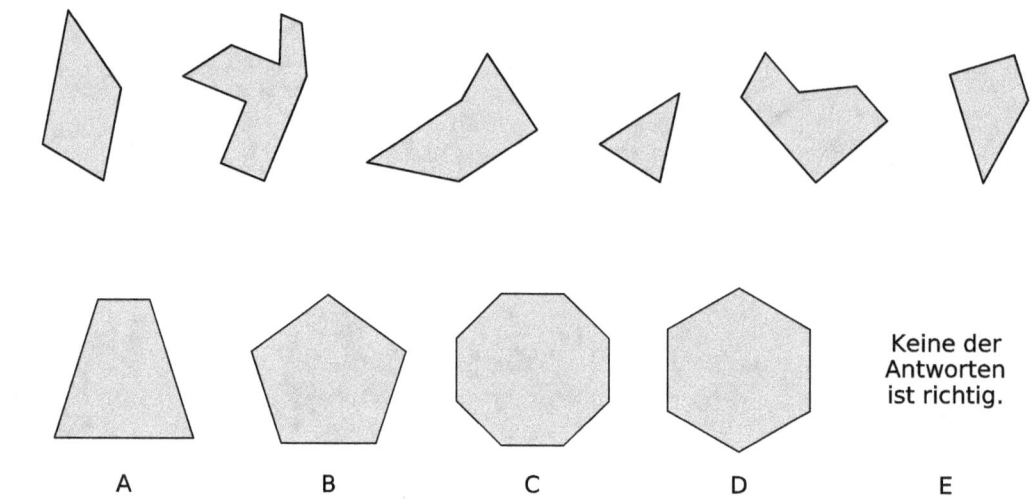

| A | B | C | D | E Keine der Antworten ist richtig. |

500.

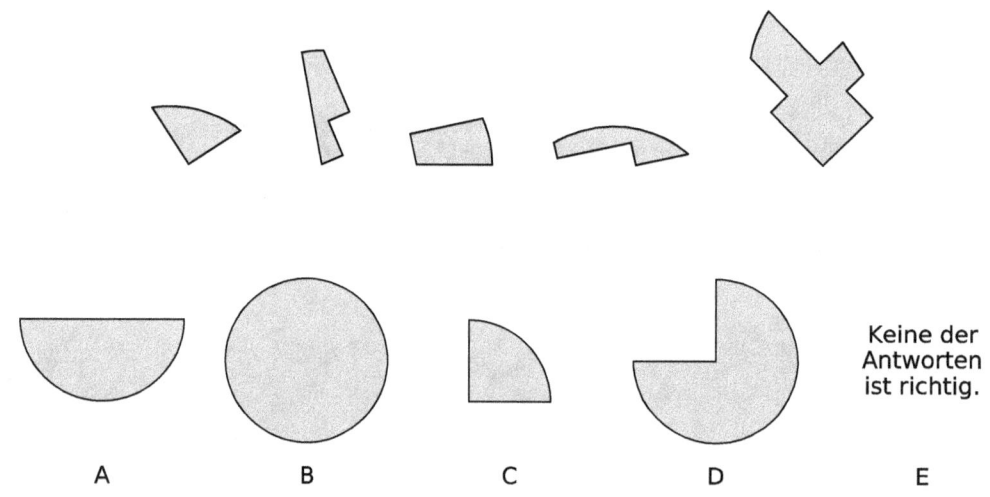

| A | B | C | D | E Keine der Antworten ist richtig. |

501.

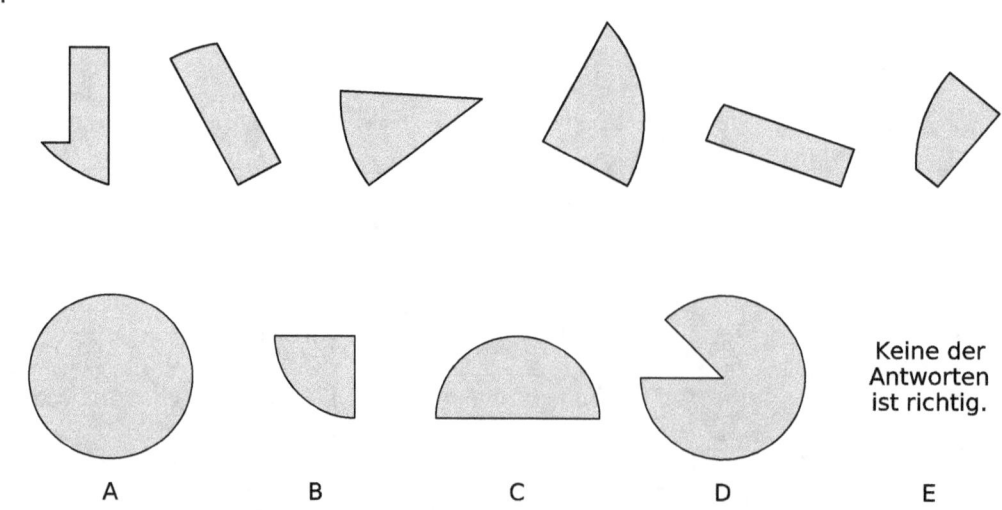

| A | B | C | D | E Keine der Antworten ist richtig. |

4 Übungsaufgaben

502.

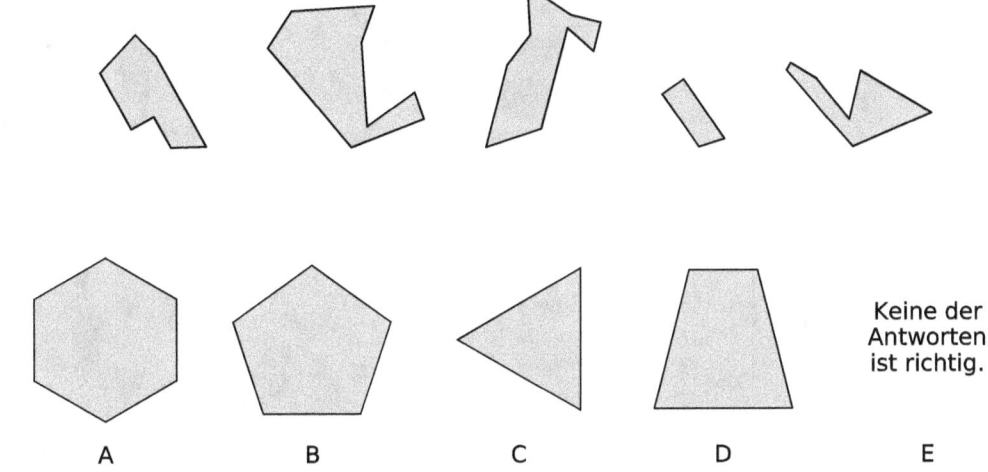

503.

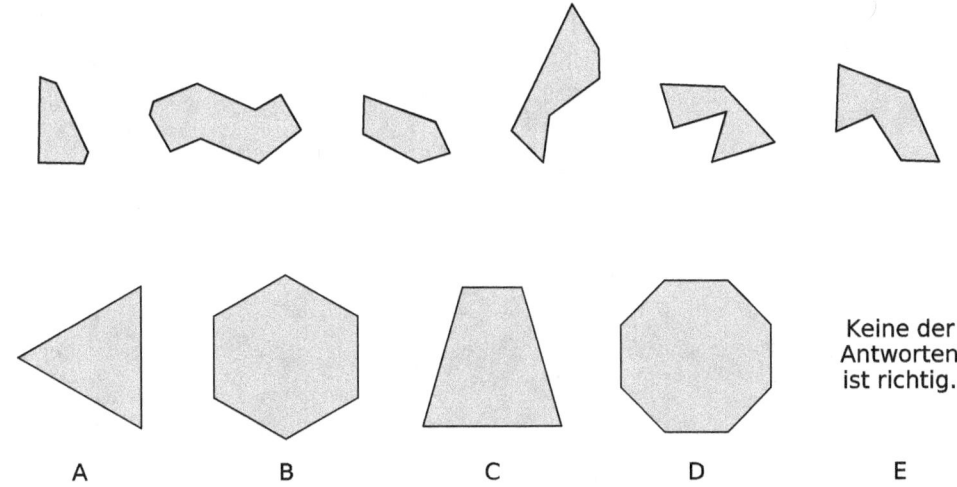

504.

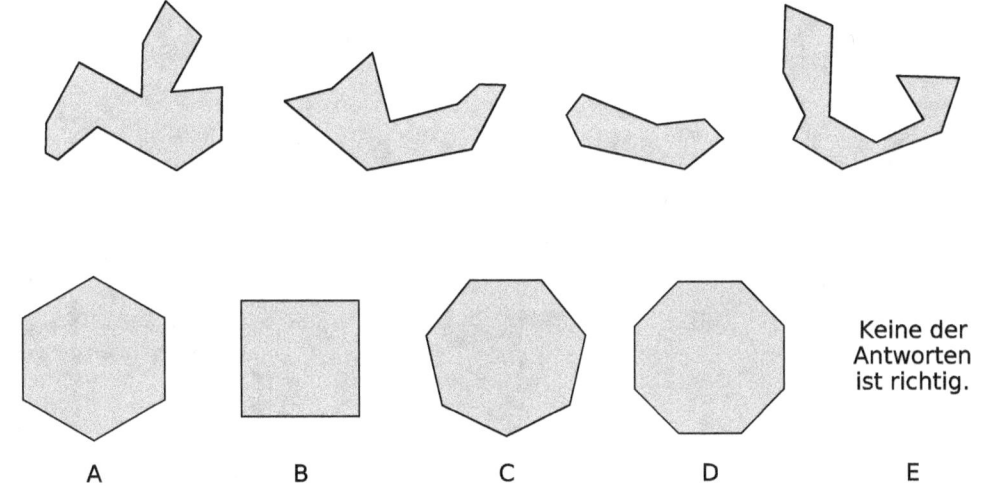

505.

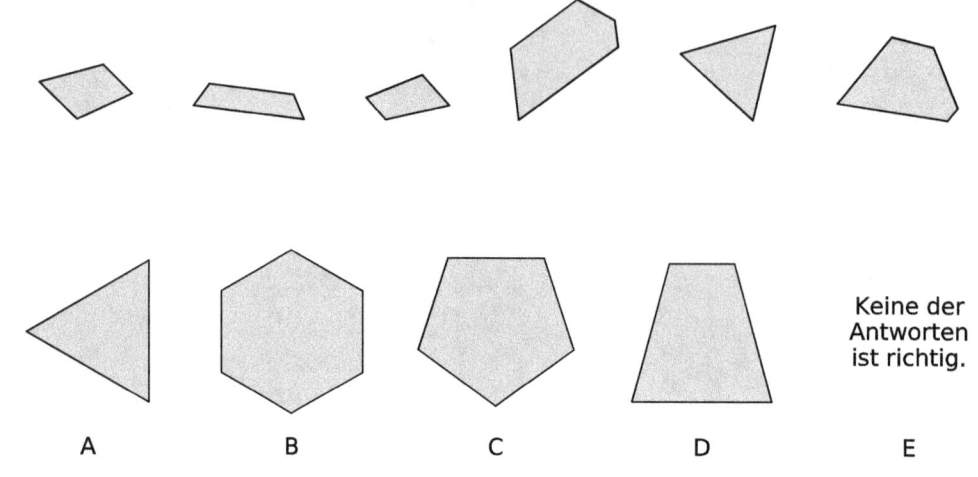

506.

507.

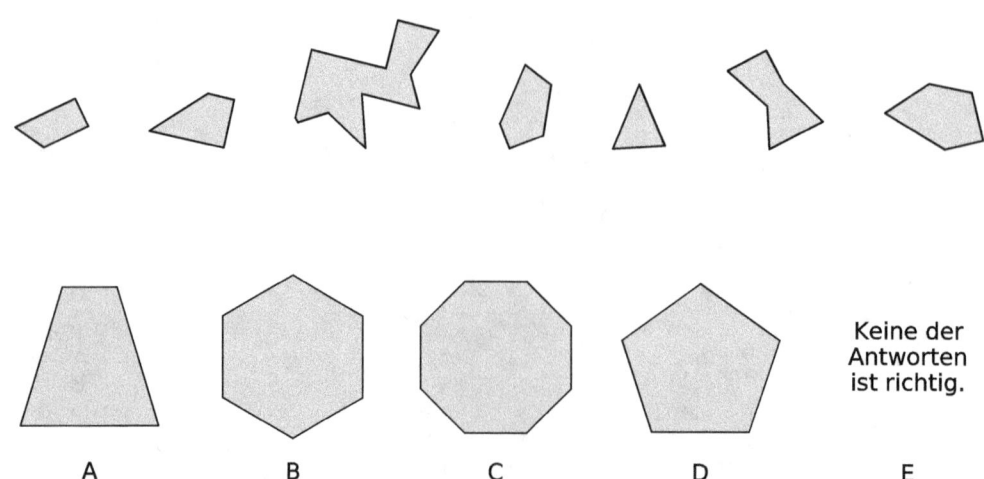

4 Übungsaufgaben

508.

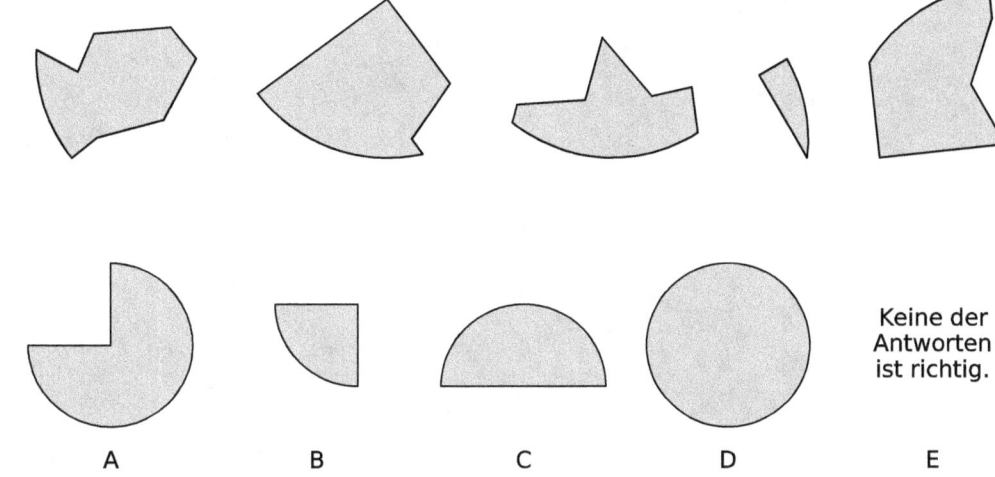

509.

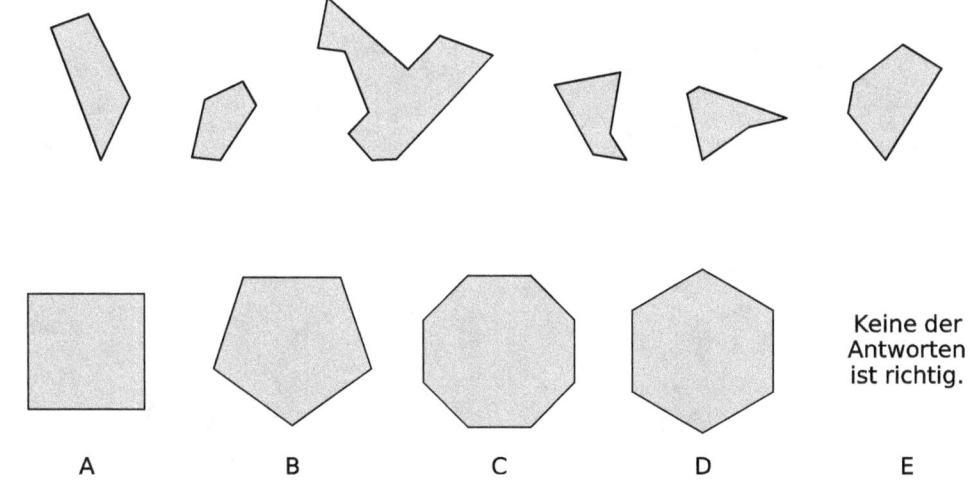

510.

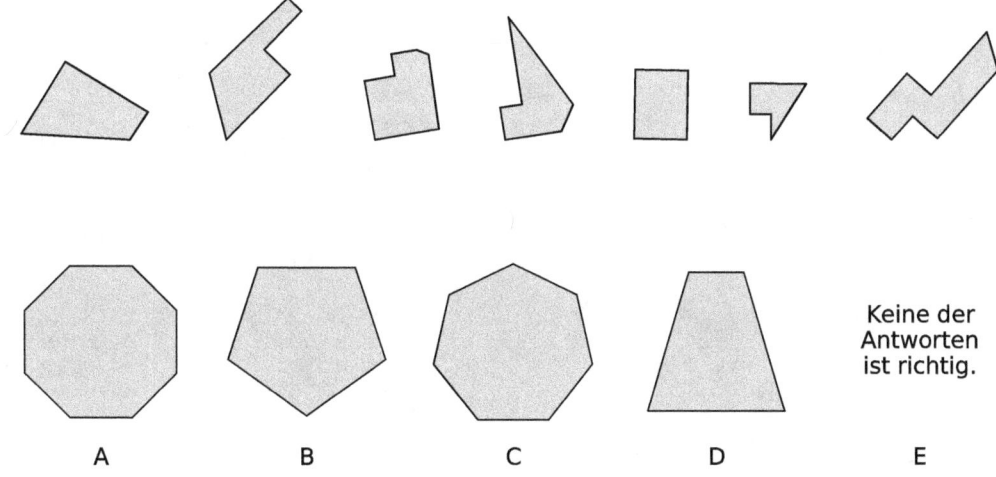

511.

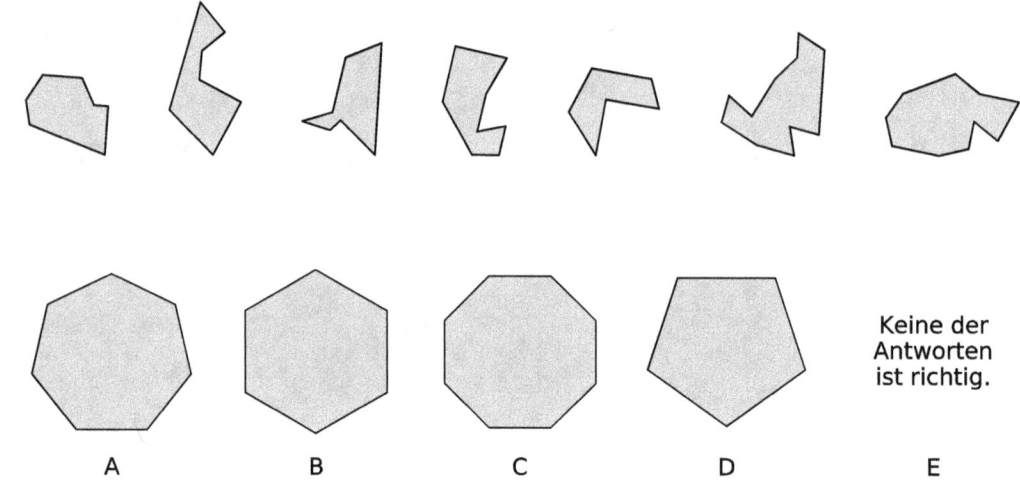

A B C D E Keine der Antworten ist richtig.

512.

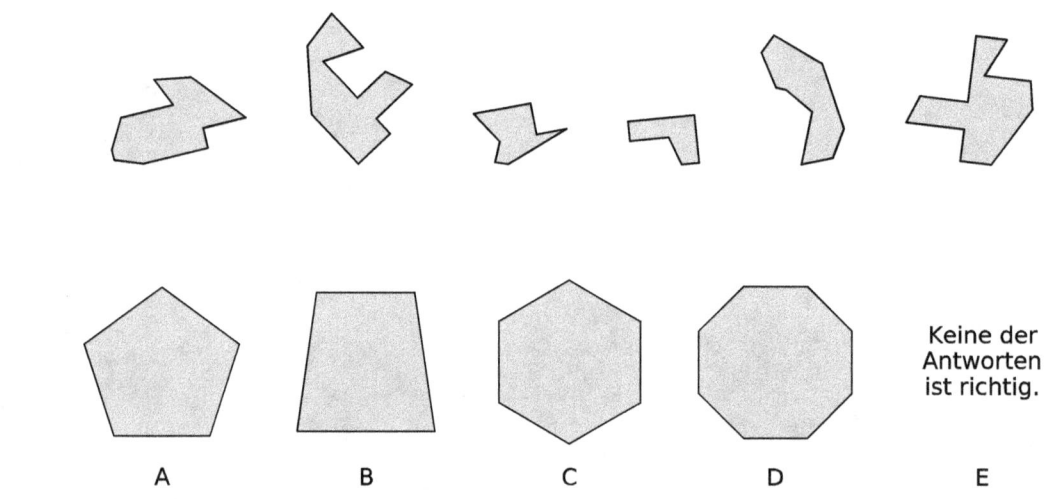

A B C D E Keine der Antworten ist richtig.

513.

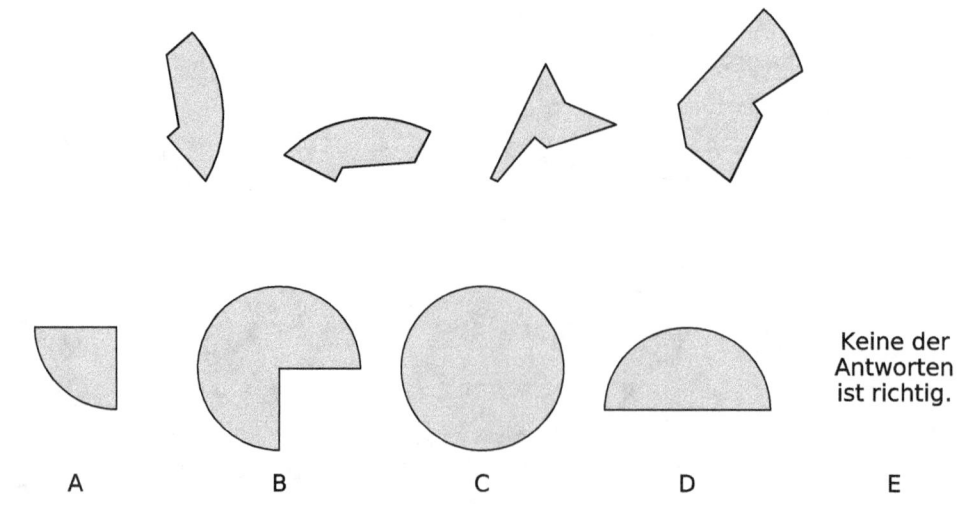

A B C D E Keine der Antworten ist richtig.

4 Übungsaufgaben

514.

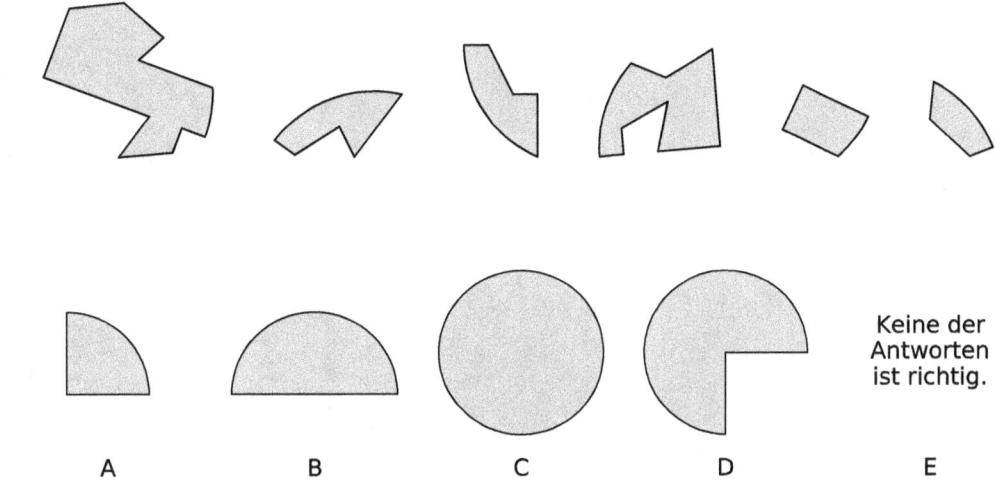

515.

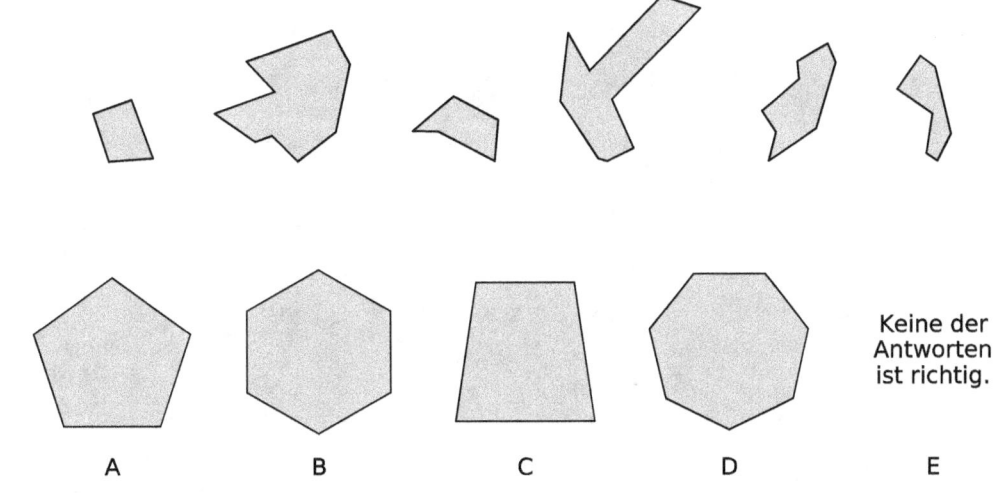

516.

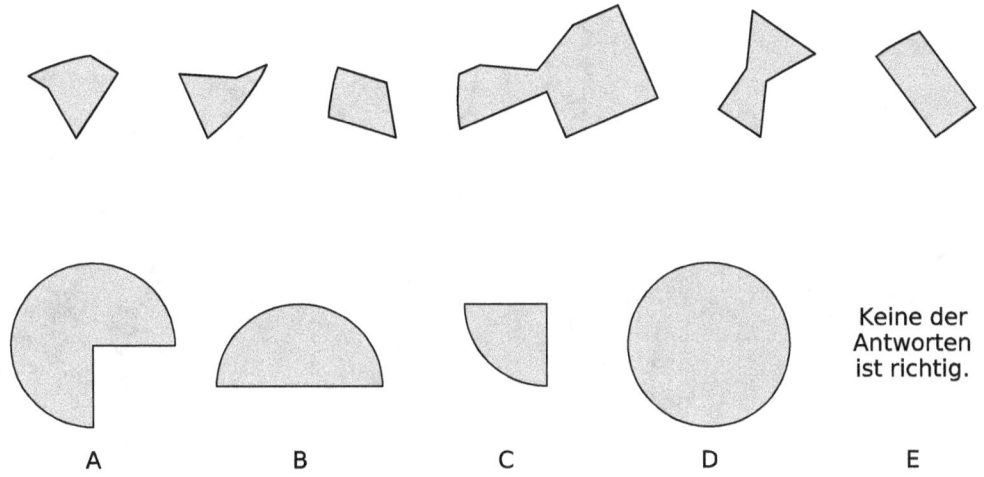

517.

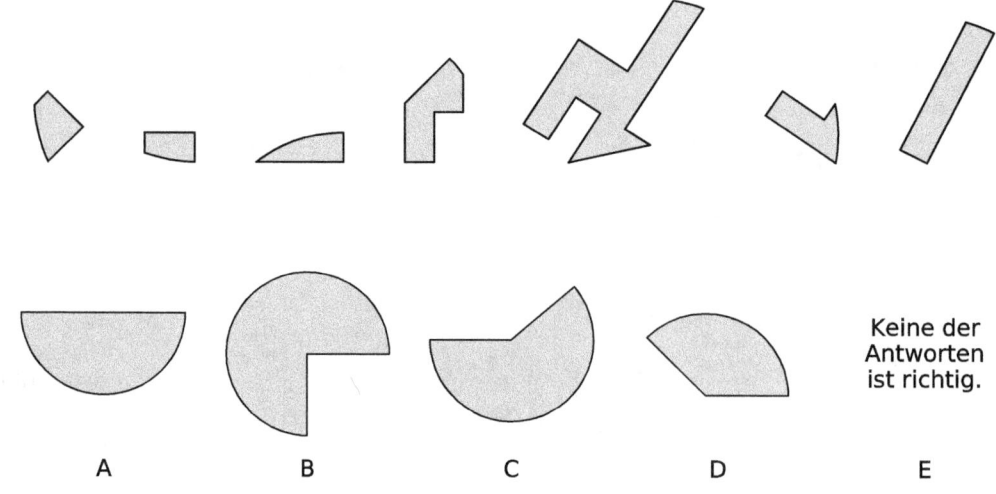

A	B	C	D	E
				Keine der Antworten ist richtig.

518.

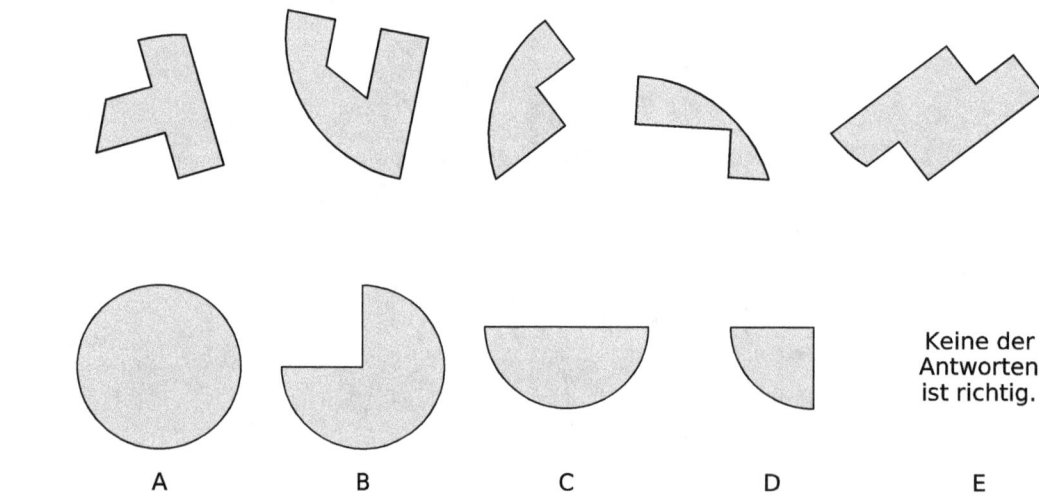

A	B	C	D	E
				Keine der Antworten ist richtig.

519.

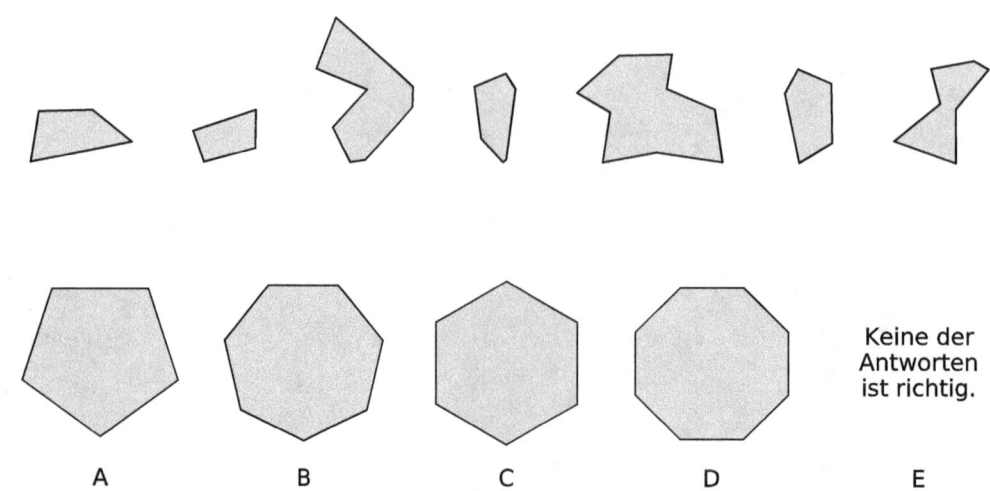

A	B	C	D	E
				Keine der Antworten ist richtig.

4 Übungsaufgaben

520.

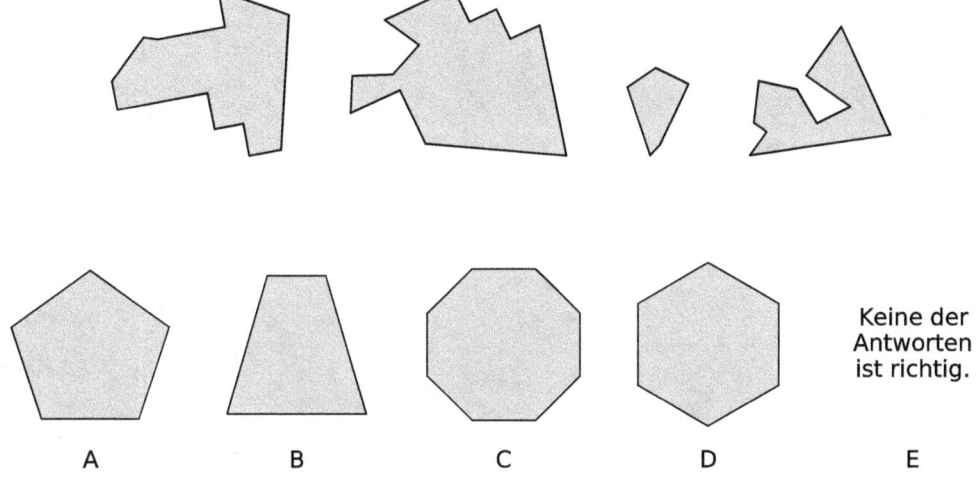

A B C D E Keine der Antworten ist richtig.

521.

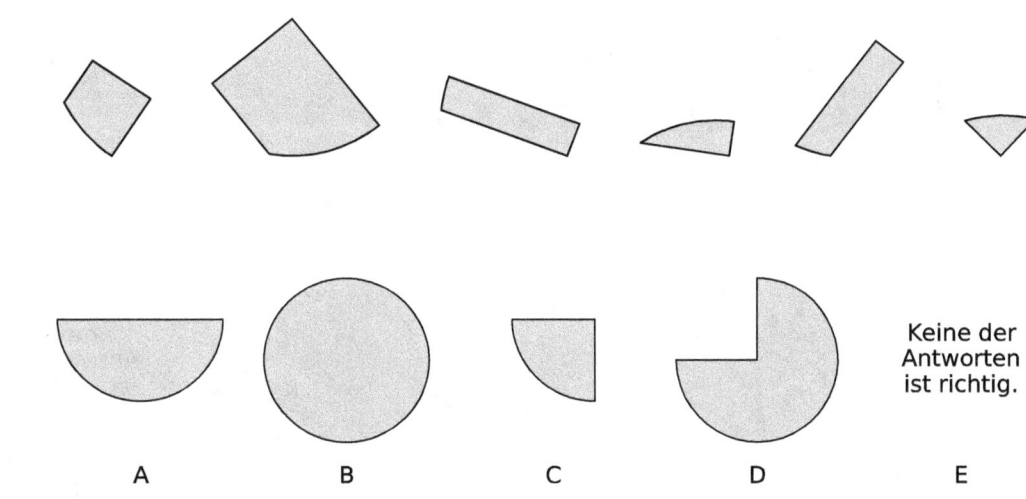

A B C D E Keine der Antworten ist richtig.

522.

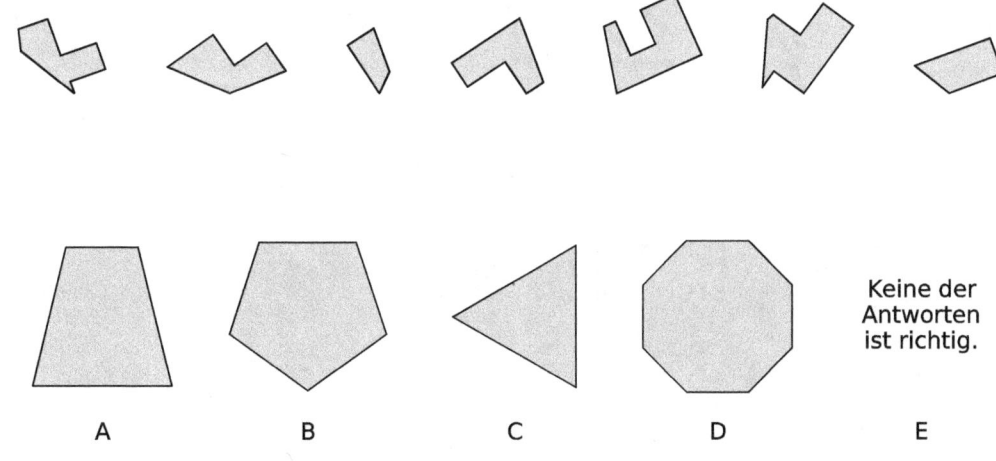

A B C D E Keine der Antworten ist richtig.

523.

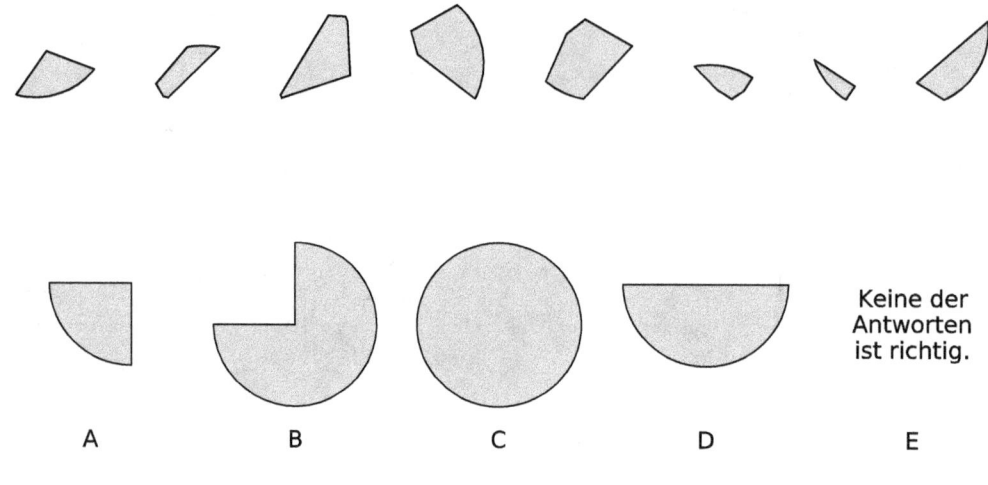

524.

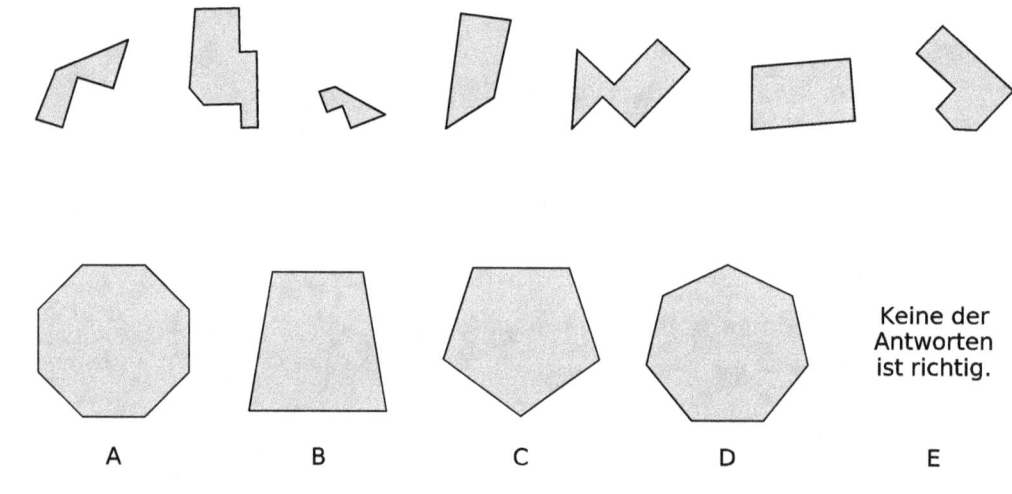

525.

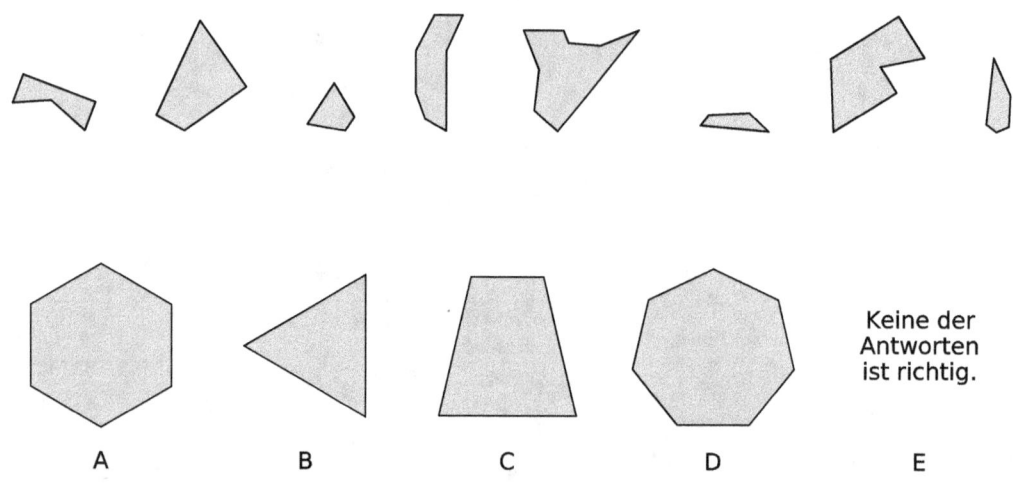

4 Übungsaufgaben 183

526.

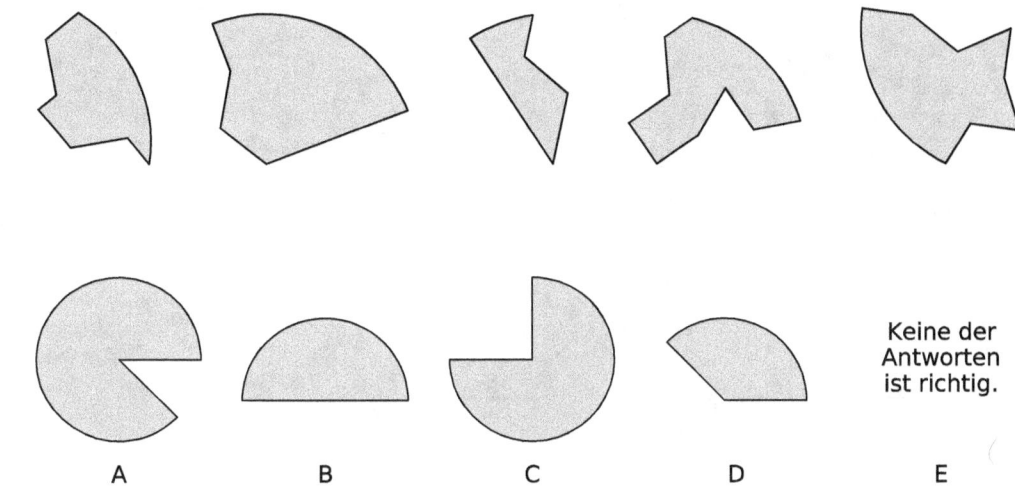

A B C D E Keine der Antworten ist richtig.

527.

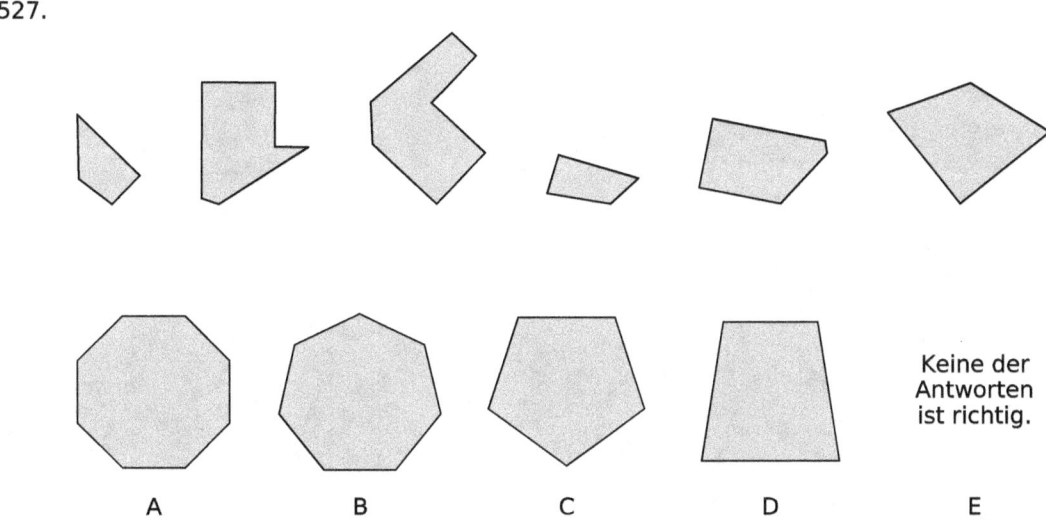

A B C D E Keine der Antworten ist richtig.

528.

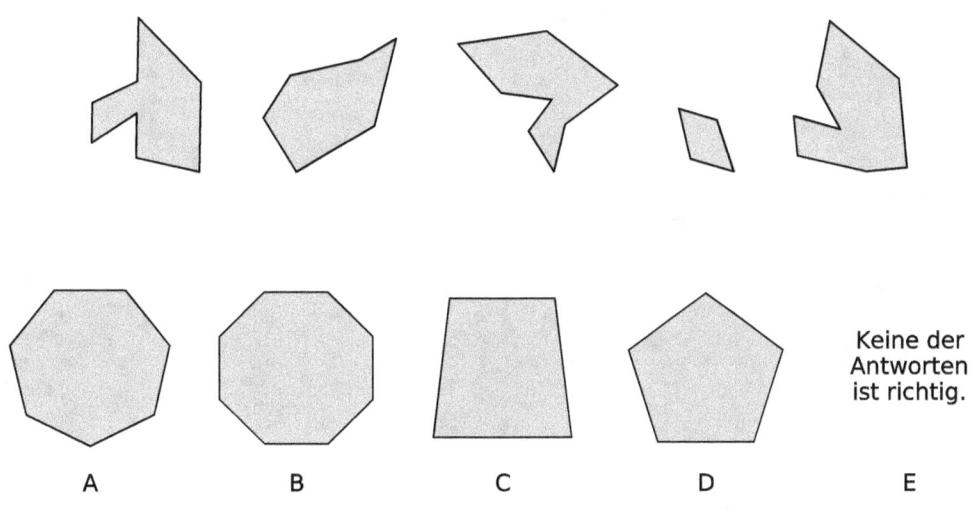

A B C D E Keine der Antworten ist richtig.

529.

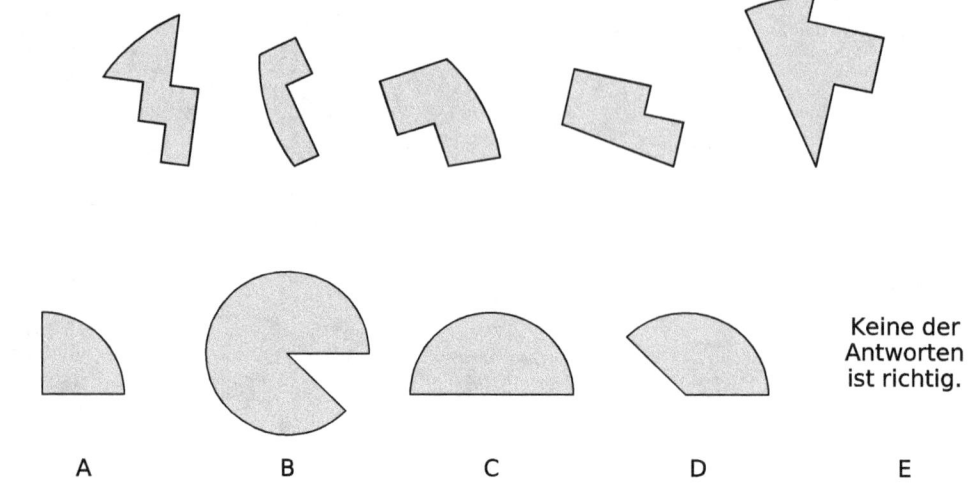

A	B	C	D	E
				Keine der Antworten ist richtig.

530.

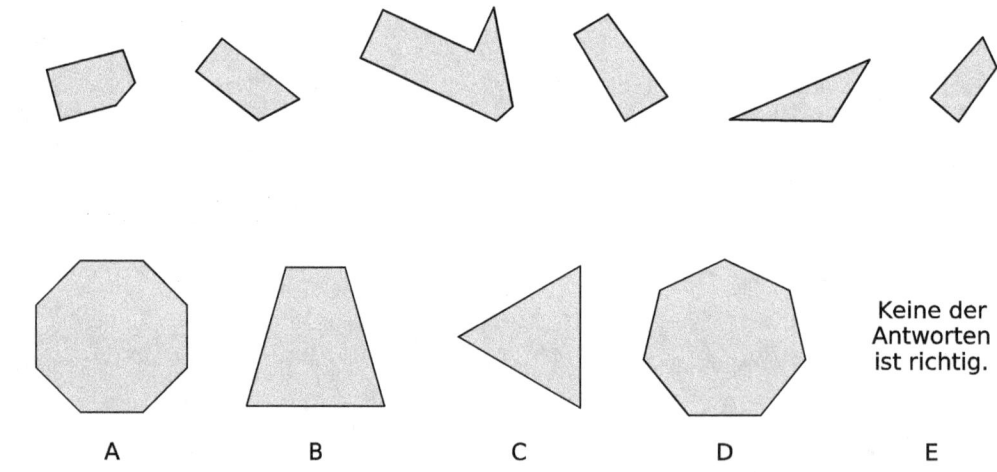

A	B	C	D	E
				Keine der Antworten ist richtig.

531.

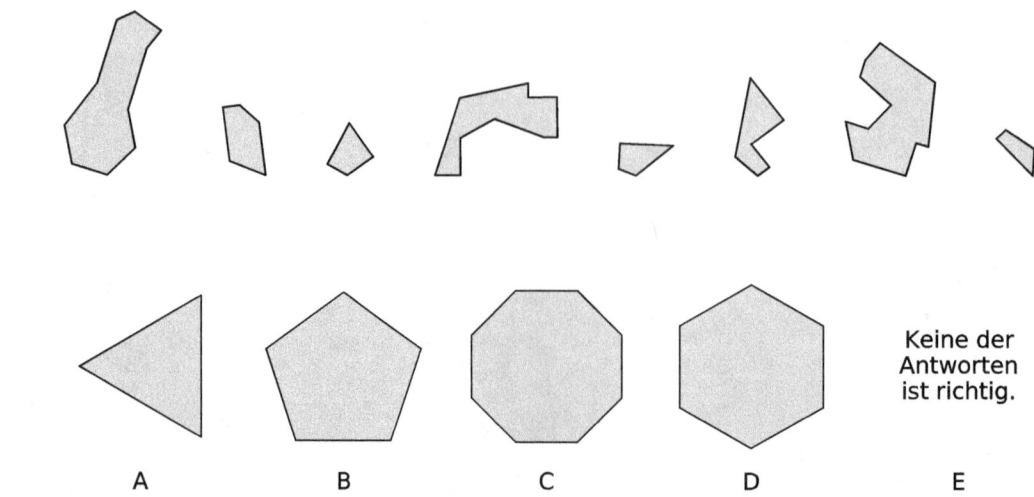

A	B	C	D	E
				Keine der Antworten ist richtig.

4 Übungsaufgaben

532.

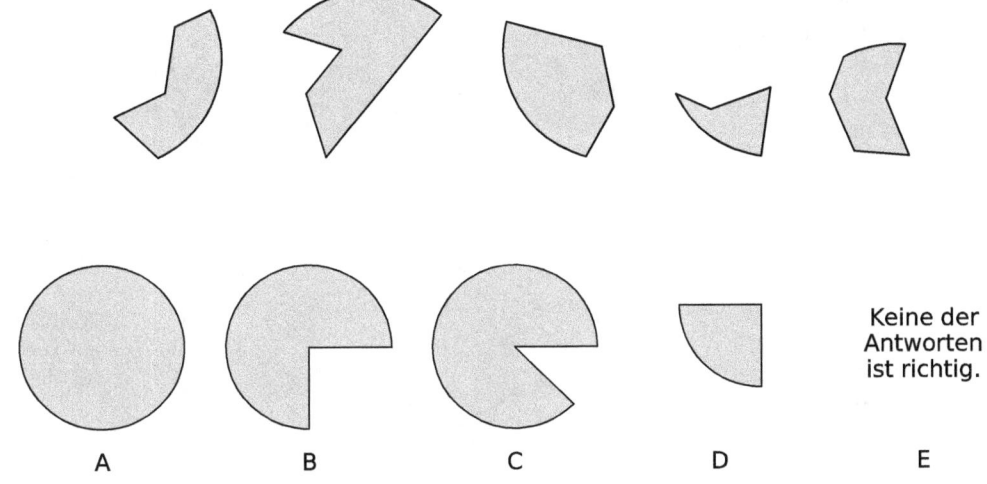

533.

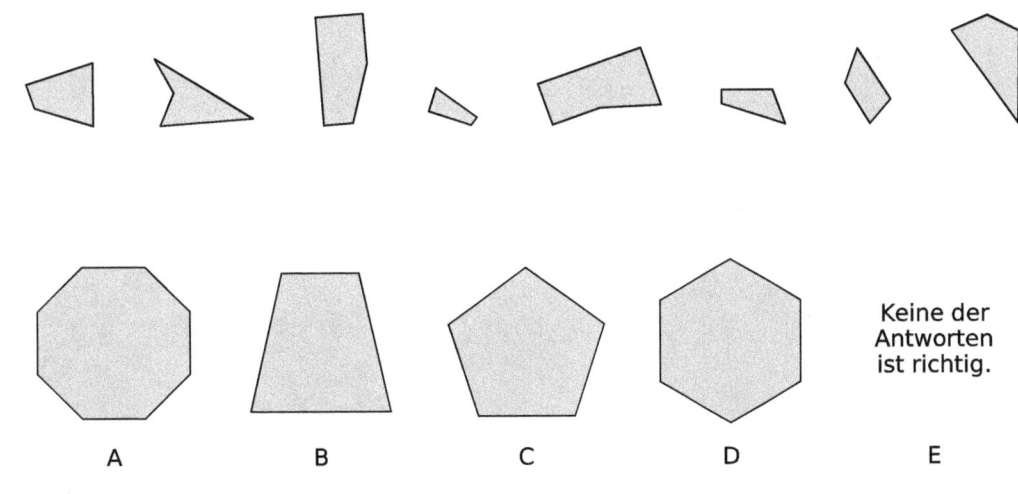

534.

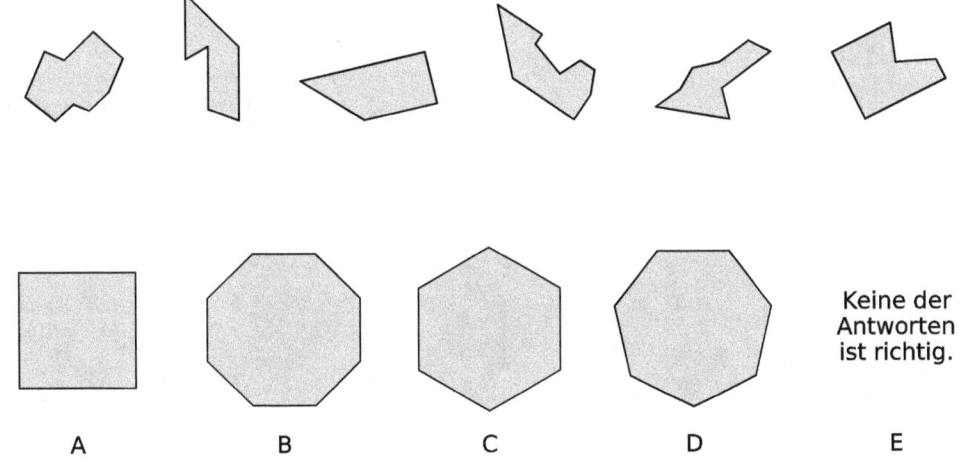

535.

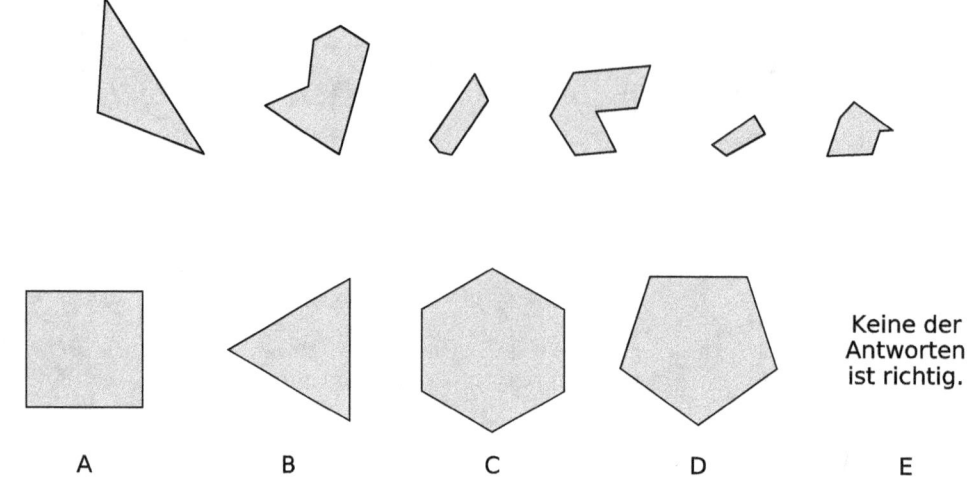

A B C D E Keine der Antworten ist richtig.

536.

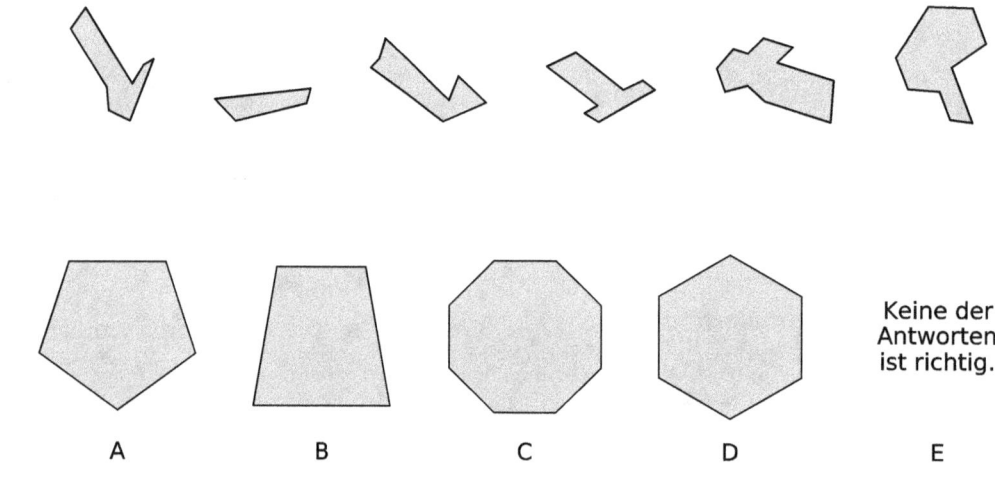

A B C D E Keine der Antworten ist richtig.

537.

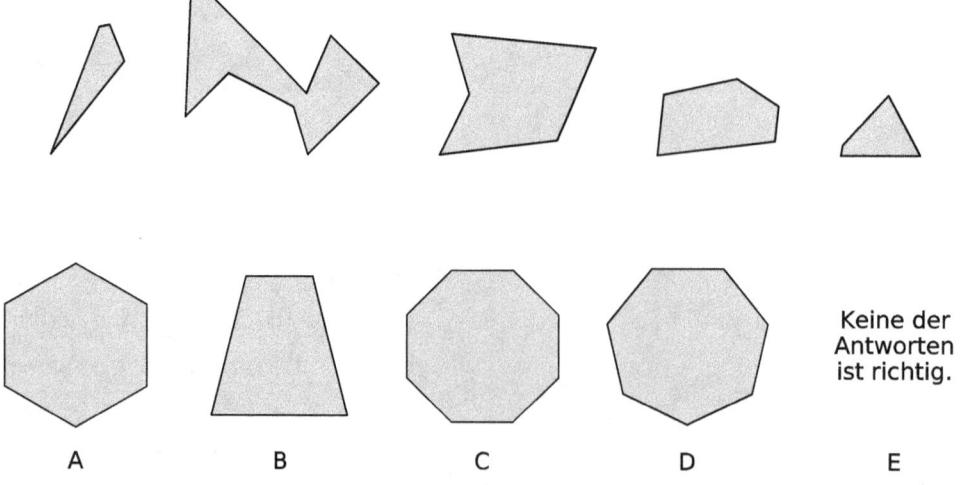

A B C D E Keine der Antworten ist richtig.

538.

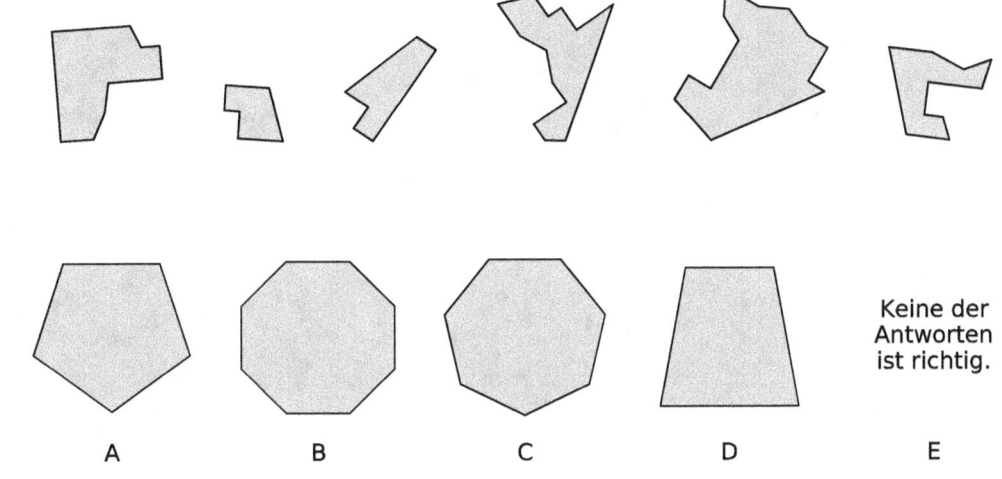

A B C D E Keine der Antworten ist richtig.

539.

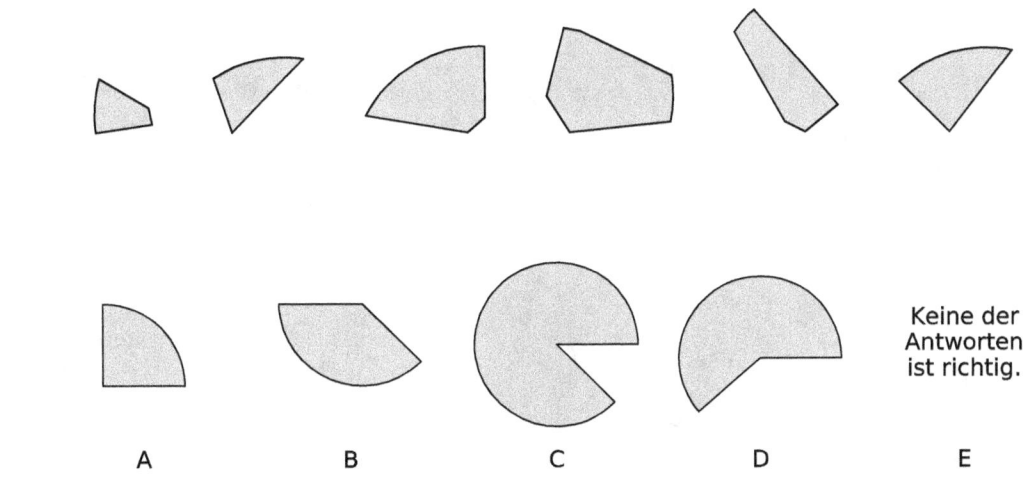

A B C D E Keine der Antworten ist richtig.

540.

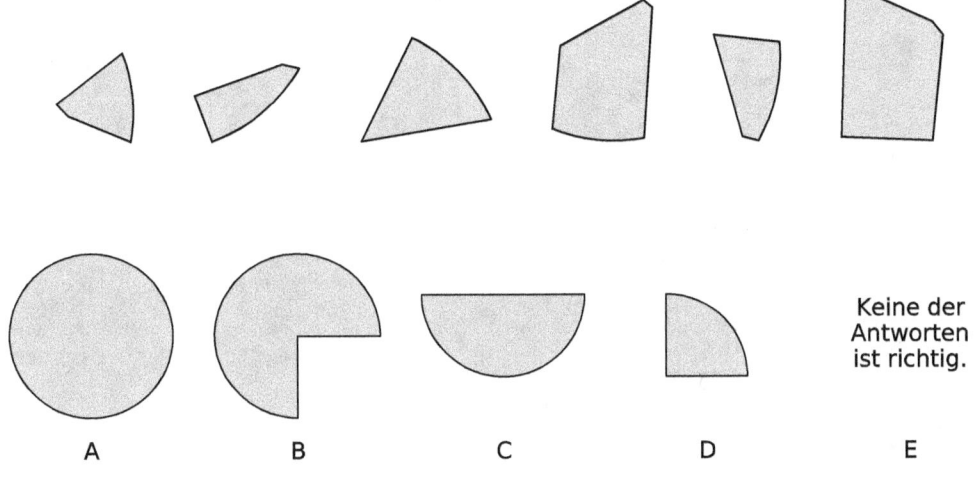

A B C D E Keine der Antworten ist richtig.

541.

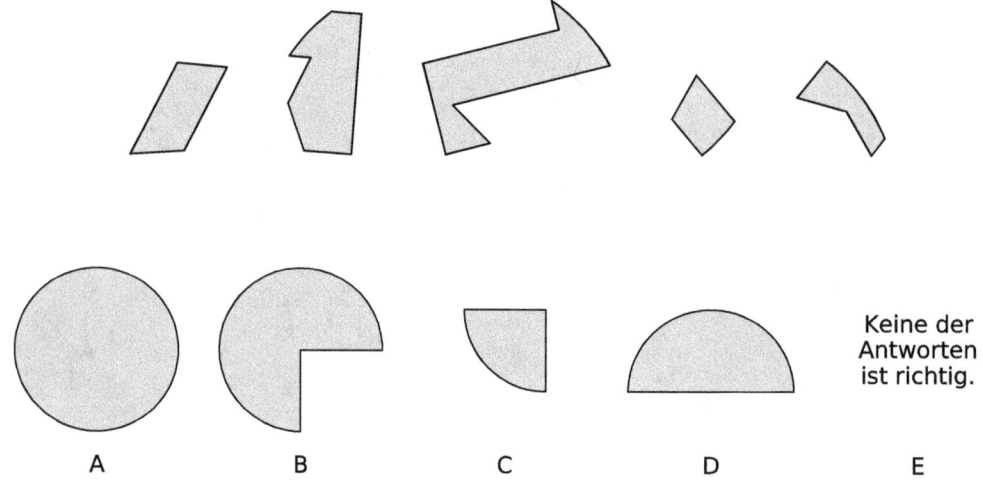

542.

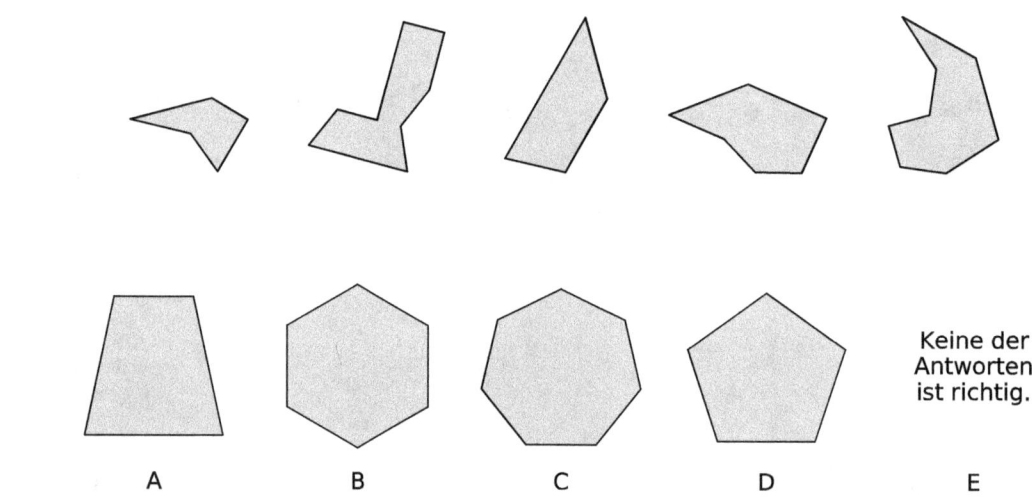

543.

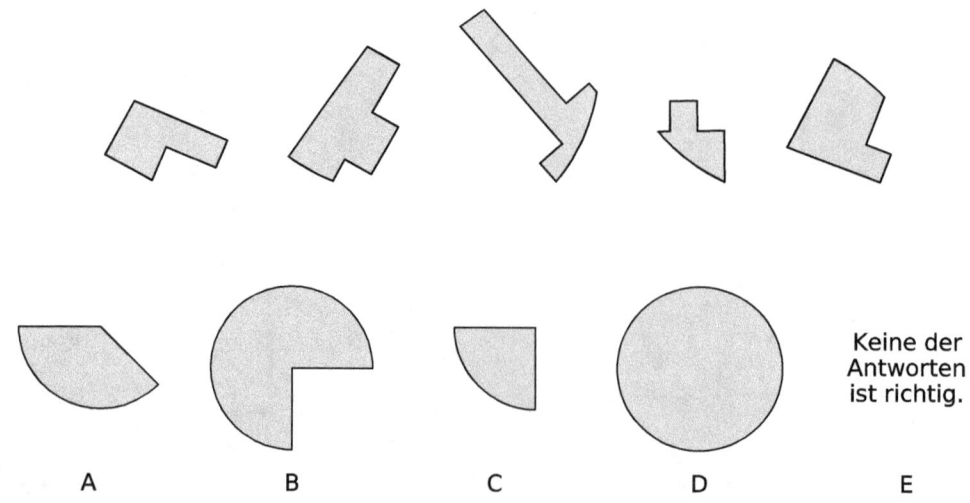

4 Übungsaufgaben

544.

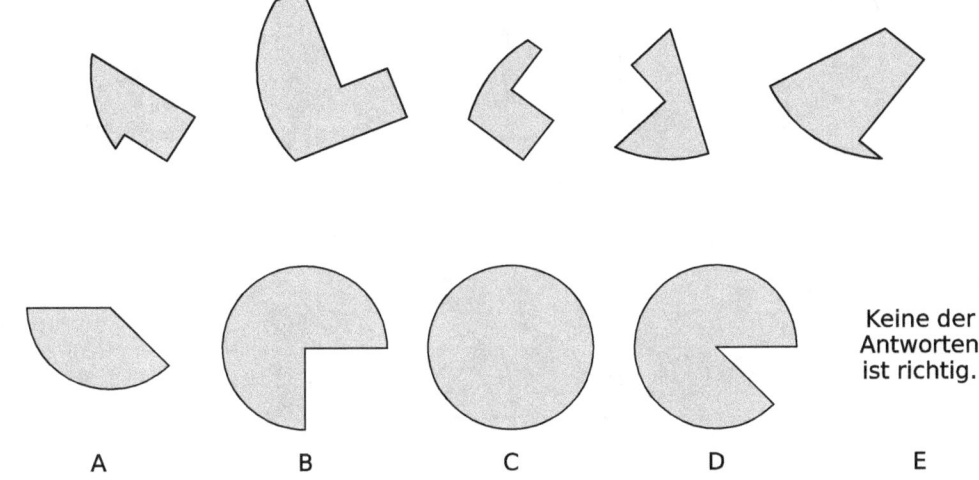

545.

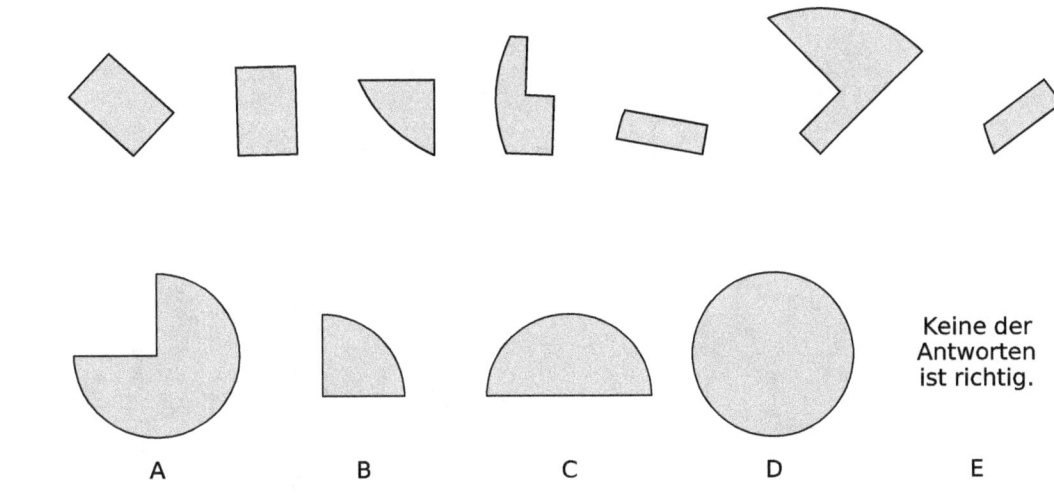

546.

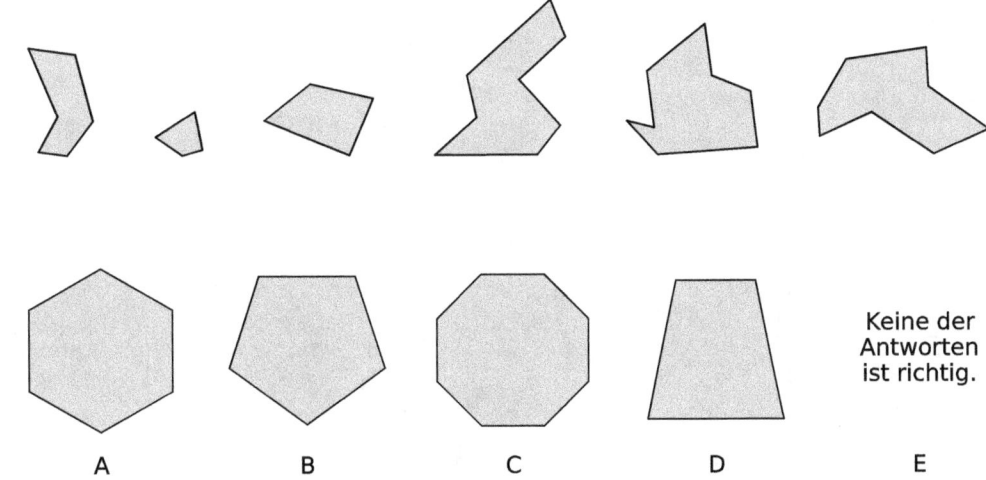

547.

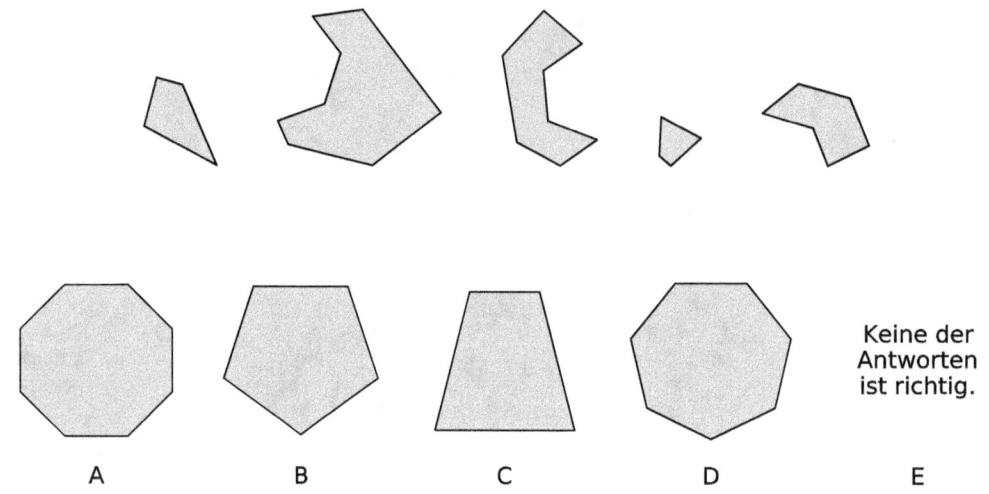

A   B   C   D   E Keine der Antworten ist richtig.

548.

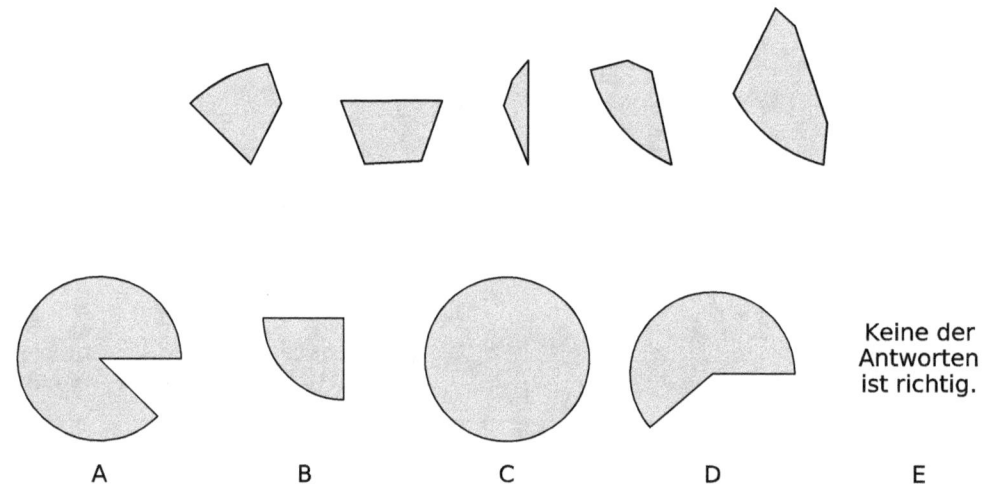

A   B   C   D   E Keine der Antworten ist richtig.

549.

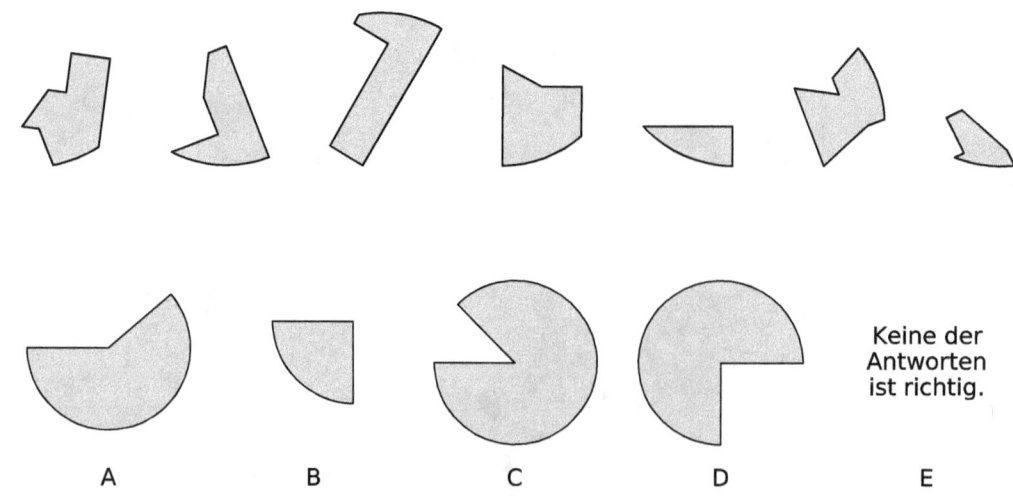

A   B   C   D   E Keine der Antworten ist richtig.

4 Übungsaufgaben

550.

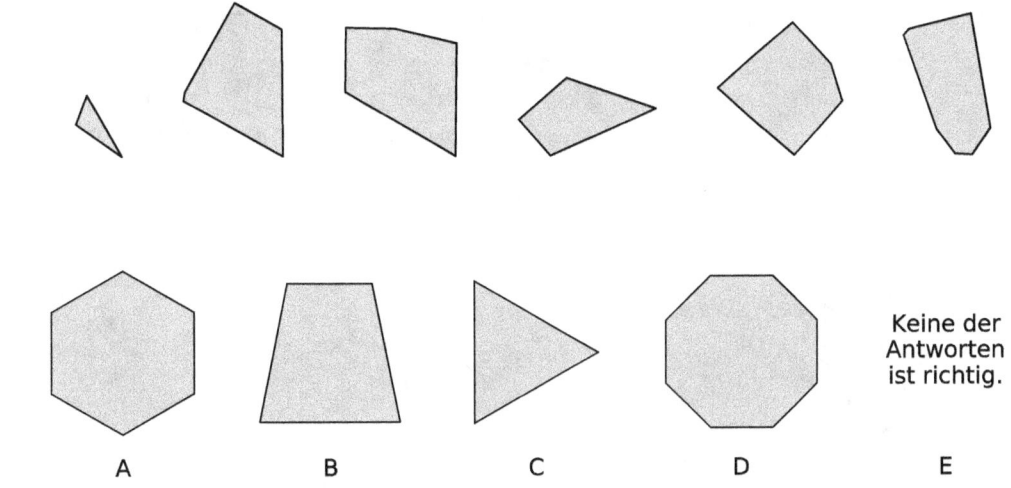

A B C D E Keine der Antworten ist richtig.

551.

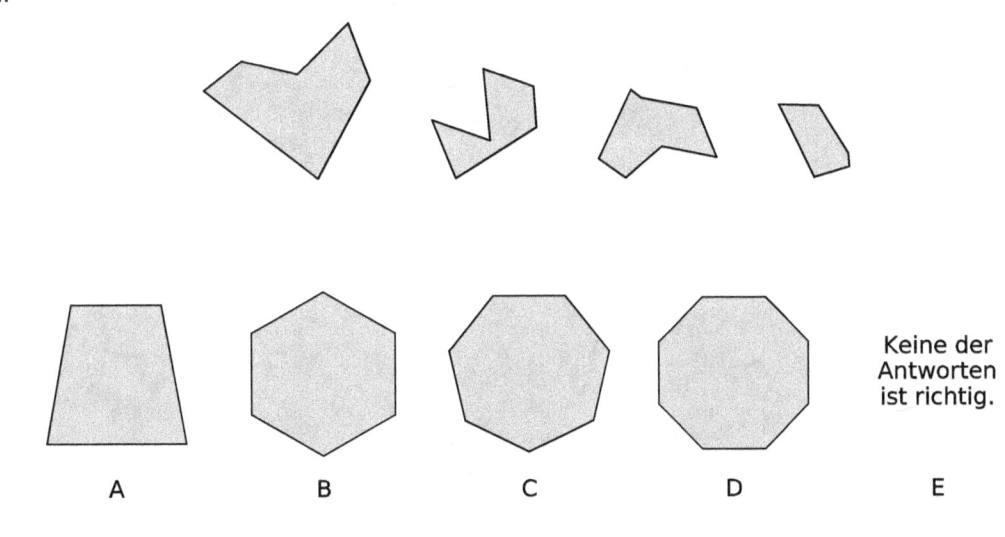

A B C D E Keine der Antworten ist richtig.

552.

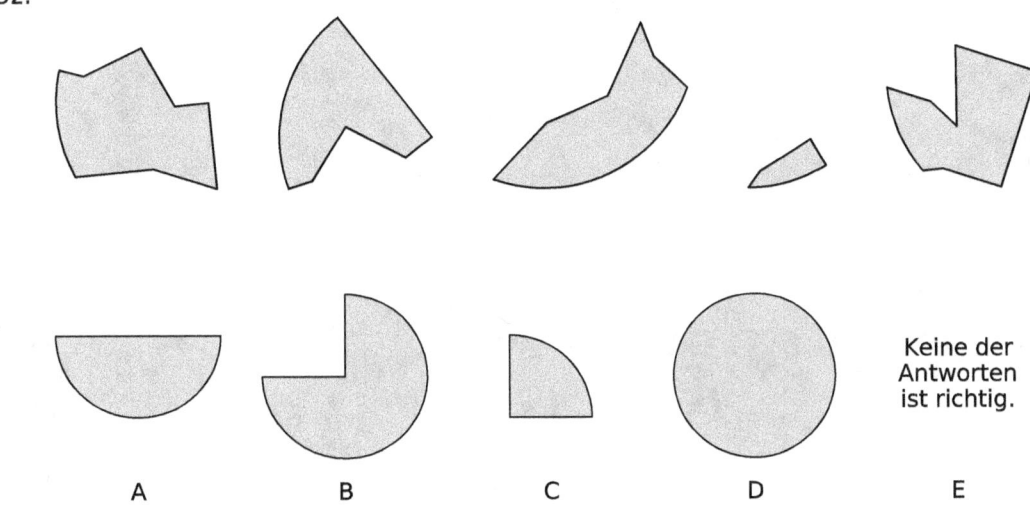

A B C D E Keine der Antworten ist richtig.

553.

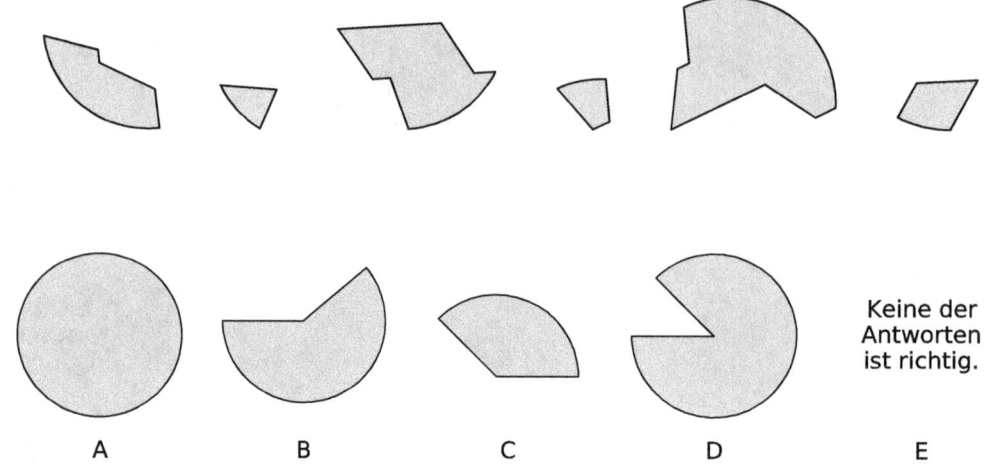

554.

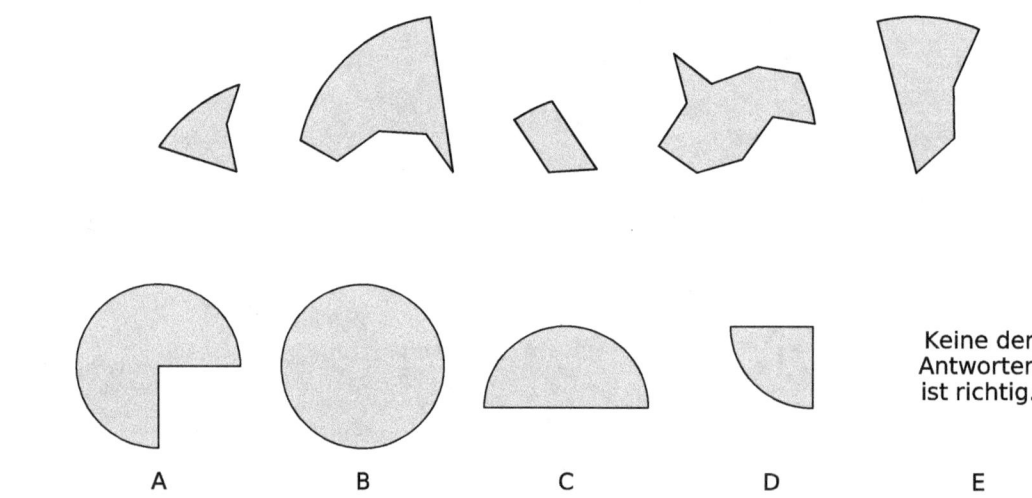

555.

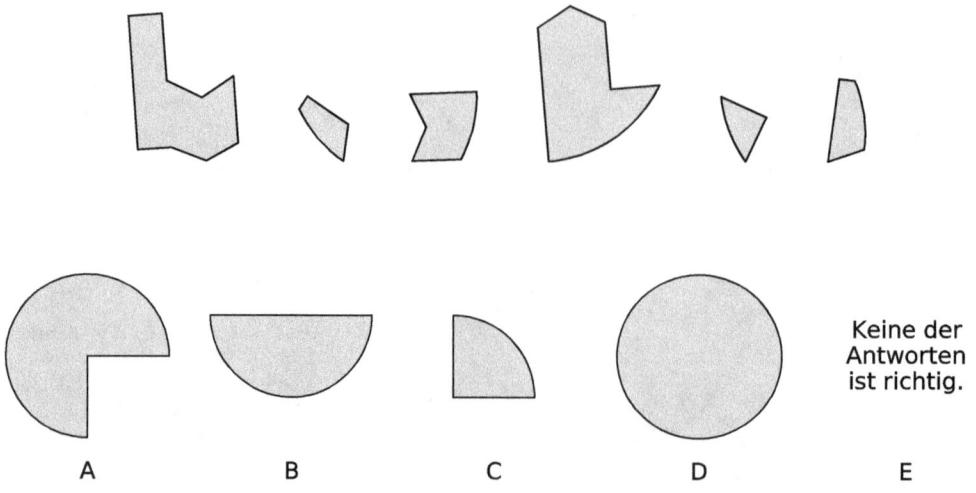

4 Übungsaufgaben

556.

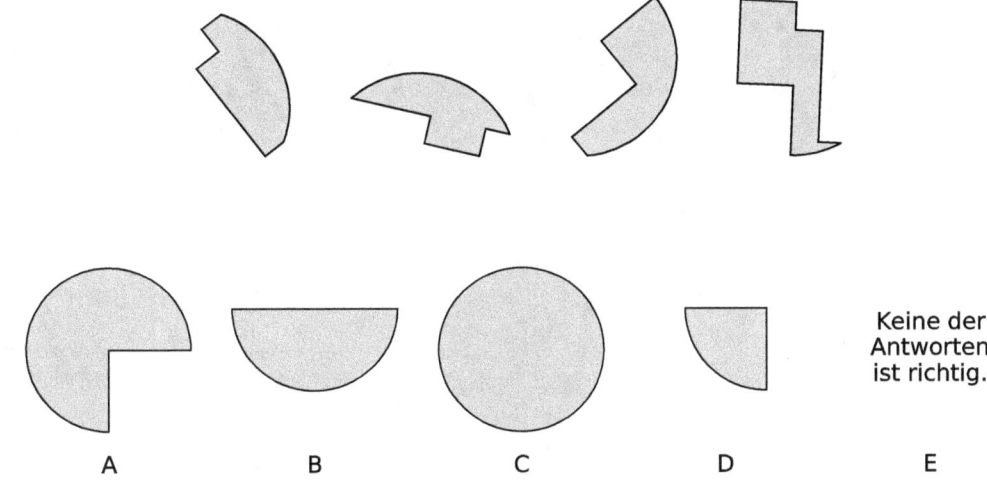

A B C D E Keine der Antworten ist richtig.

557.

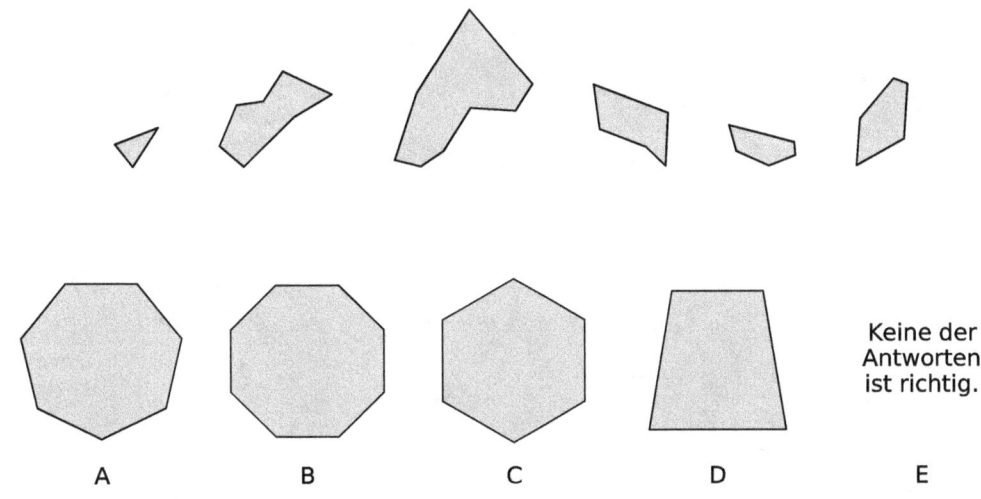

A B C D E Keine der Antworten ist richtig.

558.

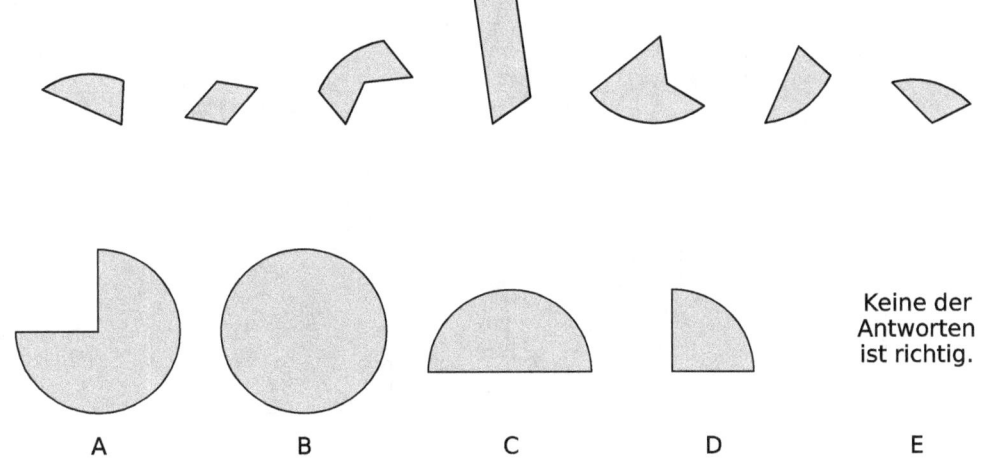

A B C D E Keine der Antworten ist richtig.

559.

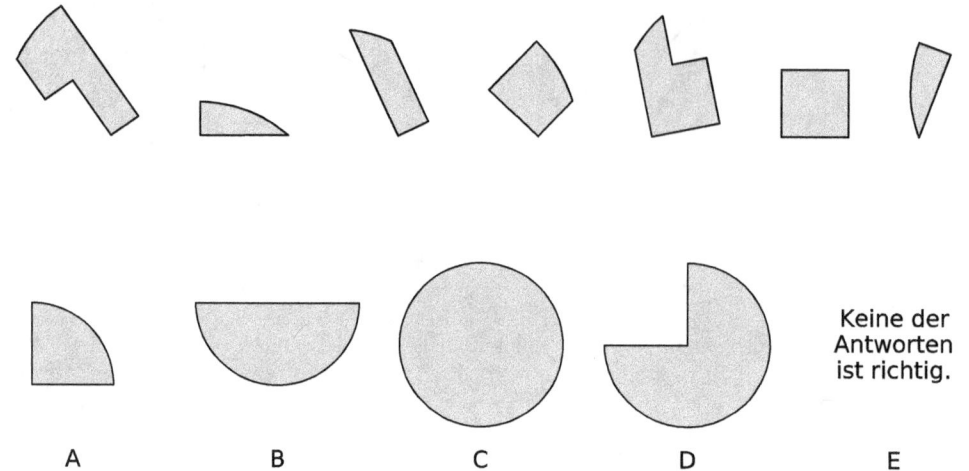

A B C D E Keine der Antworten ist richtig.

560.

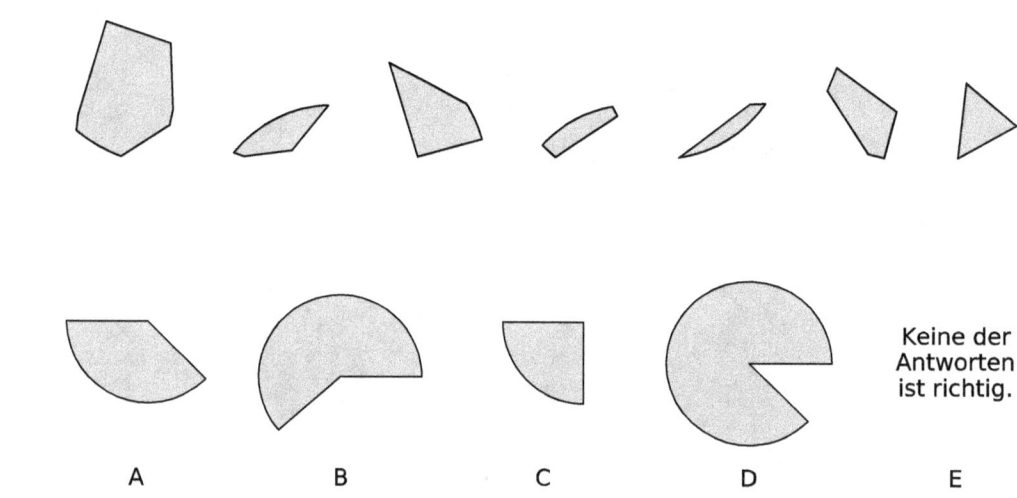

A B C D E Keine der Antworten ist richtig.

561.

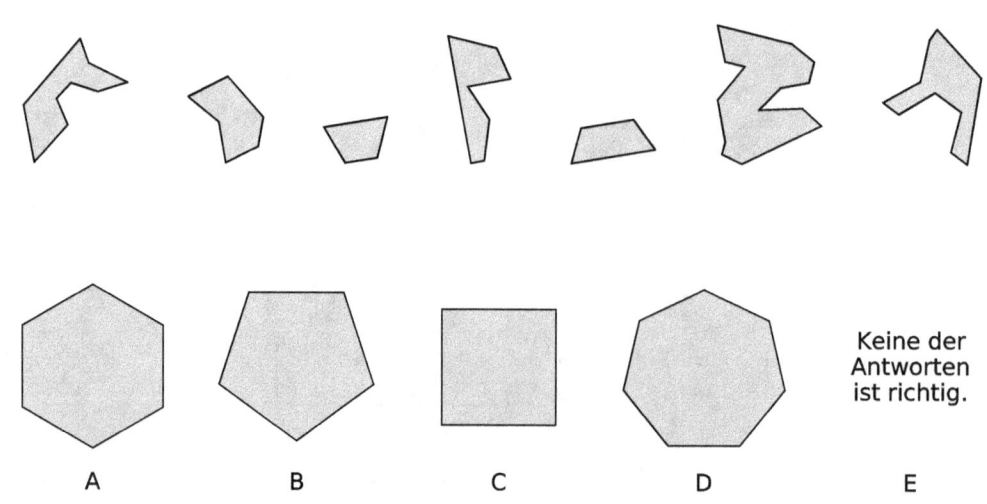

A B C D E Keine der Antworten ist richtig.

4 Übungsaufgaben 195

562.

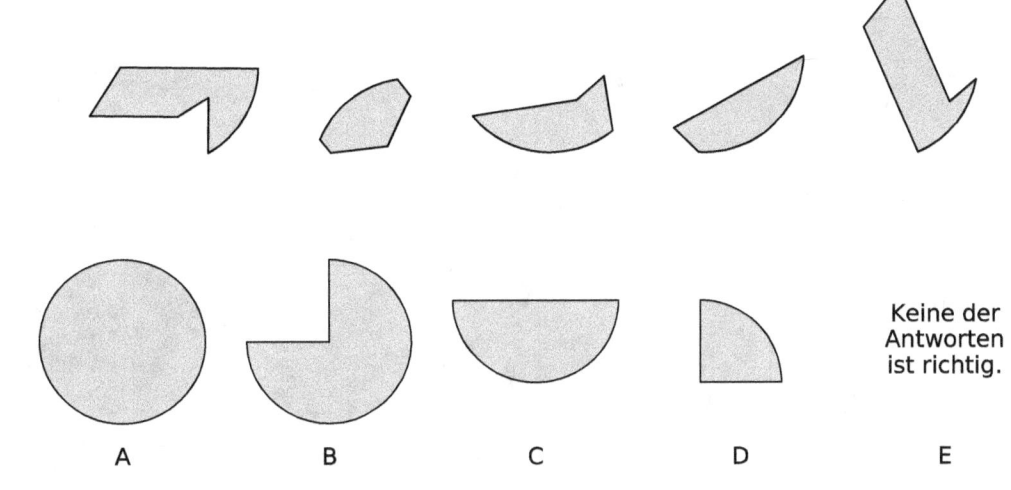

A B C D E Keine der Antworten ist richtig.

563.

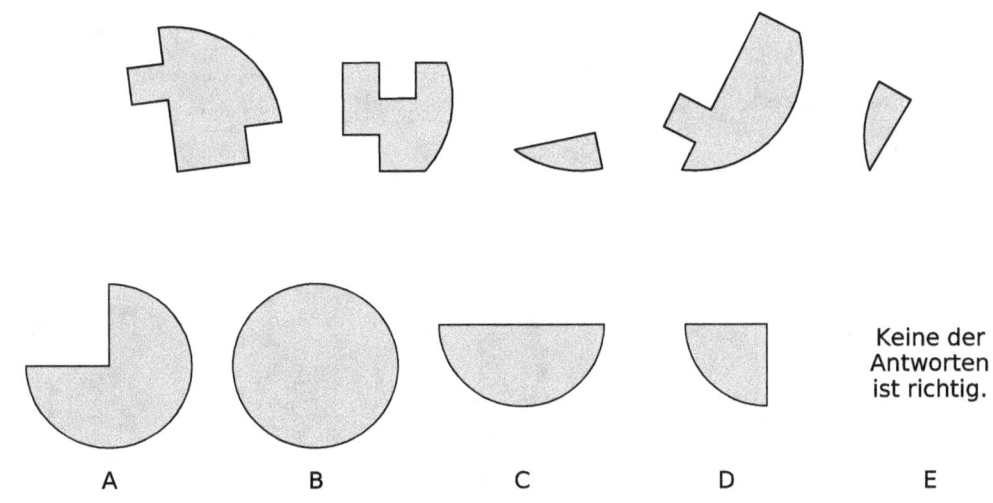

A B C D E Keine der Antworten ist richtig.

564.

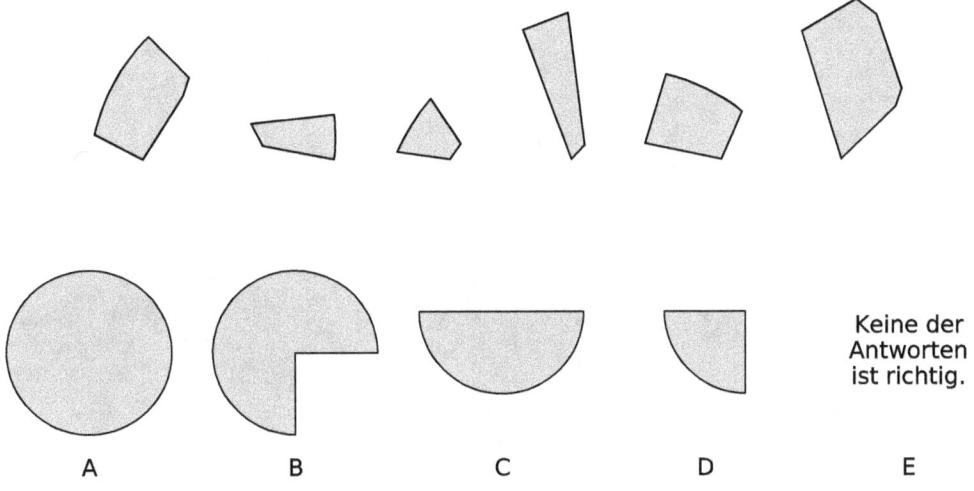

A B C D E Keine der Antworten ist richtig.

565.

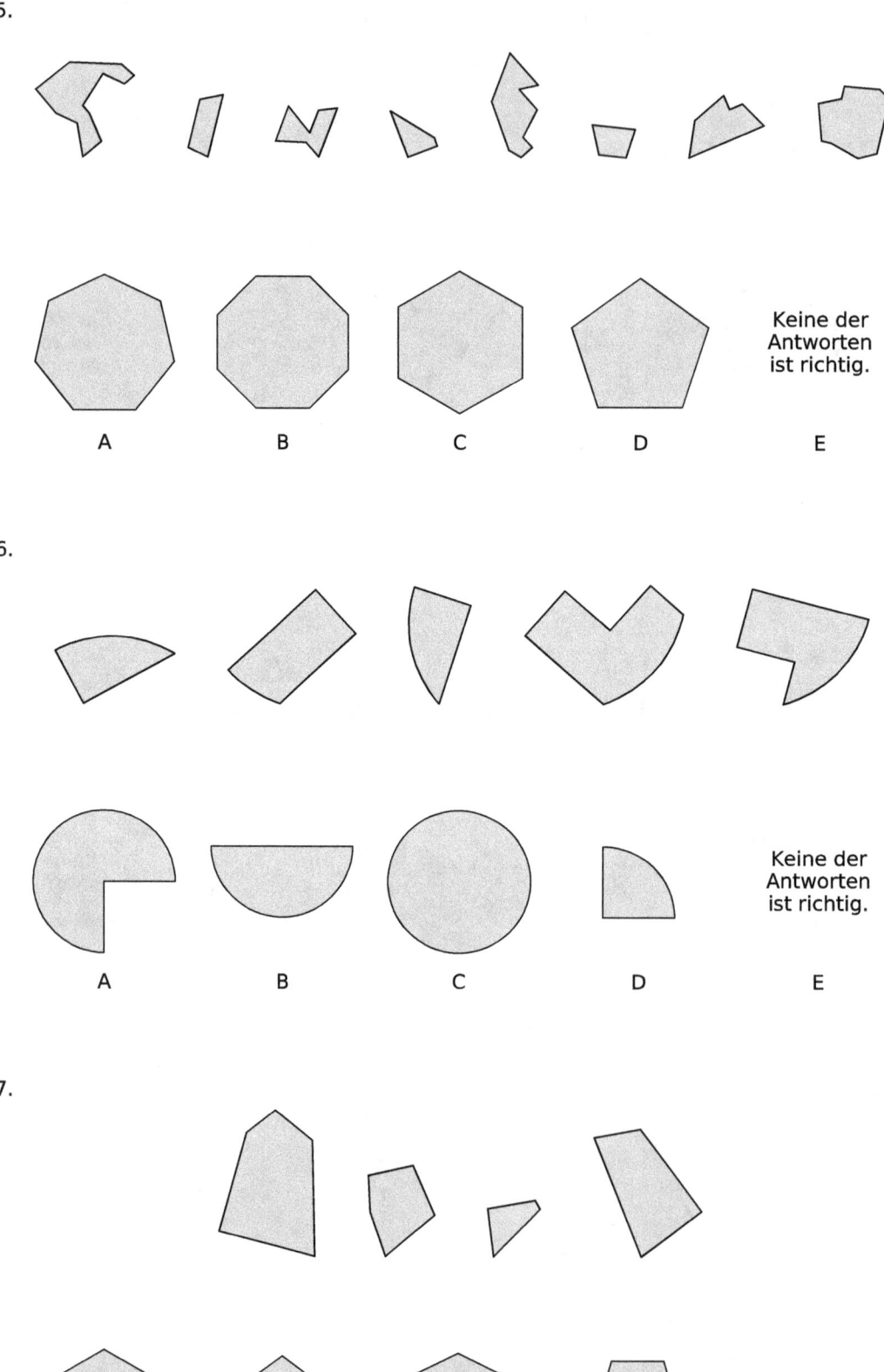

566.

567.

4 Übungsaufgaben

568.

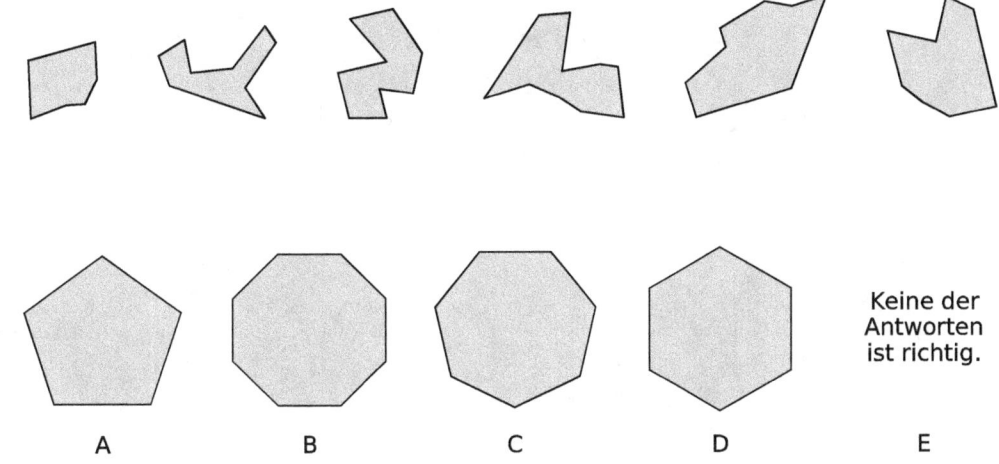

A　　B　　C　　D　　E Keine der Antworten ist richtig.

569.

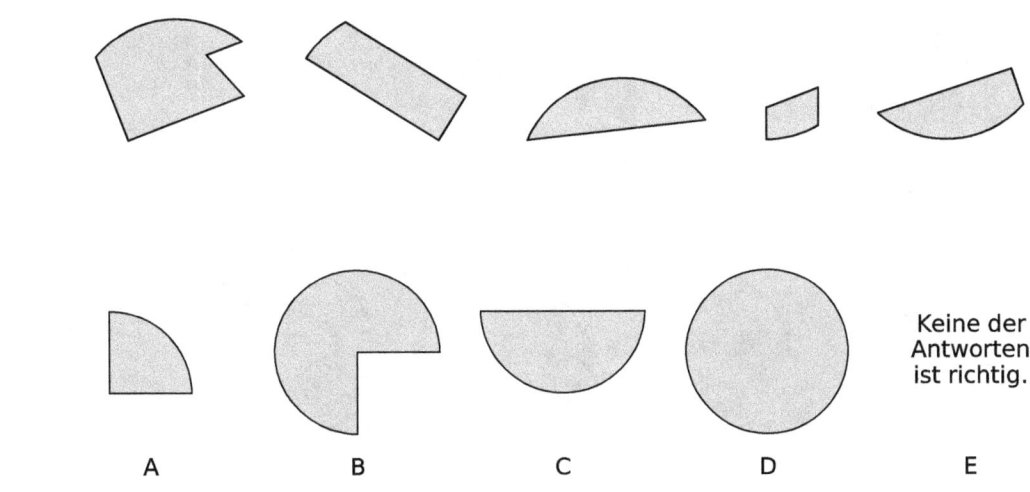

A　　B　　C　　D　　E Keine der Antworten ist richtig.

570.

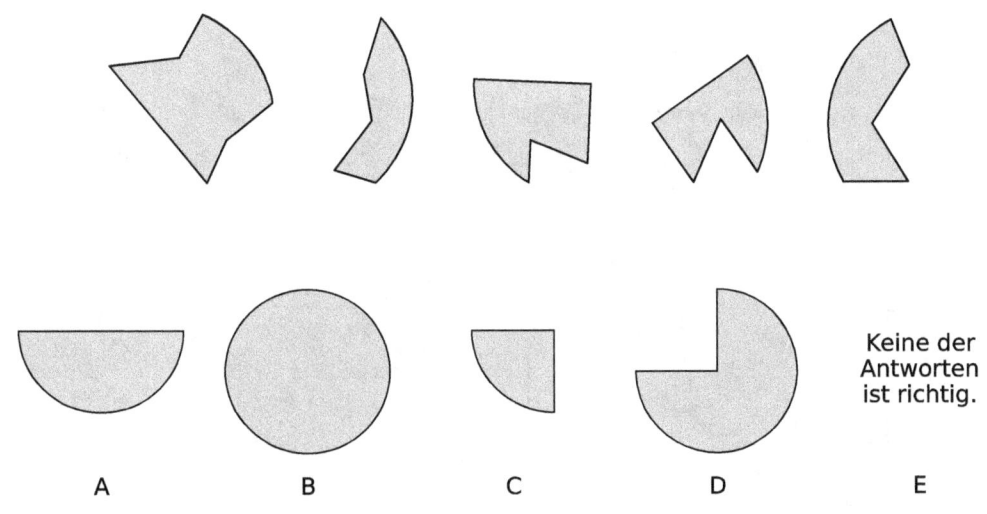

A　　B　　C　　D　　E Keine der Antworten ist richtig.

571.

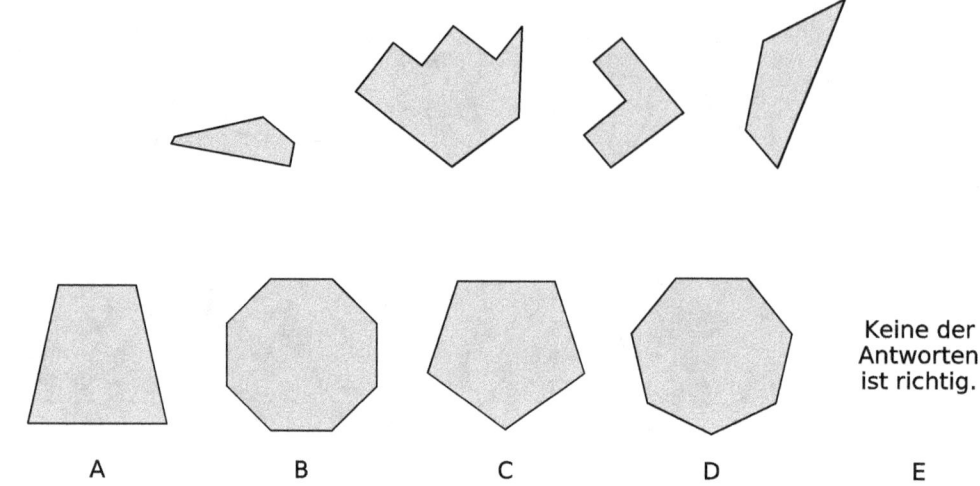

A	B	C	D	E
				Keine der Antworten ist richtig.

572.

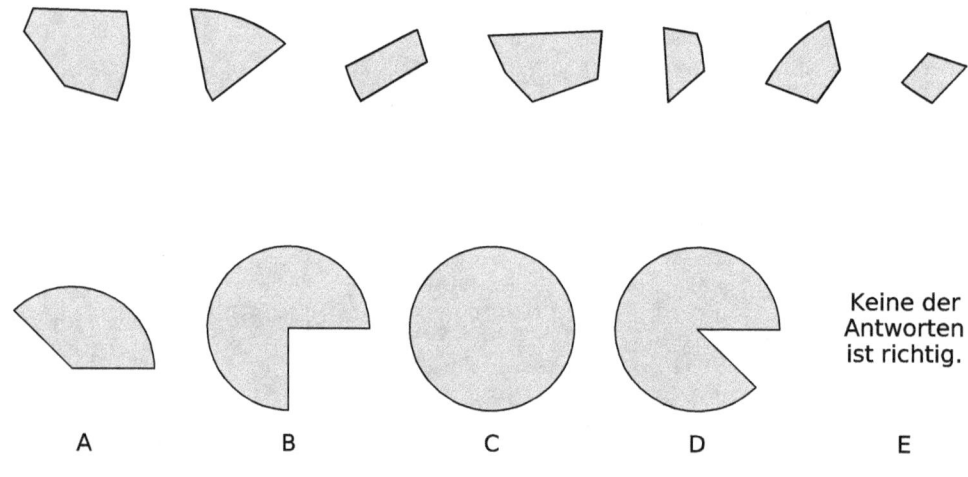

A	B	C	D	E
				Keine der Antworten ist richtig.

573.

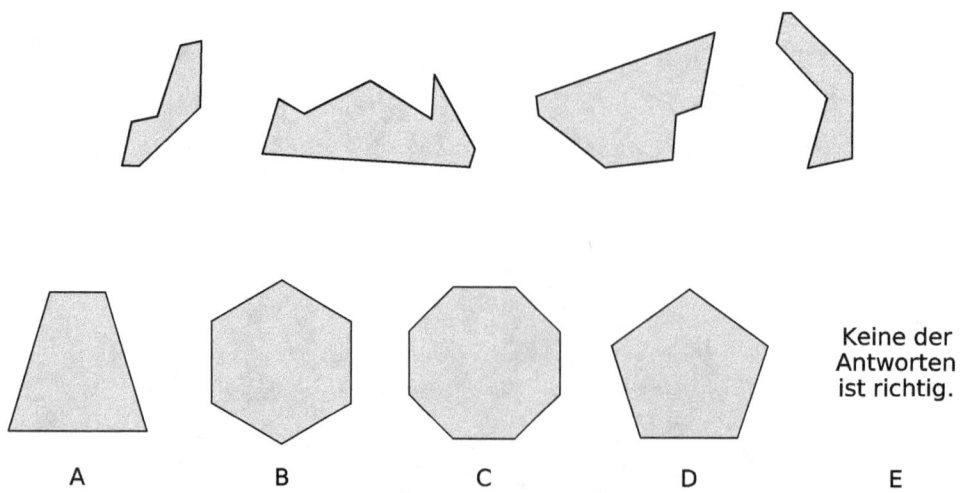

A	B	C	D	E
				Keine der Antworten ist richtig.

4 Übungsaufgaben

574.

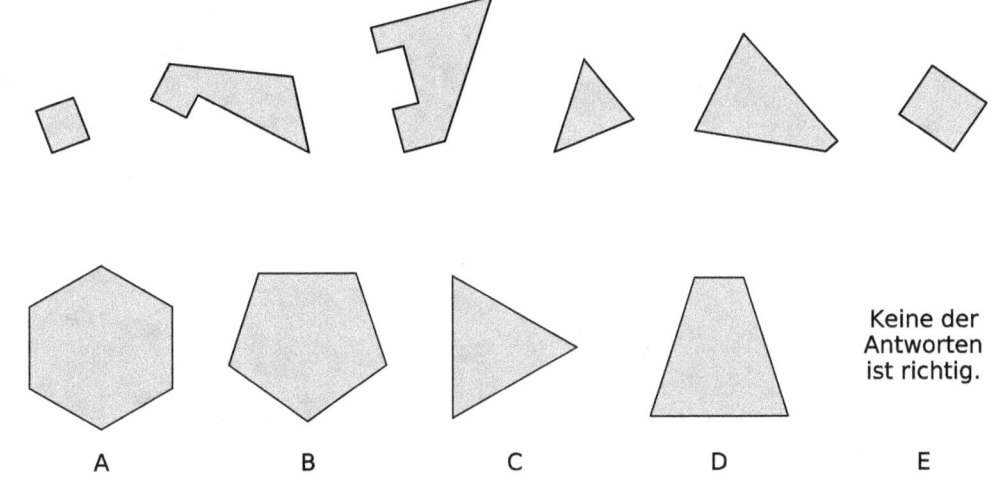

A B C D E Keine der Antworten ist richtig.

575.

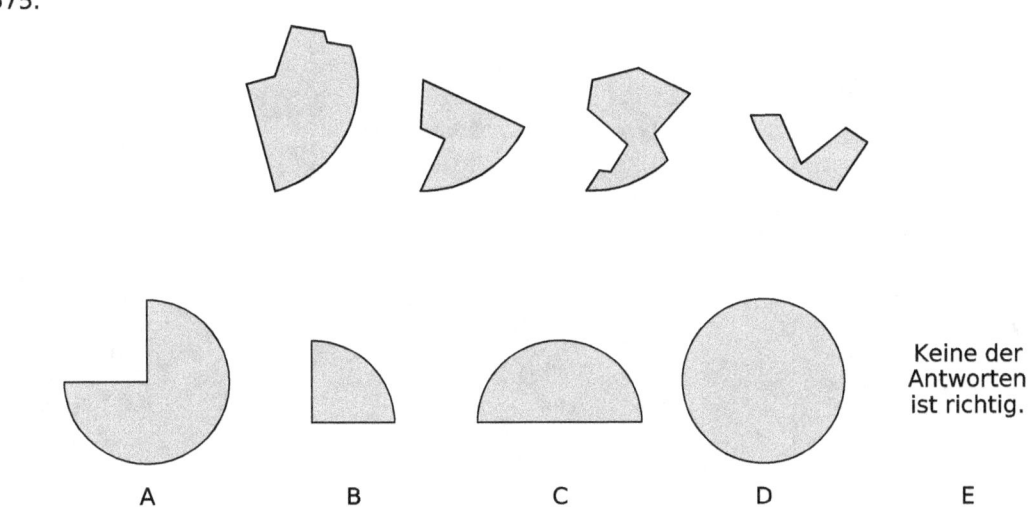

A B C D E Keine der Antworten ist richtig.

576.

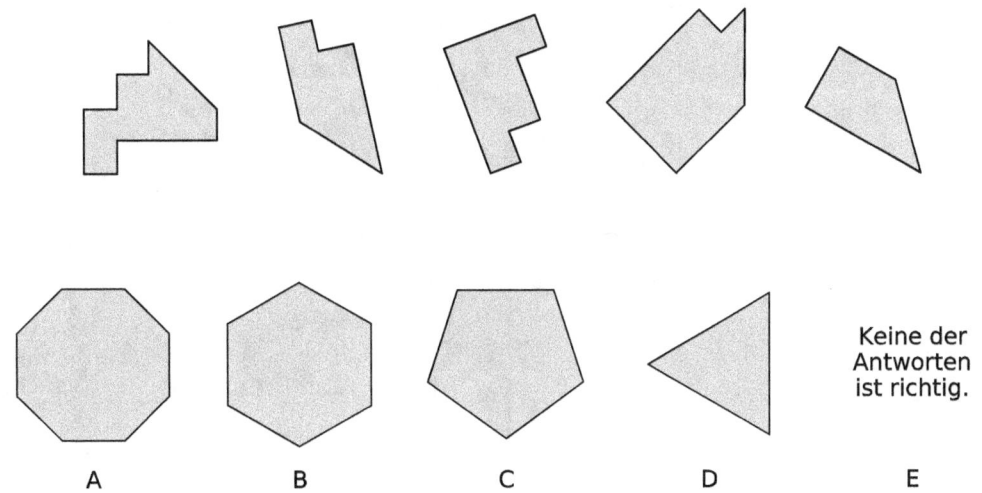

A B C D E Keine der Antworten ist richtig.

200   4 Übungsaufgaben

577.

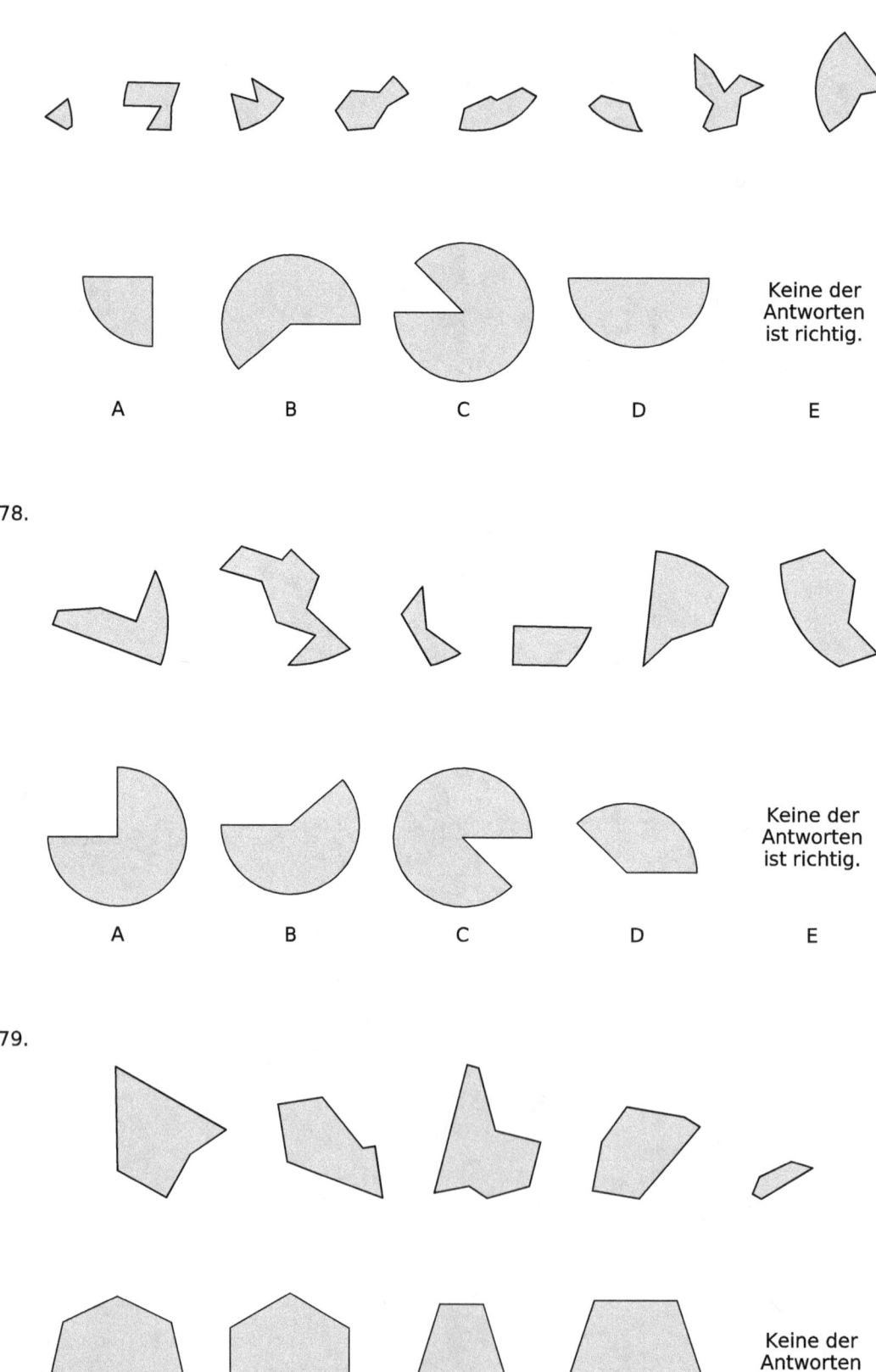

Keine der Antworten ist richtig.

A   B   C   D   E

578.

Keine der Antworten ist richtig.

A   B   C   D   E

579.

Keine der Antworten ist richtig.

A   B   C   D   E

4 Übungsaufgaben

580.

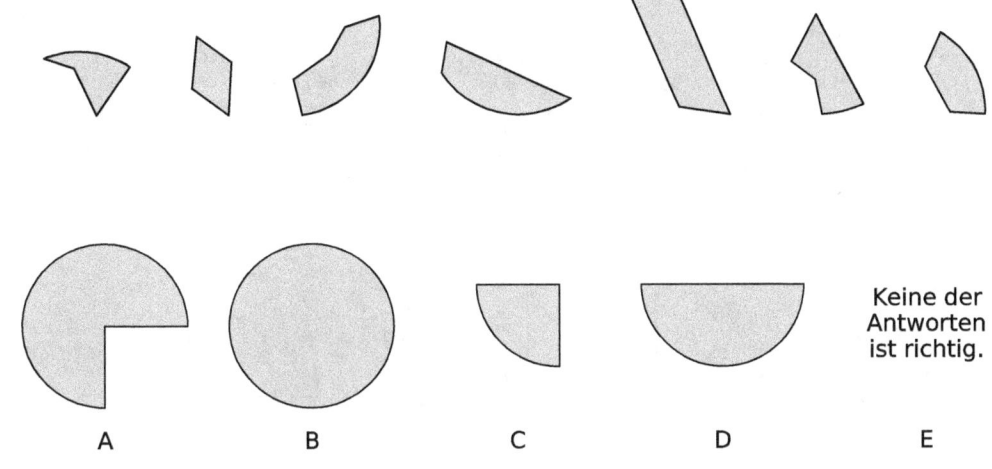

581.

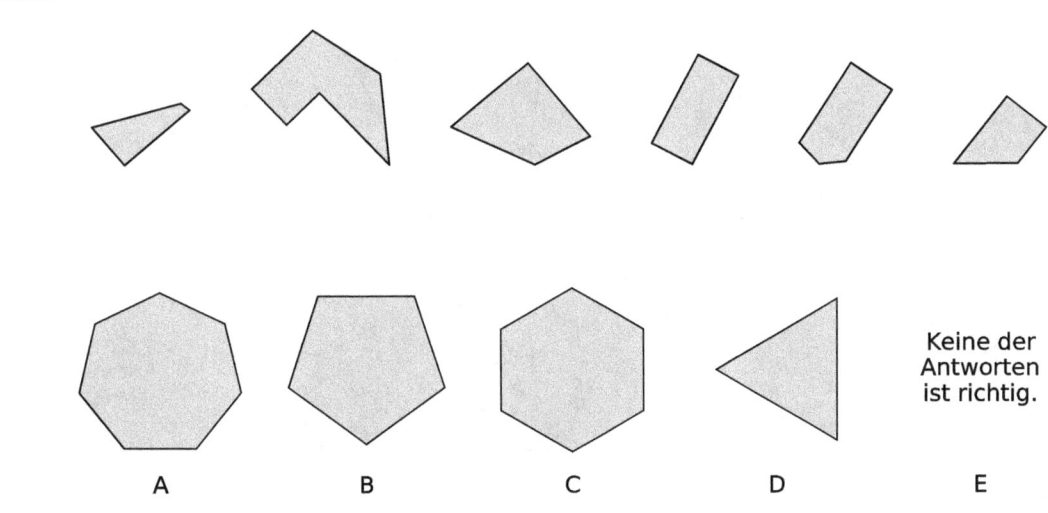

582.

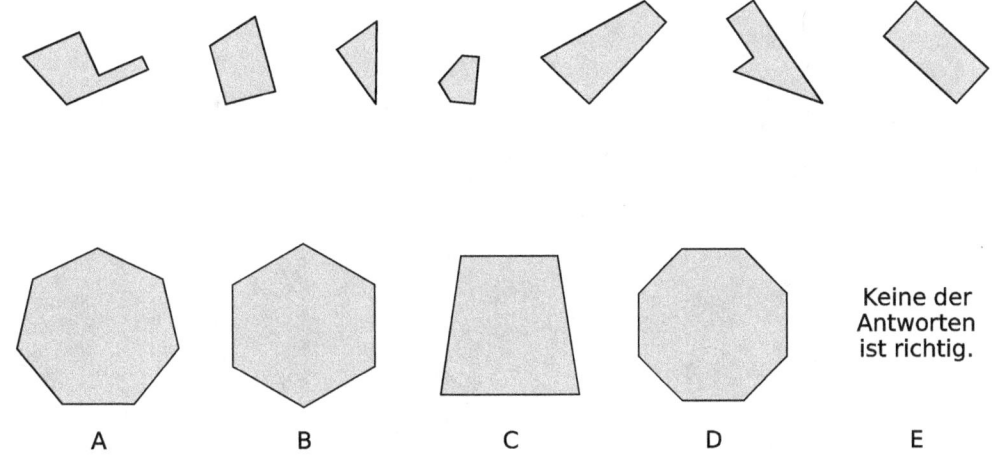

583.

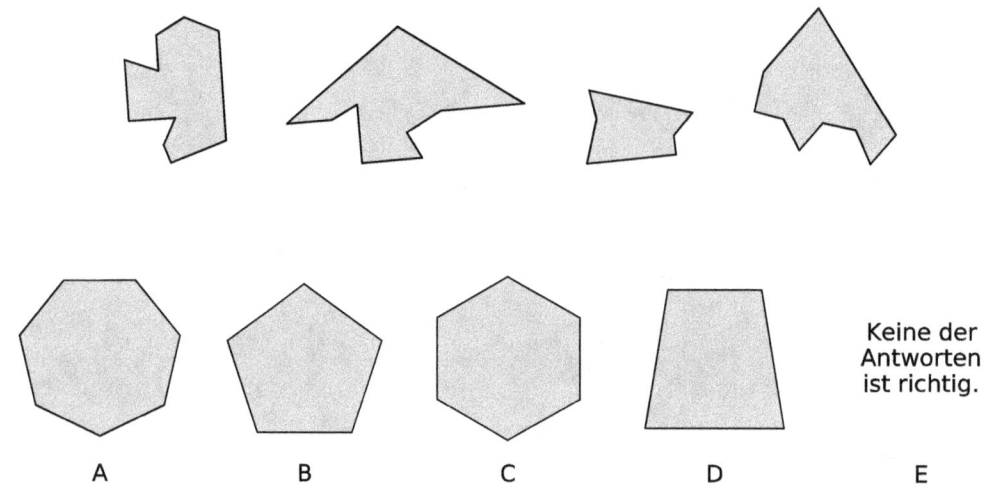

584.

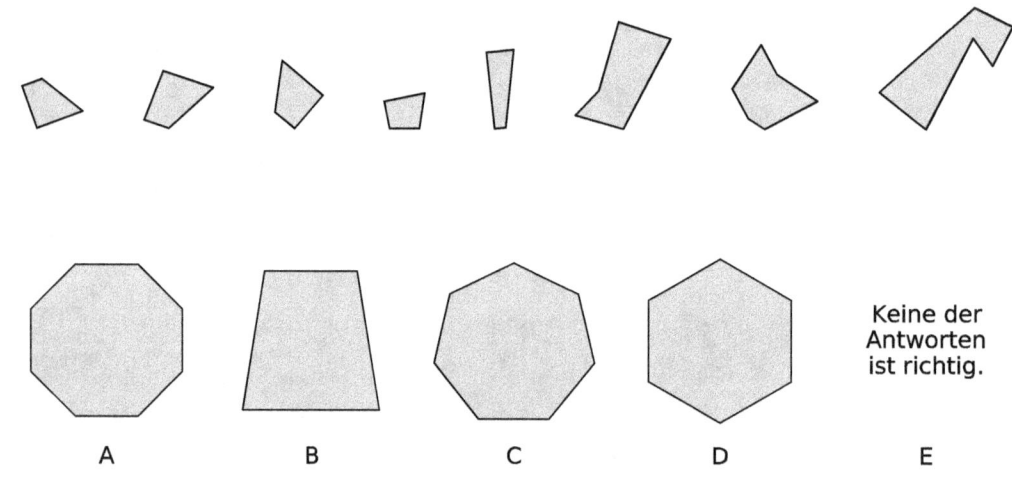

585.

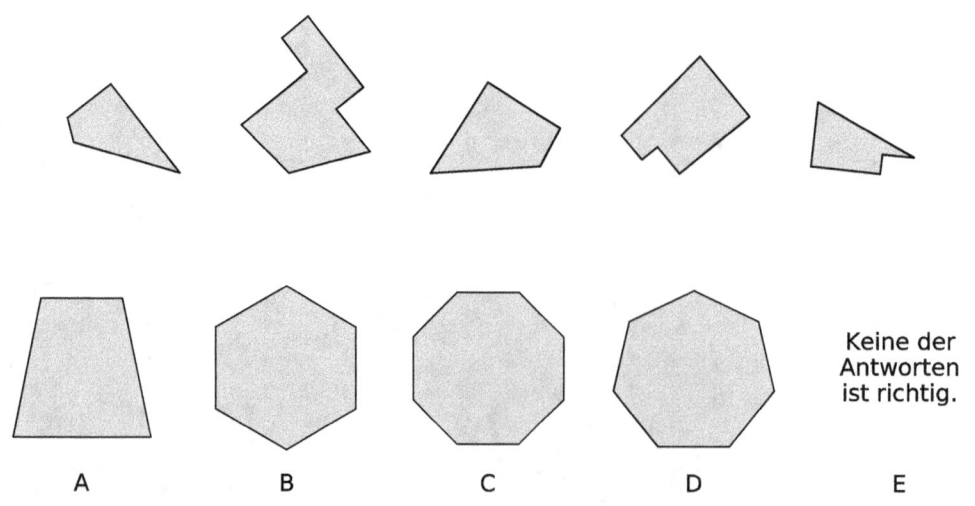

586.

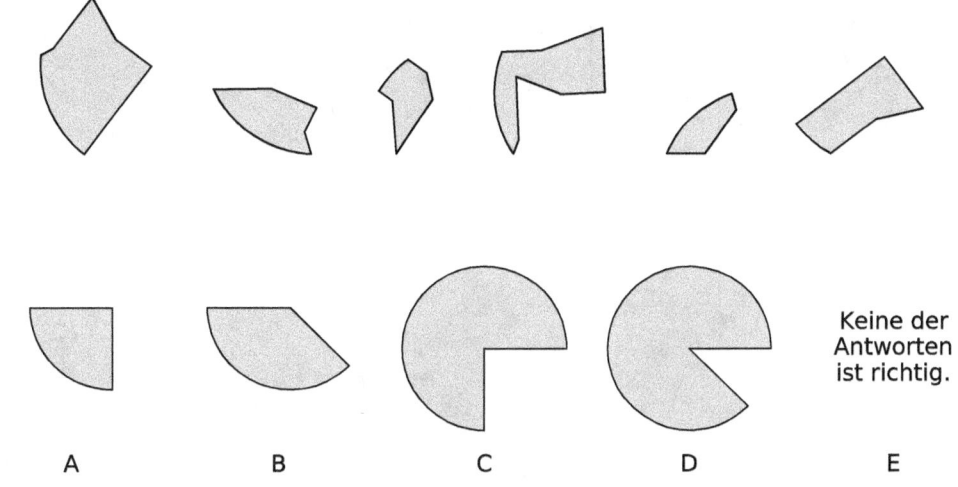

587.

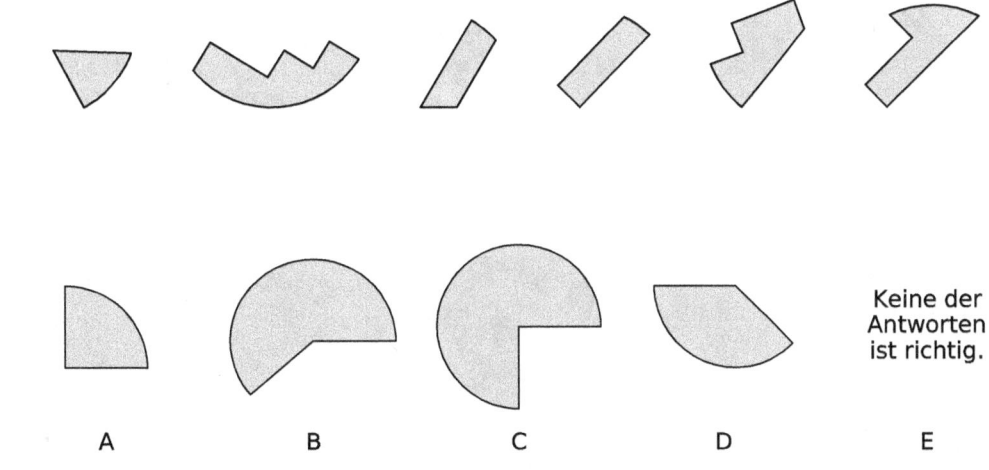

588.

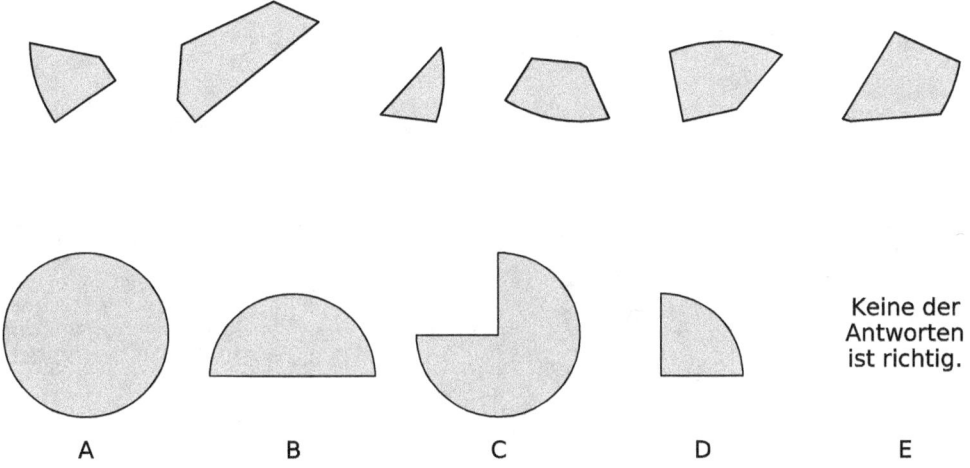

589.

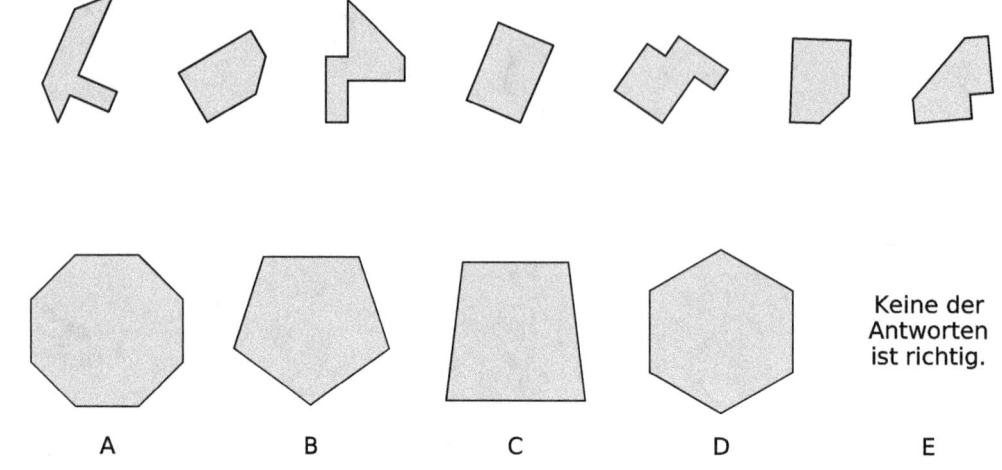

A	B	C	D	E
				Keine der Antworten ist richtig.

590.

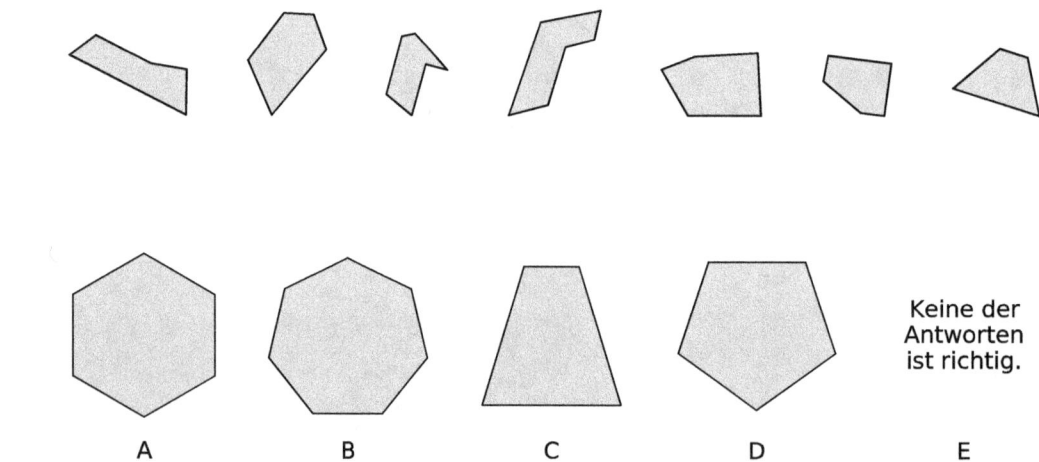

A	B	C	D	E
				Keine der Antworten ist richtig.

591.

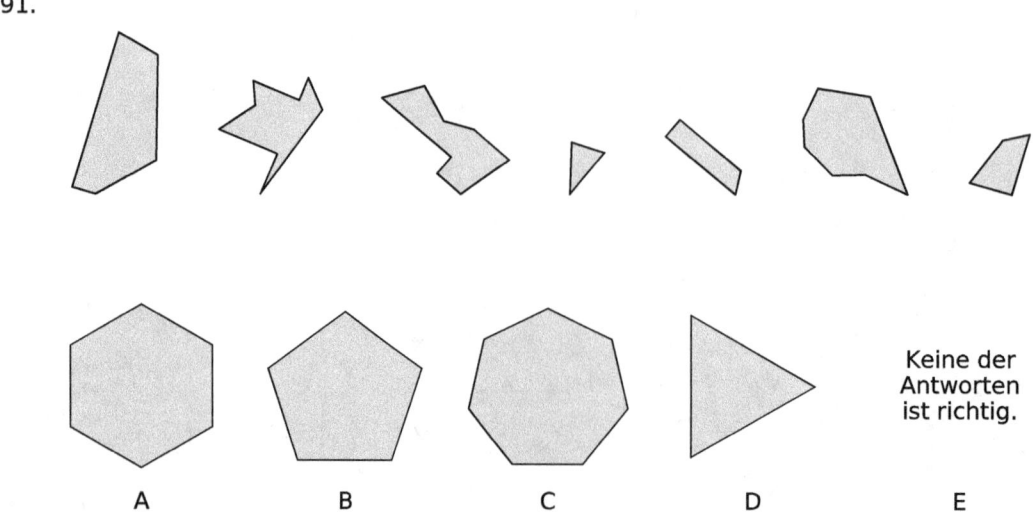

A	B	C	D	E
				Keine der Antworten ist richtig.

4 Übungsaufgaben

592.

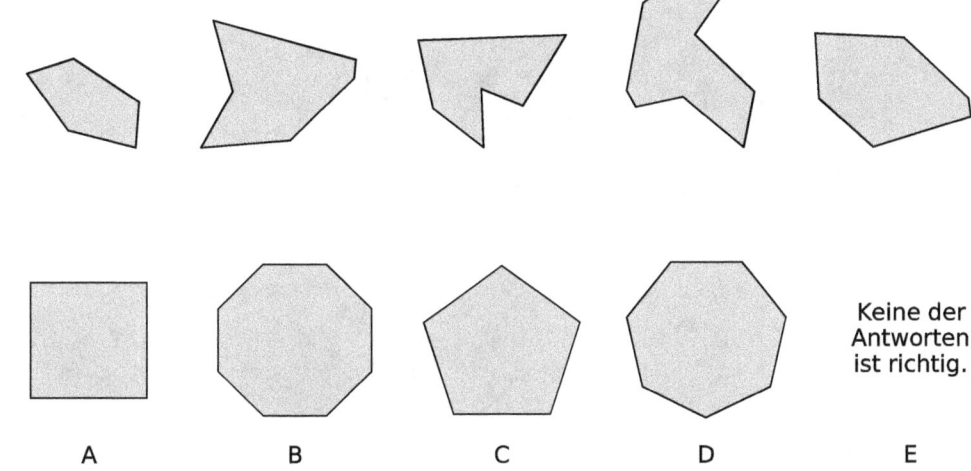

593.

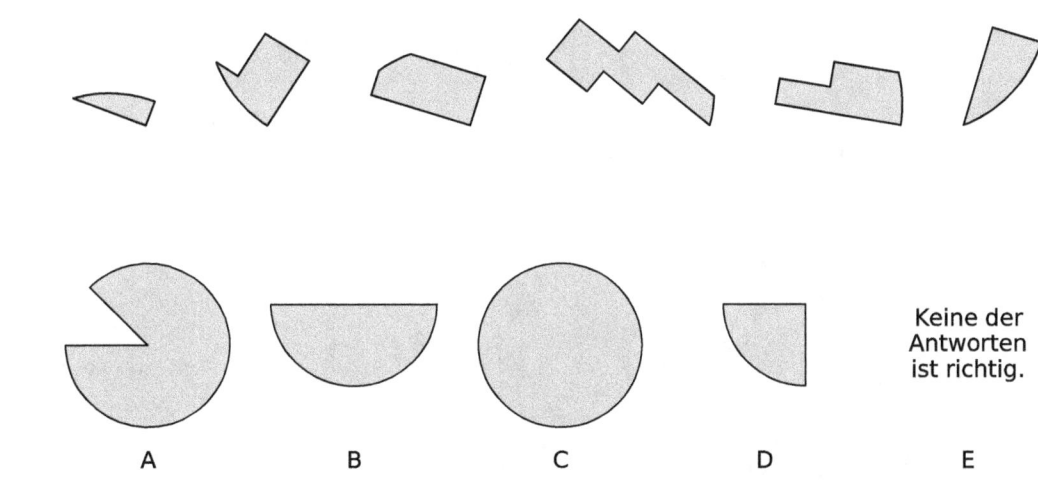

594.

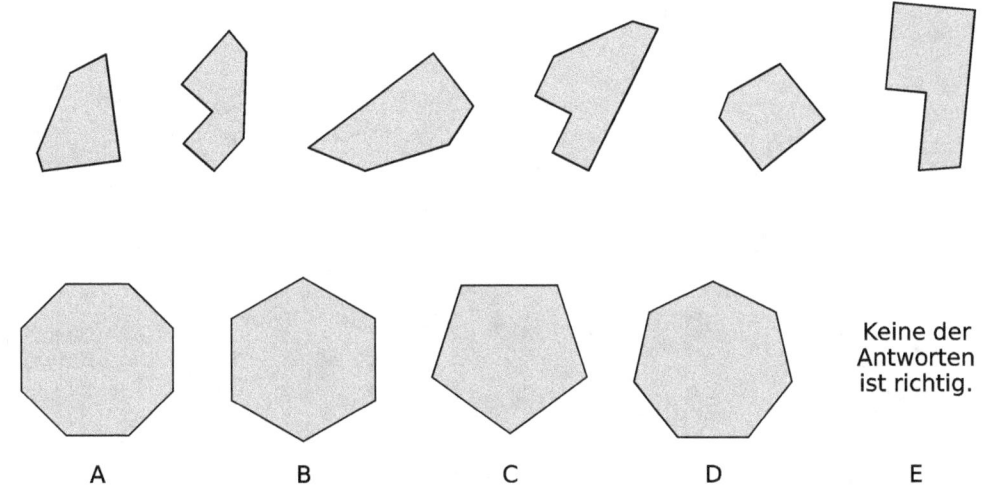

595.

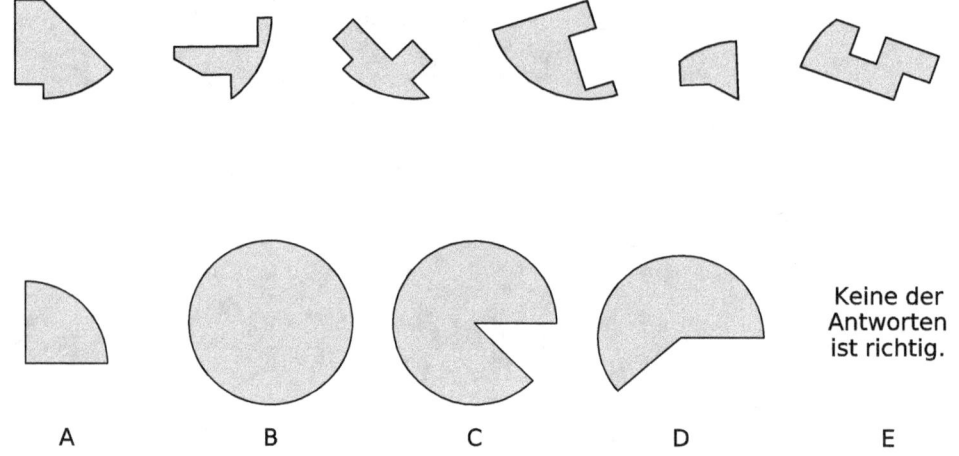

A	B	C	D	E
				Keine der Antworten ist richtig.

596.

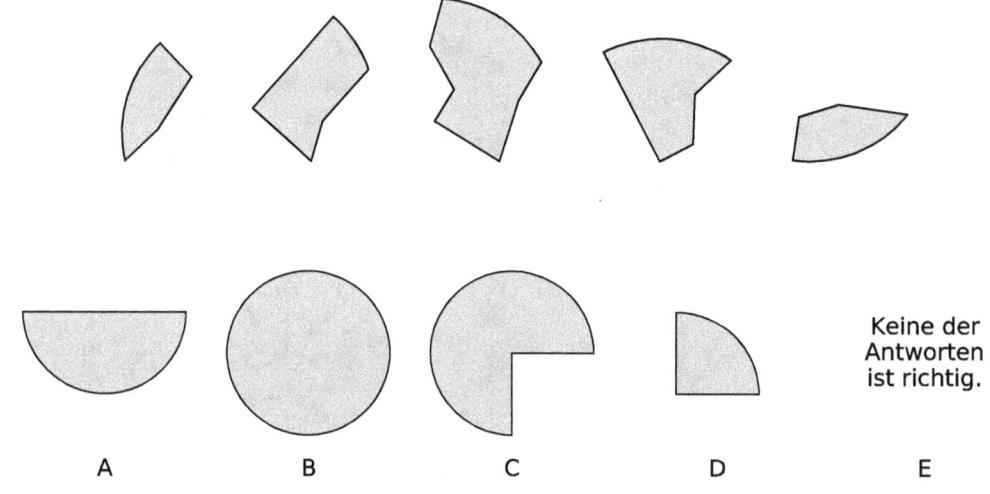

A	B	C	D	E
				Keine der Antworten ist richtig.

597.

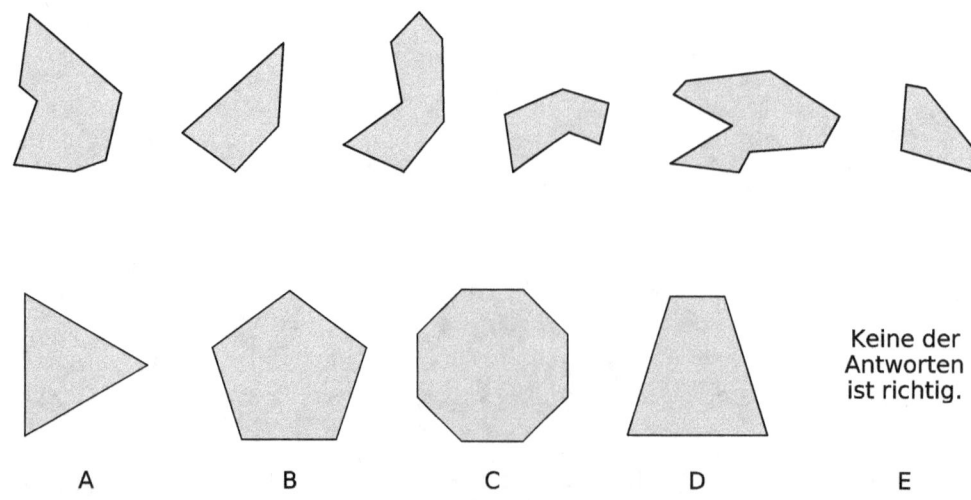

A	B	C	D	E
				Keine der Antworten ist richtig.

598.

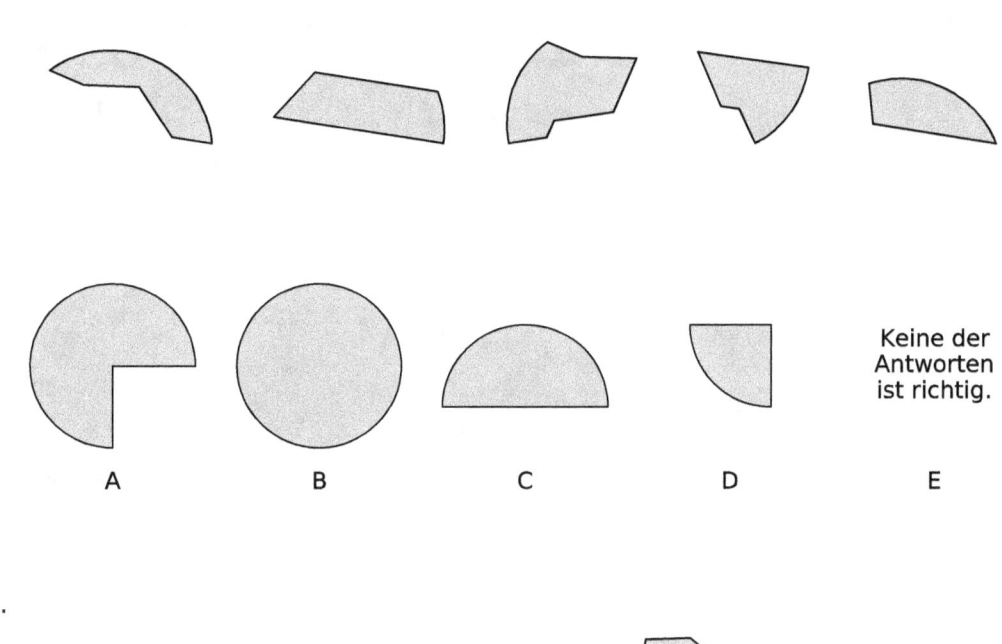

599.

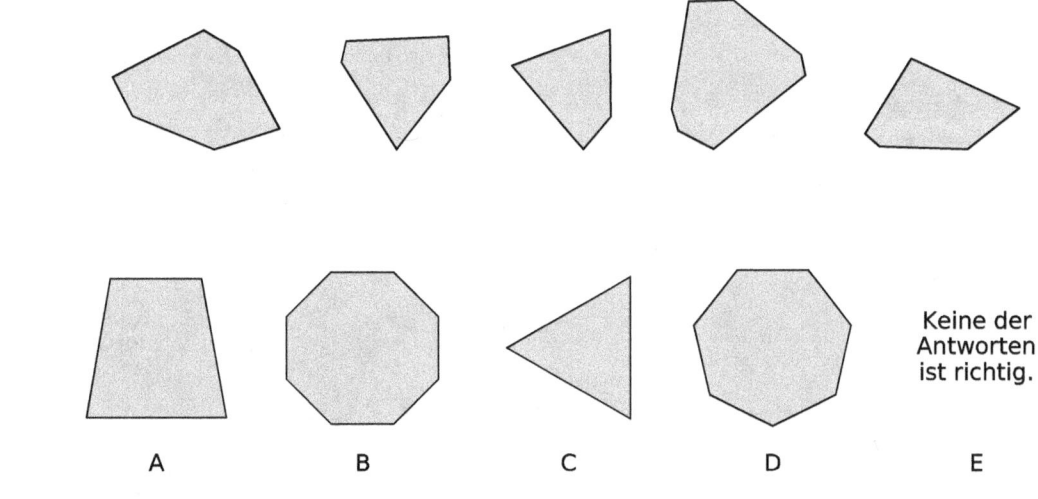

600.

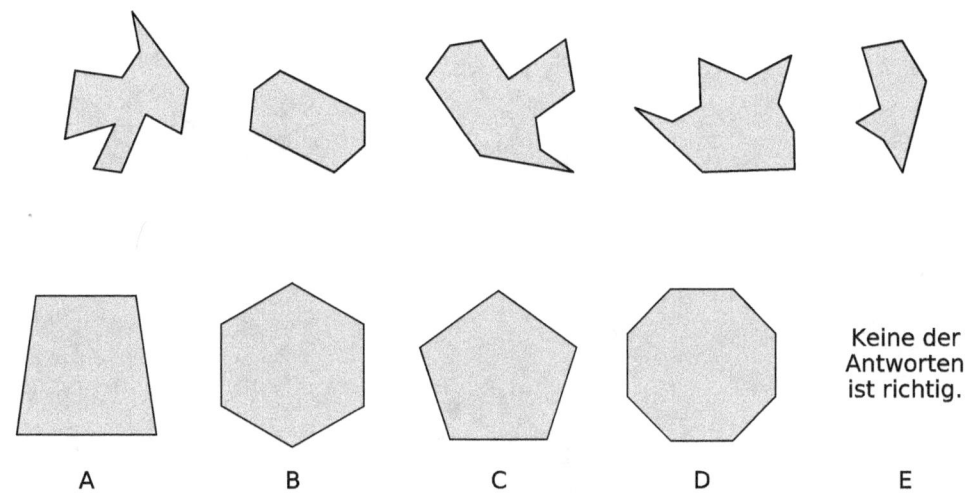

601.

602.

603.

A	B	C	D	E Keine der Antworten ist richtig.

4 Übungsaufgaben   209

604.

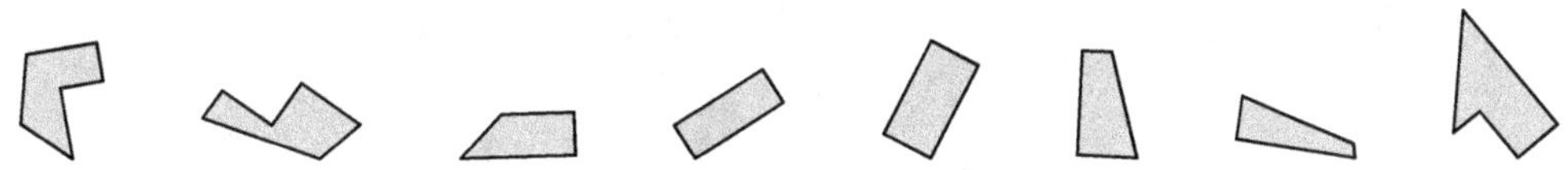

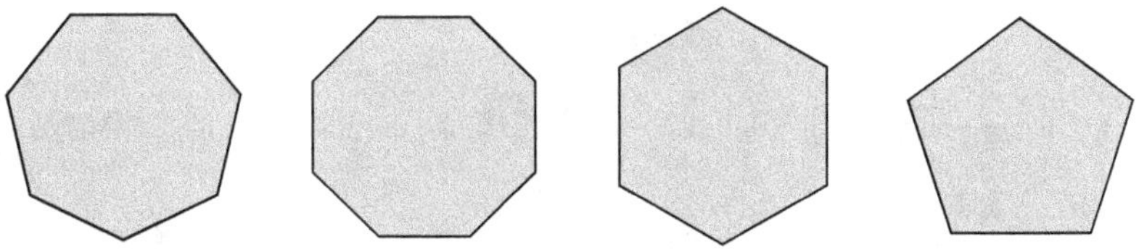

A	B	C	D	E
(Heptagon)	(Octagon)	(Hexagon)	(Pentagon)	Keine der Antworten ist richtig.

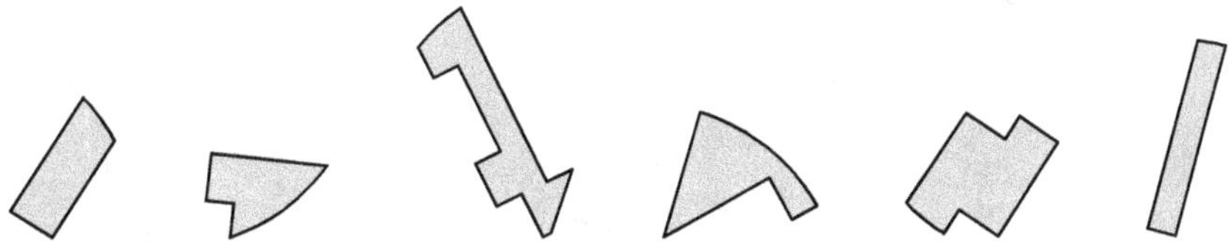

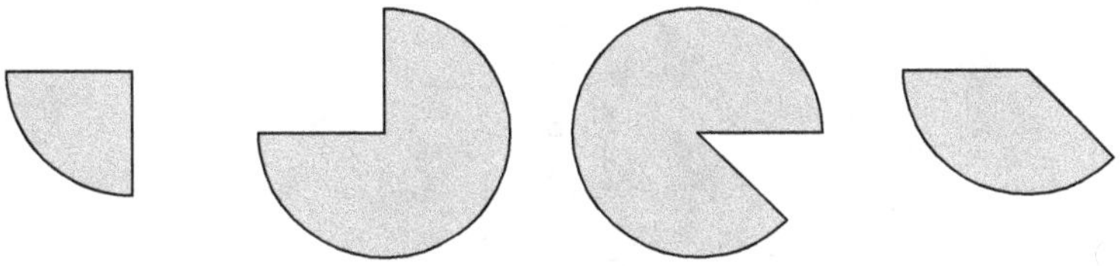

605.

A	B	C	D	E
				Keine der Antworten ist richtig.

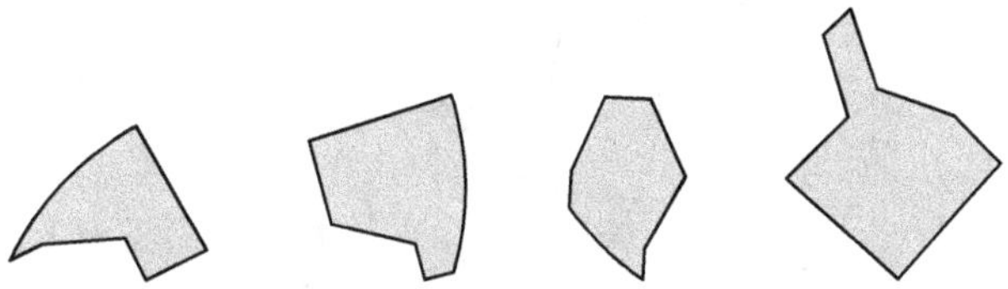

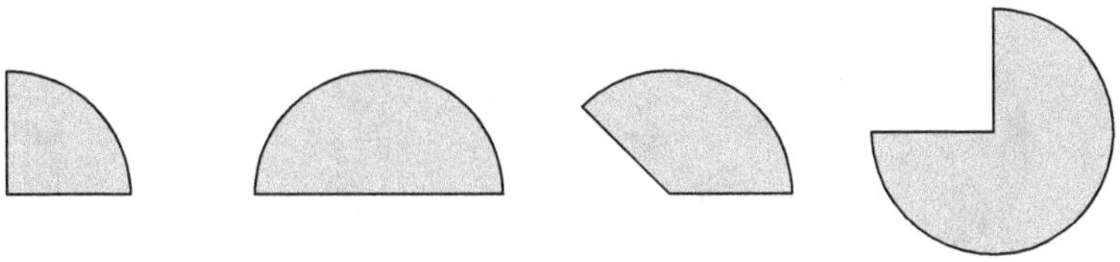

606.

A	B	C	D	E
				Keine der Antworten ist richtig.

607.

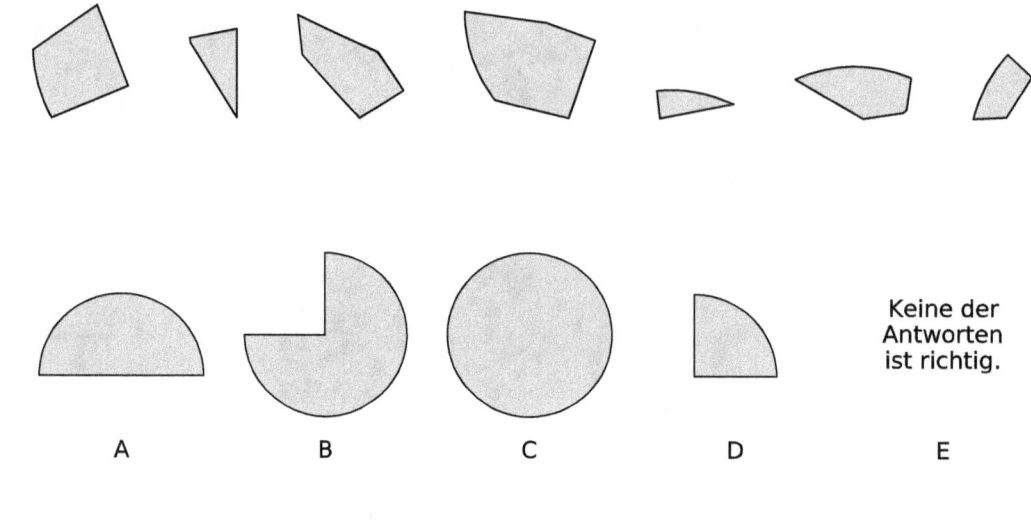

A B C D E Keine der Antworten ist richtig.

608.

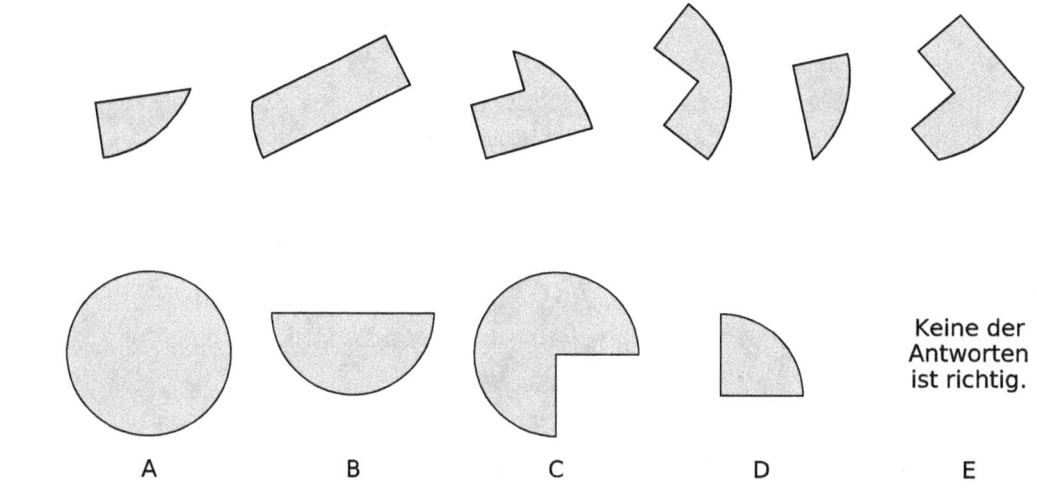

A B C D E Keine der Antworten ist richtig.

609.

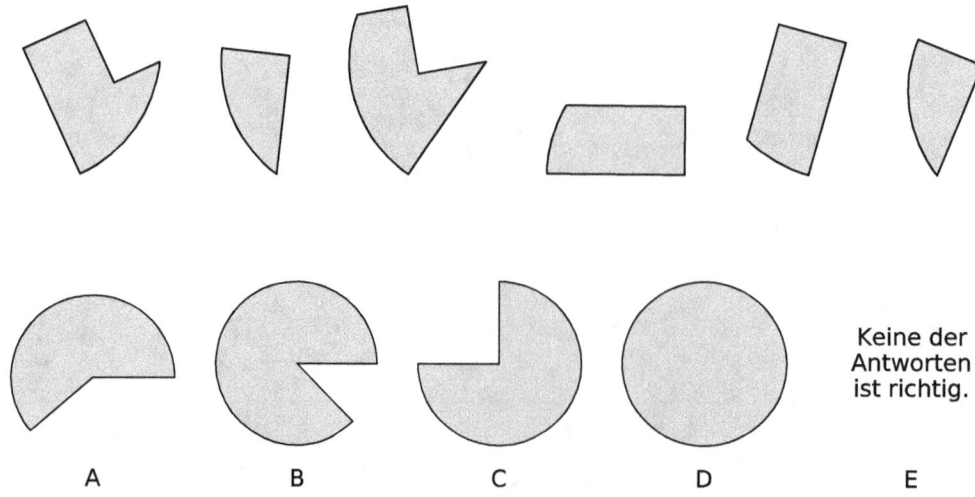

A B C D E Keine der Antworten ist richtig.

4 Übungsaufgaben

610.

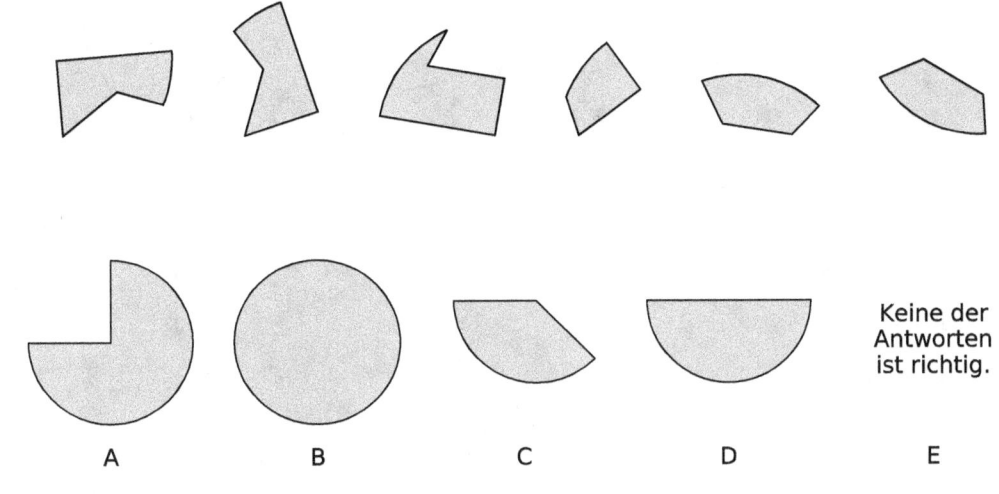

611.

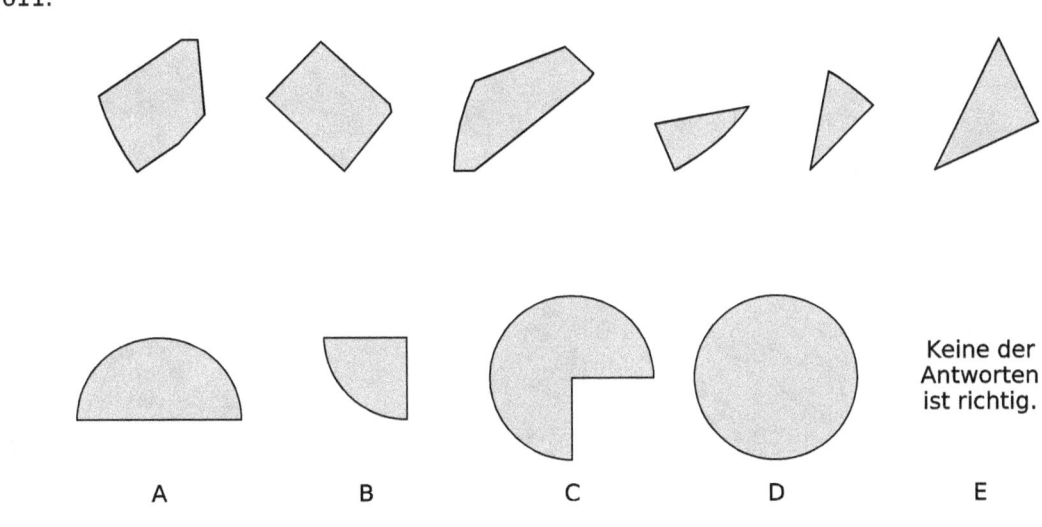

612.

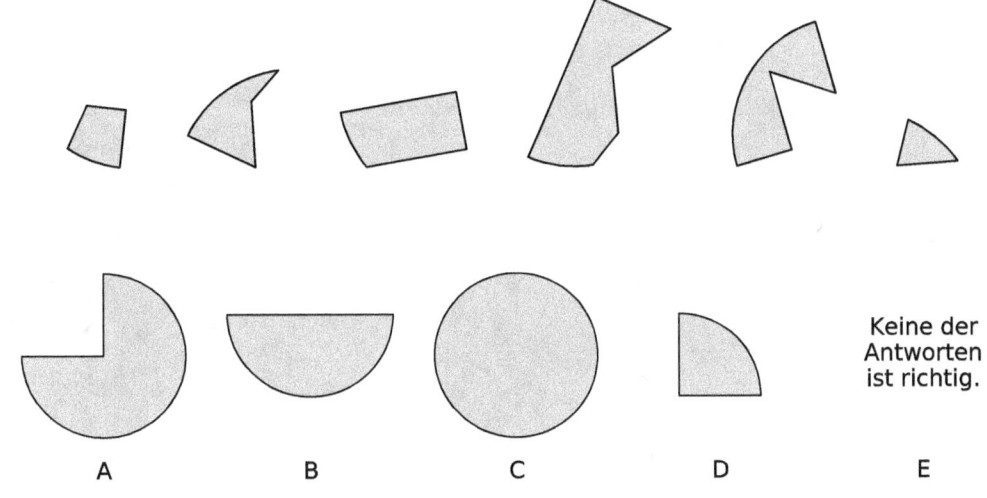

613.

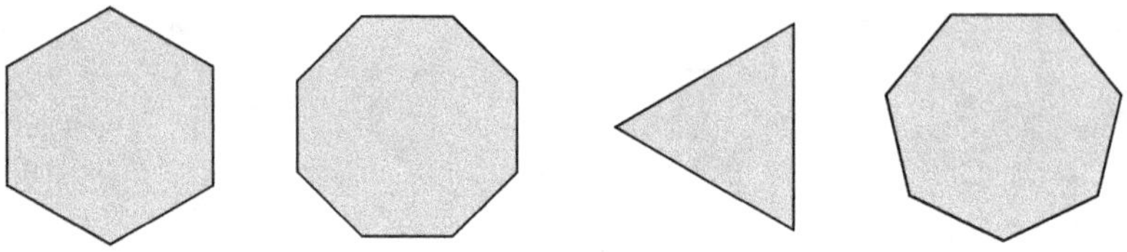

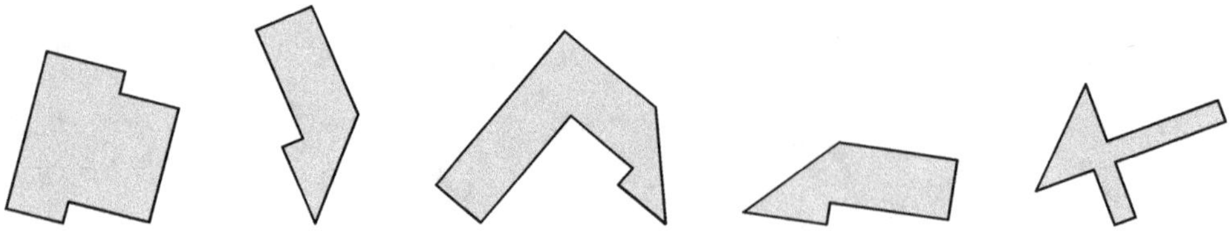

614.

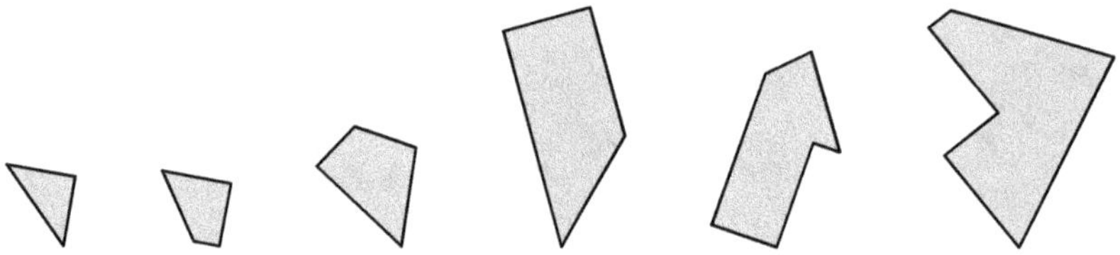

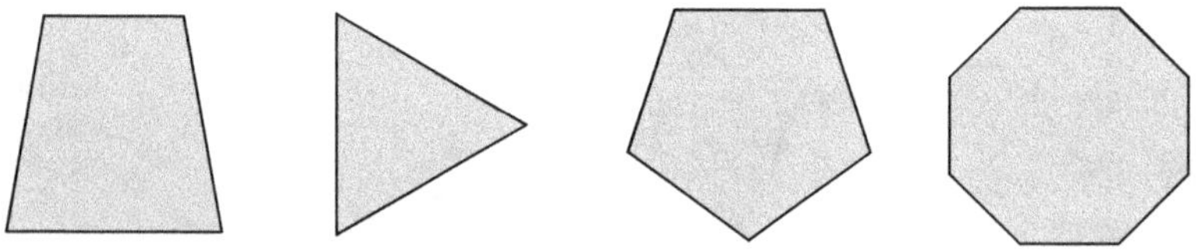

615.

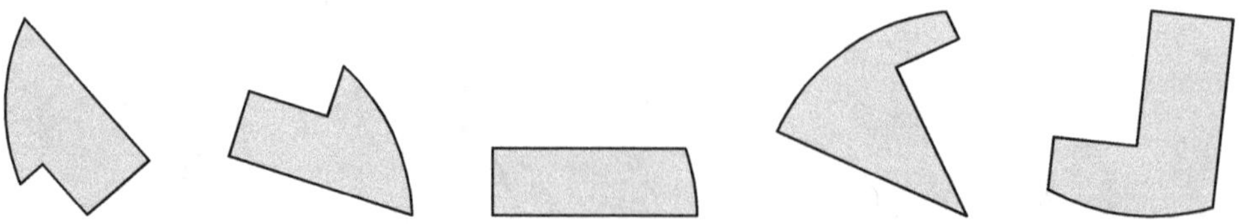

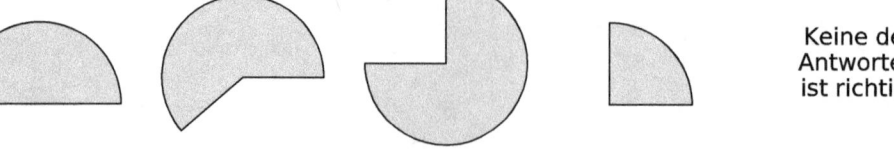

4 Übungsaufgaben

616.

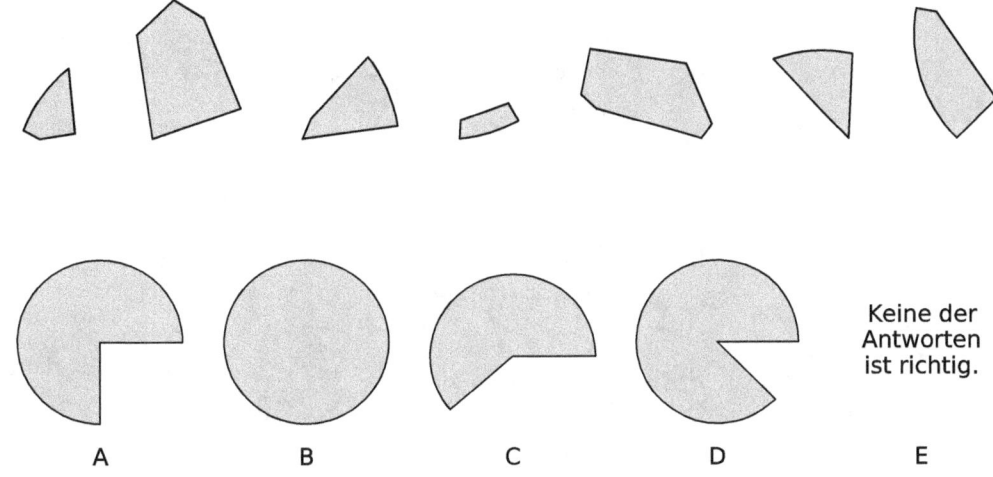

A B C D E Keine der Antworten ist richtig.

617.

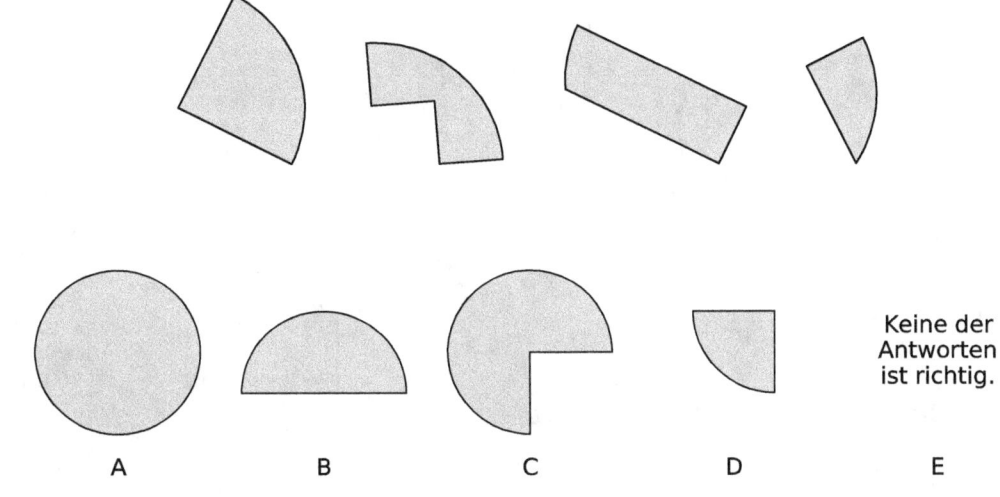

A B C D E Keine der Antworten ist richtig.

618.

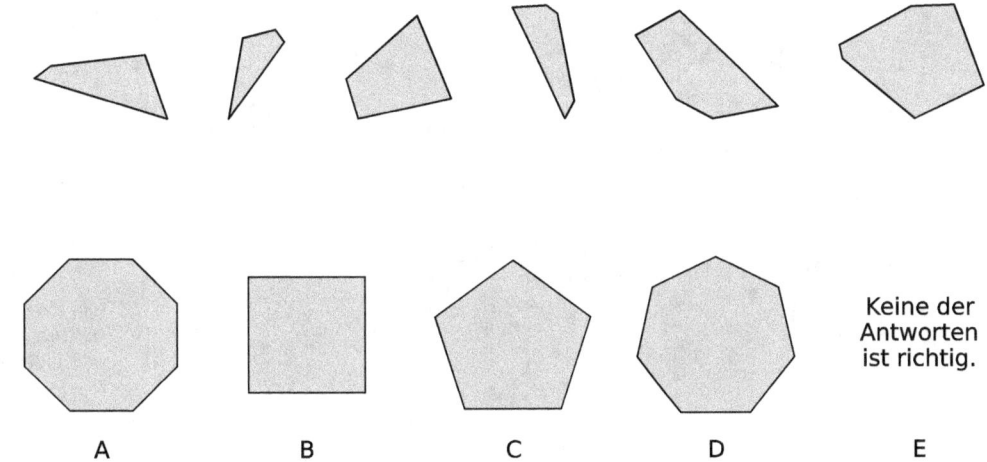

A B C D E Keine der Antworten ist richtig.

619.

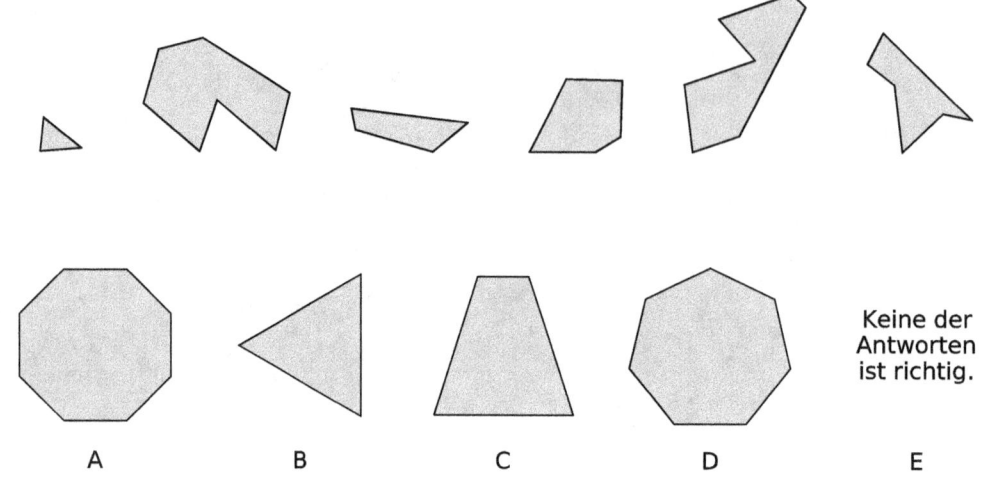

A B C D E Keine der Antworten ist richtig.

620.

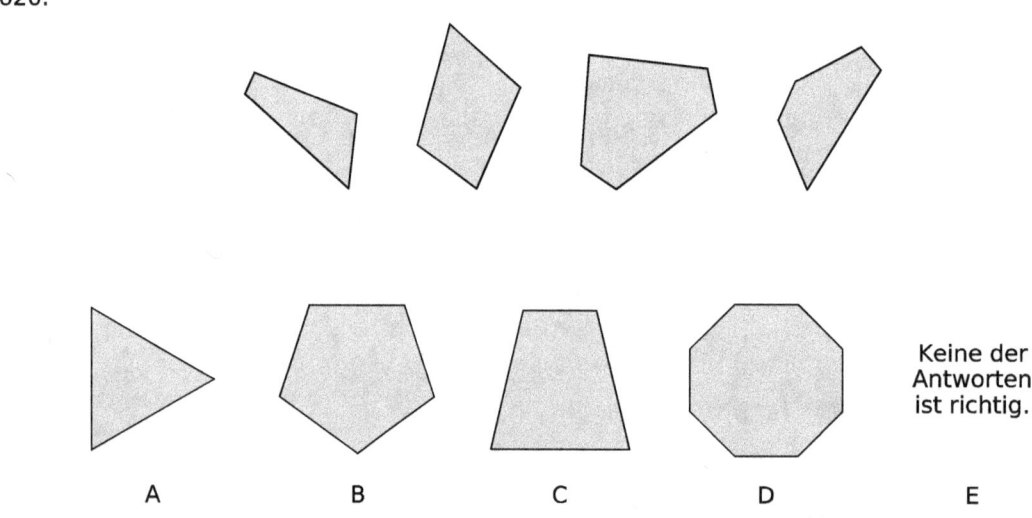

A B C D E Keine der Antworten ist richtig.

621.

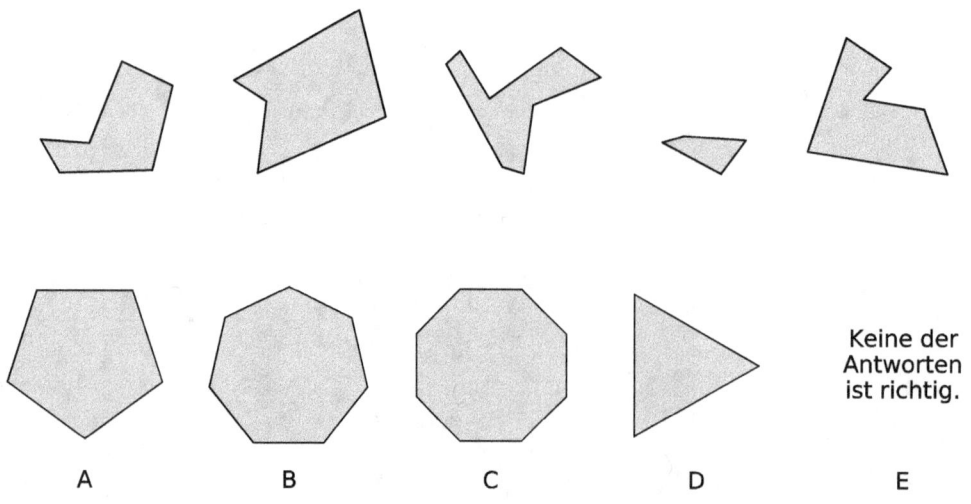

A B C D E Keine der Antworten ist richtig.

4 Übungsaufgaben

622.

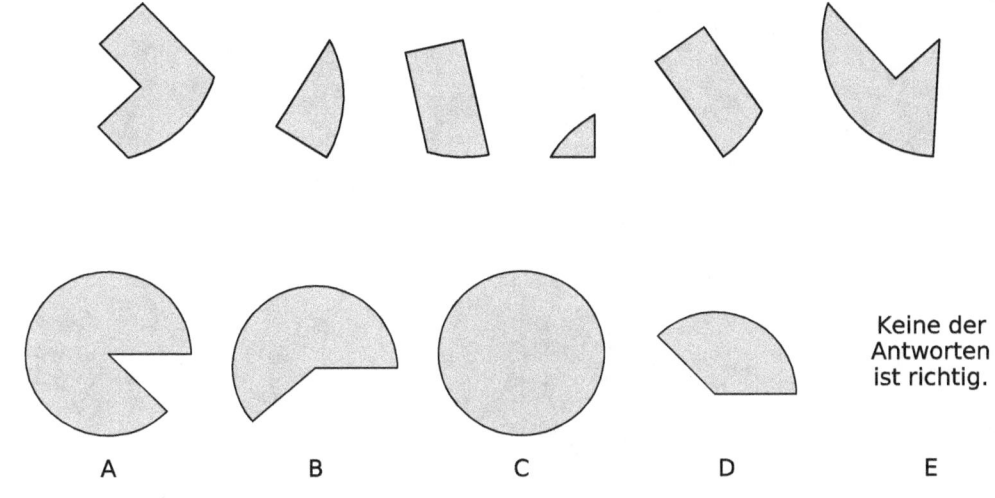

A   B   C   D   E   Keine der Antworten ist richtig.

623.

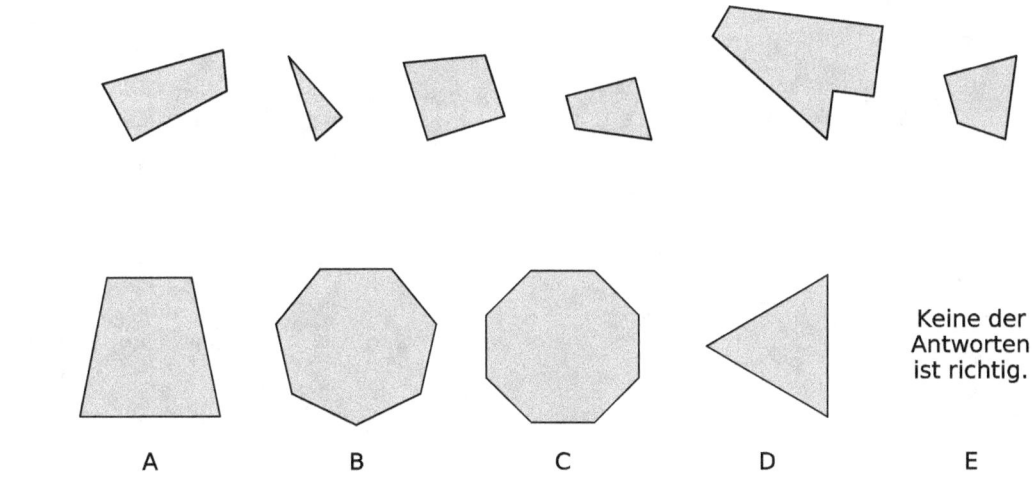

A   B   C   D   E   Keine der Antworten ist richtig.

624.

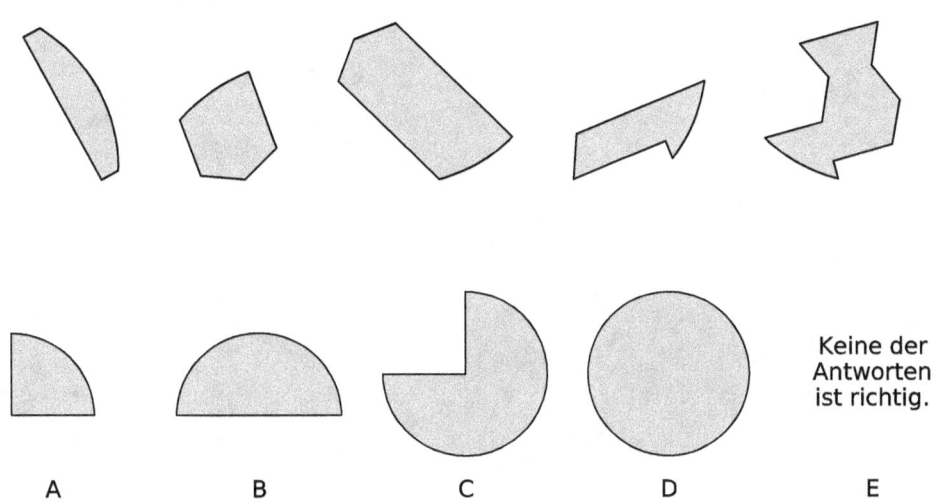

A   B   C   D   E   Keine der Antworten ist richtig.

216   4 Übungsaufgaben

625.

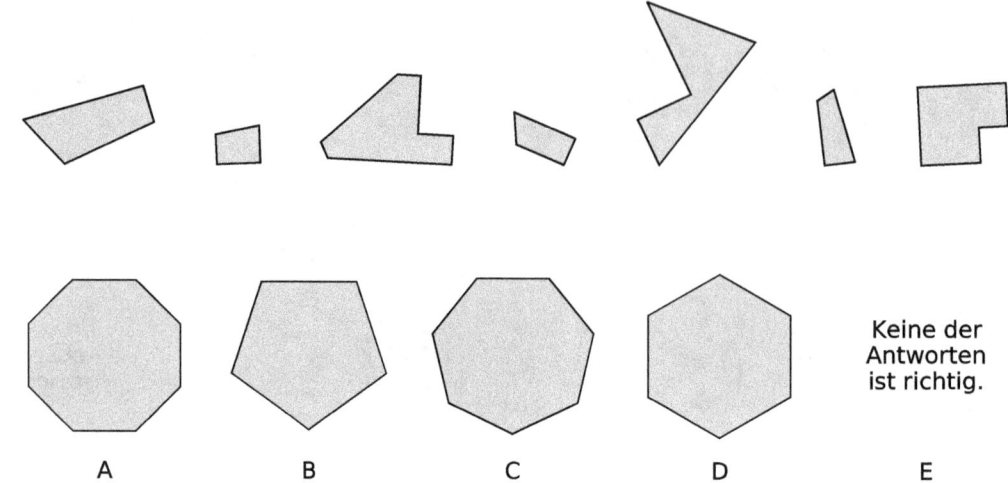

626.

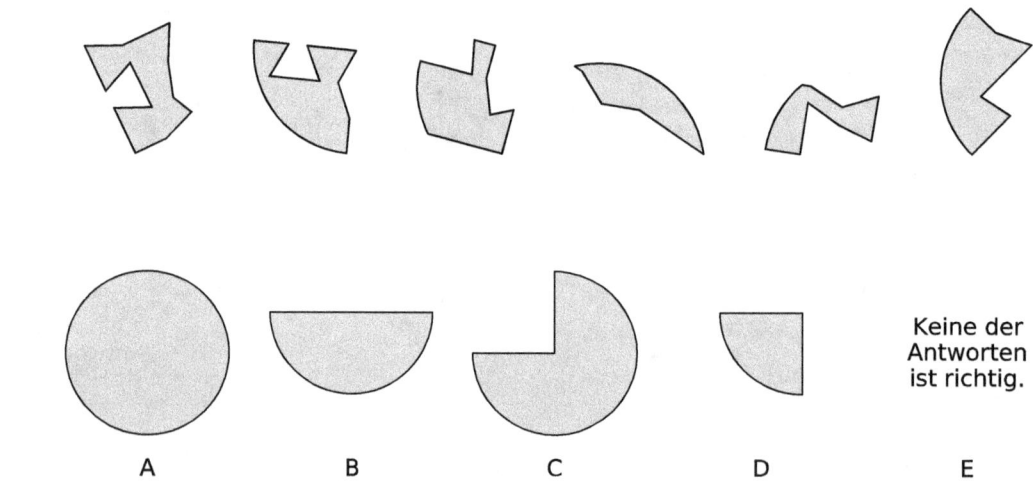

627.

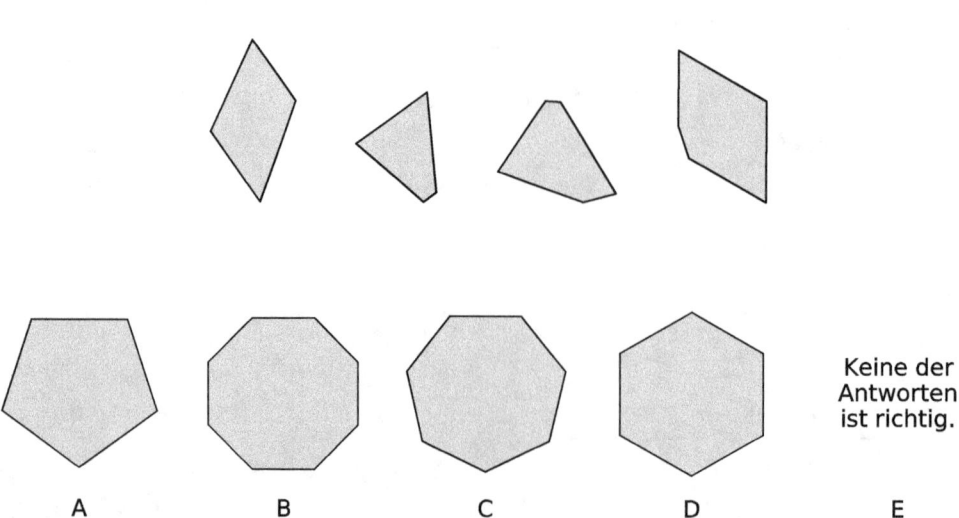

4 Übungsaufgaben 217

628.

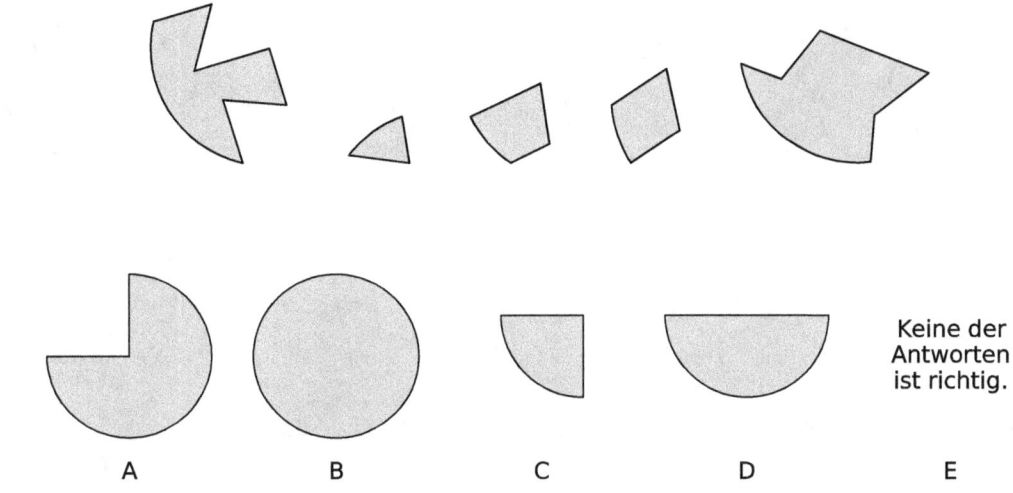

A   B   C   D   E Keine der Antworten ist richtig.

629.

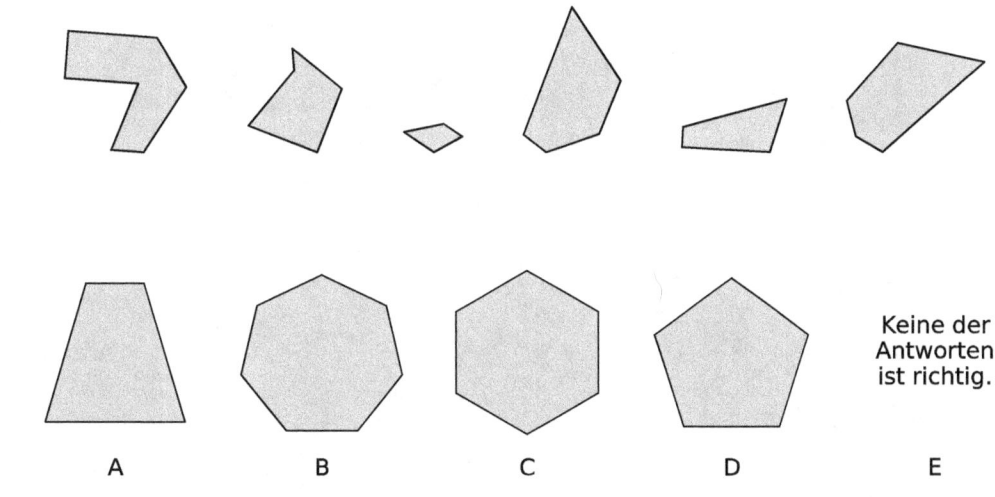

A   B   C   D   E Keine der Antworten ist richtig.

630.

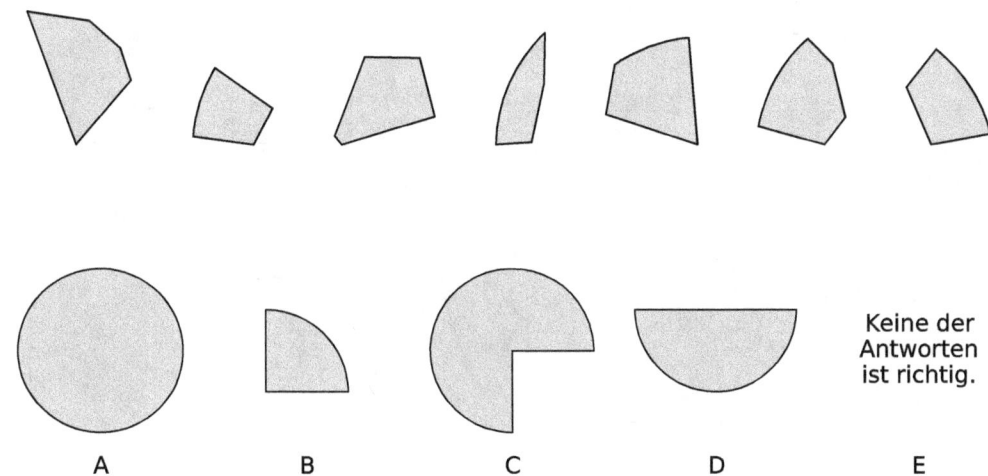

A   B   C   D   E Keine der Antworten ist richtig.

631.

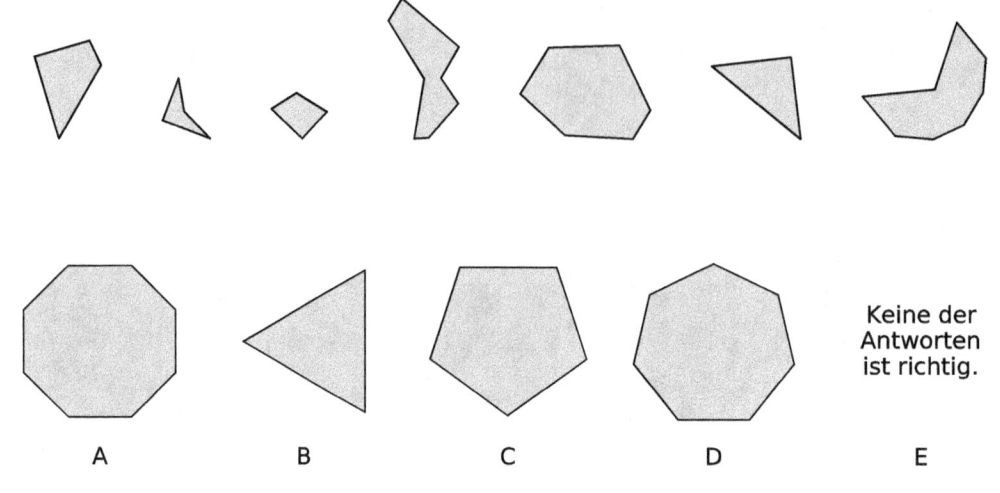

A	B	C	D	E
				Keine der Antworten ist richtig.

632.

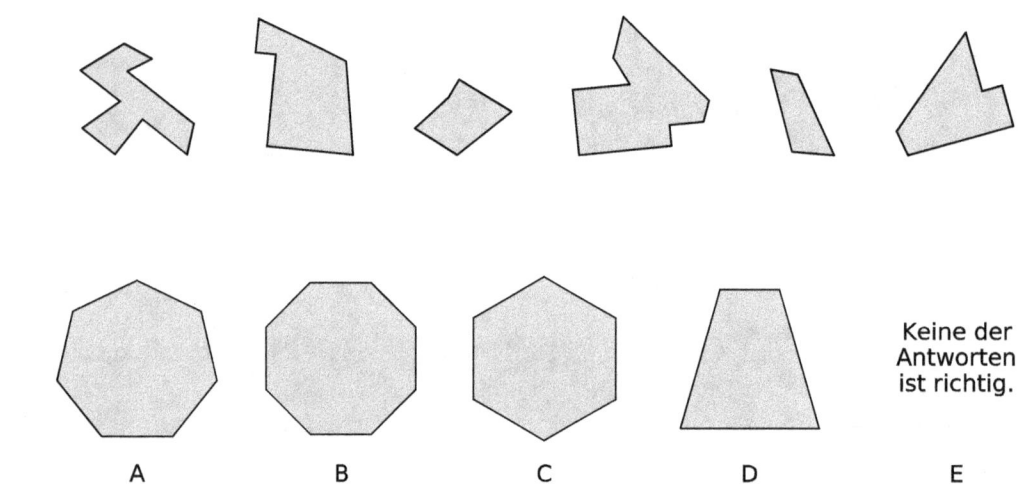

A	B	C	D	E
				Keine der Antworten ist richtig.

633.

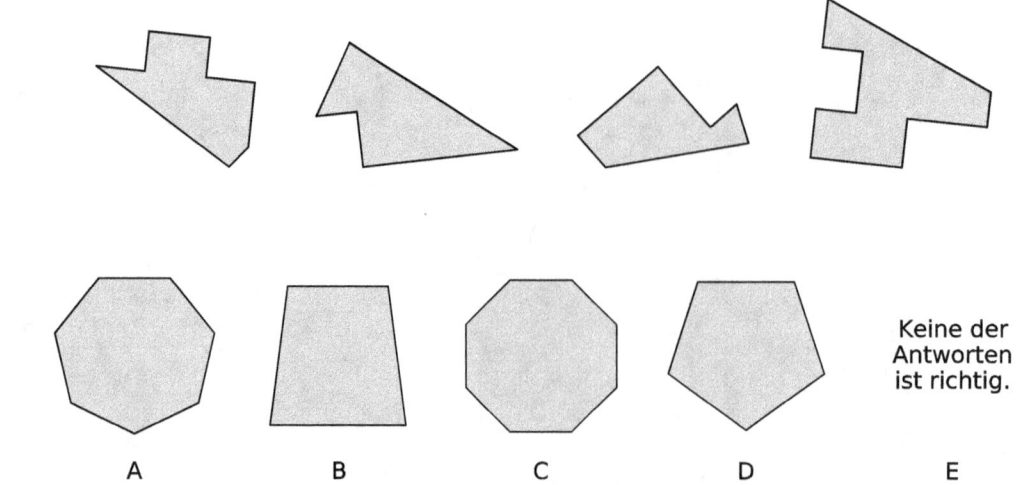

A	B	C	D	E
				Keine der Antworten ist richtig.

4 Übungsaufgaben

634.

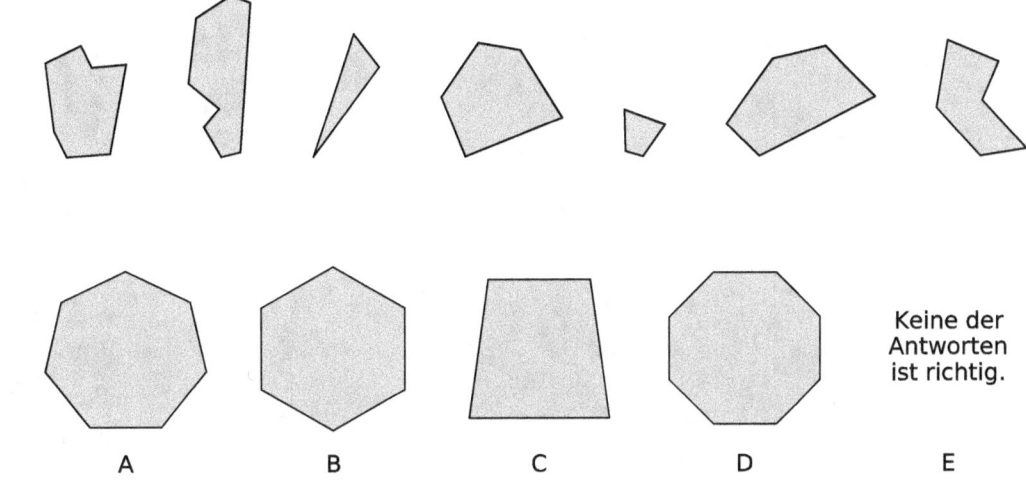

A   B   C   D   E Keine der Antworten ist richtig.

635.

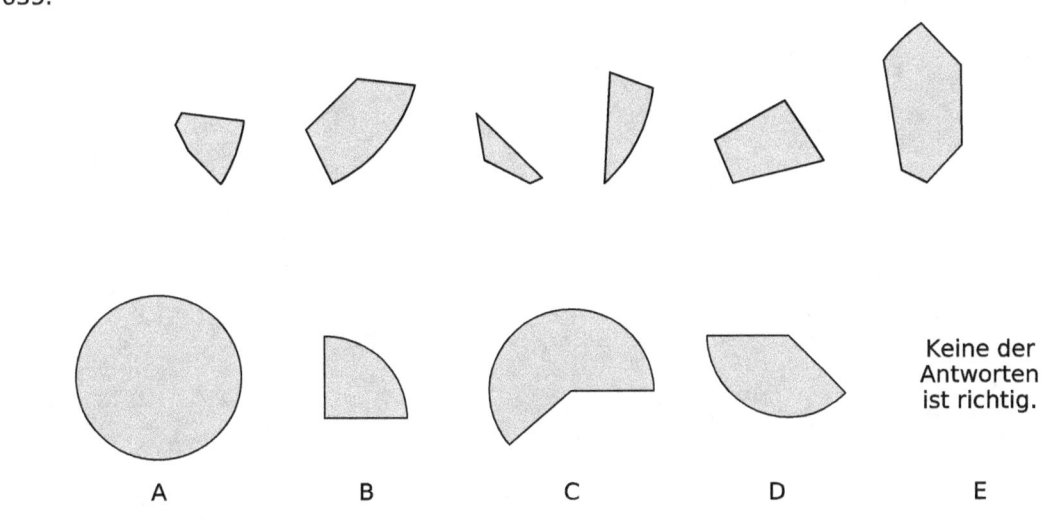

A   B   C   D   E Keine der Antworten ist richtig.

636.

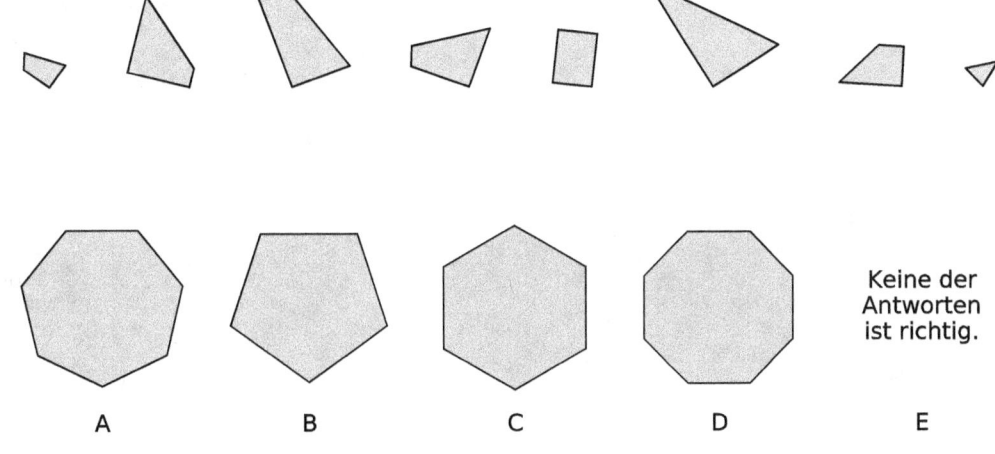

A   B   C   D   E Keine der Antworten ist richtig.

637.

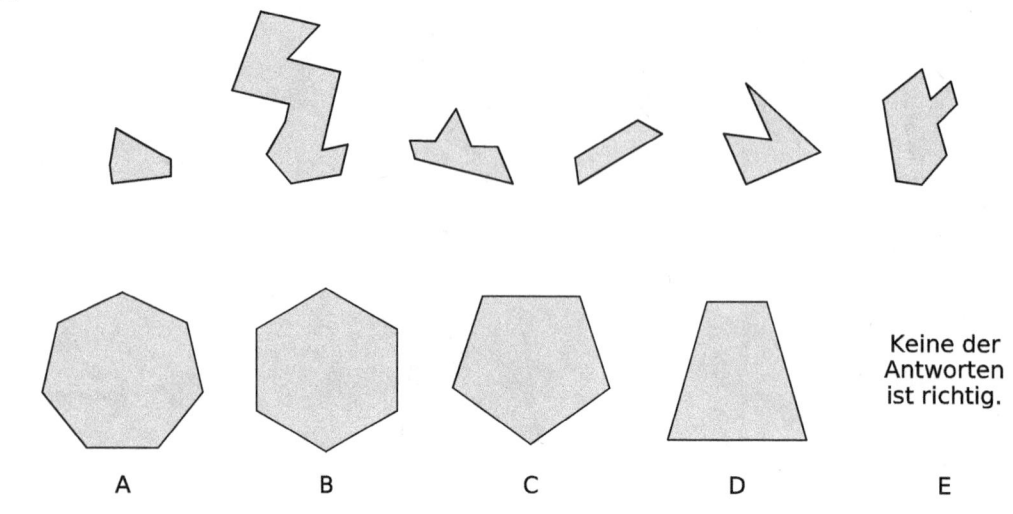

638.

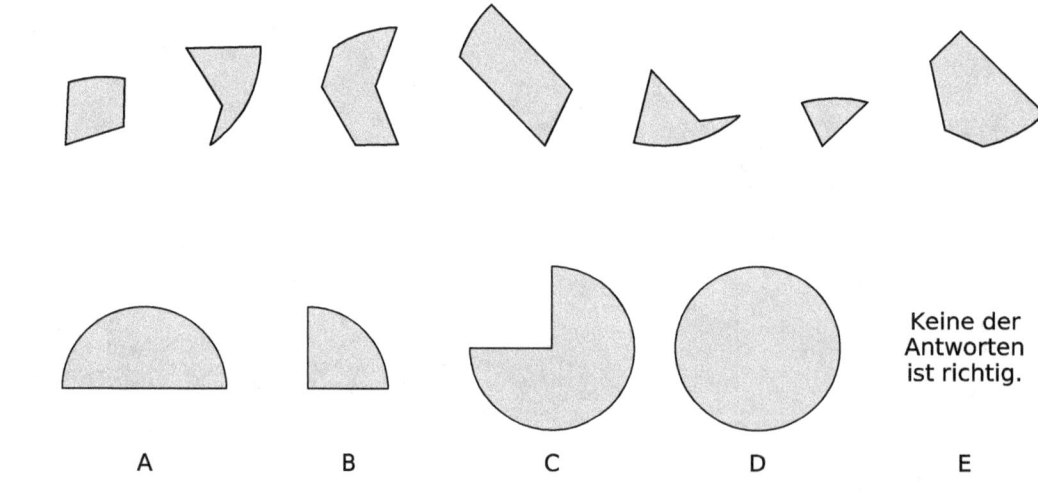

639.

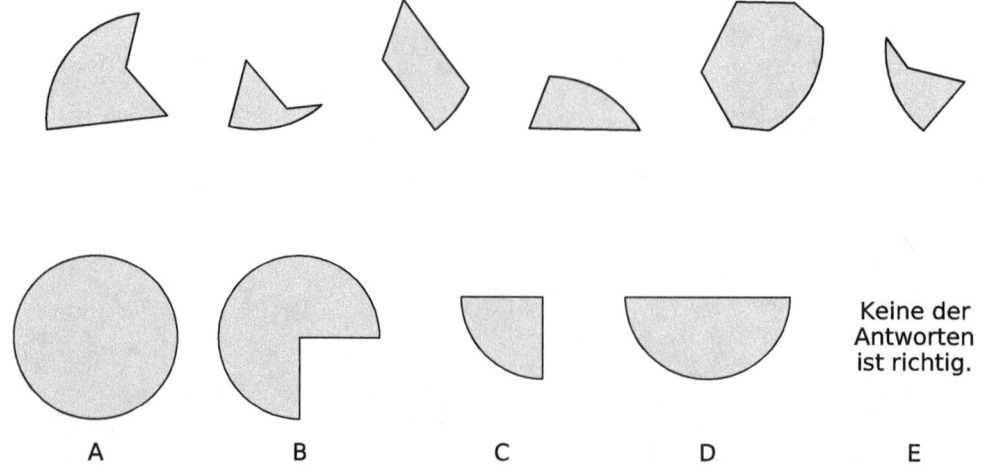

4 Übungsaufgaben

640.

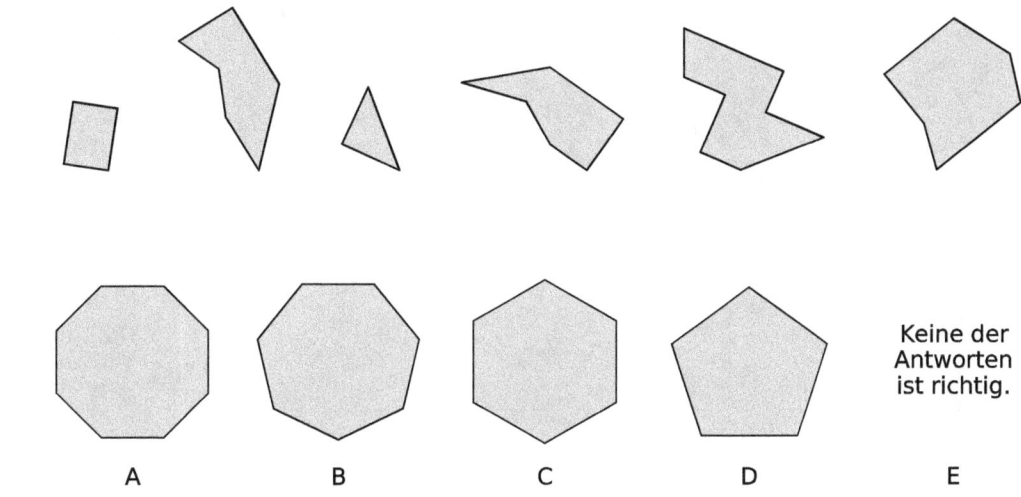

A B C D E Keine der Antworten ist richtig.

641.

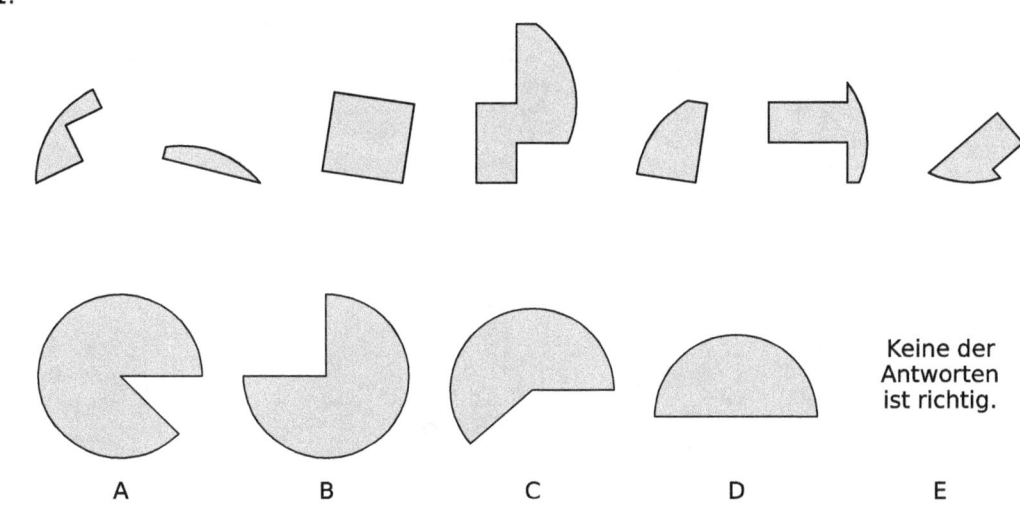

A B C D E Keine der Antworten ist richtig.

642.

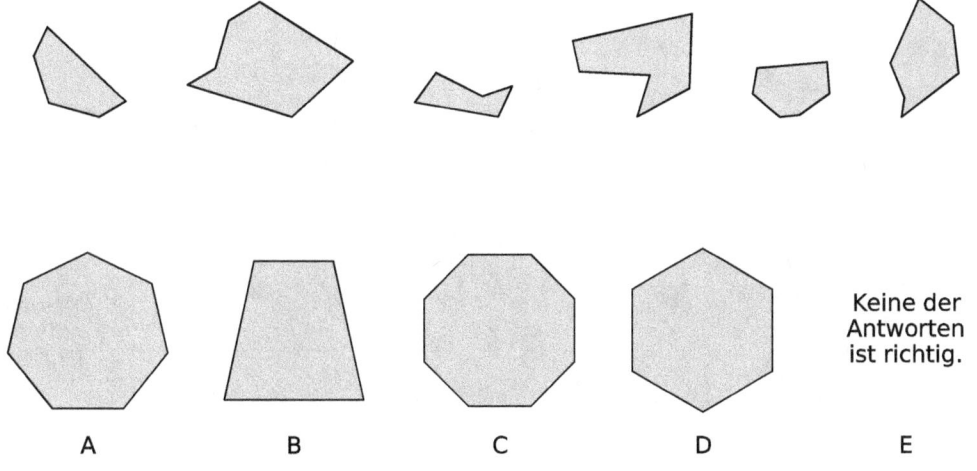

A B C D E Keine der Antworten ist richtig.

643.

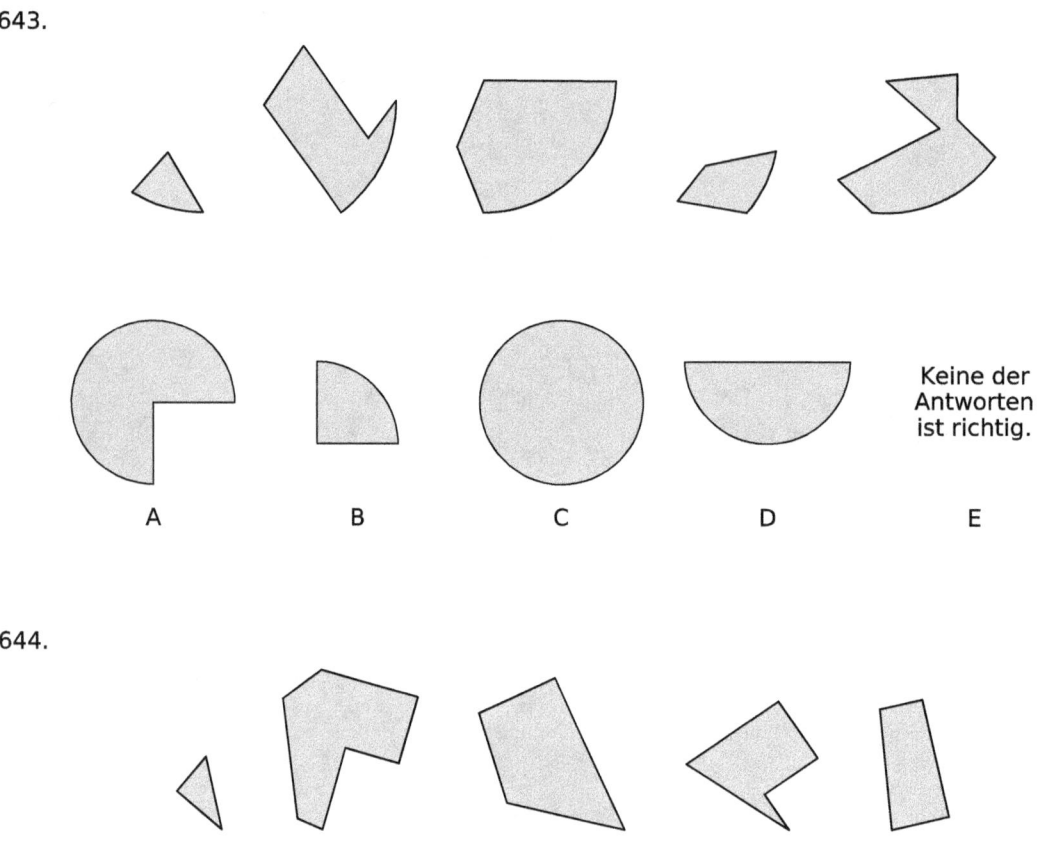

| A | B | C | D | E Keine der Antworten ist richtig. |

644.

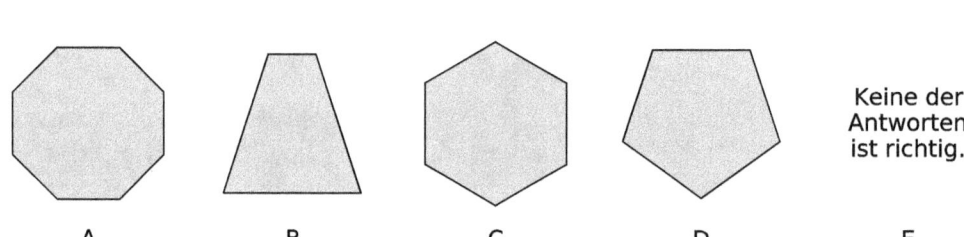

| A | B | C | D | E Keine der Antworten ist richtig. |

645.

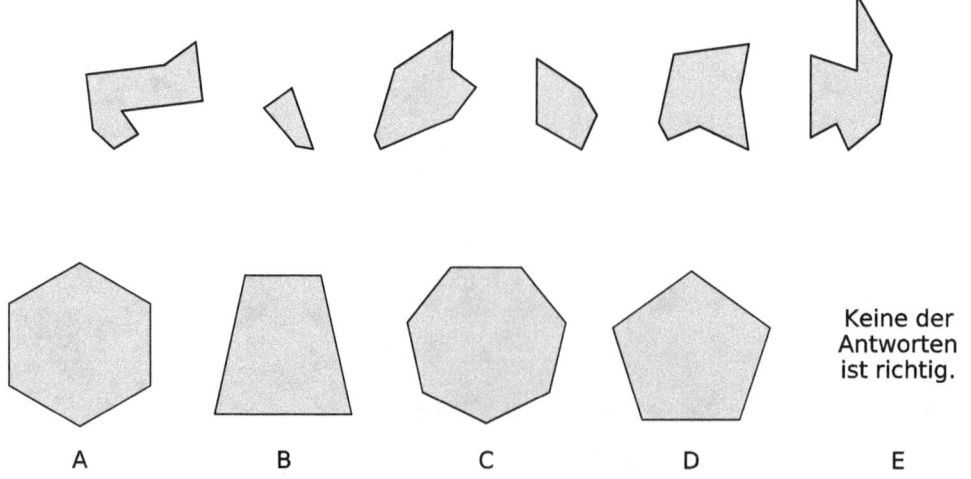

| A | B | C | D | E Keine der Antworten ist richtig. |

646.

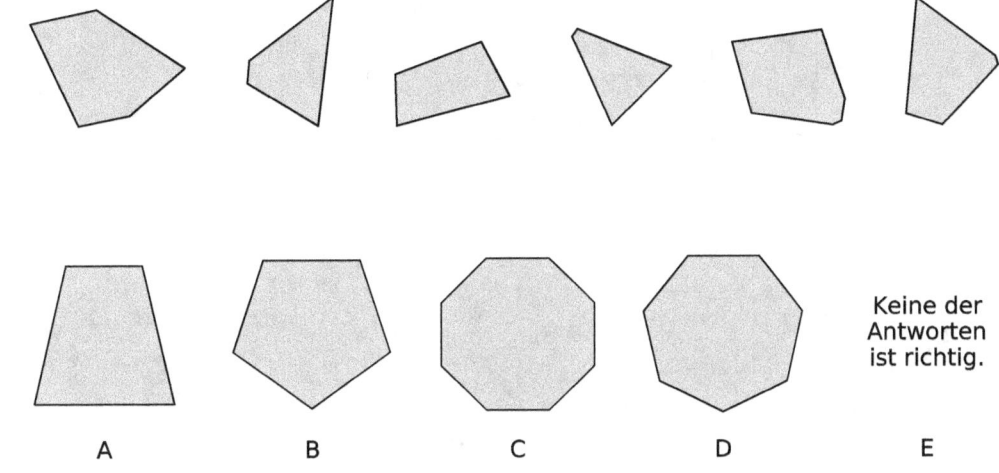

A B C D E Keine der Antworten ist richtig.

647.

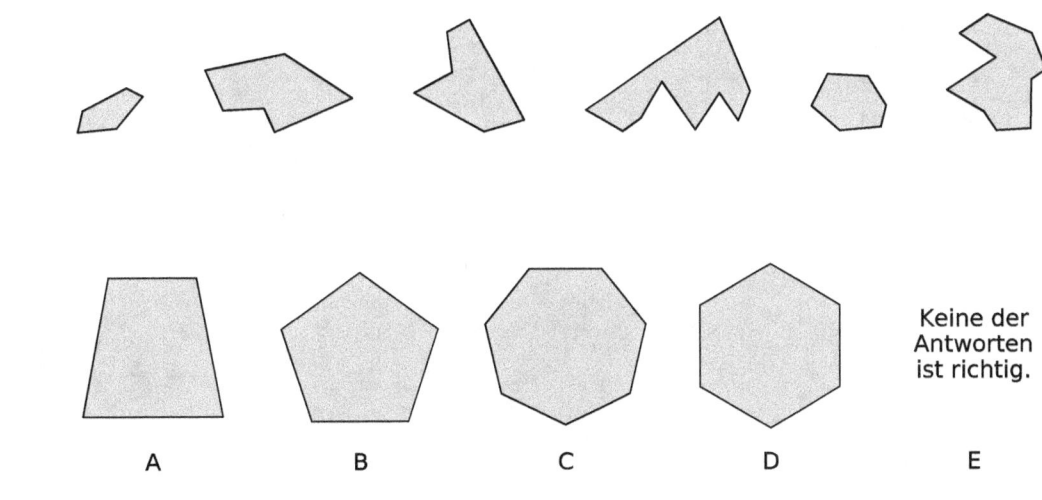

A B C D E Keine der Antworten ist richtig.

648.

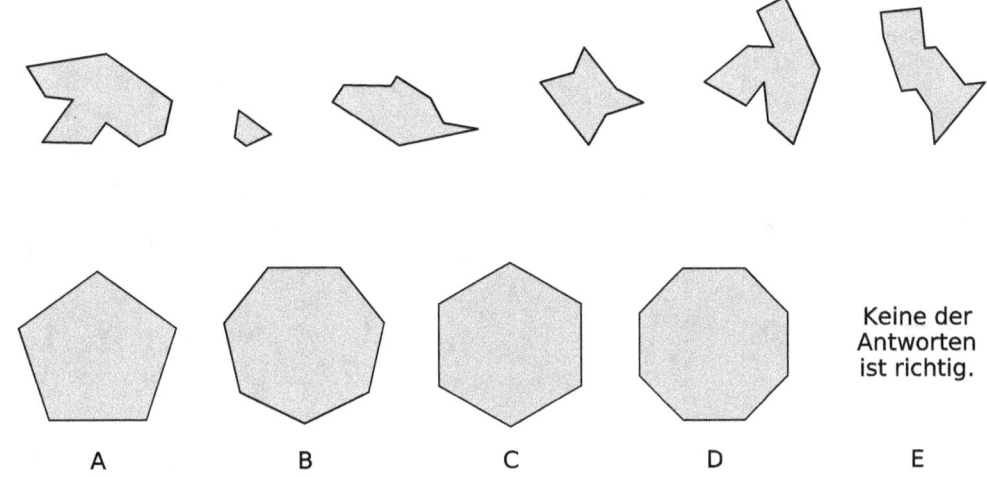

A B C D E Keine der Antworten ist richtig.

649.

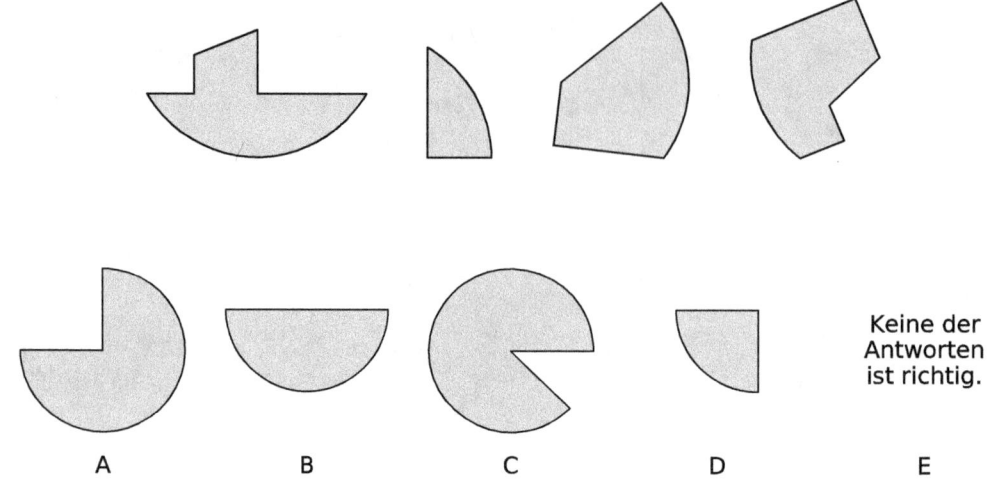

A B C D E   Keine der Antworten ist richtig.

650.

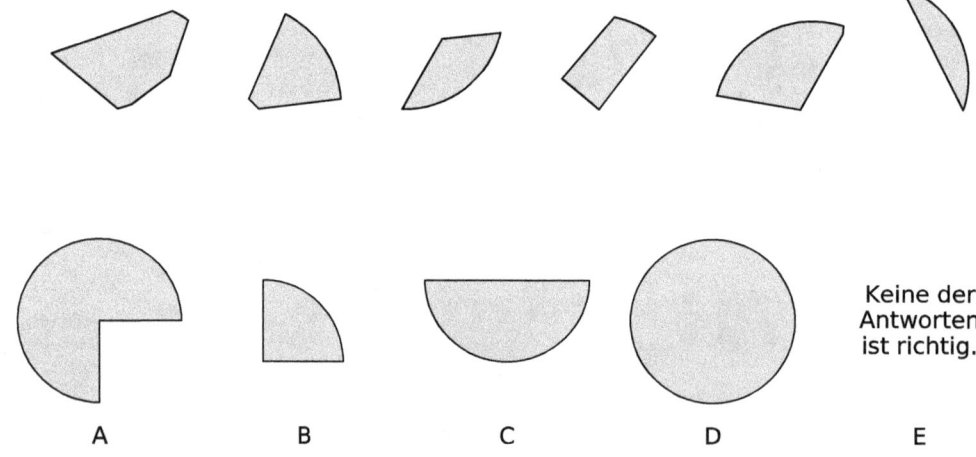

A B C D E   Keine der Antworten ist richtig.

651.

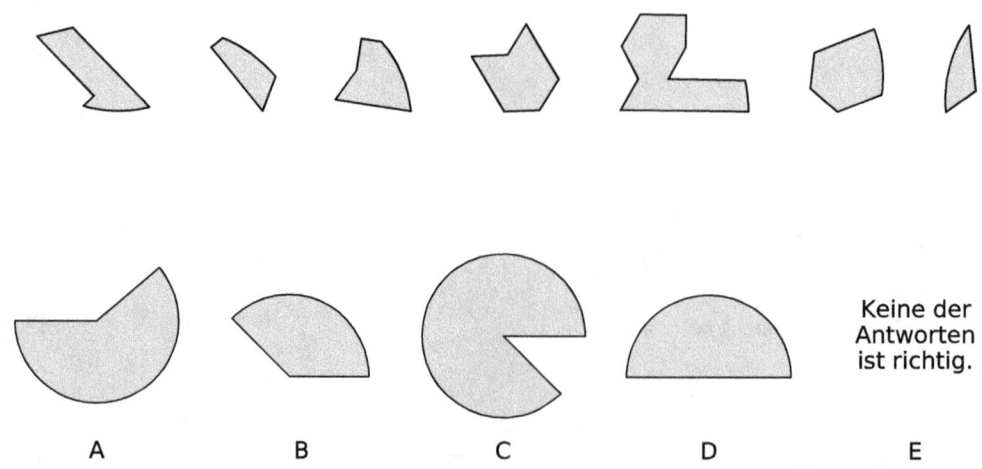

A B C D E   Keine der Antworten ist richtig.

4 Übungsaufgaben

652.

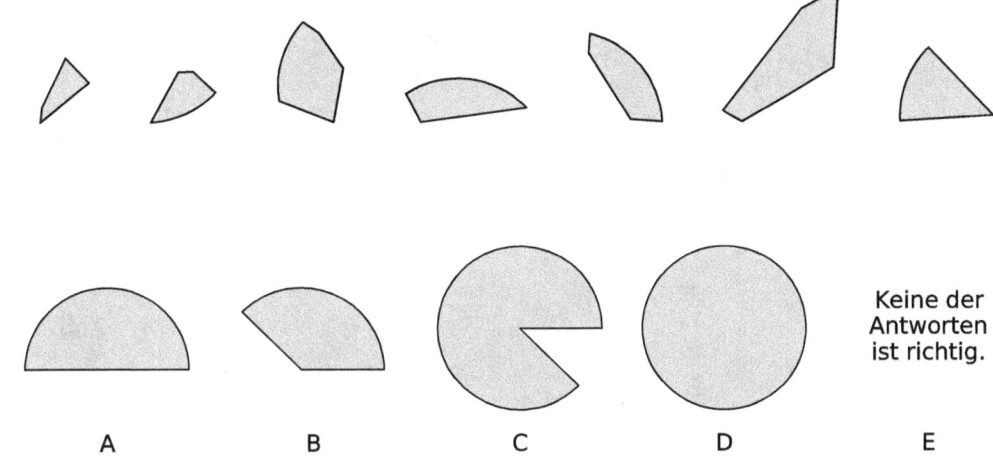

A B C D E Keine der Antworten ist richtig.

653.

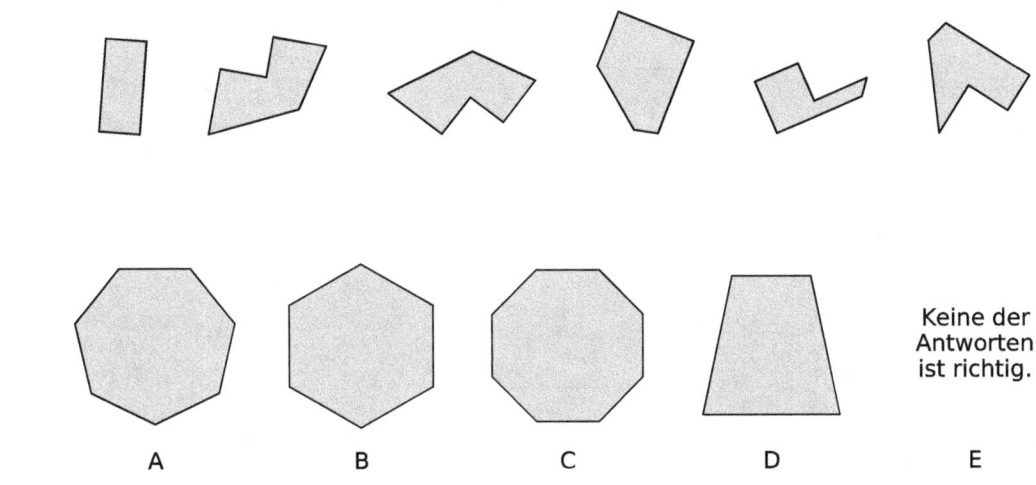

A B C D E Keine der Antworten ist richtig.

654.

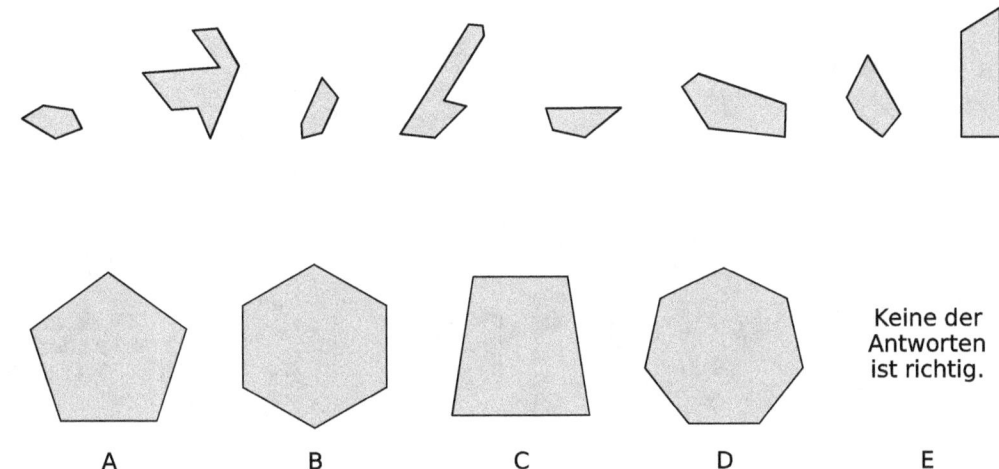

A B C D E Keine der Antworten ist richtig.

655.

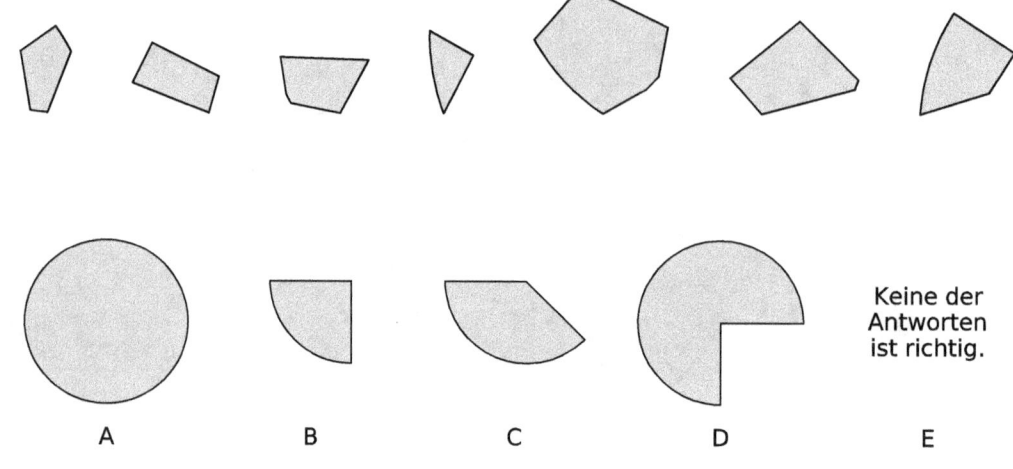

A B C D E Keine der Antworten ist richtig.

656.

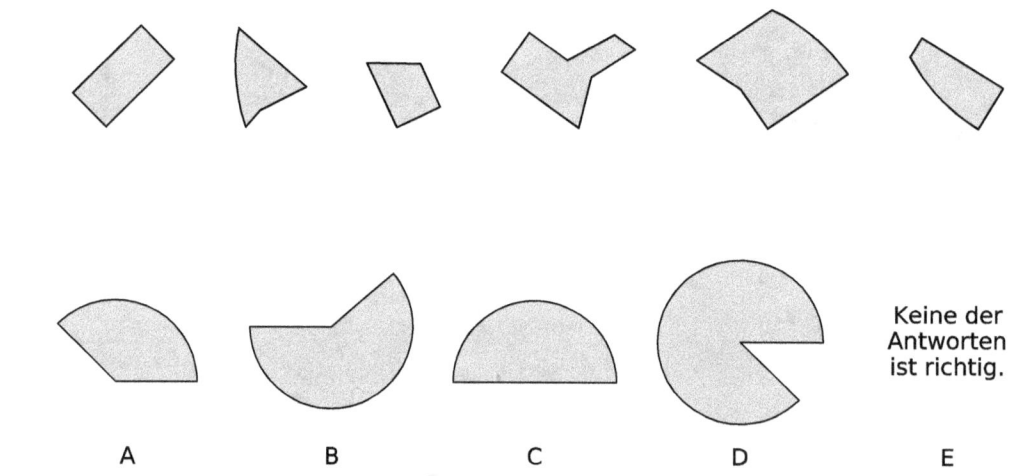

A B C D E Keine der Antworten ist richtig.

657.

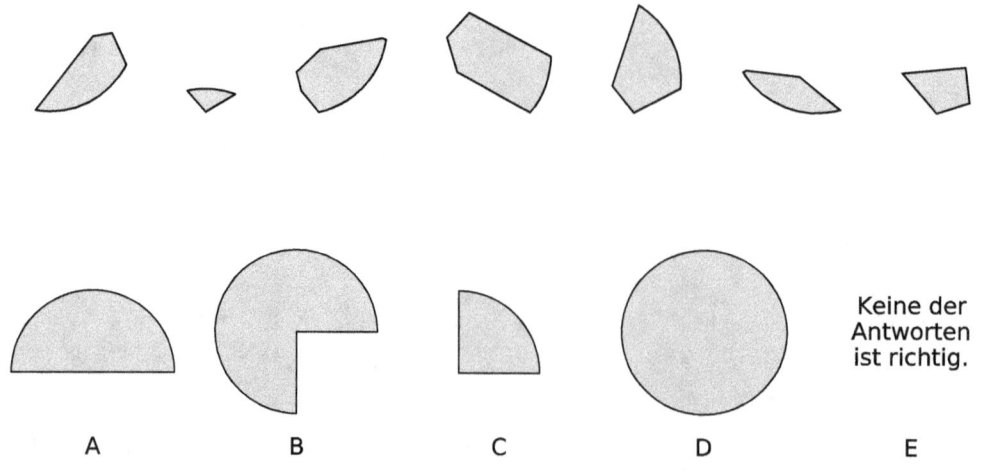

A B C D E Keine der Antworten ist richtig.

4 Übungsaufgaben

658.

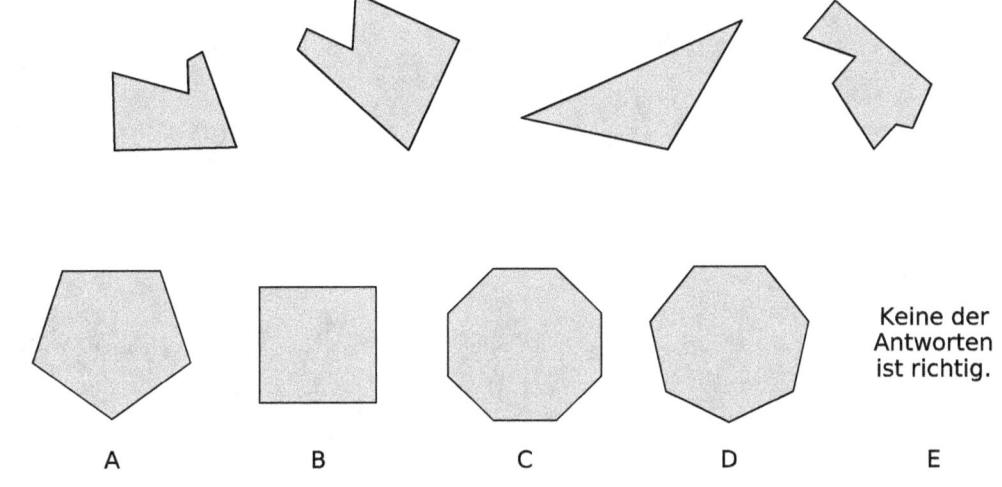

659.

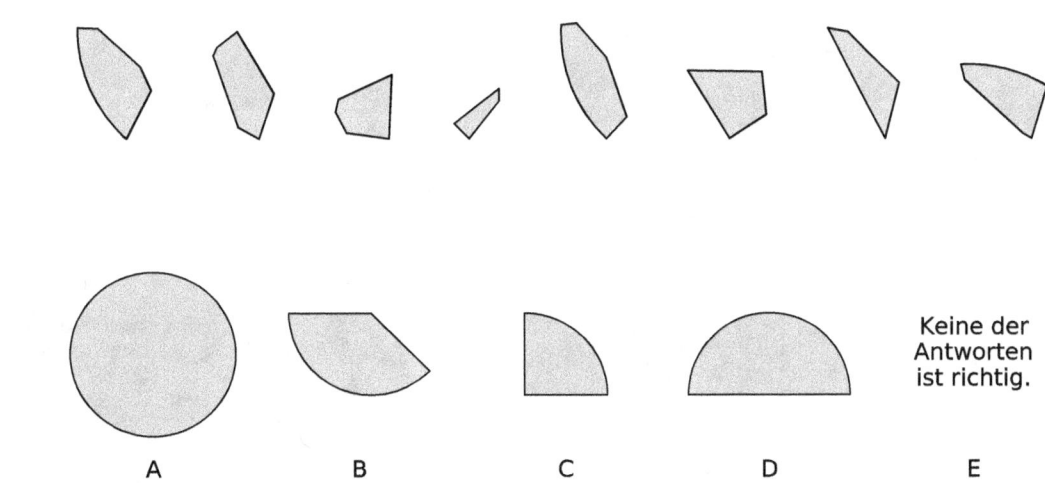

660.

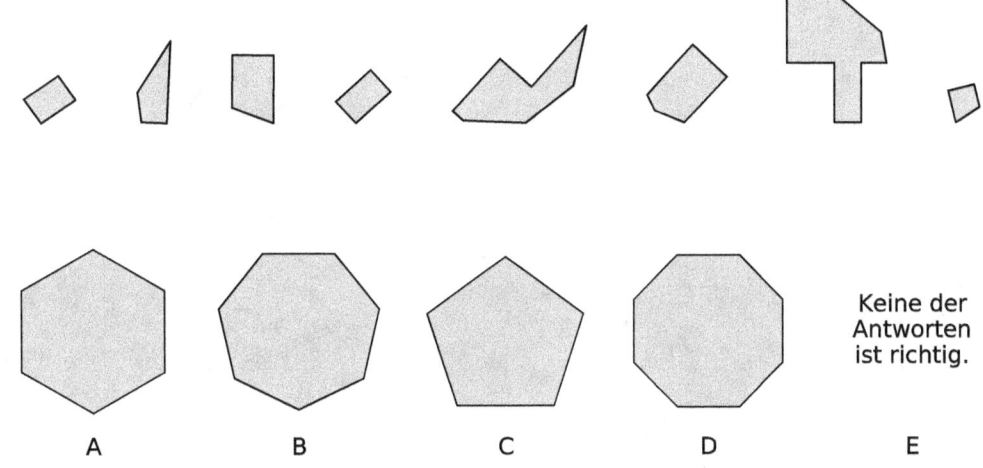

661.

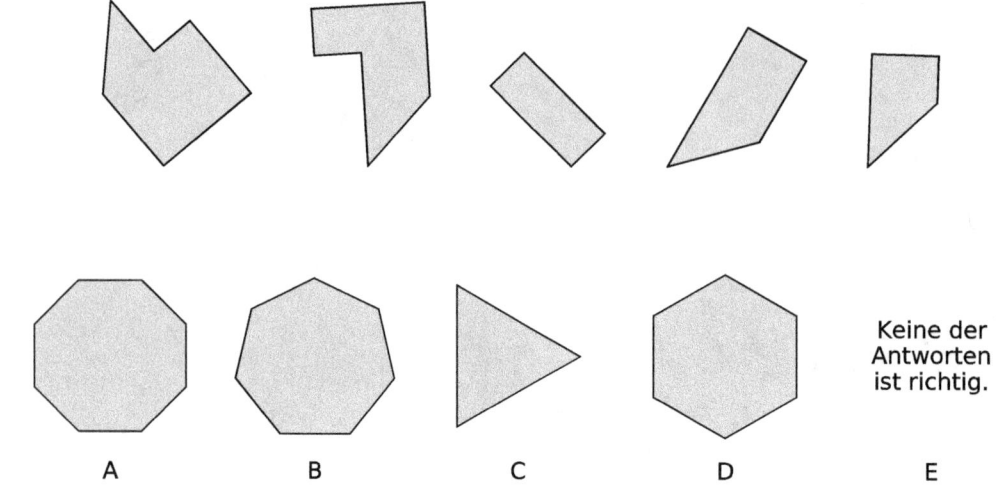

662.

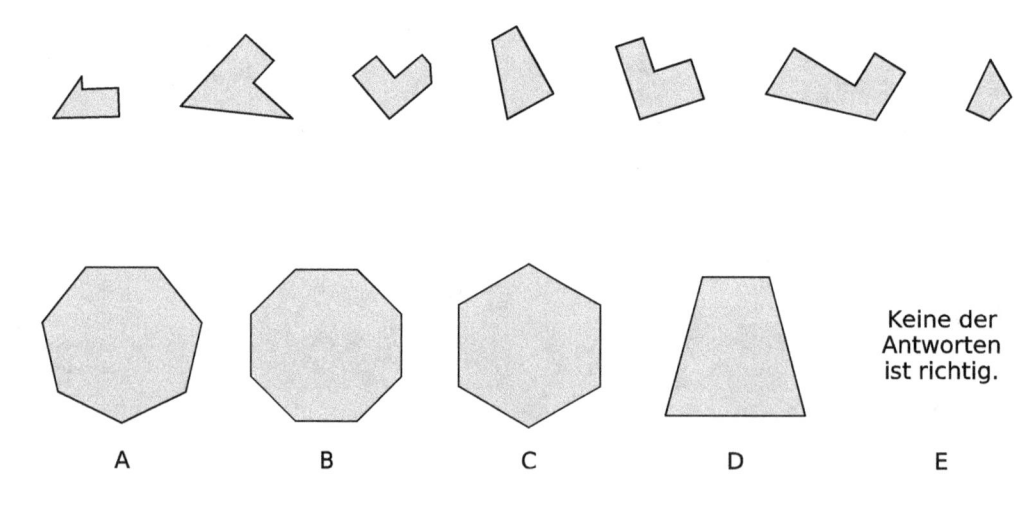

663.

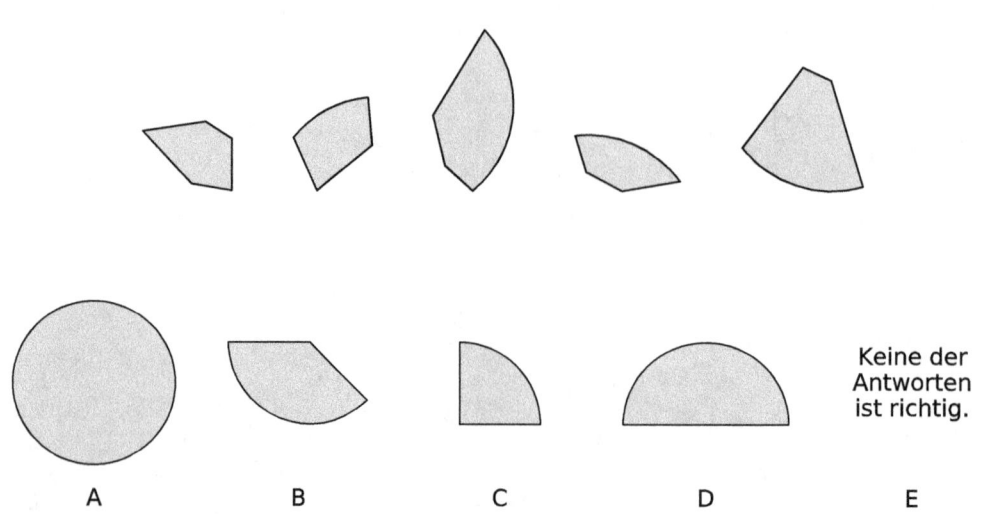

664.

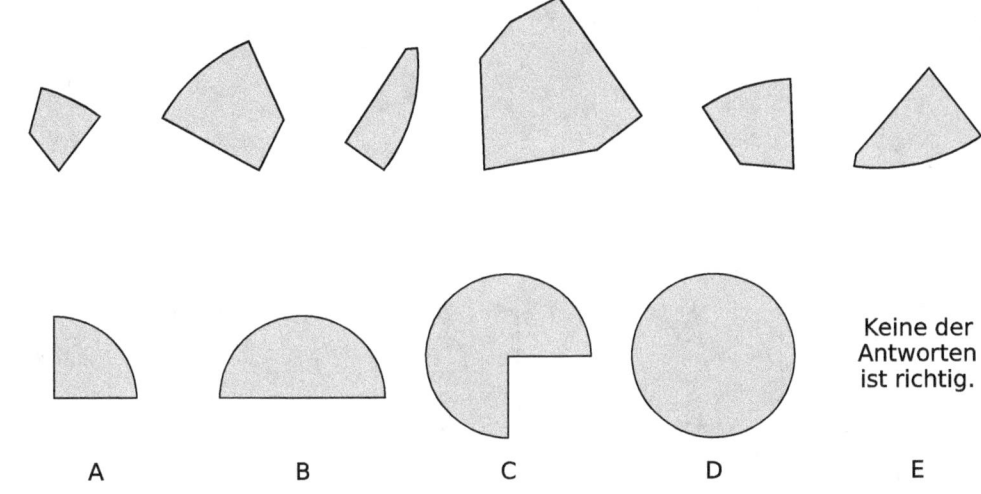

666.

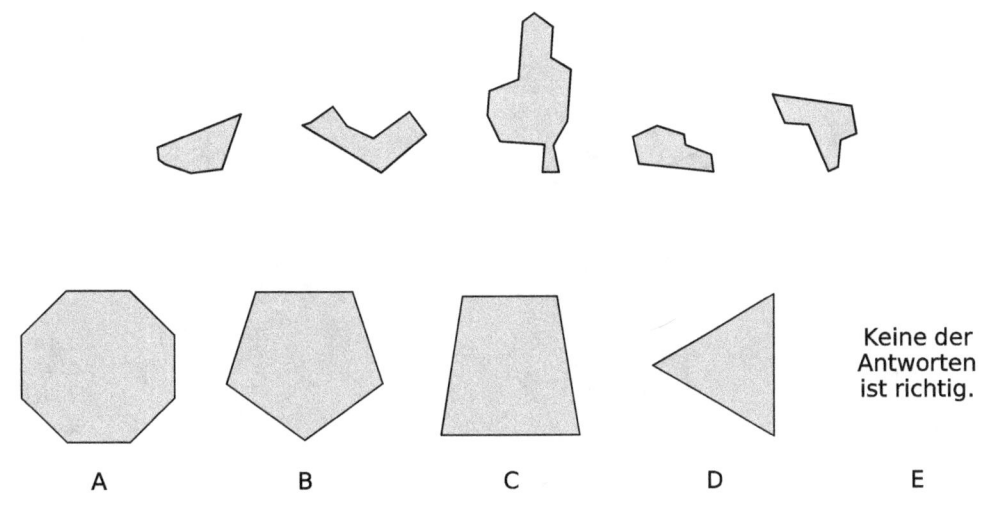

667.

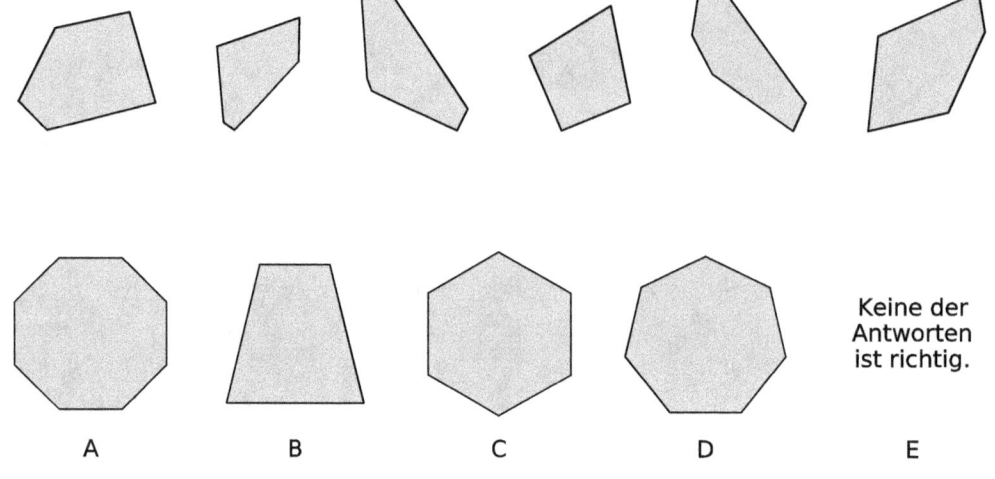

668.

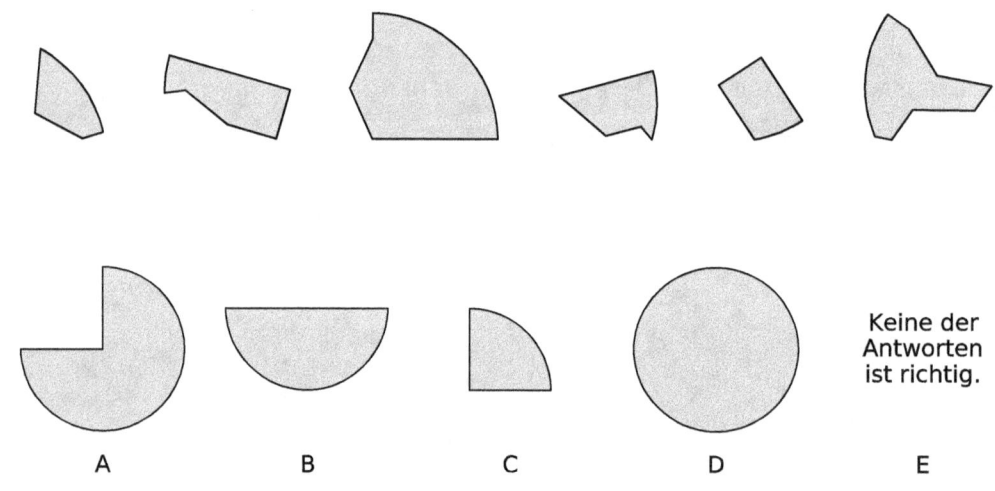

669.

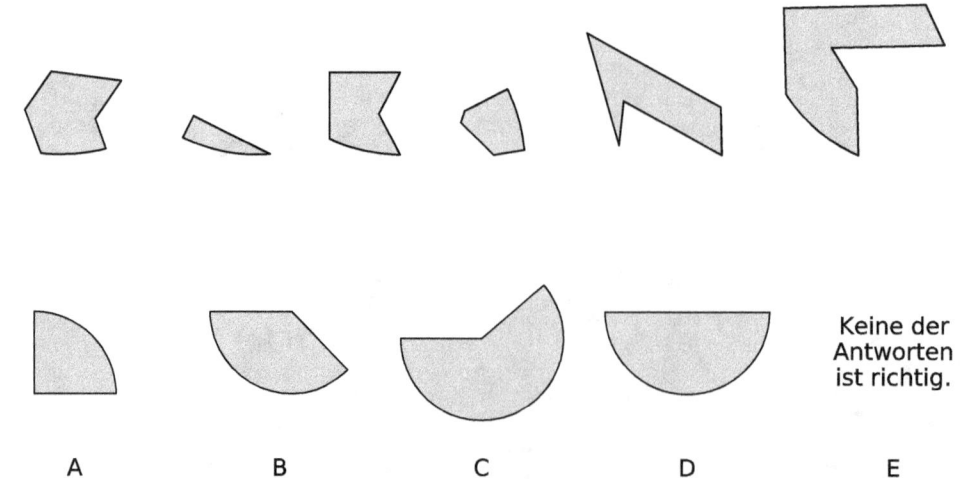

4 Übungsaufgaben 231

670.

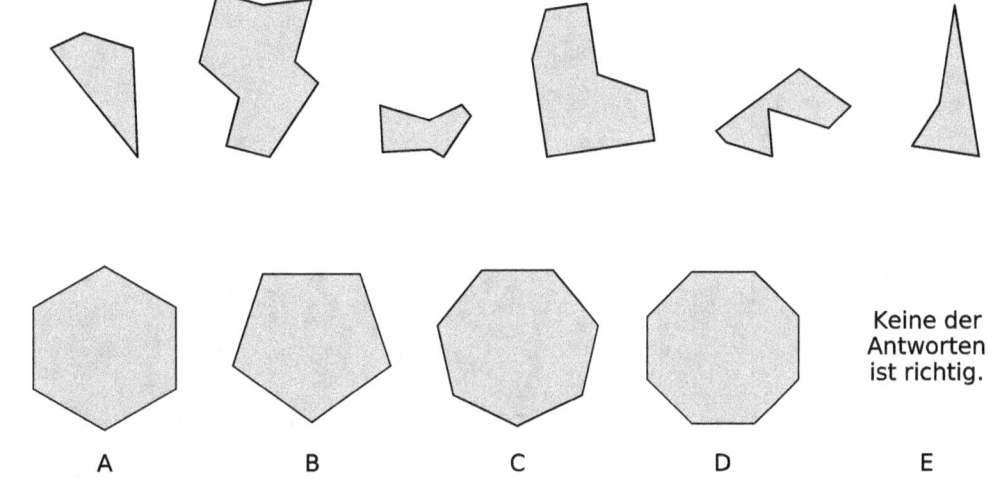

A B C D E Keine der Antworten ist richtig.

671.

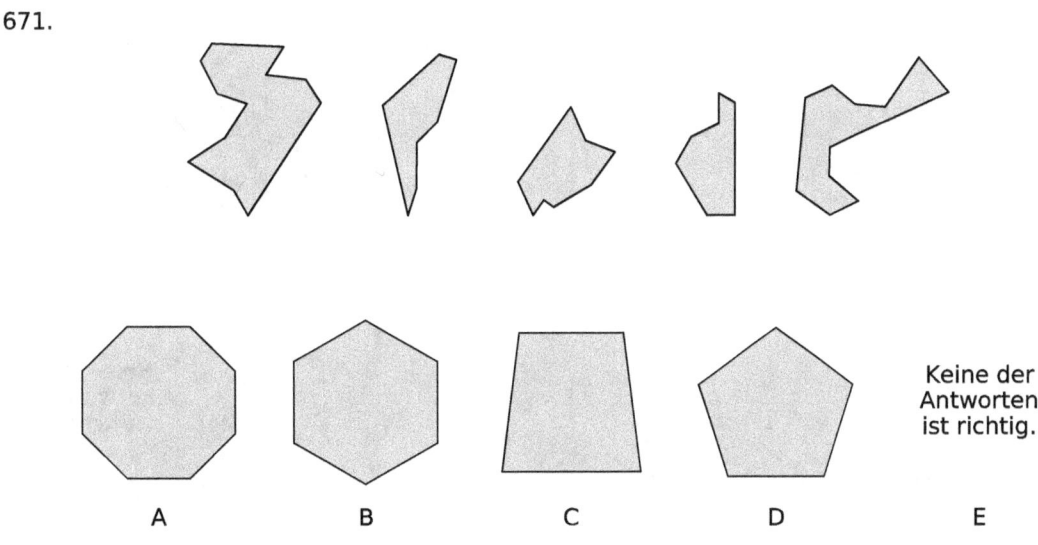

A B C D E Keine der Antworten ist richtig.

672.

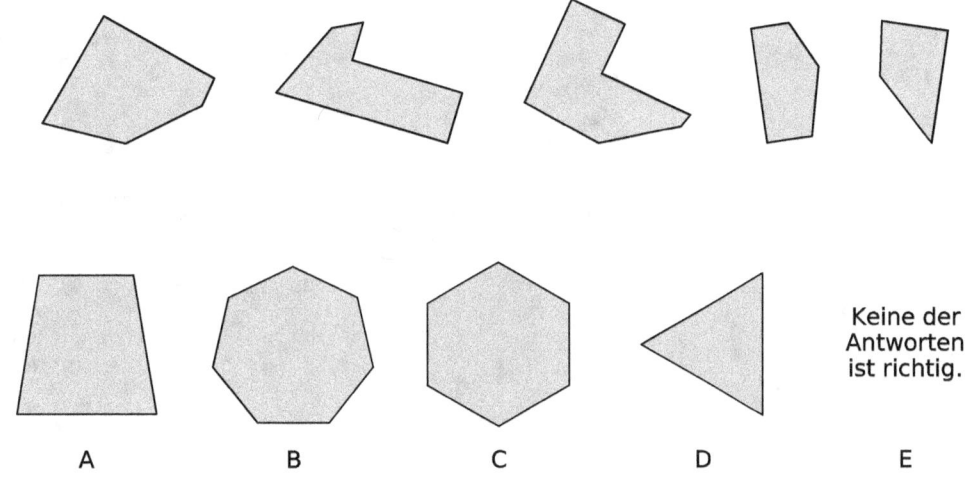

A B C D E Keine der Antworten ist richtig.

673.

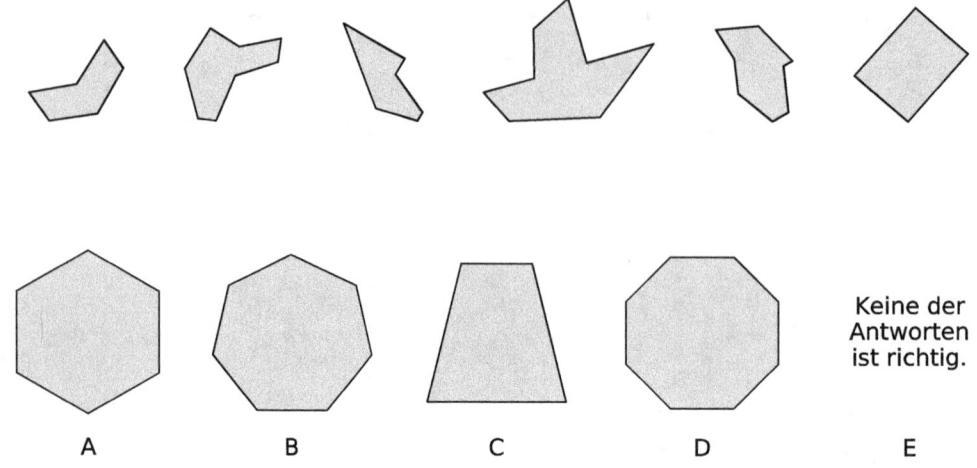

674.

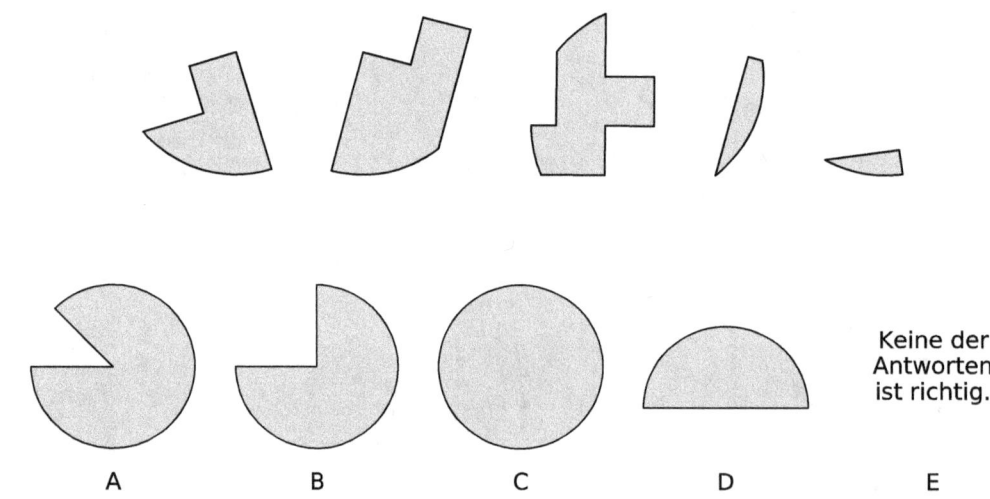

675.

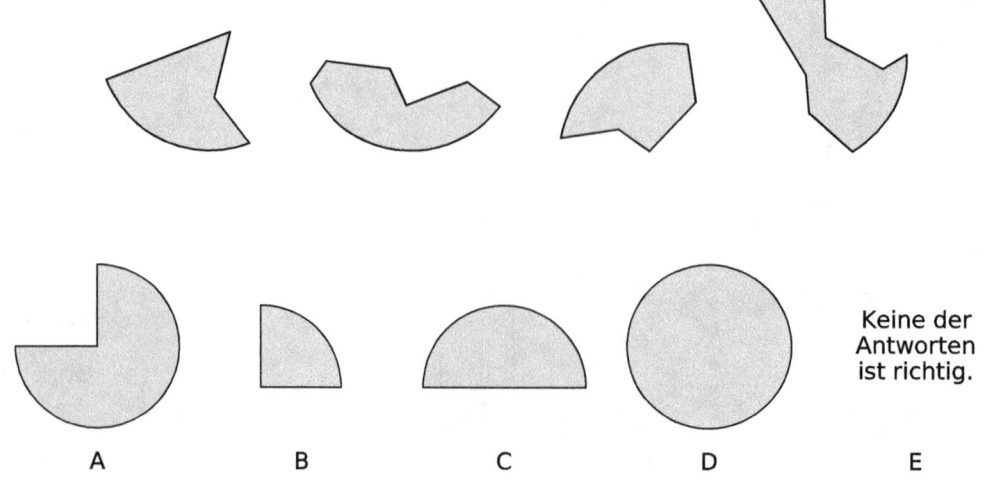

4 Übungsaufgaben 233

676.

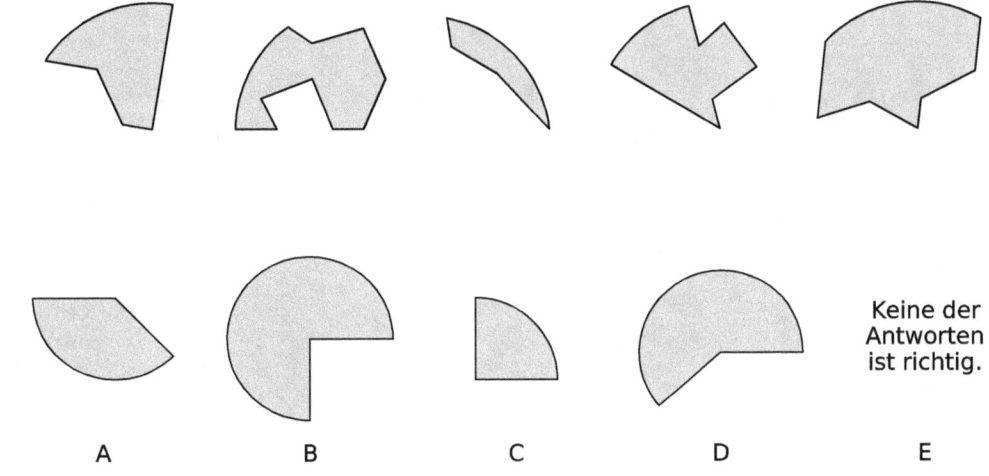

677.

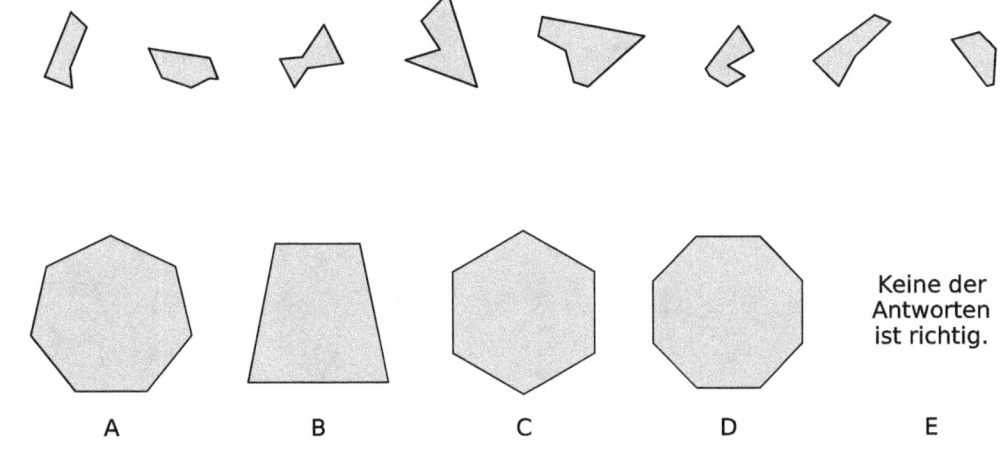

678.

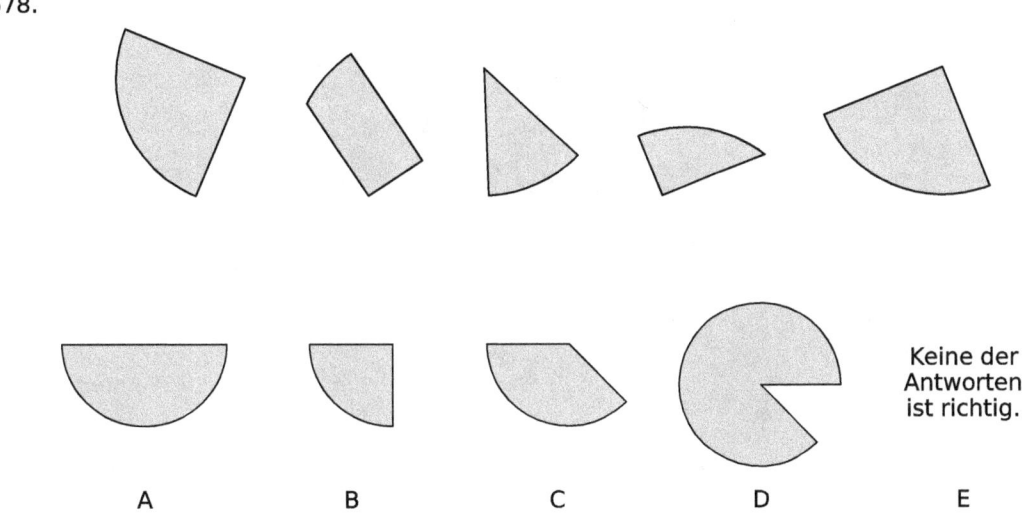

679.

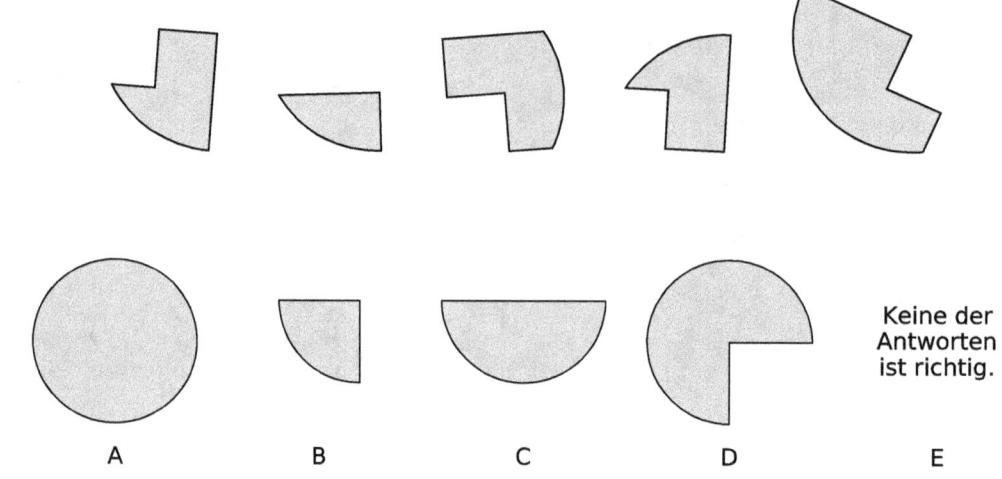

A	B	C	D	E
				Keine der Antworten ist richtig.

680.

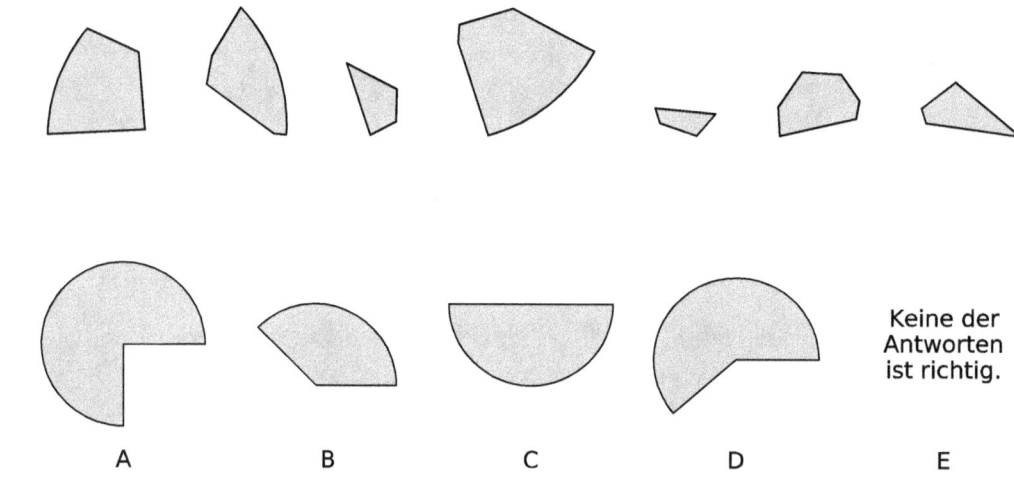

A	B	C	D	E
				Keine der Antworten ist richtig.

681.

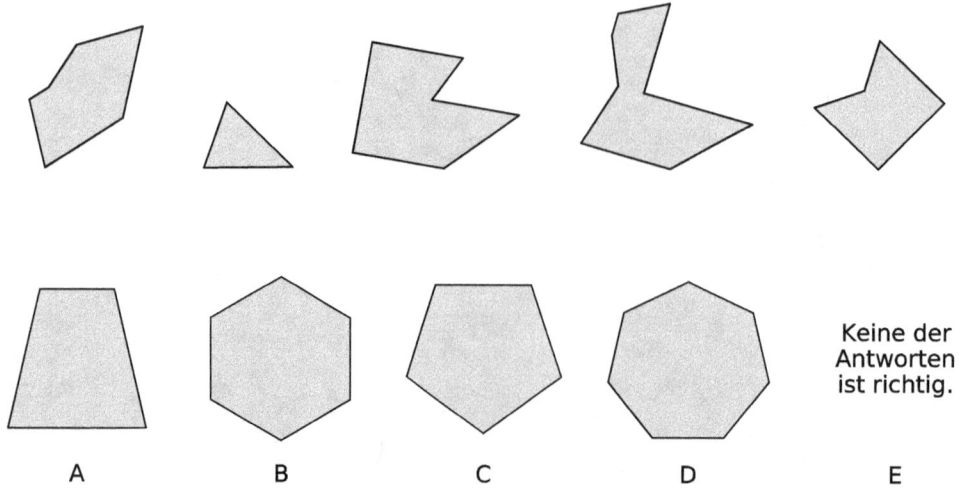

A	B	C	D	E
				Keine der Antworten ist richtig.

4 Übungsaufgaben

682.

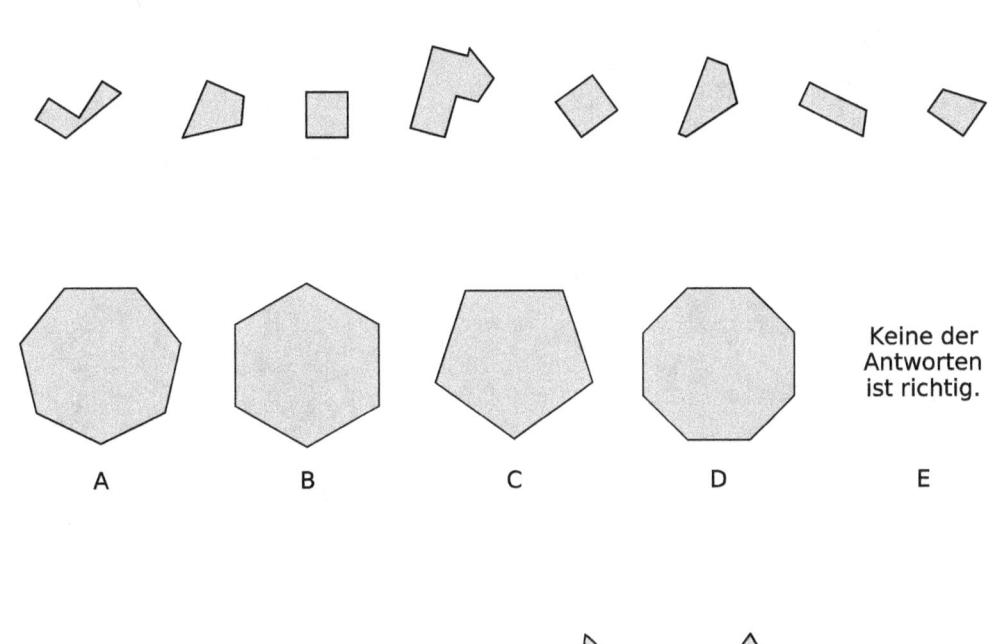

A B C D E Keine der Antworten ist richtig.

683.

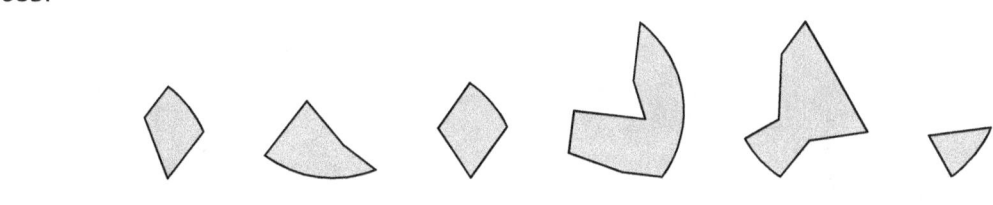

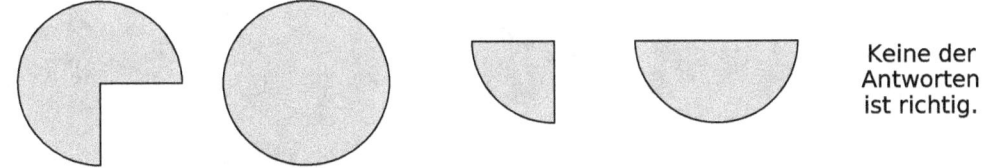

A B C D E Keine der Antworten ist richtig.

684.

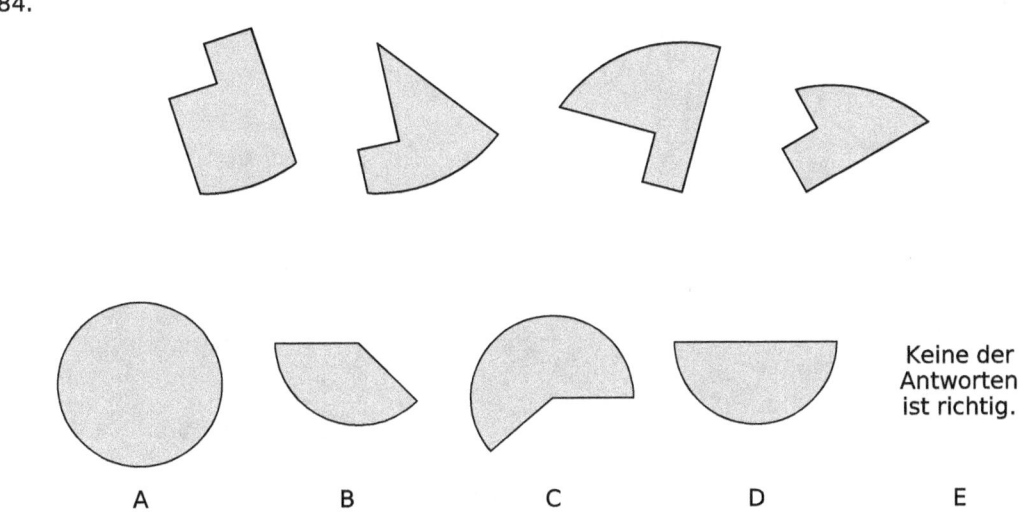

A B C D E Keine der Antworten ist richtig.

685.

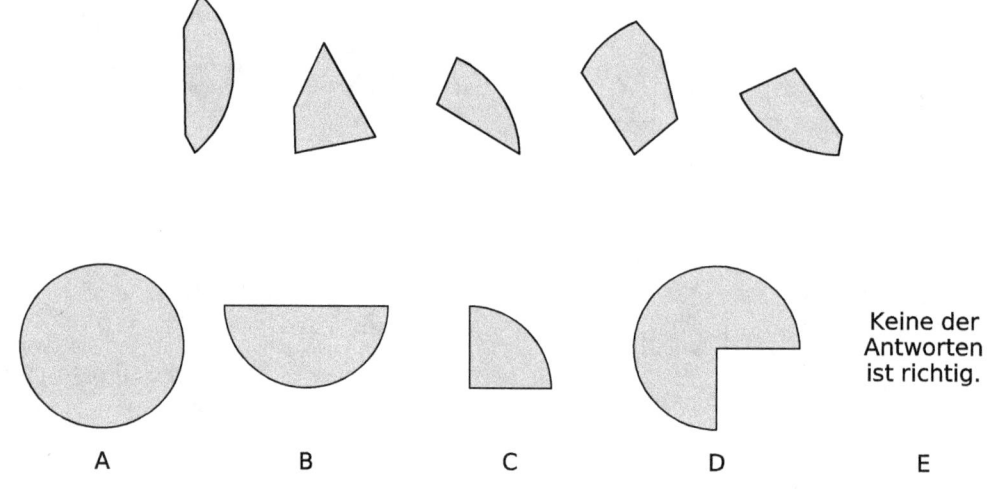

A	B	C	D	E
				Keine der Antworten ist richtig.

686.

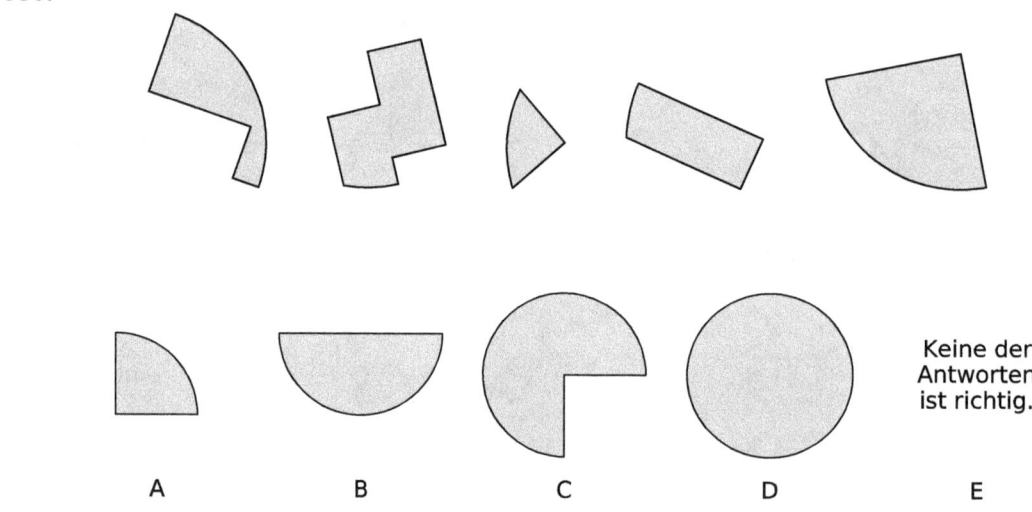

A	B	C	D	E
				Keine der Antworten ist richtig.

687.

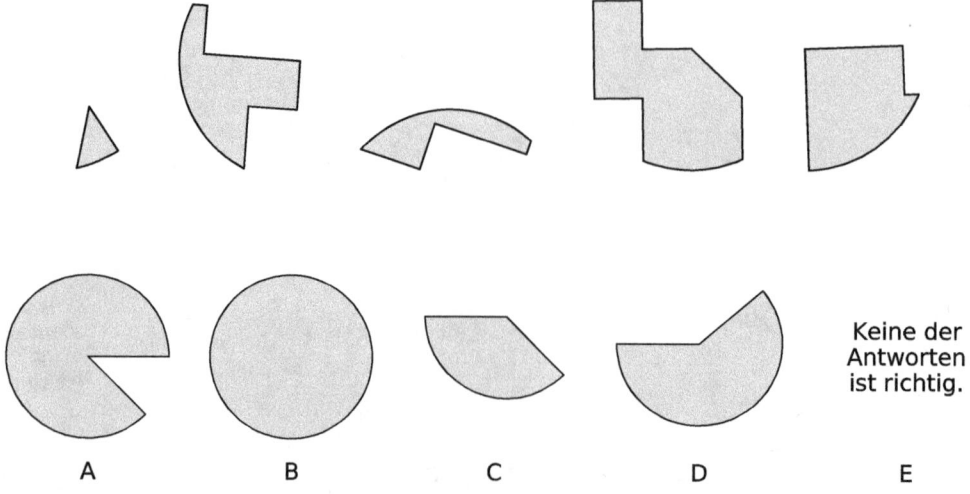

A	B	C	D	E
				Keine der Antworten ist richtig.

4 Übungsaufgaben

688.

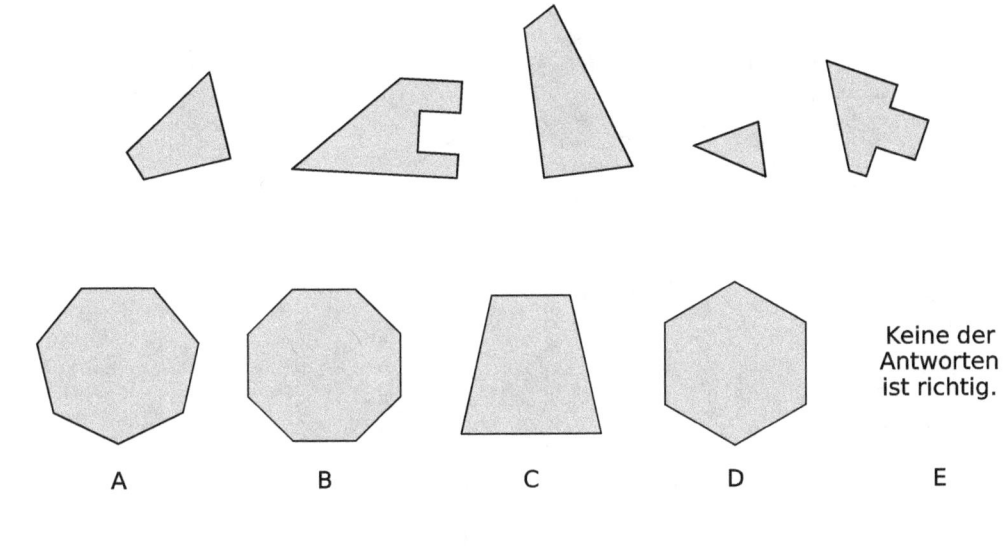

A B C D E Keine der Antworten ist richtig.

689.

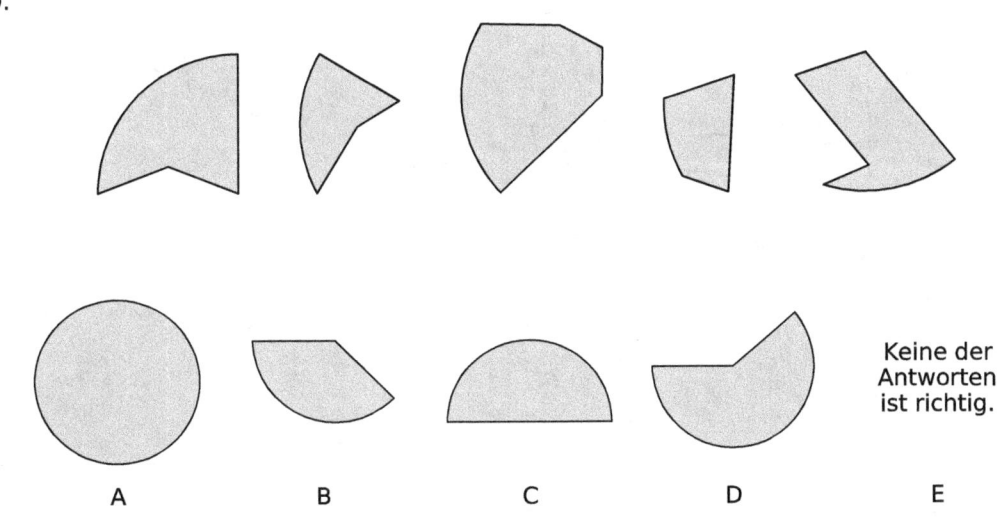

A B C D E Keine der Antworten ist richtig.

690.

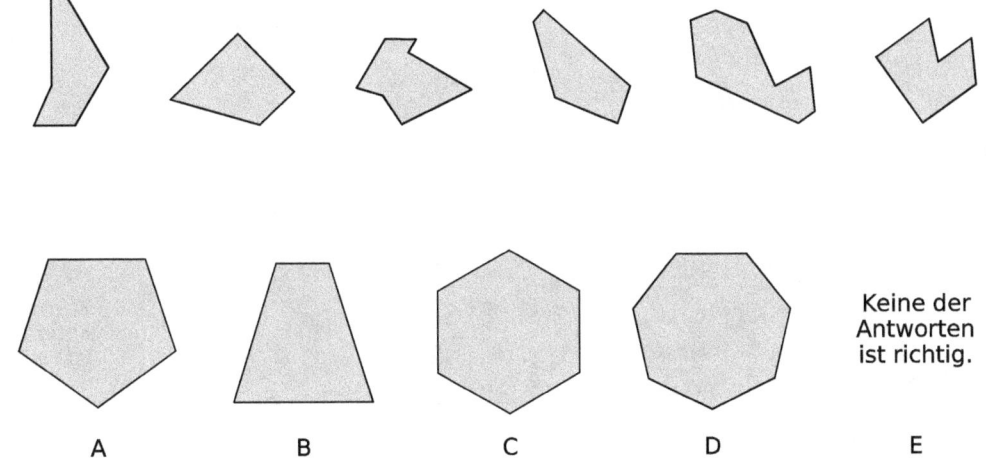

A B C D E Keine der Antworten ist richtig.

691.

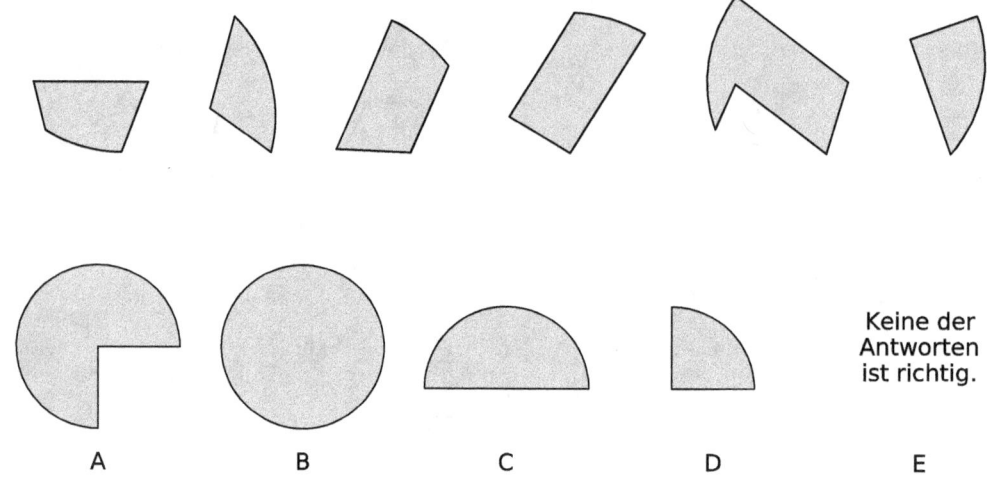

692.

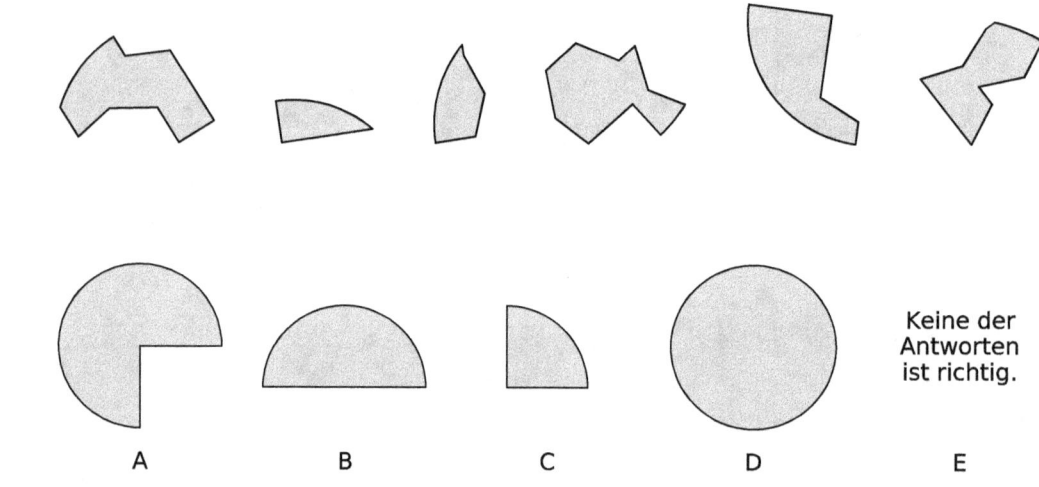

693.

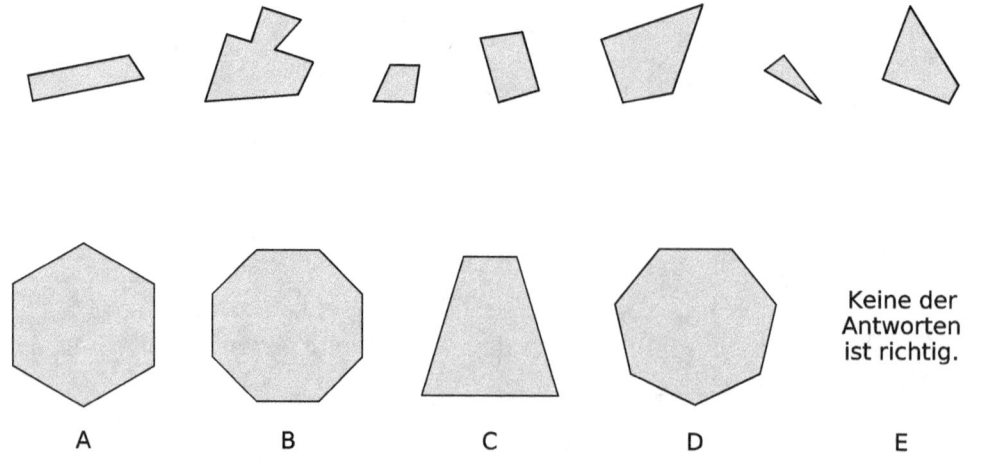

694.

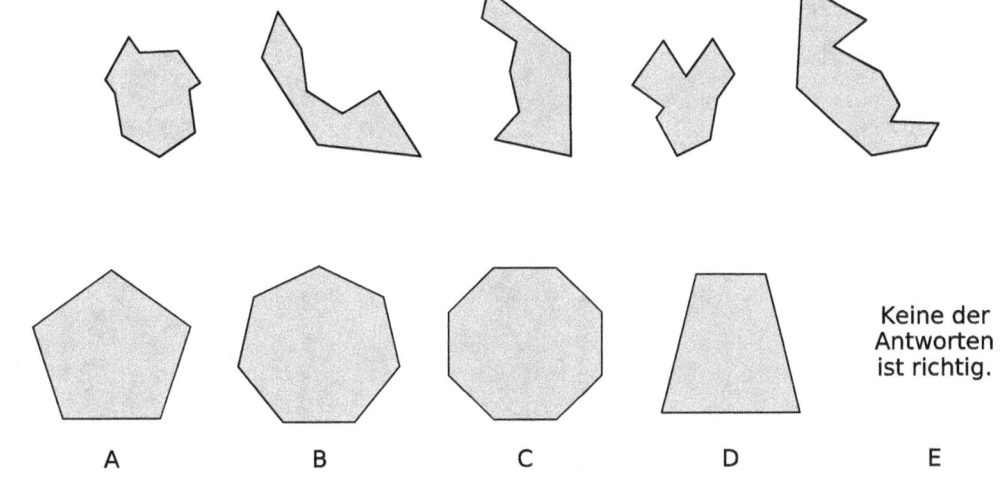

A B C D E Keine der Antworten ist richtig.

695.

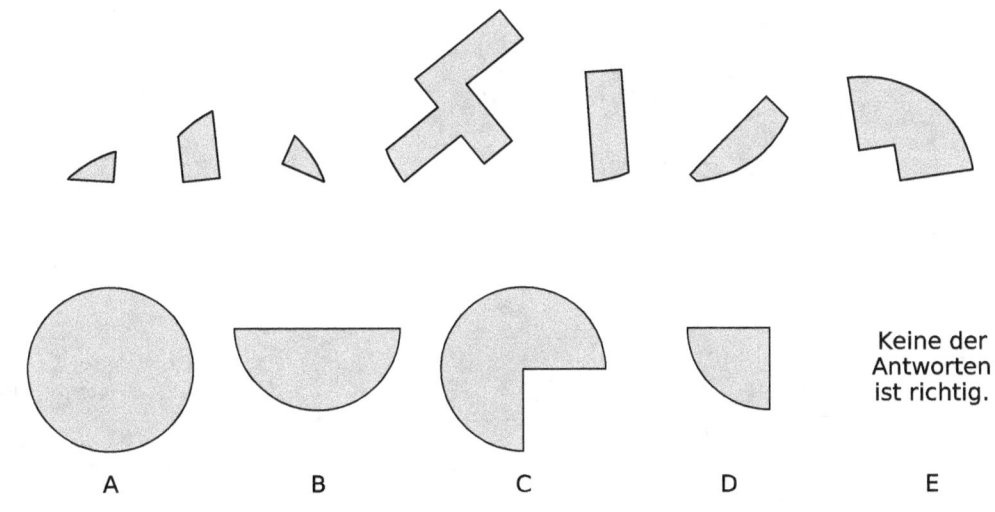

A B C D E Keine der Antworten ist richtig.

696.

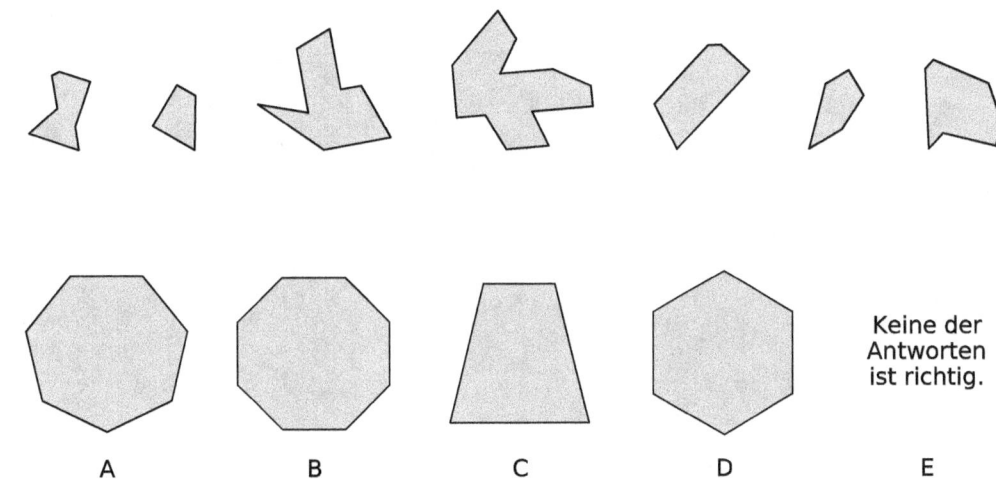

A B C D E Keine der Antworten ist richtig.

697.

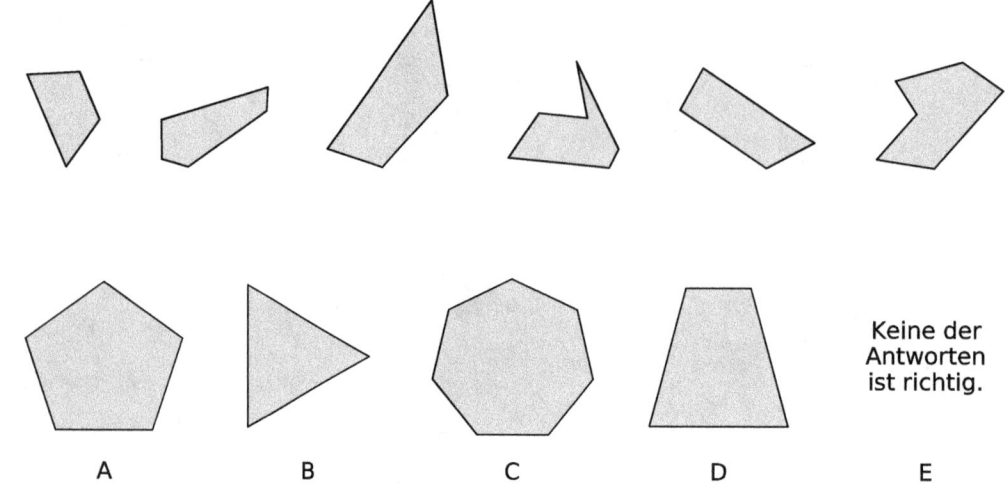

A   B   C   D   E   Keine der Antworten ist richtig.

698.

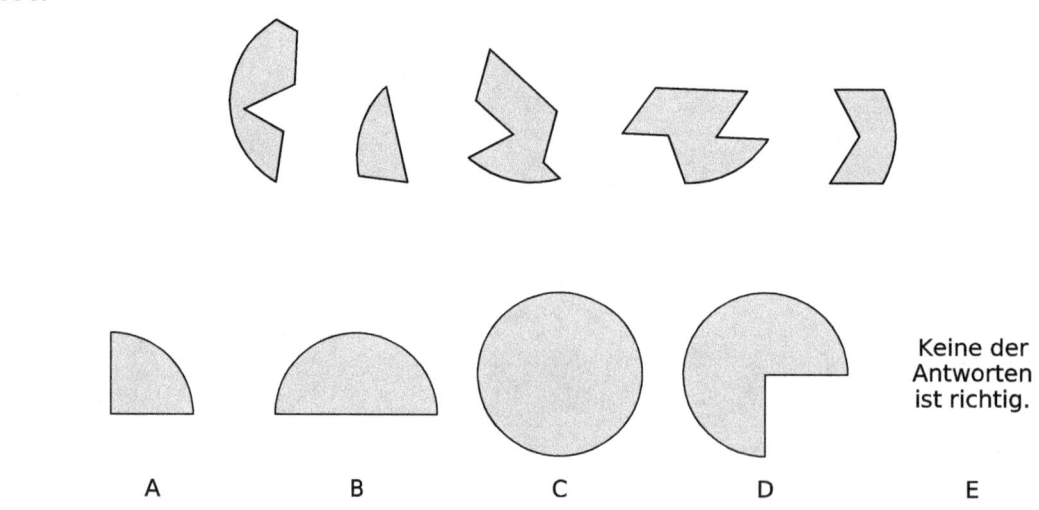

A   B   C   D   E   Keine der Antworten ist richtig.

699.

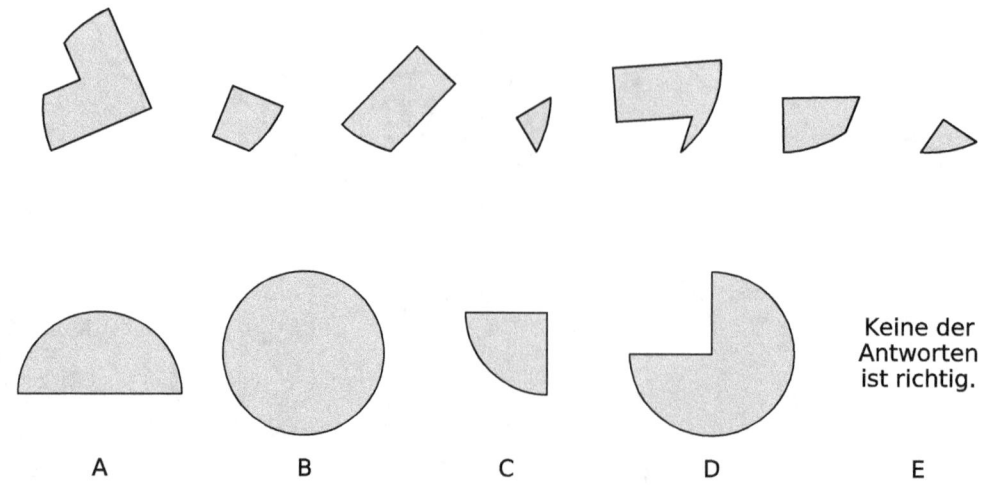

A   B   C   D   E   Keine der Antworten ist richtig.

700.

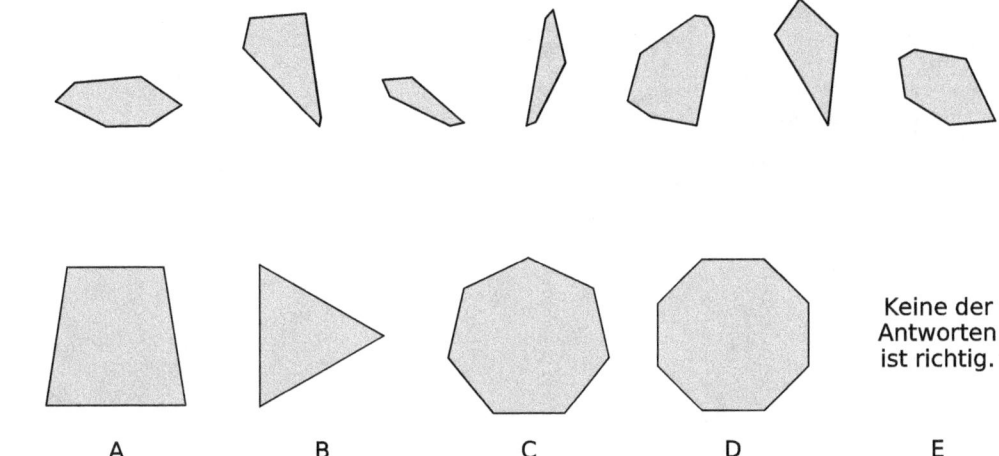

A B C D E Keine der Antworten ist richtig.

Lösungen

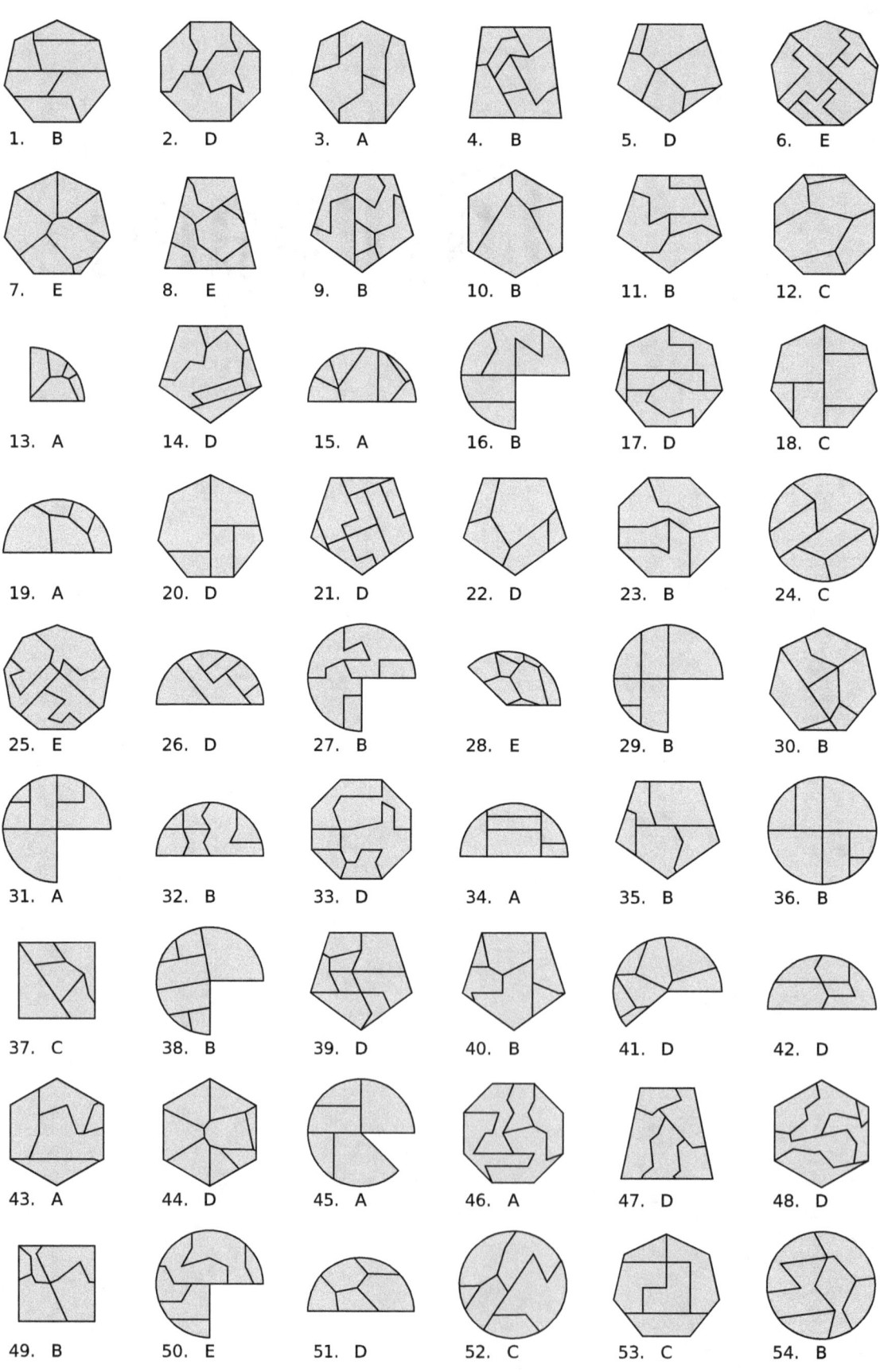

5 Lösungen

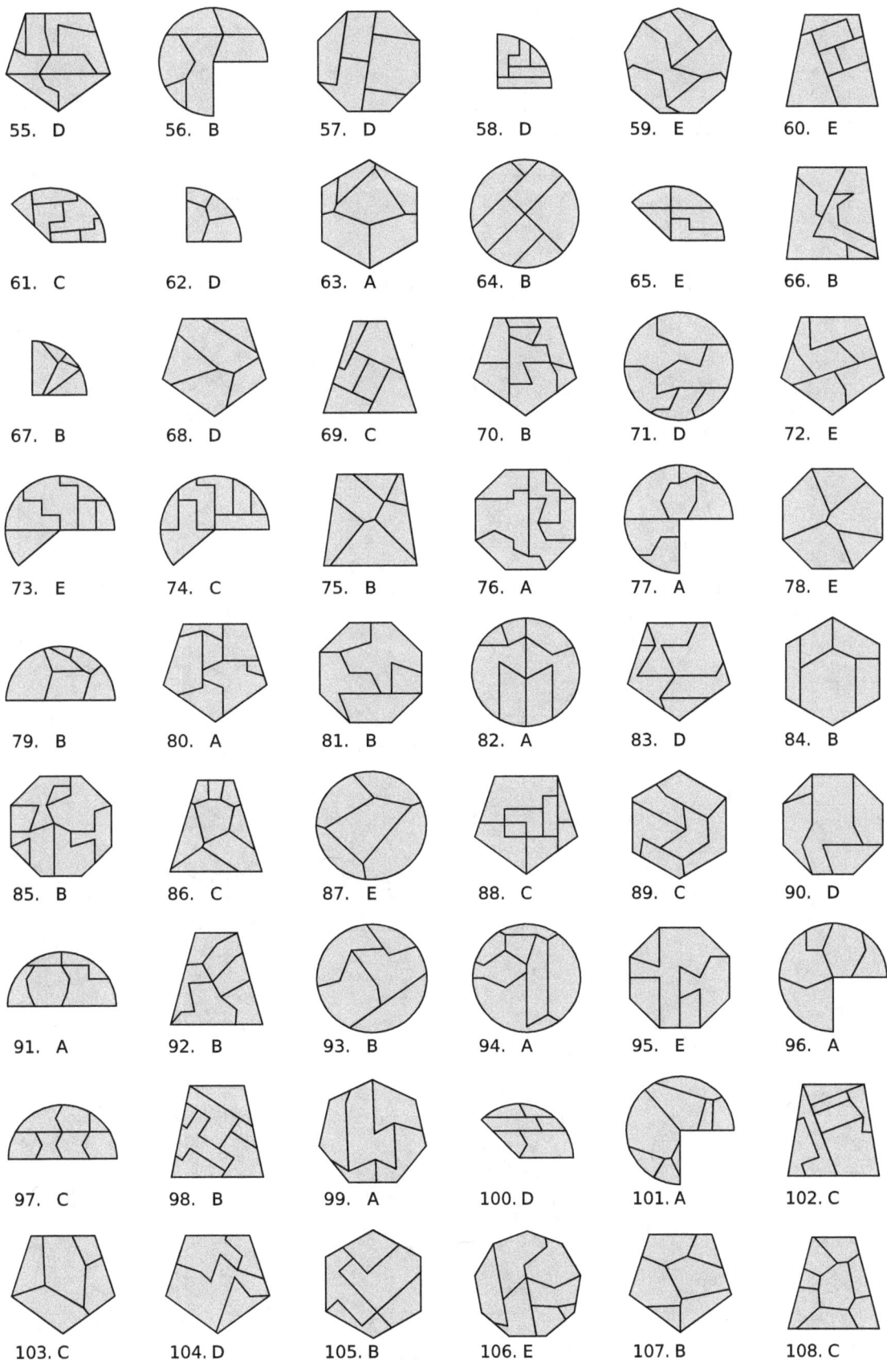

246　　　　　　　　　　　　　　　　　　　　　　　　　　5　Lösungen

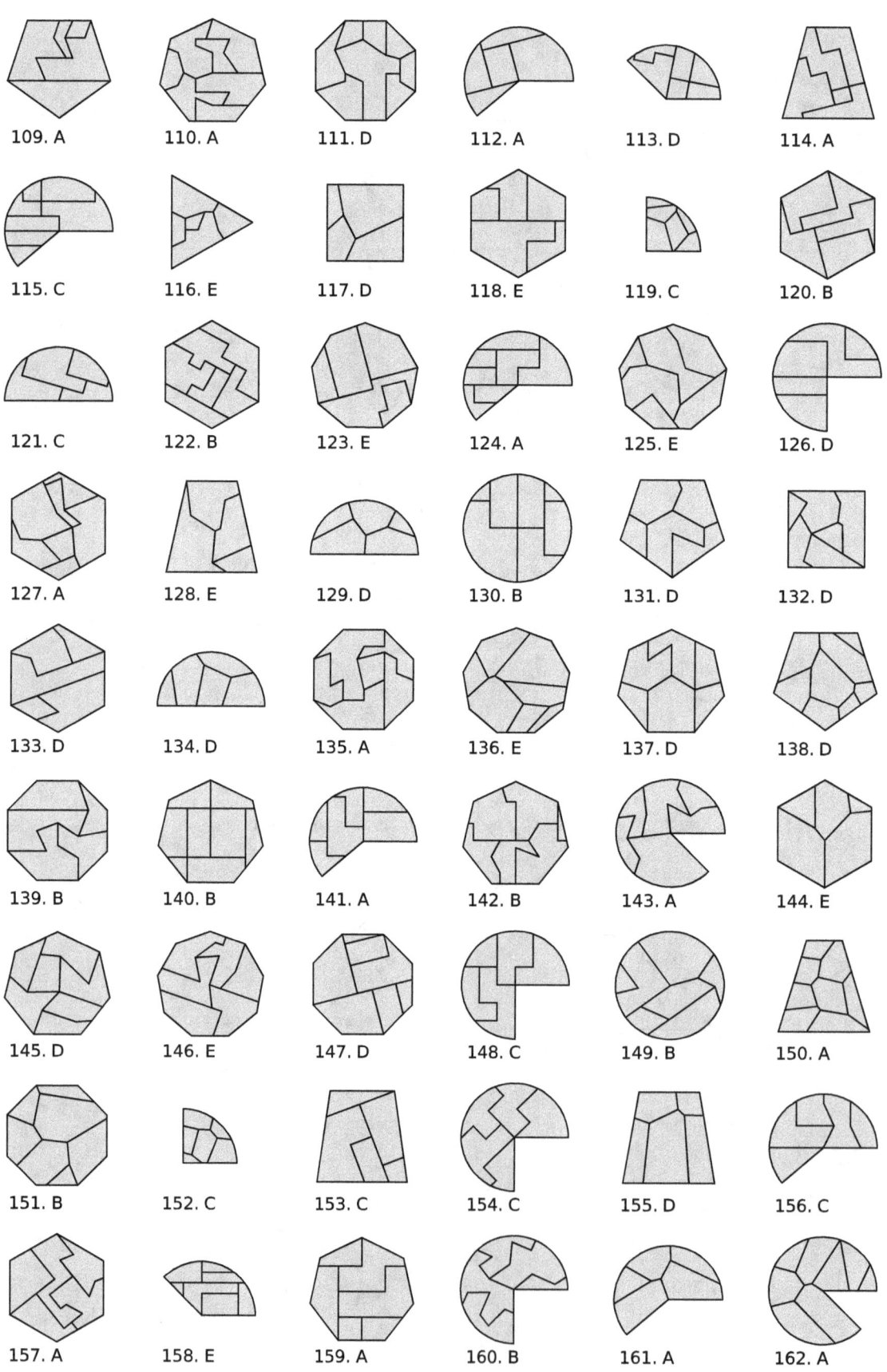

5 Lösungen

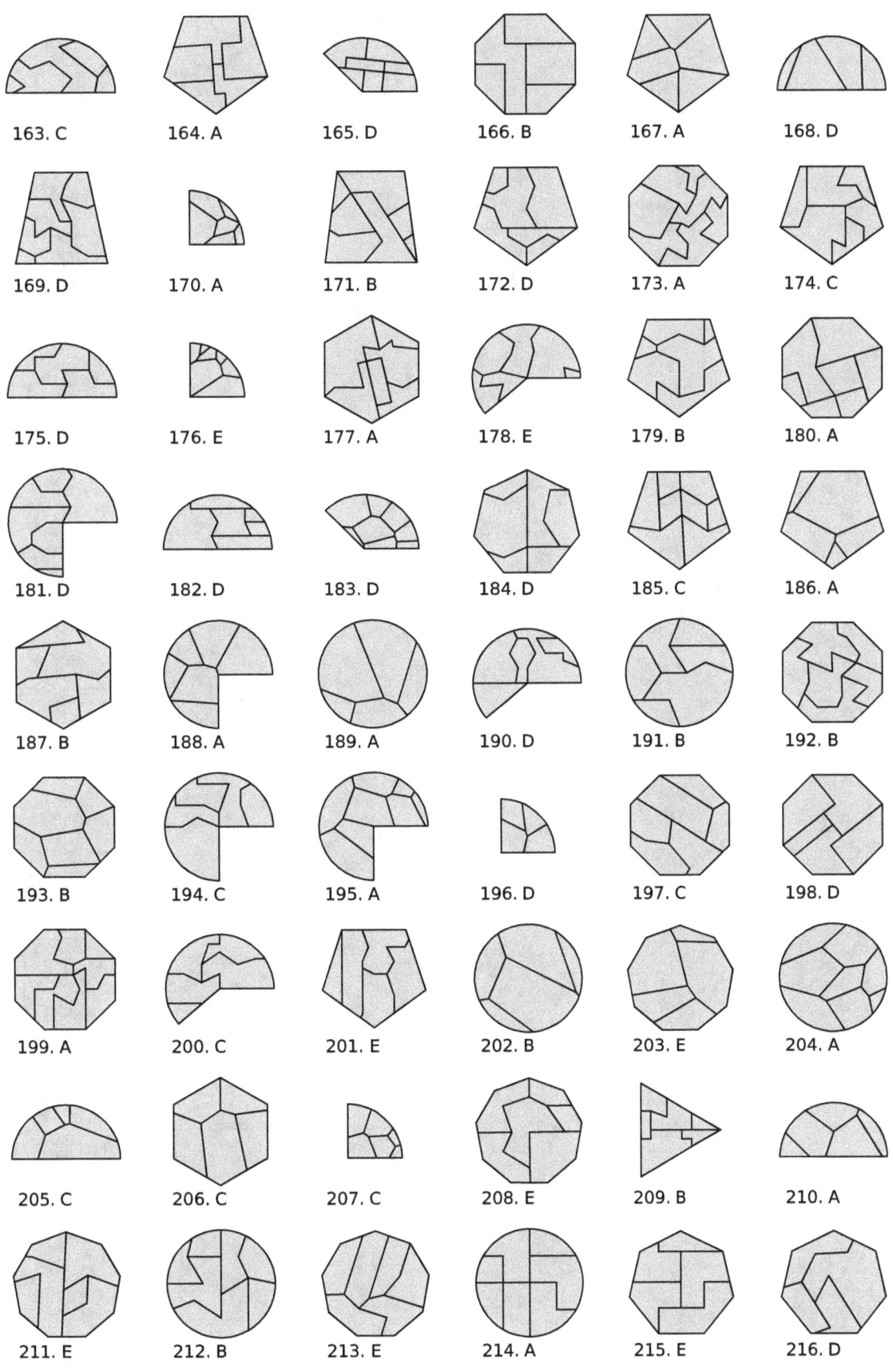

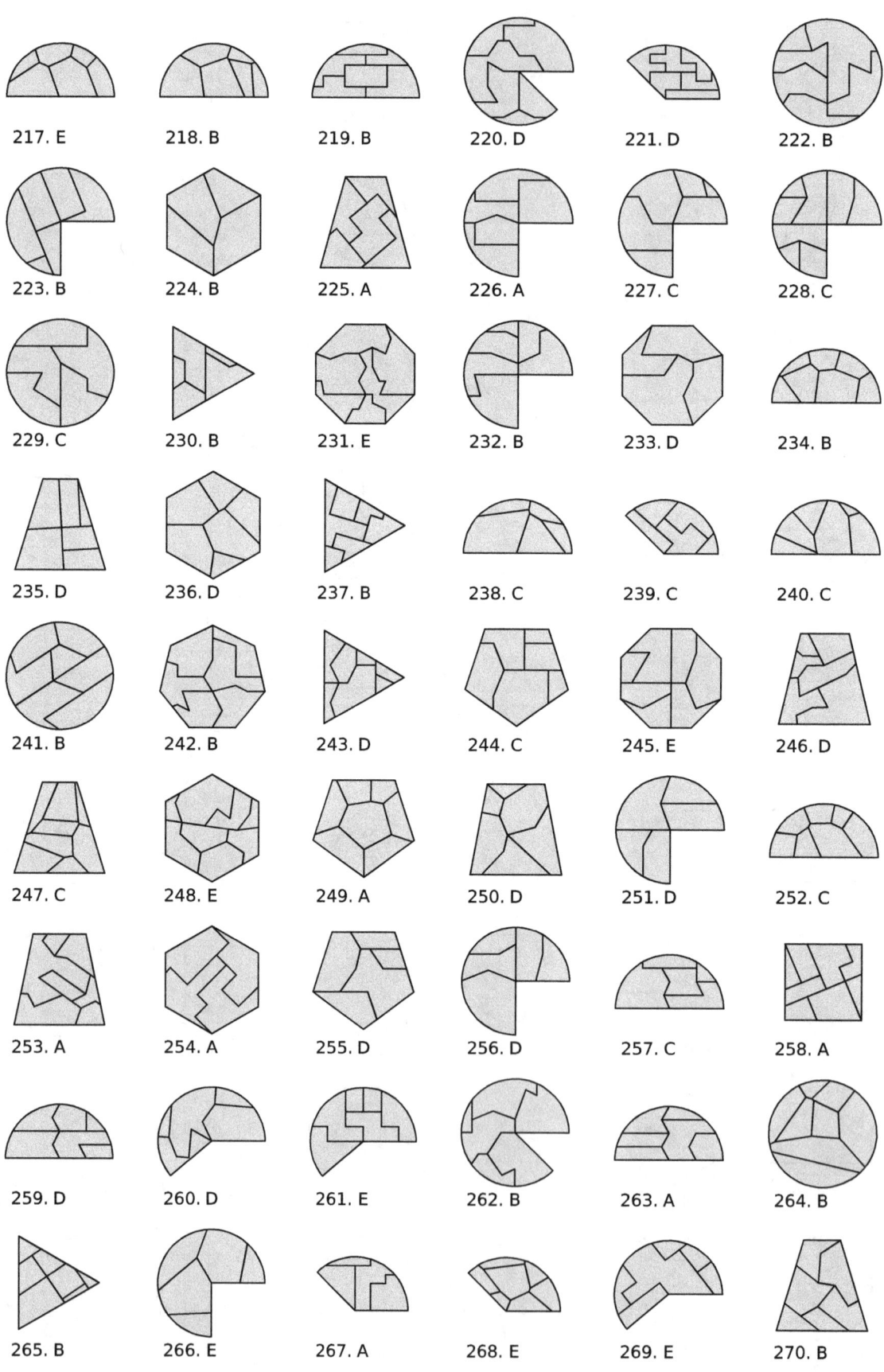

5 Lösungen

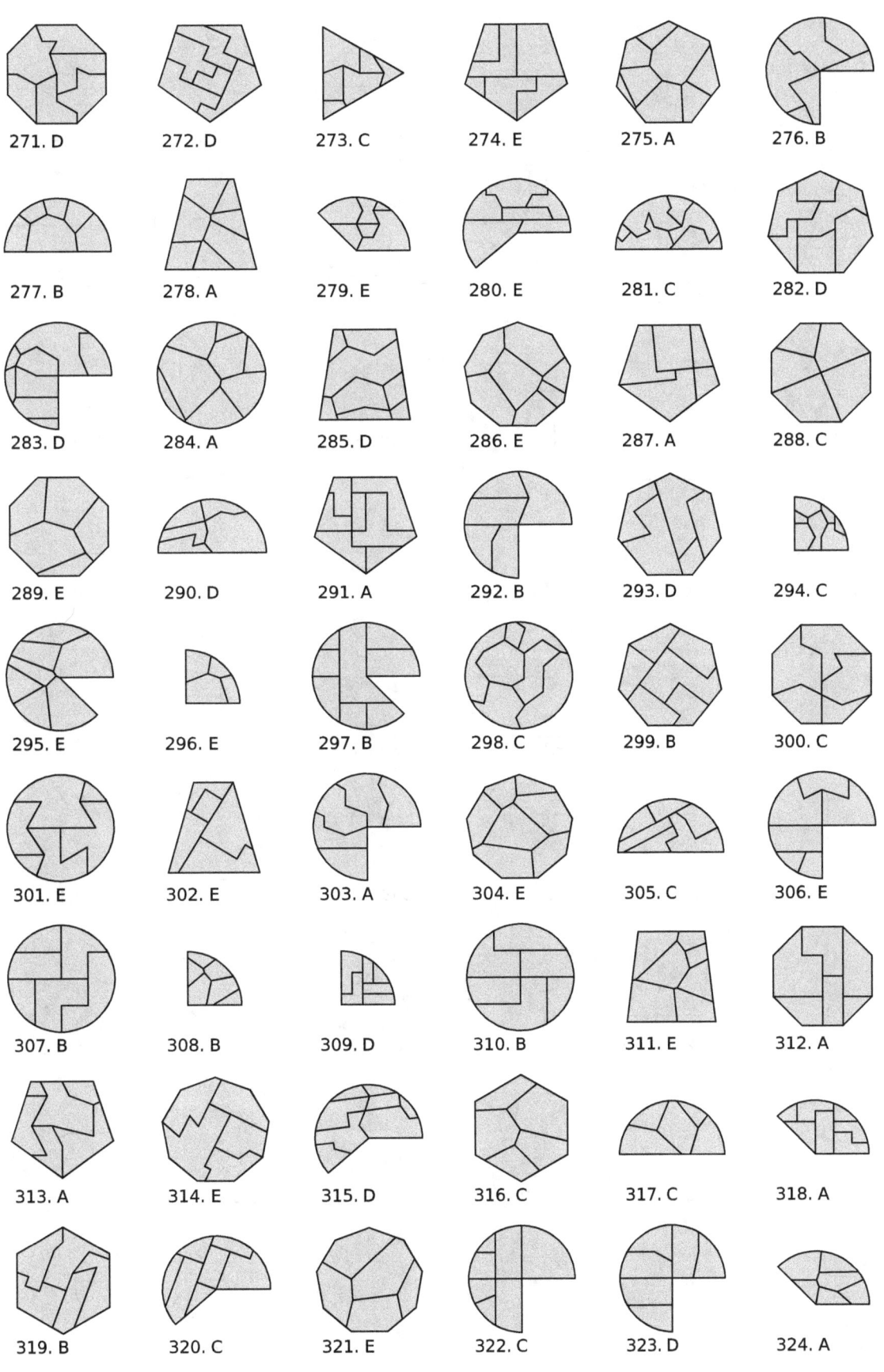

250 5 Lösungen

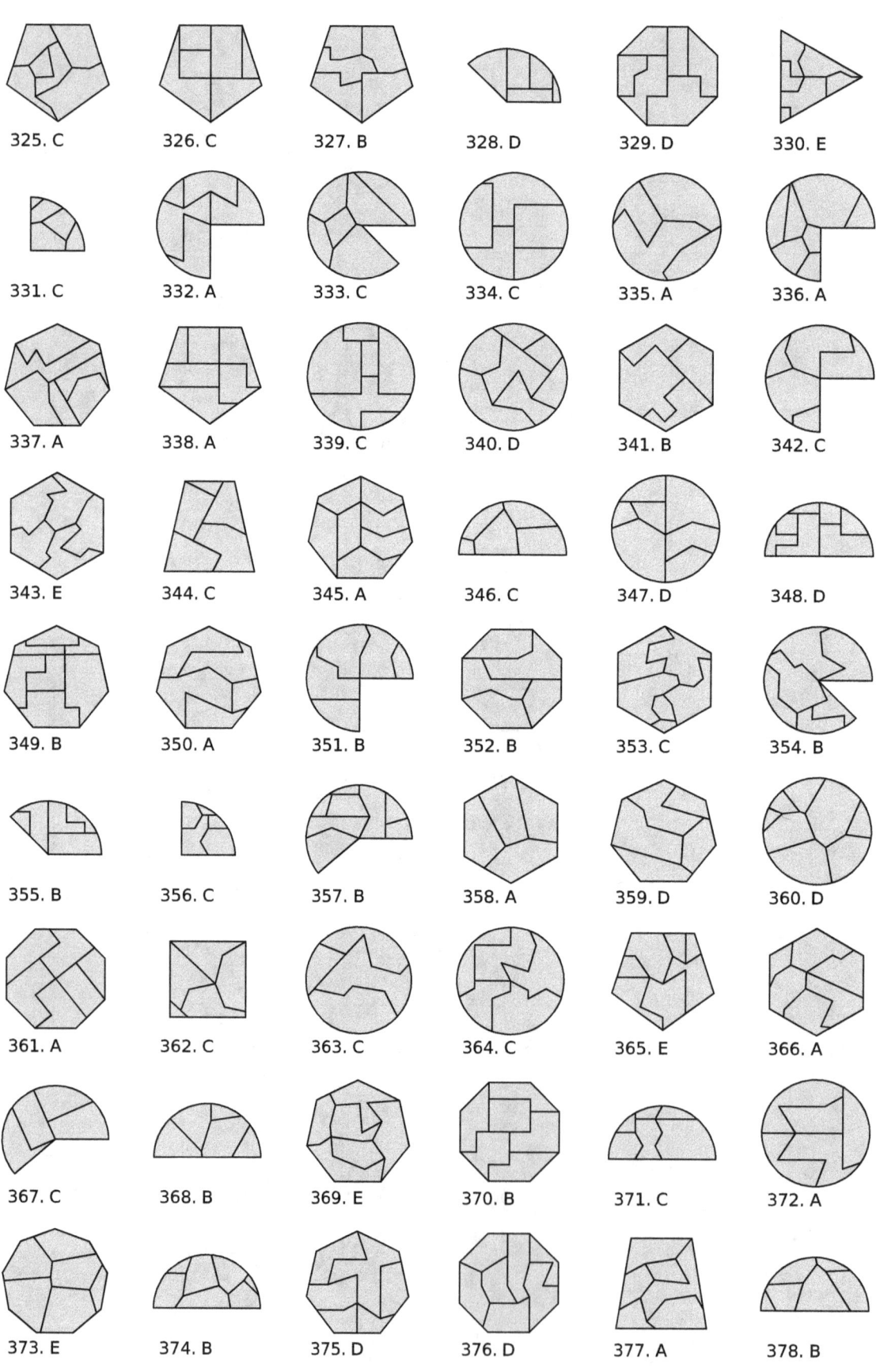

5 Lösungen

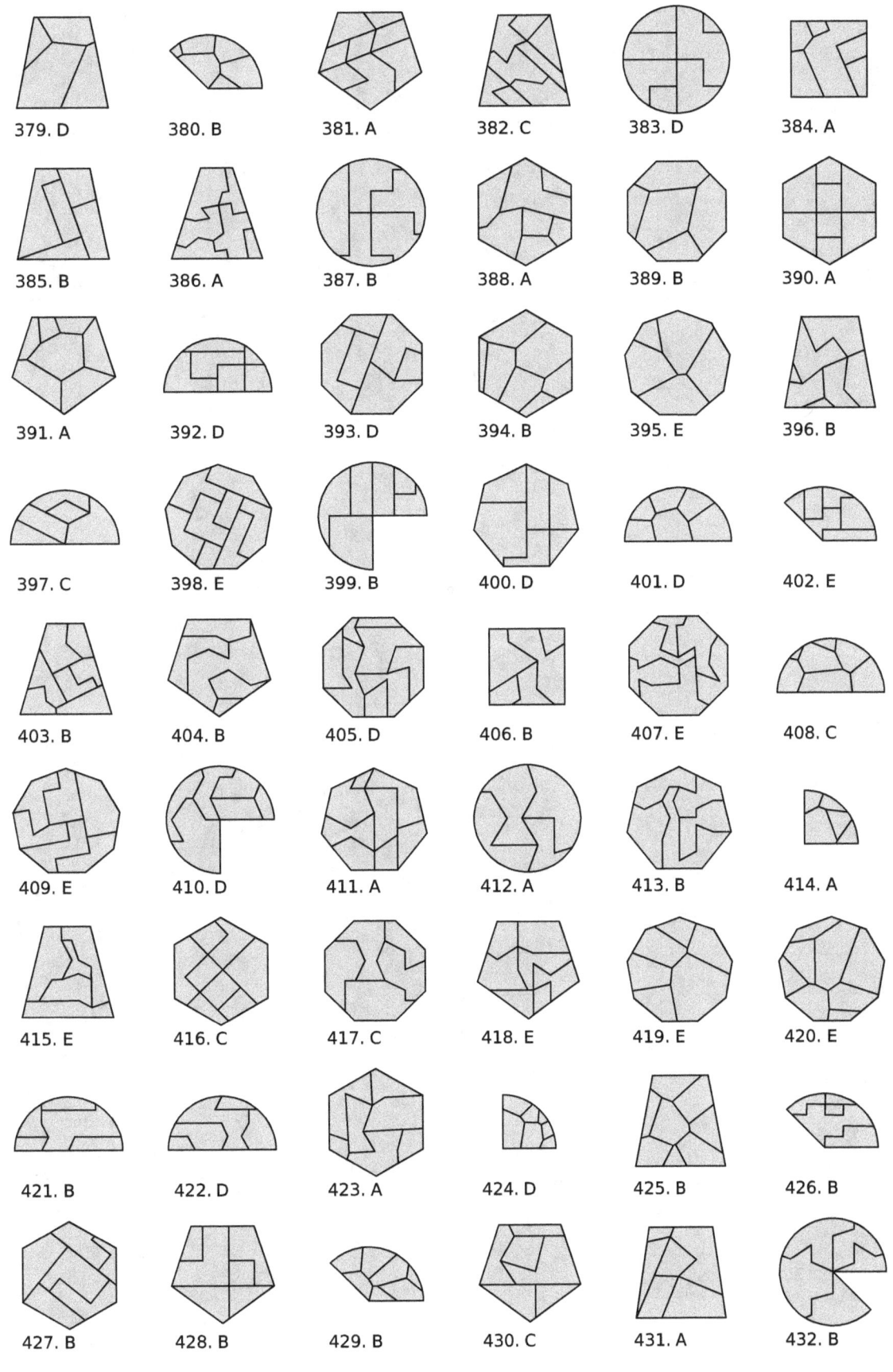

252 5 Lösungen

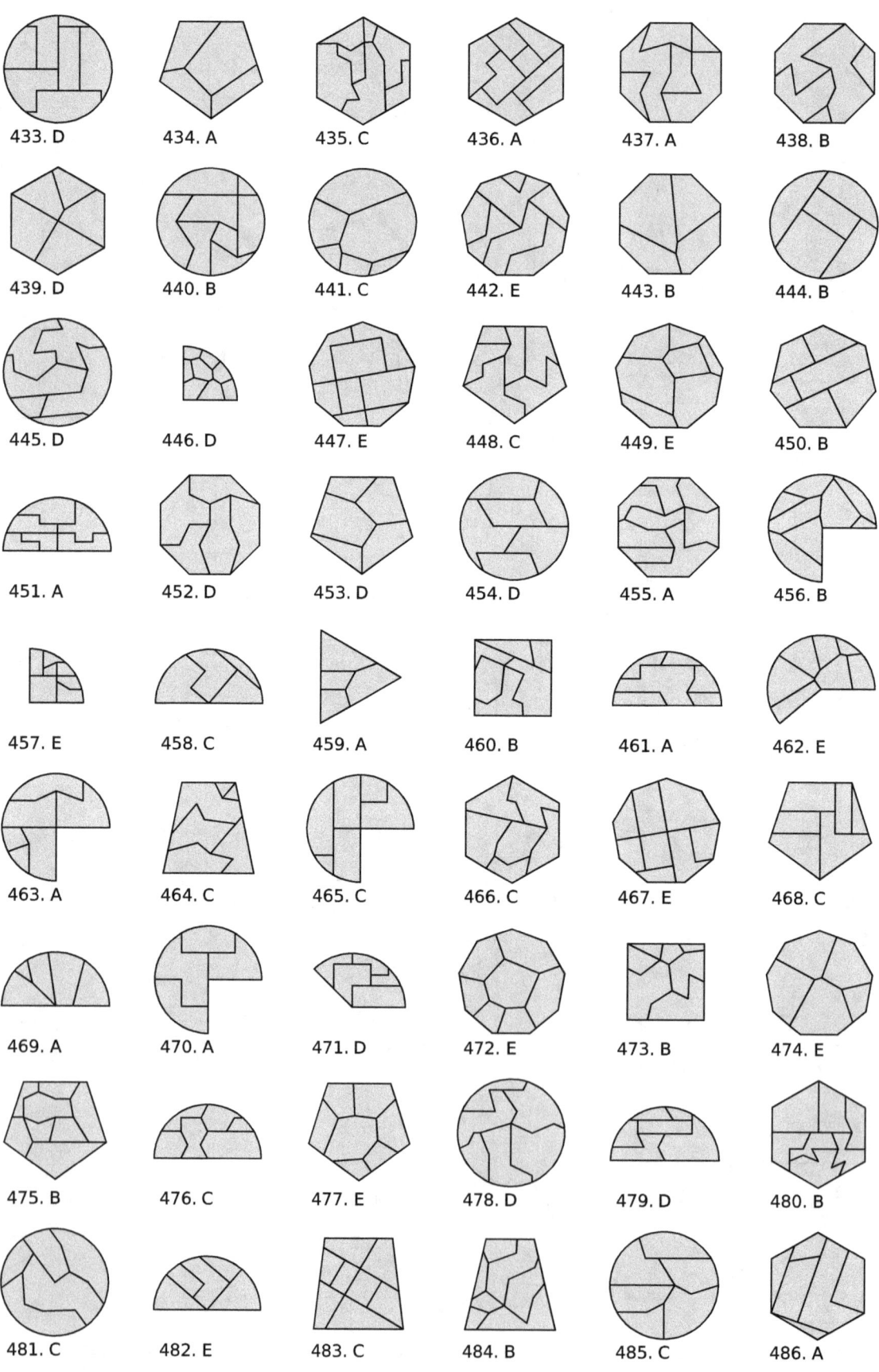

5 Lösungen

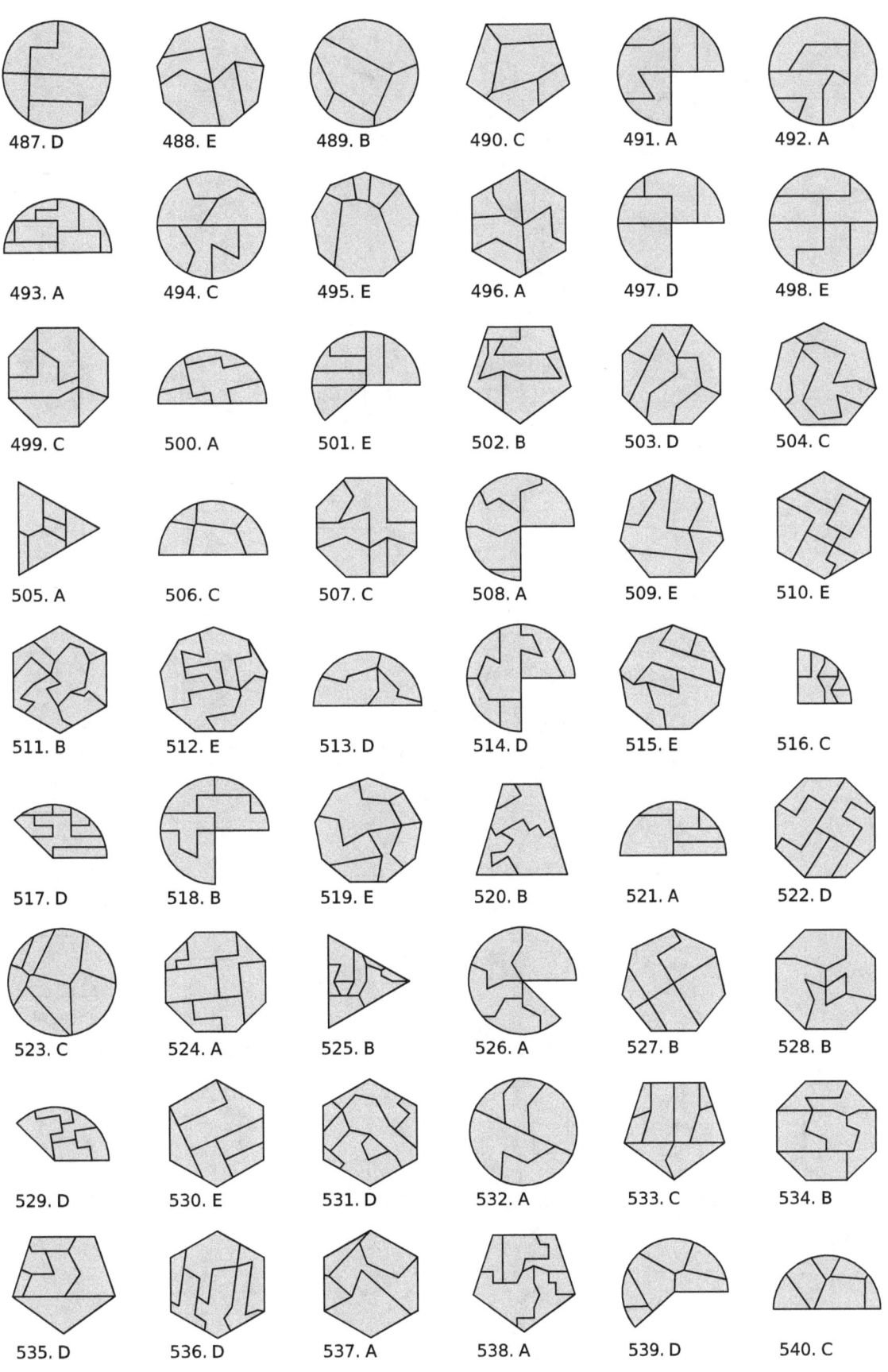

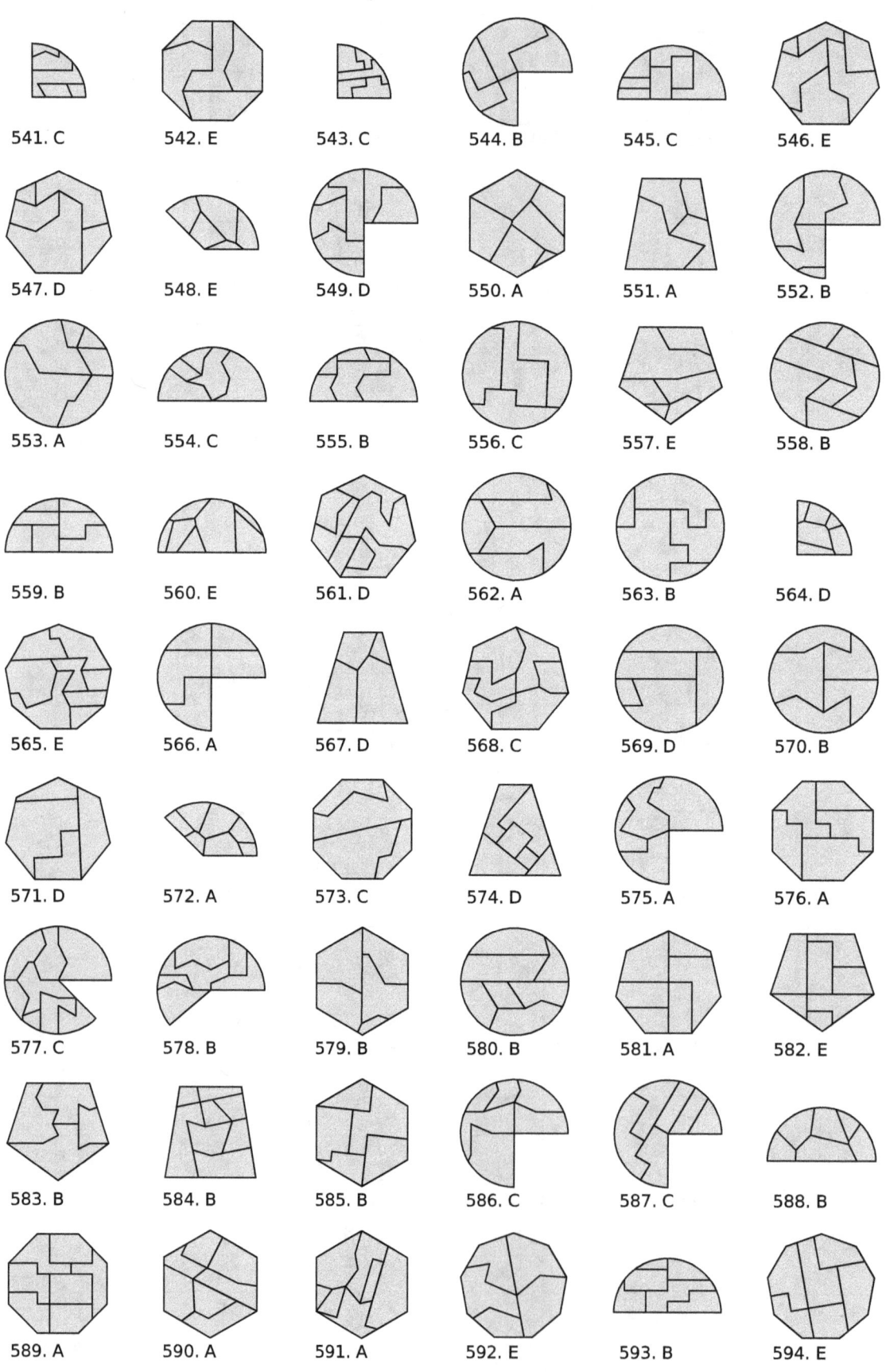

5 Lösungen

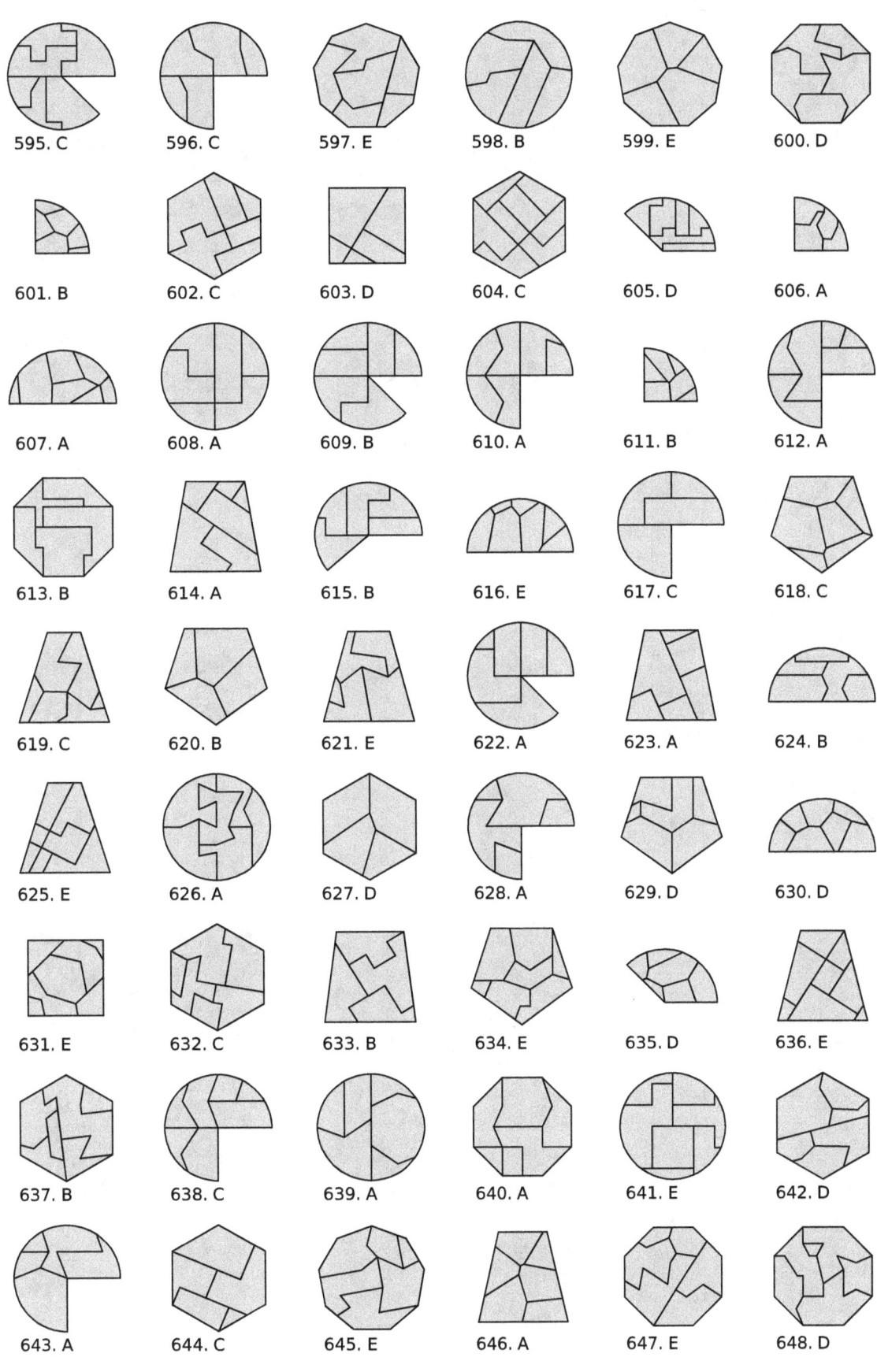

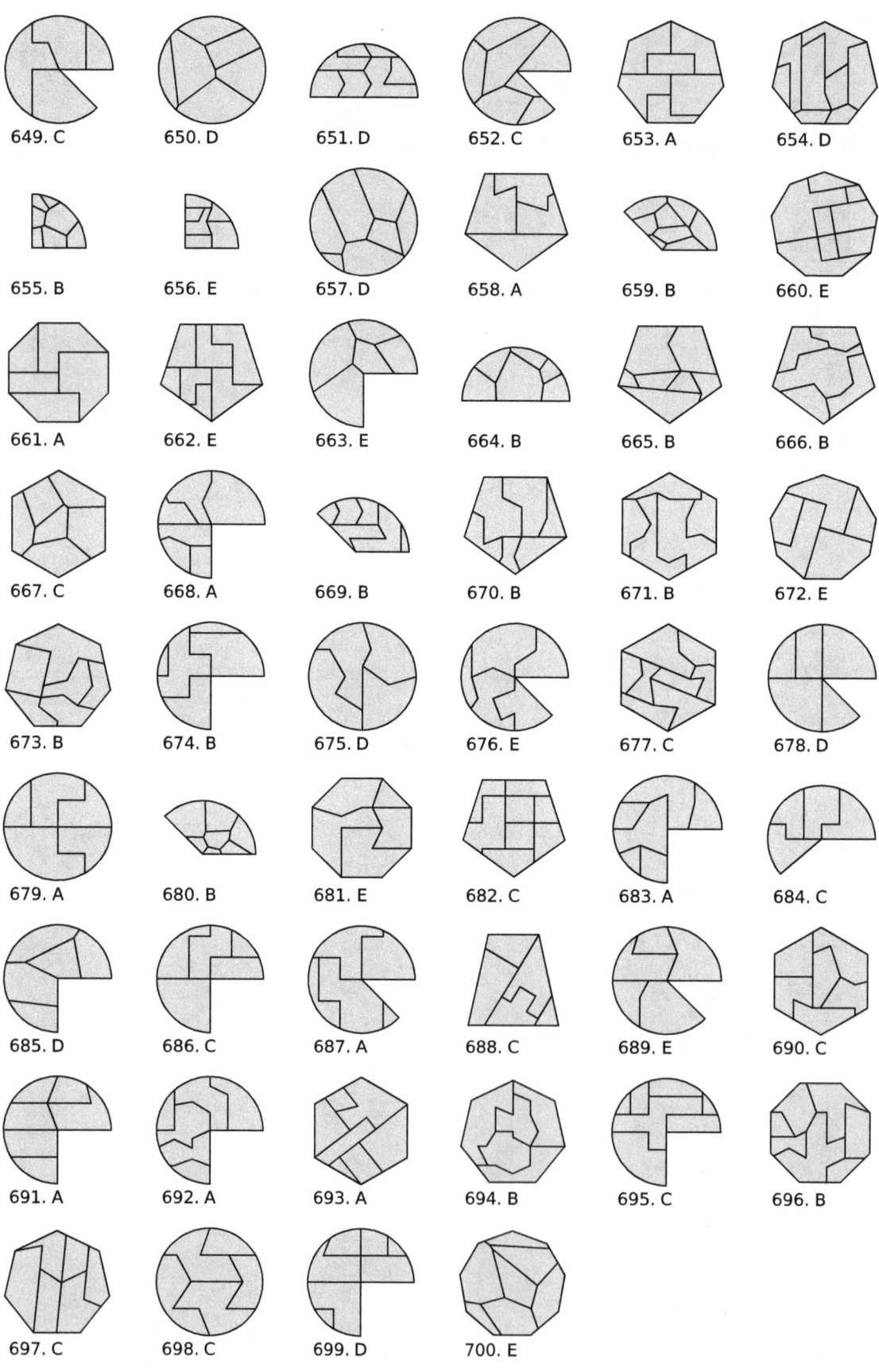

www.ingramcontent.com/pod-product-compliance
Lightning Source LLC
Chambersburg PA
CBHW082016230526
45466CB00022B/2268